U0295765

2008-2011年，国家社科项目"中医名词术语英译国际标准化研究"（08BYY009）

2012-2015年，国家社科项目"中医英语翻译理论与方法研究"（12BYY024）

2018-2021年，国家社科项目"《黄帝内经》英译及版本比较研究"（18BYY033）

2017-2020年，上海哲社项目"中医典籍翻译研究"（2017BYY013）

Teaching Records of English Translation
of Traditional Chinese Medicine

中医英译讲堂实录

李照国◎著

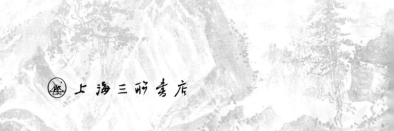

上海三联书店

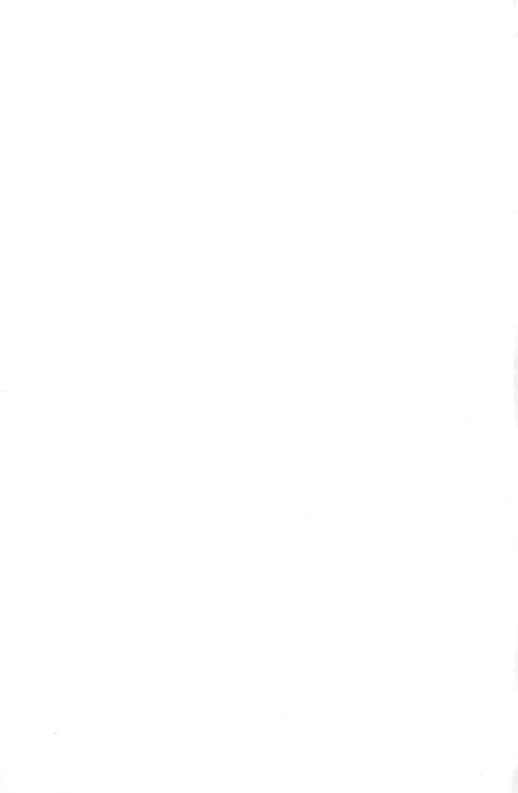

前　　言

　　2010 年，人民卫生出版社约我将中医英语翻译的教学录音予以整理，以《中医英译讲堂实录》的名称编辑成一部教材，以推进中医英语翻译的学科建设、人才培养、课程设置和研究发展。

　　2007 年之前，我主要的教学任务就是中医英语翻译及其理论研究。2007 年之后，我虽然主要从事国学典籍英语翻译的教学工作，但也依然讲授中医英语翻译，因为中医在传承和发扬中华文化的过程中发挥着不可替代的作用。每年应邀到一些中医院校作学术讲座的时候，我主要讲授的就是中医英语翻译的历史、现状和趋势。此前的教学过程中，我个人从未录音，一些同学和老师还是保留了一些录音。为了完成《中医英译讲堂实录》的编辑工作，他们为我提供了大量的录音。2010 年 9 月以来，我先后请几位研究生帮助我将这些录音整理成文字，其中部分内容先后纳入到一些学术论文和论著之中。按照人民卫生出版社的合同要求，我应该在 2010 年 12 月提交全部文稿和光盘。当时由于工作特别繁忙，没有时间对学生整理的文字进行审核和调整。原想稍微推迟一段时间，没想到一下推迟了七年，人民卫生出版社的"讲堂实录"工程早已结束。

　　近期整理文献资料的时候，突然发现了七年前所整理的讲课录音。仔细看看，觉得当年人民卫生出版社所设计的"讲堂实录"工程还是非常有现实意义的，应该提供给中医院校的师生们参考。于是，借暑假期间的空隙，将这部"讲堂实录"进行了调整补充，增加了作业和参考答案。这部"讲堂实录"是十多年前教学方式方法的体现，与今天的教学方式方法可能有一定的差异，但翻译的理念和方法以及教学的内容和目的还是比较一致的。由于当年先后给不同年级和不同班级的同学讲中医英译，录音整理的内容中有不少重复之处。根据人民卫生出版社当年的规定，"讲堂实录"的文字与录音要保持一致，无需将其修改为常规教材的表达形式。所以这部实录虽然看起来文字比较简单，句法不太规范，表达比较庸俗，内容比较重复，但毕竟是正常教学过程的体现。这大概就是人民卫生出版社当年特别重视"实录"的原因吧。当年讲课录制的一些内容和准备的一些讲义曾整理成文章。为了完善实录，这次也将一些整理过的讲课内容收录其中。

这部有关中医英译翻译"讲堂实录"的问世，是人民卫生出版社当年指导的结果，是几位研究生和访学教师长期帮助的结果，是上海师范大学一直关怀的结果，是上海三联书店杜鹃编辑多年支持的结果。

李照国
2017 年 7 月 17 日于康馨园

目　　录

第 1 课　中医翻译概述

同学们,早上好!

从今天起,我们开始学习中医翻译。中医翻译是近年来为了适应中医对外翻译和交流的需要,在中医院校逐步开设起来的一门新课程,开设本课程的目的,是同学们有机会将自己在大学英语课程中所了解到的有关英语语言的基本知识和基本技能应用到我们的专业学习中来。通过本课程的学习,同学们也将能够基本掌握一些有关中医翻译的基本理论、基本原则和基本方法。也就是我们所说的翻译技巧。通过本课程的学习,各位将知道如何用英语来翻译和解释我们本专业的一些基本概念、基本用语和基本表达法。

我们的中医翻译,既不同于一般的科技翻译,更不同于文学翻译。从事一般的科技翻译,大家可能都会有这样的体会,如果我们不知道一个概念或用语在英语中究竟应该怎么说,怎么表达,那么我们只要找一本相关领域的汉英或英汉词典查一查,就会找到相应的说法。比如大家如果翻译西医或现代医学的时候,如果不知道心电图或脑电图英语怎么说,只要随便找一本汉英或英汉医学词典,查一查,就不难找到 electrocardiography 或 electroencephalography 这两个词语,前者是心电图,后者是脑电图。

可是,当我们翻译中医的时候,遇到一些不太容易理解和表达的概念的时候——比如说"命门",究竟该如何翻译呢? 当然遇到这样的概念或术语,我们可以采用直译的方法照字面进行翻译。以"命门"来说,"命"不就是 life 嘛,"门"不就是 door 或 gate 嘛,二者一拼不就是 life gate 嘛,或 gate of life 嘛。如果我们这样处理了,似乎也就基本完成了翻译的 task。但是,如果我们仔细推究一番的话,便会产生这样的疑问:这样的译文是否完整准确地表达了我们中医原有概念的实际内涵了呢?是否比较客观实际地将中医原有概念的基本信息转换到译入语之中了呢?这样的译法外国读者读了之后会不会产生歧义或其他的联想意义呢?比如我们将"命门"翻译成 the gate of life,可能会使西方读者看了之后产生一些我们意想不到的歧义或联想意义。

当然,在翻译实践中,这种由于读者文化背景的差异或者对相关领域知识了解有限而对某些概念进行的一些联想形式的解读,在文化交流中是常见的,也是不可避免的一种文化现象。但是在从事翻译的时候,我们还是应该尽量想办法避免使读者对相关概念产生一些不必要的、关联性的解读。现在我们从事中医翻译,似乎已经非常便当了。今天我们到任何一家科技书店,大概都能找到几本由国内或国外译者和研究人员所编写的汉英或英汉中医词典,还有其他一些如中医英语翻译技巧这样的书。这是因为经过几十年来国内外译者和研究人员不懈的努力,已经在中医翻译这一领域打拼了一块不大不小的天地,而且也在一些中医基本概念的翻译方面,形成了一些共识。甚至由于世界卫生组织(即 World Health Organization,简称为 WHO)、世界中医药学会联合会(即 World Federation of Chinese Medicine Societies,简称为 WFCMS)和我们国家中医药管理局和全国科技名词术语审定委员会等国际学术组织和政府有关部门的努力,一些中医基本概念和用语的翻译已经形成了比较规范和统一的形式,这为我们今天学习、研究和从事翻译实践奠定了非常良好的基础。

但是由于我们中国文化固有的特点,以及我们中医语言独特的表述方式和修辞风格,使得一些概念在一个地方的含义和在另外一个地方的含义不尽相同。这样就是我们在从事中医翻译的时候,不能完全按字面进行解释和解读,仅仅作字面处理。比如说人体的三宝"精气神",比如说"气",在有些情况下是一种 philosophical concept,也就是说是一种哲学概念。像这样一些哲学概念我们在翻译的时候呢,就常常采用音译的形式,将其译为 Qi 或 qi。当然,这也是中医翻译规范化近些年来不断发展的一个趋势。在二三十年前,"气"还有许多不同的翻译形式,如果我们翻一翻上个世纪 80 年代前后出版的一些汉英或英汉中医词典,或者其他一些英文版的中医教科书,大家就会发现,在这些词典和教科书中,"气"一般都译作 energy,或 vital energy,等等。但现在,这种译法却愈来愈少见了。

这是"气"作为一种哲学概念,其翻译的基本情况,即一般都采用音译的方法对其加以翻译。但是,"气"有时也指的是 breath,比如有的病人因身体虚弱而呼吸不畅或呼吸困难,我们中医有一个术语称作"少气不足以息",其实就指的是 shortness of breath,即这里的"气"就指的是 breath,而不必将气音译作 qi。我们中医上的另外一个术语"少气懒言"中的"少气",当然可以解释为 deficiency of qi,因为 deficiency of qi 就会使人虚弱而无力言语。但是在一些特定的情况下,这里的"少气"也可能指的是 shortness of breath,表示的是病人的一些临床表现,即 clinical manifestations。

另外,当我们在描述一个人的面容的时候,我们常常说其"气色"如何如何。这里的"气色"呢,实际上描述的是其 facial expression,或者 visual expression,这里的"气"也不可以音译作 qi。从这个例子大家可以看出,中医翻译虽然目前有不少的汉英英汉词典,也有一些国际学术组织和政府部门颁布的标准,但是我们在翻译的时候还是要谨慎从之。也就是说,一个概念的内涵究竟是什么,我们必须根据它的具体的 context 来判断,而不能仅仅依靠词典。关于这个问题,我们在以后的课程中将通过一些翻译实例给大家作详细的讲解和说明。

类似我刚才所提到的"气"这样一些例子,在我们中医翻译中可谓比比皆是。我们中医中的许多概念都有丰富的内涵,在一个地方它可能主要表达的是这一层意思,在另外一个地方,它可能主要表达的是另外一层意思。同样一个词语在不同的情况下,有不同的用法。对于这个问题,外国人很难理解。在他们看来,一个概念就应该只有一种表达法,无论在什么地方都应该用同一个词语来表达,而不应该在不同的地方用不同的词语或 term 来表示或翻译。这就是中西文化的差异。

所以大家在翻译中医的时候呢,一定要思维灵活,手法灵活,理念灵活,不能僵化。这是一点。那么,另外呢,在这里我也想就几个概念给大家作出解释,这样我们在学习这门课程的时候呢,就会有一个比较明晰的思路,能够比较有机地把握一些概念和一些表达法的处理方式。我们说我们的这门课程叫中医翻译,其实中医翻译这个概念呢,它有两层含义。第一层含义就像我刚才讲的那样,所谓中医翻译,就是用另外一种语言,或者说其他民族的语言来翻译我们民族固有的这样一种传统的医学体系。这就是我们常说的中医翻译,即将中医翻译成外语,主要是英语。当然,这里面还包括将中医翻译成德语、法语、日语等等。但毕竟英语是目前世界上比较通用的一种语言,某种意义上发挥着一种世界语的作用。所以目前我们探讨的中医翻译,基本上都是中医英语翻译,即 to translate traditional Chinese medicine into English。这是中医翻译的一个概念,就是 to translate traditional Chinese medicine into foreign languages, mainly English。

但是呢,中医翻译还有一层含义,那就是把古典的中医 writing,即中医的典籍和文献翻译成现代汉语,翻译成白话文。这大概是我国翻译界特有的一种 practice,我们将这种形式的翻译称为"今译"。把我们汉语语言翻译成英语或其他外国语言的时，我们将其称为 translation，即翻译。而将古汉语翻译成现代汉语，我们将其称为"今译"，也就是说 to translate classical Chinese writing into modern Chinese。大家知道，在我们国家几千年的文明发展史中，我们的汉语实际上有两种截然不同的表达方式，一种呢就是我们所谓的 written Chinese，一种呢就是我们所谓的 oral Chinese，即笔头用语和口头用语。我们所谓的古汉语，其实就是我们中国古人的一种书面语。我们古人呢，讲话其实和我们现在是一样的。我们的古人平时讲话，不会像我们读四书五经或唐宋八大家的文章那样，之乎者也，对仗工整，合辙押韵。如果真是这样的话，就可能使大部分人平时没有办法讲话了。因为在我们中国的整个古代，只有极少数人有可能学习和掌握了这样一种独特的、要求极为严格的雅言，一般老百姓还只能讲这种 common speech，即普通话，大众用语。就是一般的学者，他在日常生活中间，在待人接物中间，他也不可能用 written Chinese 来一本正经地讲话。也是用的这种非常通俗的日常用语。

那么，大家可能会产生这样一个疑问：在我们中国古代，书面语和口语怎么会有那么大的差距呢？原因当然是多方面的。其中一个很重要的原因，就是在我们中国古代——实际上在整个世界过去的几百年、几千年中也是这样——由于书写工具的落后，没有纸张，没有便捷的书写工具，大家要写一点东西，是比较困难的，要用刀子刻在竹简或木简上。在我们古代汉语中，有很多这方面的记载。如文天祥在《过零丁洋》这首诗中有这样一句话"留取丹心照汗青"，这里的"汗青"，就是竹子的意思，过去因为没有纸张，人们想写东西的时候，就只好将要书写的内容刻在竹板上。在使用竹板刻字之前，人们要将青色的竹板放在火上烤一烤，将其中的水分烤干。在烤的过程中，竹子中的水就会流出来，就像出汗一样。这就是为什么人们将用以刻字的竹板或竹简称为"汗青"的原因。除使用竹简外,古人还使用木简书写或刻字。无论竹简还是木简,除了材料的代价之外,其使用、携带和贮存都不方便。我们现在写文章,一篇文章可以写几万字,用几十页纸张就可以轻松地完成了。而在古代,这需要大批的竹简或木简,贮藏起来或携带起来都很不方便。我们古人为了书写的便当,就尽量地压缩文字,尽量用比较少的字来表达比较深刻的思想和比较丰富的内容,这样就逐步形成了我们汉语特有的书面语——古文。

所以,要学习中医,就得学好古文,要学习中医翻译,更要学好古文。这也是我给大家下达的一项重要任务,请大家千万不要务虚。今天先讲到这里,下课。

作业

一、术语翻译

1. 阴中之阳

2. 阴中之阴

3. 阳中之阳

4. 阳中之阴

5. 阴阳对立

6. 阴阳互根

7. 阴阳消长

8. 阴阳平衡

9. 阴阳调和

10. 阴阳转化

二、语句翻译

1. 中医有着数千年的历史。

2. 中国医药学是中国人民长期同疾病作斗争的经验总结。

3. 中国医药学是我国优秀文化的一个重要组成部分。

4. 在古代唯物论和辩证法思想的影响和指导下,通过长期的医疗实践,中医学逐渐形成和发展成为独特的理论体系。

5. 中医药学有着独特的理论体系和丰富的临床实践。

6. 中医药学受古代唯物论和辩证法的深刻影响。

7. 中医药学为中国人民的保健事业和中华民族的繁衍昌盛作出了巨大的贡献。

8. 中医药学是研究人体生理、病理以及疾病的诊断与防治的一门科学。

9. 中医药学是以整体观念为主导思想,以脏腑经络的生理和病理为基础,以辨证论治为诊疗特点的医学理论体系。

10. 春秋战国时期,社会急剧变化,政治、经济、文化都有显著的发展,学术思想也日益活跃,为中医学理论体系的形成和实践基础的完善奠定了基础。

三、学习总结

第 2 课　中医翻译与中华文化的学习

同学们,早上好! 我们继续学习中医翻译。

大家知道,我们中医是我们中华民族固有的一种医学体系。自从有了中华民族,就有了中医这样一门独特的医学理论体系,这样一种治疗方式。比如我们现存最早的中医经典著作《黄帝内经》,就成书于春秋战国到两汉时期,距今也好几千年的历史了。《黄帝内经》的编撰方式——大家以后在学习《内经》这门课程的时候就会了解到——就是以黄帝和他的大臣们以对话的形式写成的。当然,该书虽然托名为黄帝,其实是我们中国古代的先贤、古代的医家,在不同的历史时期,对我国人们长期以来的医疗保健知识、医药实践以及其他学科的发展作了一些归纳和总结,然后将其汇总在一起,形成了这样一部千古名典。这部千古名典虽然是以对话的形式编撰的,但却是用古汉语写成的,语言非常的古奥,思想非常的精深,表达非常的简洁,符合我们古汉语文法和修辞的基本要求。特别是《素问》的前面几卷,语言非常的典雅优美,那么这些优美典雅的古汉语,对于我们今天的人来讲,阅读起来是有一定困难的。自从"五四运动"之后,特别是"文革"的十年浩劫,我们现代的中国人和我们的传统文化之间已经完全隔膜了。

我常说,"五四运动"和"文革",将我们的传统文化彻底地腰斩了。今天的我们虽然还是黄皮肤、黑头发的中国人,我们的血液中还流淌着我们的先祖们给我们所遗传的生理的、心理的和文化的遗传基因,但我们的思想和我们的先祖一脉相承的这样一种文化体系、人文思想,已经完全隔断了。我们现在满脑子的都是"肯德基"、"麦当劳"这样一些西方文化,对我们本民族的文化和传统了解甚少。所以,今天如果我们让学习中医的大学生来阅读《黄帝内经》,这对于大家来讲可能是一个 great challenge。对于我们的普通民众来讲,这更是"难于上青天",as difficult as climbing upon the heavens。但是呢,我们要发展,我们就必须要继承我们中华民族的优秀文化和传统。如果没有这样一个继承,也就谈不上发展。所以,今天我们一定要继承我们民族的文化,一定要发扬光大我们的民族文化。但如何继承呢? 我们现在读不懂古汉语呀,我们现在也没有办法识别古汉语所使用的繁体字。比如我们现在出去旅游呀,到一个景点,到一个寺庙,或者到故宫、天坛或孔府,有很多的石碑,这些石碑上的文字都刻得非常工整,但是它所使用的是古汉语,是繁体字,我们阅读起来就非常的困难。

所以今天为了弘扬、振兴和普及中国古典文化,我们就需要把我们的典籍翻译成白话文,像大家在中学的时候学习古文时就有一个 exercise,要求大家将有关的古文翻译成白话文,这样一方面可以加深我们对古文所表达的思想的理解,另外一方面呢,也能使更多的人了解我们古代相关领域的发展。那么,把古代的文献翻译成白话文,也是翻译。虽然我们将这种翻译称为"今译",但它还是属于翻译活动的范畴。如果我们实际操作一番的话,大家可能会发现,尽管古汉语也是汉语,白话文也是汉语,但是把古汉语翻译成白话文也并不是那么容易的。比如,大家在中学的时候学过一些关于诸子百家的学说,比如说庄子对于"风"wind 的兴起、播扬及来势描述得是非常地 vivid,非常地生动,用了很多我们今天想也想不出来的词语来描述它的这种 features,它的这种 characteristics,它的这种 styles,它的这种 tendency。我们读起来,觉得非常地震撼。所以我们在阅读的时候,一幅大风卷地翻天的气势——像刘邦所唱的"大风起兮云飞扬"的气概——便跃然在我们的眼前。可是,当我们将其翻译成白话文的时候,我们便会发现我们今天的语言非常地贫乏,我们的白话文非常地贫乏,无法把庄子所描述的这种风势、风力和风气完整地表达出来。这就像我们今天把我们的唐诗宋词翻译成英语的时候,我们也会发现英语的语言似乎显得非常地贫乏,无法表达我们汉语的那种精深、精髓、精妙的思想。有时候在我们汉语中间,非常精妙的一个 idea,我们如果用英语来表达的话,我们会觉得非常地乏味,缺乏了必要的人文气息,或者我们所说的内涵。比如我们汉语所说的"贵庚几何"呀是非常典雅的问候语,但是如果我们翻译成英语,应该怎么说呢? 只能是 How old are you,听起来虽然和"贵庚几何"呀意思一样,可是它所要表达的一个深度,它的一种意念,它给人们的一种关联性,就显得比较苍白了。

这是我给大家解释的有关中医翻译这个概念。这个概念其实有两层含义,一个是将古汉语翻译成现代汉语,这也是目前我们从事中医翻译必不可少的一个环节。大家学习中医古文,其实就有这样一个任务,就是将古汉语,将中医的古籍,翻译成白话文。我记得在陕西中医学院有一位教授叫王建公,就编写了不少如何将古汉语译成现代汉语的一些论著和教科书。这属于咱们中医翻译的一个领域。那么,中医翻译的另外一个领域,也就是我们这门课程关注的焦点和重点,就是将中医翻译成英文,to translate traditional Chinese medicine into English。那么,谈到中医英语翻译,有很多的理论,很多的方法,很多的技巧,值得我们去学习,去了解,去掌握,也值得我们去探讨,去实践,去丰富。但是,在我们这门课的教学中,我不准备专门地拿出一节课或两节课来给大家讲理论问题。因为翻译是一门实践性非常强的学科。当然,理论任何时候都是非常重要的,对于实践都有非常独到的指导意义。但是呢，理论也是来自于实践，是对我们实践的一种升华和发展。所以，我们要了解理论，首先应该具有长期的、丰富的实践，并且能够积累下大量的经验。在这个经验的基础上，我们再来谈理论，或者来探讨理论，那么我们就会更好地感悟理论的内涵和理论所包容的和我们学科相关的这样一些content。当然，这绝不是说我们这门课根本不谈理论，不谈原则，不谈方法，而是将理论、原则和方法融入到翻译实践之中去。我的基本设想和操作方式是这样的，以翻译实践搭台，以中西文化比较唱戏，以翻译理论、原则和方法总结。对于一句话的翻译，我们要先立足于中国文化和中医理论体系这样一个根基，然后我们再比较中西方文化，中西方医药之间的差异。在这个基础上，我们来探讨这句话中间的相关概念的内涵以及这句话的结构层次，然后再来讨论究竟该怎么样地翻译才能比较好地表达它的基本内涵，才能够比较好地把它译成符合英语表达习惯和要求的译文。那么，在这个基础上我们再来归纳，看看我们这个翻译究竟符合什么样的理论，符合什么样的原则，采用了什么样的方法。这样呢，我们就能比较直观地理解所谓的翻译的理论问题。

所以，在学习这门课的时候，大家需要做好一个心理准备，我们会随时要求大家动动笔，动动手，动动口，来实践一下一个概念、一个词语、一句话的英语翻译问题，然后我们集思广益，对它进行一个分析和点评，使大家比较直观和清楚地知道，如何翻译这个概念，这个词语或这句话才能比较好地揭示其基本内涵。当然，我们说"话有百说，妙者为上"，翻译也是如此。对于一个概念、一个词语或一句话，不同的人可以有不同的译法，这是非常正常的，也是非常自然的，也是我们在翻译实践中所提倡的。当然，我们在翻译中医的时候呢，应该有一个前提。虽然我们说中医是一门人文气息非常浓郁的医学体系，它的理论基础就是我们的诸子百家学说，其理论体系充满了人文思想的色彩，但说到底，它还是一门医学。作为一门医学，它的一些基本概念的翻译，应该是统一的，应该是规范的，而不应该是公说公有理，婆说婆有理，如果是这样的话，就可能在我们的读者中间，在我们这门学科的对外传播和交流中间，引起很多的 confusion。毕竟，中医翻译不是文学翻译。在文学翻译中，我们鼓励使用不同的方法、不同的手法和不同的技巧，多法并举，这样才可能形成我们每一个译者独有的一种风格，才能够丰富和发展我们文学翻译的理论和实践，才能够给我们中国的文化和其他民族的文化中间输入一些新鲜的血液。但是，中医翻译毕竟是医学翻译，必要的统一性和规范性还是不可忽视的。

作为我们中医翻译来讲，一些基本概念的翻译目前已经形成了一些比较固定的、比较统一的模式，那么我们在翻译的时候呢，就不必标新立异，另求其新了。对于这些已经形成共识的翻译实践，我们应该加以继承。比如我们刚才讲到了"气"的翻译，过去我们有很多不同的译法，如 energy, vital energy 等等。但是今天呢，作为哲学概念的"气"，我们已经统一地将其音译为 Qi 或 qi。再比如"阴阳"，以前也有很多不同的译法，但是现在呢我们也基本形成了统一的译法，就是 yin and yang 或 Yin and Yang。至于说首字母是大写还是小写，这只是个人的一个选择问题。就规范化的发展和要求来看，只要我们使用了拼音来音译这样一些独特的概念，就基本符合了规范化的要求了。

谈到中医翻译，我们首先要解决的问题就是，"中医"这个概念究竟应该如何来翻译。今天如果我们大家留意一下英文版的中医的书籍和中医的词典，都会发现"中医"这个概念比较流行的、广为大家所接受的一种译法就是 traditional Chinese medicine。这是现在比较通用的一种译法。如果大家查一查 20 世纪 90 年代以前的翻译，大家还可以发现另外一种译法，叫 Chinese traditional medicine。我当年在陕西读书和工作的时候，我就发现《陕西中医》杂志的英文名称就叫 Shaanxi Journal of Chinese Traditional Medicine，而不是 traditional Chinese medicine。当然这也并不是《陕西中医》的独创，其实还有其他一些书籍和杂志在 20 世纪 90 年代以前谈到中医或者翻译中医这个名称的时候，也是将其译作 Chinese traditional medicine。那么后来呢，大家逐步接受了 traditional Chinese medicine 这样一种译法，比如像我们国家中医药管理局这样一些官方的机构英文名称中的"中医"，也都翻译作 traditional Chinese medicine，我们简称为 TCM。那么在中医名词术语英语翻译国际标准化过程中间，这个 traditional Chinese medicine 大概是为数不多的几个比较规范的、广为大家所接受的术语之一。对此，我们现在应该完全予以接受，而不是再去标新立异。那么将"中医"翻译成 traditional Chinese medicine 究竟是谁的杰作呢？是哪位译者在什么情况下做出的如此翻译呢？下一节课我再给大家揭开这个谜底。今天先讲到这里，下课。

作业

一、术语翻译

1. 养生

2. 天年

3. 衰老

4. 预防

5. 治未病

6. 未病先防

7. 既病防变

8. 未病

9. 病机

10. 正气

二、语句翻译

1.《黄帝内经》总结了春秋战国以前的医疗成就和治疗经验,确立了中医学的独特理论体系,成为中医学发展的基础。

2.《黄帝内经》系统地阐述了人体的生理、病理以及疾病的诊断、治疗和预防等问题。

3.《黄帝内经》的内容包括藏象、经络、病机、诊法、治则及针灸和汤液治疗,奠定了中医学的理论基础。

4. 在阐述医学理论的同时,《黄帝内经》还对哲学领域的一系列重大问题,诸如阴阳、五行、气、天人关系、形神关系等进行了深入探讨。

5.《黄帝内经》以先进的哲学思想为指导,推动了医学科学的发展。

6.《黄帝内经》在医学科学发展的基础上,丰富和提高了哲学理论,把先秦以来的唯物主义哲学向前推进了一步。

7.《黄帝内经》中的许多内容已经大大超越了当时的世界水平。

8. 在形态学方面,《黄帝内经》关于人体骨骼、血脉的长度、内脏器官的大小和容量等的记载,基本上是符合实际情况的。

9. 在血液循环方面,《黄帝内经》提出了"心主血脉"的观点。

10.《黄帝内经》认识到血液在脉管中是"流行不止,环周不休"的。

三、学习总结

第 3 课　如何学习中医翻译

同学们,上午好!

今天我们接着讲有关中医翻译的问题。上次给大家布置了些作业,大家做得都比较好。从大家的作业可以看出,大家对我们前一段时间所介绍的有关中医翻译的一些基本要求,特别是一些基本概念和用语的翻译掌握得还是比较到位,运用得也是比较灵活,这个是我们值得肯定的。

我们在学习中间遵循一个循序渐进的方式,一点点地积累。从我们的实践方面来讲,我们也要一步步地进行推进,每次我们讲到的一些核心概念的翻译,一些常用术语的表述方式,还有一些我们中医常用的话语及表达的翻译,目前基本上有一个约定俗成的 style, structure,这就需要大家在学习的过程中间,要慢慢地有所积累,该记的我们把它记下来,这样我们就可以积少成多,经过一个学期两个学期地学习,我们基本上就可以对中医翻译的理论和实践有一个整体的认识,而且对中医名词术语基本概念的翻译有自己的一个 terminology。

比如大家每次把自己课堂所做的笔记回去归纳一下,整理一下,一个学期下来就有一个 personal terminology。我们在学习、在翻译的时候可以借助于其他的一些词典,也可以借助于我们自己所积累的个人的小词典,这些小词典对我们在解决有些问题的时候可能会发挥到一些意想不到的作用,所以我建议大家平时做笔记的时候,要有比较灵活的一个 thinking,不要把它当成一个duty,上课总归要打开笔记本做笔记,有没有内容真得需要记,还是纯粹为了做一种姿态。我觉得我们这个课堂的学习大家不要太循规蹈矩，老师往课堂一站，必然打开笔记本，老师一开口讲话，必然要动笔去记，老师课堂上讲的不一定句句都需要我们把它记录下来，而且也不一定讲的每一个观点，每一个要求，每一个做法，都是客观实际的。所以，我们这个课堂是一个 open class，我们可以随时进行讨论，大家有不同的意见，不同的看法，有什么疑问，我们可以随时在课堂上进行讨论，这是一种比较理想的一种教学方法，一种 teaching environment。

其实在我们中国古代，我们的一些先贤，一些圣贤，他们从事教学就是采用的现在所谓的 communicative approach 这样的一种教学方式。比如说孔子，他在教学中间就特别提倡学生们要举一反三。当然举一反三这样一个教学理念并不是孔子首先提出来，从我们《礼记》一本古籍中间可以找到它的源头来。这说明我们中国古人在教育中间，在指导学生、年轻人、甚至于自己的子女进行劳动实践、社会实践和我们今天讲的学习实践中间，都遵循的是一种交流的方式，而不是一种灌输的，当然今天灌输教学已经成了我们的一个，甚至于大家都不假思索的一种 common practice，我想在我们这个课堂中间，common practice 最好不要太多，大家可以活跃一些，像当年毛泽东给抗大提的校训一样，要"团结紧张，严肃活泼"。我们仔细地来分析毛主席的这个题词，觉得好像有点儿矛盾，既然团结还紧张什么呢？既然严肃又怎能活泼呢？实际上它是相辅相成的，我们课堂上就要活泼，但是我们教室一开始强调的它是一个 holy place，它是一个 place where you can communicate with the sages，with the great figures of the past，所以进教室我们要有一个敬畏的心态，要有严肃的这样一个 manner，但是当我们讨论学术问题的时候，我们可以 active，这样一个 active manner 也是对先贤的一种尊重，对学术的一种尊重。

这是题外的话,鼓励一下大家在课堂中间保持 communicative 这样一种理念,多和我进行交流,这样的话有些问题我们可能分析地更透彻,我们看得更清楚。一个同学有疑问,提出来,大家可以 share,可以分享。大家不要觉得好像其他同学没有提出这个问题,我怎么提出这个问题,好像我很笨。其实能提出问题,说明你正在进步,你正在获取知识,提不出问题说明你对有关问题的认识还是比较肤浅的,所以你看不到问题背后隐藏的深层次的一些问题来,所以我们中文常说"透过现象看本质",能提出问题来说明你可能看到了问题本质的某一点,所以大家有问题,我们提出来进行讨论,这样我们大家都受益,这也是一种 share。我们经常讲"奇文共欣赏",其实问题我们也可以对它进行欣赏式的解析,欣赏式的讨论,通过讨论,使我们对问题的表面,以及它深层次的 cores 有更清楚的一些认识,这是学习方法的问题,顺便给大家做一些指点。

前面几次讲课中间,我们从中医历史到现实以及它的一些基本的理念、基本指导思想方面入手,探讨了一些基本概念的翻译,也举出来中医教科书中间常用的一些表达,包括我们中医经典著作中常用的一些经典用语,对他们的翻译我们进行了一些分析,特别是经典著作用语的翻译对提高我们对翻译的理解,提高我们的实践能力,提高我们对中医翻译的感悟,都是非常重要的。我们今天要学习汉语,要提高我们的中文水平,我们应该认真地阅读背诵一些唐诗宋词,以及我们唐宋八大家传世的一些名篇。只有我们脑子里有了这样一些积淀,我们才能对我们汉语这种语言从文法到修辞,从句子的构建到一篇文章的整体的布局,有一个比较深刻的认识。我们下笔的时候才能有言,我们立题的时候才能有意,我们表述的时候才能有体。如果没有这样一些古典的东西打底,我们所讲出来的话,所写出来的文字,都会是淡而无味,都会是俗而又俗的一些 common expressions,很难推陈出新。所以，在我们学习的过程中间我会有意识地从经典著作像《灵枢》、《素问》、《难经》、《伤寒论》中间给大家选一些比较经典的话语，一方面我们通过它们可以对我们中医理法方药本身加深理解，另一个方面我们也可以通过对它们的翻译深化我们中医翻译的实践，提高我们对中医翻译的认识。

今天，我们谈谈中医这门学科的一些特点。我们前面讲了它的辨证观、形神观、精气学说等，在这样一种古典哲学、诸子百家学说基础上，构建我们中医的一套完整的理论体系。这个理论体系的基本特点是什么呢？我们一般来说有两大特点。但这两大特点，我们如果从翻译的角度去探讨，那是有很多内容值得我们来分析，来理解。今天，我们就先讲讲它的第一大特点——整体观念。

首先整体观念，这个概念，我们从术语学翻译的角度来讲，把它看作一个术语，我们该怎么来翻译。前面我曾经给大家提到我们汉语文化内涵非常地深邃，信息密度非常地高，一两个汉字就能表达一个完整的 idea，一个 theory，一个 principle。因此，我们用英语来翻译它的时候，就会遇到很多的 challenge。整体观念就是比较典型的一个词语。从我们中医学的理论来讲，根据观念它可以是一个 idea，甚至我们可以说是一个 theory。从翻译的角度来讲，我们可以把它看成是一个 term。这个 term 实际上有两部分构成：一个是"整体"，一个是"观念"。"观念"我们很好理解，很好翻译了，英文无非是 concept，这个词使用得非常普遍。"整体"是一个什么意思呢？从我们汉字，这两个字本身可以说给我们一个见词明义这样一个 impression。所谓"见词明义"用英语讲就是 self-evident, this word itself can tell you what it implies or means，这是 self-evident 一个基本的意思。所谓"整体"就是把人看作一个有机的整体。这个就是我们过去谈到中西医的时候，我们中医的一个说法，西医是"头疼医头，脚疼医脚"。也就是说西医特别注重的是"部分"，头疼的 examination，treatment，大概就focuses on your head，而不是关注其他有机部分，不会考虑到脚的问题。但我们中医，如果头部有疾病，我们在进行诊断治疗的时候，会考虑到你的脚，为什么呢？一方面是由于经络的原因，我们人体的足太阳膀胱经、足阳明胃经都是从足部开始循行到头部，而我们的头部是诸阳之会，所有人体的阳气、阳经都要汇聚到我们的头部，所以 if there is anything wrong with your head，if you are suffering from headache，中医是可能 take your whole body into consideration when they are trying to diagnose，trying to decide a treatment，because the head is connected with all parts of the body through meridians。这是中医整体观念的一个基本意思。

所以，我们经常说中医把人体看作一个有机的整体，"有机"就是 organic，"整体"我们经常用这样几个词来翻译：whole，organic whole。有时候，我们把 whole 进一步变成一个名词wholeness（whole 也可以视为一个名词）。用 organic wholeness来翻译我们中医的"整体"，特别是在 10 多年以前，是比较常用的。**人体是个有机整体**。

Human body is an organic whole or is an organic wholeness.

"整体观念"就是 organic wholeness concept 或者 concept of organic wholeness。以前这个翻译比较复杂，"整体观念"翻译成the concept to consider the body as an organic whole or organic wholeness，这实际上是一种解释。从术语翻译角度来讲，这个译法还不算是严格意义的 term translation，because if you want to translate a term into English from Chinese, the translation itself should also be a term, not a sentence, not a paragraph。我们把这种解释性的翻译叫做词典解释性翻译。因为我们在编写一部

词典的时候，我们对于一个 term，一个 word，一个 expression，我们会对它做一些解释，这个解释就类似于 definition。如果我们大家翻开《中医大辞典》，如果我们翻到"整体观念"这个术语，会看到一个 definition，这种解释一般都比较具体。看着这个解释我们就会对这个概念有一个完整的认识，what does it mean? What does it indicate? What ideas are implied in it? 比如说"整体观念"，我手里拿着一本欧明教授编的《汉英中医词典》，当然这个解释要比《中医大辞典》简洁很多，因为它毕竟一个供翻译用的词典，它不是供中医临床理论研究的词典，所以这个解释比较简明，但是虽然简明，仍然相当地具体。它的中医解释是这样的：中医认识和治疗疾病的一种方法，即把人体脏腑和其他各种组织器官之间看成是有机联系的整体，同时又把这个整体看成是与自然界统一的。

　　看到这样一个简单的解释，我们起码知道所谓"整体观念"是把人体器官看成是一个相互关联的整体，同时又把人和自然统一起来。因为人与自然也是一个有机的统一体，所以"整体观念"我们要从广义和狭义两个方面来认识它。广义指人与自然构成一个有机的关联，有机的一个统一。从狭义来讲，主要指人体本身各个部分之间相互关联，构成一个相互关联的整体。所以，"整体观念"在欧明教授这本词典里面是这样翻译的：concept regarding the human body as a whole，没有在 whole 后面加 ness，直接把 whole 用作名词，也是可以的。这个翻译带有一点儿解释性的味道，属于我们说的词典解释性翻译。他对"整体观念"的英文解释是：a thinking method in understanding and treating disease, that is to regard the viscera and the other organs and tissues as integral organism, which is also considered as coordinating with the natural world，这属于词典解释性翻译。当然，我们在编词典的时候采用这种方法是完全可以的，而且也是必要的，这样我们可以给读者提供更多的 information，但是我们在进行术语翻译的时候，过多的采用词典解释性翻译，就可能使一个概念、一个词语的翻译变得非常繁琐，非常冗长，从翻译经济学的角度来讲就不经济了。

好，今天先讲到这里，请大家认真思考我们今天所讨论的问题。下课。

作业

一、术语翻译

1. 发病

2. 新感

3. 伏邪

4. 卒发

5. 徐发

6. 复发

7. 食复

8. 劳复

9. 两感

10. 直中

二、语句翻译

1.《黄帝内经》对血液循环的认识比英国哈维氏在公元 1628 年发现血液循环早一千多年。

2.《难经》是一部与《黄帝内经》相媲美的古典医籍，系秦越人所著，成书于汉之前。

3.《难经》内容十分丰富，包括生理、病理、诊断和治疗等各个方面。

4.《难经》补充了《黄帝内经》的不足，与《黄帝内经》一样，成为后世指导临床实践的理论基础。

5. 两汉时期(206 B. C–220 A. D),中国医药学发展迅速,在理论研究和临床实践方面都取得了显著的成就。

6. 东汉末年,著名医学家张仲景(150–219 A. D)在《内经》和《难经》等理论基础上,进一步总结了前人的医学成就,结合自己的临床经验,写成了《伤寒杂病论》。

7. 《伤寒杂病论》即后世的《伤寒论》和《金匮要略》。

8. 《伤寒论》是中医学中成功地运用辨证论治的第一部专著,为辨证论治奠定了基础。

9. 《伤寒论》在《素问·热论》的基础上,确立了六经辨证论治的纲领,提出了六经(太阳、阳明、少阳、太阴、少阴、厥阴)的形证和分经辨证治疗的原则。

10. 《金匮要略》以脏腑的病机理论进行证候分证,记载了 40 多种疾病,262 首方剂。

三、学习总结

第4课 中医翻译的原则

同学们,早上好!

前面我们讨论了中医翻译的一些问题,大家对中医翻译已经有所了解了。按照常理,一开始就应先向大家介绍中医翻译的基本原则,但我觉得如果大家对中医翻译缺乏了解,特别缺乏实践,要了解这些原则并不容易。这几天大家向我提了一些问题,其中实际上就涉及到翻译的原则问题。所以今天我特别向大家介绍中医翻译的五原则。这五个原则主要指导的是中医术语的翻译。因为中医术语的翻译是目前中医翻译所面临的最大挑战,所以我们还是以术语翻译为基础来讨论中医翻译问题。大家看看我刚才发给大家的这五个原则,为了便于大家了解,我和大家一起看看这五个原则。

第一个原则是自然性原则。所谓"自然性原则",指的是英语翻译的中医名词术语应是译入语中自然的对应语。这就要求我们在翻译时既要考虑到中医的固有特点,又要考虑到自然科学的共同之处。具体到中医用语的翻译上,对一些与现代医学较为接近的概念可采用相应的术语予以翻译。这不但使译语具有科学性,而且具有自然性。因为这样的译语才是译入语中最自然的对应语。

比如将"牛皮癣"译为 oxhide(牛皮) lichen(苔藓),将"带下医"译作 doctor underneath the skirt,从字面上看好像原语与译语一一对应,但在内涵上已南辕北辙了。所谓的"牛皮癣"实际上就是现代医学上的"银屑病",即 psoriasis。有现成的 psoriasis,何必硬译为 oxhide lichen 呢？让读者徒生隔膜。所谓"带下医"实际上就是现代医学上的"妇科医生"，即 gynecologist。译作 doctor underneath the skirt 实为费解。psoriasis 和 gynecologist 不但是"牛皮癣"和"带下医"在英语中最自然的对应语，而且是现代医学上的医学专用术语。我们完全可以采用这些对应的现代医学术语来翻译相应的中医概念，而不必逐字对译，对号入座。

在翻译中医的时候，强调中医的独特性和民族性是对的，但也不能因此而忽视了自然科学的共性，从而把中医与其他自然科学对立起来。

在理论上中医与现代医学的确迥然不同，有着强烈的不可通约性。但其研究的方向和服务的对象都是完全一样的。即都是研究人体的生理功能和病理现象的，都是为防病治病，保障人的健康服务的。从这点出发，我们就有理由认为这两个医学体系之间应该有一定的相似性。比如对人体结构及各个系统、各个器官的生理功能和病理状况的认识，对许多疾病的发生、发展及其治疗的探讨，中医和现代医学之间就有很多相同或相似的地方，特别是在具体的病症上。

第二个原则是"简洁性原则"。中医用语的突出特点是简明扼要，将其翻译成英语或其他语言理应保持这一特点。然而从目前的中医英语翻译实践来看，中医用语言简意赅的特点在某些方面几乎丧失殆尽。有的中医名词术语翻译成英语时简直就不是一个术语了，完全成了一个句子，甚至是一个小段落。

比如，"辨证论治"较为流行的译法是 differential diagnosis in accordance with the eight principal syndromes；analyzing and differentiating pathological conditions in accordance with the eight principal syndromes 等。与中文原文相比，译文显然过于冗长了。

在科技名词术语的翻译上，除了注意译文意义的准确外，还要注意译文的信息密度。所谓信息密度,指的是在计算机记忆中储存的单位信息所占用的空间越小,运载这一单位信息的词的信息密度就越高;一单位信息从发送者到接收者所需要的时间越少,运载这一单位信息的词的信息密度就越高。在考察信息密度时,我们可以参考如下公式来进行:

$$信息密度 = \frac{原文词的意义单位(实词)数}{译文词的意义单位(实词)数}$$

信息密度标准可分为三个档次:A 挡为 0.5,B 挡为 0.25,C 挡为 0.1。最佳信息密度不低于 A 挡,低于 B 挡的词应反复推敲,低于 C 挡的词不应采用。

如果我们用这个标准来检验现行中医名词术语的英语翻译,便会发现其中有相当大的一部分需要改译或重译。但在实际翻译时,特别是在翻译中医名词术语时,应当辩证的看待这一标准,既要遵守,又不能拘泥。因为中医术语,或者说汉语语言,有自己的独特性,一般信息密度都非常高。这一点是英语语言所无法比拟的。这就是为什么中文书的英语译本总是比中文原本在字数上要高出 2—3 倍。这也是为什么英译的中医名词术语与原语相比显得那么冗长。我们虽然在翻译的时候无法做到信息密度上的绝对一致,但至少可以将其差异控制在最低限度。

比如"辨证论治",我们虽然无法使译文和原文一样的言简意赅,但可以通过一些技术手法使其尽可能的简洁化。实际上翻译界的不少人士一直做着这样的努力。如有人将其简化为 treatment based on syndrome differentiation,比原来的译文简洁了不少;有的人将其简化为 syndrome differentiation and treatment,更为简练了,这一简化手法显然受到临床治疗程序的启发;还有人主张将其简单地改译为 differentiation and treatment,的确简单了,只是省略了 syndrome 后 differentiation 好像就失去了主旨。还有人从中英文对比和信息重组出发,将"辨证论治"译为 differentiating syndrome to decide treatment,颇有新意。

那么"辨证论治"的翻译究竟应该以何者为准呢?这就有赖于语言自身的运动规律(即约定俗成)了,是不以人的意志为转移的。但不管你如何翻译,从目前的发展趋势来看,"辨""证"和"治"这三个字基本一致译为 differentiation, syndrome 和 treatment,这一点在具体翻译时是应该遵守的。虽然中医名词术语的英语翻译目前还没有标准化,但却有明确的标准化趋势可循。我们在翻译时虽然没有标准化的译语可供采用,但却有标准化的趋势可以遵循。

第三个原则是"民族性原则"。中医学虽然与现代医学有着相同的社会功能和认识客体,但因其具有特殊的认识体系,在思想原则、概念范畴等方面都有自身独到的规定性;在观念体系、理论系统与操作系统方面,都与现代医学有着强烈的不可通约性。所以就文化特征而言,中医学还只是中华民族特有的医学体系,因而具有鲜明的民族性。这一点在名词术语的翻译上应予以体现。

在中医翻译的基本原则中,我们强调借用英语语言中固有的医学用语翻译中医的必要性。但在中医语言中,实际上只有一部分用语能在英语医学语言中找到相同或相近的对应语,还有一部分是找不到的。为什么呢?答案在"语言国情学"里。

"语言国情学"是研究语言和民族文化背景之间的关系的一门科学。其理论核心是:世界上任何一种语言中的绝大多数词语在别国的语言中都能找到相应的词汇,这些词汇是全人类语言的"共核",反映了世界各民族共有的事物和现象。这就是我们常说的"对应词"。如发生在中国人身上的生理现象和病理变化的称呼在其他民族的语言中也应该能找到对应的说法。这是毫无疑问的。因为它属于人类共同经验宝库中的一部分。但是"语言国情学"还认为,一种语言中总有一些反映该民族特有的事物、思想和观念在别国语言中找不到对应的词语。如中国儒家信奉的"礼",中医的"阴、阳"等。所幸的是这类词汇在一国的语言中所占的比例很少。但是尽管如此,它们的作用却极为重要。因为它们反映着一个国家和民族的文化特色,是一种文化区别于另一种文化的象征。

从广义上讲,大部分中医用语也都处于人类语言的"共核"之中,但也有一部分是汉语或中医所特有的。一般来说这类词语反映着中医基本理论的核心及辨证论治的要旨。

在翻译时如何处理这类词语呢?在欧洲各国语言中一般都是采用"原词照借"的方式来解决。由于众所周知的原因,我们在进行中医的英语翻译时显然无法"原词照借",而只能采用音译法。如将"阴、阳"译为 yin,yang,将"气"译为 qi 等等。

还有一部分中医用语在英语中有其"形",但却无其"意",如"表里"、"六淫"等。在英语中有 external/exterior(表)和 internal/interior(里)这样的词语,也有 wind(风)、cold(寒)、summer-heat(暑热)、dampness(湿)、dryness(燥)、fire(火)这样一些概念,但却没有中医上的特定内涵。再比如英语语言中有 heart(心)和 fire(火),但却没有 heart fire 这样一个概念。那么在翻译时如何处理中医的这些概念呢?一般的做法是借用英语语言固有的词汇,按照中医概念的特定内涵重新组合其结构形式,从而使其能承载中医概念的信息。如将"心火"译为 heart fire,将"肾虚"译为 kidney asthenia 或 kidney deficiency 等。严格地讲,这样的翻译还只是"表层"翻译,原概念的"深层"含义还游离于其新组合的形式之外。其"形"与"意"的有机结合还需要在交流的过程中不断磨合,逐步得以实现。

另外,有一些中医用语在英语中虽然有"形"也有"意",但因社会联想意义而造成了语义上的差异。"推拿"就是典型一例。

"推拿"起初翻译为 massage（即按摩），用 massage 翻译"推拿"应该说有广泛的语用学基础。况且"推拿"在中国过去也一直称作"按摩"，现在"按摩"这一称呼仍然在广泛使用。另外，英语中本来就有 massage 这个词和相应的概念，这样翻译起来似乎更自然一些。但是由于"按摩"在一些娱乐场合的非医疗保健目的的使用，使得"按摩"带上了不健康的色彩。于是人们就不大喜欢使用 massage 来翻译中医的"推拿"或"按摩"，有人译作 Chinese massage，但仍难改变 massage 的社会联想意义。于是就干脆将其音译为 tuina。目前这一译法的使用还比较普遍，基本能为大家所接受。有时为了便于表达，人们也将其译作 tuina therapy。

需要说明的是，massage 尽管语义上可能会有一些潜在的影响，但仍然有不少人习惯使用 massage。部分是由于这个词的使用面比较广，而且其内涵也为一般人所熟悉。在西方还有不少人使用 naprapathy 一词来翻译"推拿"。在英语中，naprapathy 的意思是"矫正疗法（一种不用药物，只靠按摩等手法治病的方法）"。

第四个原则是"回译性原则"。所谓"回译性原则"，指的是英译的中医名词术语在结构上应与中文形式相近。这样在中医药的国际交流中，就能较好地实现信息的双向传递。如将"肺气不足"译为 insufficiency of lung qi，将"活血化瘀"译为 activating blood to resolve stasis，将"湿热"译为 damp-heat 等等，英译的中医术语与原文相比，在结构上和字面意义上都比较接近，因而具有一定的回译性。这样的翻译称为回译性翻译。

在中医名词术语的翻译上为什么要强调回译性呢？原因有三：

首先，在目前中医翻译尚不太发展，中医人员外语水平有待提高及国际中医药工作者业务能力较为有限的条件下，具有回译性的译语有利于翻译人员准确地传递信息，有利于中国中医人员能较快、较好地掌握中医英语。同时，也有利于国际中医工作者学习和掌握中医医理并有效地进行业务交流。

其次，具有回译性的译语能较为准确地再现原文所含信息，减少翻译过程中对信息的损益程度。由于中西文化差异较大，而中医又纯属中国特有的文化现象，因此强调译语的回译性有利于中医走向世界并保持其固有特色。

第三，强调译语的回译性，有利于提高翻译质量，限制滥译。

当然，对回译性的追求以不影响信息的再现为前提。例如，"开鬼门"指用发汗的方法以解除表邪，如译作"opening the ghost door"回译性固然有了，但却有点词不达意了。其实按照"自然性原则"，这里译作 diaphoresis 或 sweating method/therapy 无疑是较为恰当的。

有时在考虑译文的回译性时，还须注意名词术语翻译标准化的发展。比如"三焦"以前多译作"three warmers"，"three heaters"，"three burners"等等。可以看出译者都在下意识地追求回译性，尽管译文与原文在语义上并不完全相关。世界卫生组织（WHO）在"针灸经穴名称的国际标准化"方案中，将"三焦"的英语译名确定为 triple energizer。这个译语虽然既缺乏回译性，又缺乏语义的对应性，但由于世界卫生组织的权威性以及中医名词术语英语翻译标准化的发展要求，我们还是应该予以接受，而不必为求回译性而另行一套。

第五个原则是"规定性原则"。规定性原则指的是对中医名词术语的翻译在内涵上加以限定，使其不能另有解释。提出这样一个原则主要是为了解决中医名词术语翻译上内涵的对等问题。

由于英语语言中缺乏中医对应语，所以英译的中医名词术语常常使人觉得"言不尽意"。因此有人认为中医的基本概念是不可译的。这个观点当然是片面的。因为语言只是传情达意的符号，其外壳与内容之间的关系是任意的，约定俗成的，而不是已然的或必然的事实。正如荀子所言："名无固名，约之以名。约定俗成谓之实宜,异于约则谓之不宜。"

所以在翻译中医名词术语时,我们可以对其译语的内涵加以规定。这样既可以保证释义的一致性,又能消除种种误解。例如"辨证"尽管一般人多译作 syndrome differentiation,但对这一译法历来争论不休。有人认为中医的"证"不同于西医的 syndrome。但是,如果我们从"名"与"实"的辨证关系出发来考虑问题,便可以将 syndrome differentiation 加以规定。规定其只能表达中医"辨证"这个概念,不能作任何其他的解释。在这一规定下,译语的内涵与原文的内涵便趋相等。在约定俗成的力量作用下,这一规定很快便成为习惯。比如世界卫生组织对"针灸经穴名称"的国际标准化,实际上就是一种规定。它规定"三焦"的英语译名为 triple energizer、"经脉"的译名为 meridian、"冲脉"的译名为 thoroughfare vessel 等等。如果我们将其英语译名与中文原文加以比较,便会发现诸多"不相对应"或"不相吻合"之处。然而由于对它们的内涵作了规定,所以并没有在实际的交流中引起人们想象中的"混乱不堪"。这就是规定性原则的作用所在。

需要说明的是,规定性原则的应用有其严格的语用学要求。并不是任何概念的翻译都可以随意地加以规定的。这一原则的使用一般有两种情况。对于个人而言,如果是首次翻译某个概念,可以在透彻理解原意和慎重选择译语的基础上对这一概念加以适当的翻译并对其内涵加以限定。对于学术界和国家有关方面来讲,对于经过长期的使用、较为流行的译语应适时地加以规定,使其逐步规范化,消除不必要的混乱。中医名词术语的翻译现在虽然还没有标准化,但基本上已经形成了某种趋势。有关方面可按照规定性原则的要求对这些趋势加以规定和引导,使其沿着标准化的方向发展。

从大家的反应来看,这五个原则大家一定能理解,很好。掌握好这五个原则,非常有利于我们学习中医翻译。今天先讲到这里,下课。

作业

一、术语翻译

1. 邪正相争

2. 邪正盛衰

3. 邪气盛则实

4. 虚实

5. 精气夺则虚

6. 虚实夹杂

7. 虚中夹实

8. 实中夹虚

9. 虚实真假

10. 真虚假实

二、语句翻译

1.《金匮要略》发展了《黄帝内经》的病因学说,给后世三因学说以深刻的影响。

2. 千般疢难,不越三条。一者经络受邪,为内所因也;二者四肢九窍,血脉相传,壅塞不通,为外皮肤所中也;三者房室金刃虫兽所伤。

3.《伤寒论》和《金匮要略》以六经辨证、脏腑辨证的方法对外感疾病和内伤杂病进行论治,确立了辨证论治的理论体系,为临床医学的发展奠定了基础。

4. 在《内经》和《伤寒杂病论》的基础上,历代医家都从不同角度发展了祖国医学理论。

5. 隋代巢元方编著的《诸病源候论》是中医学第一部病因病机证候学专著。

6. 宋代陈言的《三因方》在病因学方面提出了著名的"三因学说"。

7. 宋代钱乙的《小儿药证直诀》开创了脏腑证治的先河。

8. 金元时期(1115 - 1368 A. D)出现了各具特色的医学流派,其中最具代表性的是刘完素、张从正、李杲和朱丹溪,后世称为即所谓的"金元四大家"。

9. 刘完素用药以火热立论,倡"六气皆从火化"、"五志过极皆能生火"之说。

10. 刘完素用药以寒凉为主,后世称他为寒凉派。

三、学习总结

第 5 课　如何完善中医翻译

各位同学,早上好!

看了大家的一些翻译实践,颇有感触。

如果我们一个概念一个词的翻译像一个句子那么长,包括五六个、七八个单词,那这个术语在我们日常交流中间,特别是在我们这个专业领域的交流中间,使用起来就比较困难了。比如说"整体观念",如果我们把它翻译成 a concept regarding human body as a whole,中基的老师在讲到"整体观念"的时候,这个词会反复地出现,我们在研究、讲授中医基础理论的时候也会不断地使用这个词。而使用到这个词的时候我们如果用这么长的一个译法来表达它,这显然会妨碍我们的 normal communication,所以后来人就逐步地对这样一些概念的英语翻译进行简洁化。大家看看使用什么方法译得更为简洁呢?

一种办法在我们日常翻译中间就是把那个 concept 去掉,就是简单地用 organic wholeness 来表示。如果我们把后面 regarding the human body as a whole 这些解释性的词语去掉,concept 我觉得也可以保留上,organic wholeness concept 或者 the concept of organic wholeness,这个相对还是比较简洁的。近些年来"整体观念"的翻译又有更为简洁的做法,就是采用了英语中间的一个词 holism。大家在词典里查这个词可能会有一些困难,比如我们常用的《新英汉词典》里面可能收录有 holo-这个词根,holism 可能还没有出现。因为这个词是和新技术关联在一起,我们讲全息照相术,如果大家查"全息照相术"的时候就会找到 holo-，表示"全部的"意思，to take all parts or all things into consideration，对什么事情整体上的一种看法。Holism 从这个意义上讲它跟我们的整体观念有相近之处，所以现在多直接用这个词，这样就显得简洁了。

我们中医解释整体就是统一性和完整性。所谓统一性即人体各个部分之间有机的统一，以及形成的完整的这样一个整体。如果我们翻译这句话**"所谓整体就是统一性和完整性"**。"完整性"我们可以用 holism，那么"统一性"我们怎么说呢？如果我们翻译这个词，大家可以想想我们的"中西医结合"这个概念的翻译。大家可能注意到我们国内有两本杂志：一个叫中国中西医结合杂志（北京的），另一个叫中西医结合学报（上海的）。这两个杂志名称中间都出现了一个词叫 integrate，中国中西医结合杂志用的是 integrated，用它的过去分词作为形容词，而中西医结合学报用的是 integrative，用它现成的形容词，但无论如何这两个词的用法都是源自 integrate。integrate 指把不同的部分统一在一起，构成一个统一体，所以它的名词 integrity 我们可以借用来翻译"统一性"，因此，这句话我们可以这样来翻译：

The so-called organic wholeness indicates integrity and holism.

大家可能发现一个问题。我刚才讲现在我们经常用 holism 来翻译整体观念，但为什么我在翻译这句话中间继续用了 organic wholeness 呢？这个是为了句法结构的考虑，因为我们在这个句子中间，"整体"从中医上来讲实际上出现了两次，"所谓的整体就是统一性和完整性"，"整体"和"完整性"有一部分意思是重叠的。从英文来讲，我们把"完整性"和"整体"都理解为 holism，如果我们这样翻译：The so-called holism indicates integrity and holism. 那就是说定义里含有了被定义者本身，这从逻辑方面来讲是不恰当的。所以，我们换一个词语，而且 organic wholeness 过去在我们中医界使用很普遍，现在也仍然在使用，大家看到organic wholeness 也能跟"整体"这个观念关联在一起。这样这个句子的翻译相对比较平衡。**"我们中医非常重视人体本身的这个统一性和完整性，及其与自然界的这种相互关联。"**如果用英语来翻译这句话，我们就在前面的基础上稍微加些调整就可以了。前面我们在翻译"整体就是统一性和完整性"，已经把"整体性"和"完整性"翻译出来了，这句话无非又出现了"与自然的相互关系"。我们试试这句话具体该怎么翻译。"重视"我们用emphasize，或者 stress 都可以，结合上面那句话的翻译，这句话我们可以做这样的翻译：

Traditional Chinese medicine pays a great attention to the integrity and holism of the human body itself as well as the mutual relationship between the natural world and the human body.

大家看我们这样翻译基本意思是不是清楚了，但后面"与自然的相互关系"好像与前面句子的衔接有些累赘，有些拖沓，不够简洁。我们看看可不可以把它再做一些调整，使它和前面的几个部分能够 balance。前面的"人体本身的统一性和完整性"我们把它翻译成：integrity and holism of the human body，后面部分我们是不是可以把 the body 用其他的一个词语来进行取代，比如用一个指示代词 its 来取代。我们可以把这句话调整成这样：

Traditional Chinese medicine pays a great attention to the integrity and holism of the human body itself and its mutual relationship with the natural world.

这样，这个句子是不是比刚才那个句子要稍微地平衡一些。当然，我们还可以进一步地推敲这个翻译，这个工作留给同学们课后再去推敲，给我们推敲出一个更加简洁、更加完美、更加balance 的翻译。课堂翻译我们都是给大家做一个口头的 basic translation,一方面提高我们的理解,另一方面也是一个translation practice,更好的翻译还需要下去以后做进一步的推敲。我们这里充其量是一个 oral interpretation(口译),有时候会有一些结构上的问题,一些句法、词法,甚至语法上的问题我们都是可以原谅的。这有一点儿给我自己寻找解脱的意味。不过问题需要我们同学们下去自己发现,自己提出,解决不了,我们一起在课堂上解决。这是几句话的翻译。

我们中医在解释人整体性的时候,还有使用比较多的说法:**"中医认为人体是一个有机整体,构成人体的各个部分之间在结构上是可以分割的,在功能上是相互协调、相互为用的,在病理上是相互影响的。"**这句话听起来挺长,实际上我们翻译只要把握住中间几个关键的部分,也就比较容易操作,理解也就没有问题了。这句话前半部分"人体是个有机整体",前面我们已经翻译了,这里就不讨论了。从下面"构成人体各个部分之间"开始讨论,"构成人体的各个部分"就是"人体各个构成部分",这个用英语怎么说呢? 当然,我们可以用 part, different parts of the human body,我们还可以用另外一个词语 constitute,可以指一个事物的构成成分。"在结构上是不可以分割的",所谓"在结构上"那就是 in structure,"不可分割"就是 inseparable。"在功能上"就是 in function,"相互协调"就是 coordinate with each other,当然,我们也可以用 cooperate with each other,但好像太拟人化了。我们就用 coordinate with each other。所谓"相互为用的",实际上指它的功用,就是 promote each other,它们之间有相互促进,相互positive influence 这样一种关系。"在病理上",我们知道这里可以理解为"在病理学方面",或者"在病理变化方面"。如果"在病理学方面"我们翻作 in pathology,如果我们把它理解为"在病理变化方面",就翻作 in pathological changes,这个看你怎么理解。当然,我觉得从这两个角度理解都是可以理解的,都是讲得通的,都是 reasonable。"相互影响"，自然是 influence each other 或者 affect each other。如果我们把这句话翻译成英语，结构方面可以按照刚才我们对各个部分的解释和翻译做一个有机的平衡的布局。比如说，我们可以进行这样一个翻译：

The constitutes of human body are inseparable in structure，coordinate in function，promote each other in physiology and affect each other in pathology.

大家注意到我这里多增加了一个词语。中文说"相互为用"，我在翻译的时候把它翻译成 promote each other in physiology。为什么要增加这个 in physiology 这样一个 expression 呢？有两层意思，两个作用。第一，为了保持译文的 balance，大家看这句话翻译的时候我用了几个 in 引导的介词短语：in structure，in function，in pathology。如果 promote each other 后面没有一个 in……，那这个句子就失衡了，是不是这样的？大家看看这四个部分。三个部分后面都有 in……，从我们汉语来讲构成了一个排比的结构，到了 promote 后面不排比了，失衡了。这个句子读起来就有些不舒服了，是不是觉得有瑕疵，有缺陷？所以我们给它加了一个 in physiology。第二，加这个 in physiology 是对我们这个"相互为用"一个深化性的翻译，深化性的理解。虽然中文没有说生理上，但实际上功能相互为用，就是 positive promotion，就是生理性的，如果不是这样，那就是病理性的。从这个角度上讲，我们加上 in physiology，不是空穴来风，是对相互为用这个 expression 一个深化性的理解，深化性的翻译。

从这句话的翻译中，我想大家可以有所体会吧。在翻译的时候第一步我们要分析怎样把句子各个部分理解得比较透彻，表达得比较到位。第二步我们把各个部分布局到一起组成一个句子的时候，我们看一看句子之间是不是很平衡的，结构是不是很完整的，表达是不是很有机的。第三步，我们还要看看翻译表达方面整体对原文内涵的揭示是不是非常得深刻,是不是比较地深化,是不是把原文中间隐含的一些信息给明晰化。当然,不是所有隐含的信息都要明晰化。我们汉语语言讲究含蓄。我们写了一篇文章,能够给听众、给读者留下一些遐想的空间、遐想的余地,让人有所回味,不要把话说尽了,这是我们汉语语言在表达写作方面我们所注重的一点儿,是我们的特色。其实,英语有时候也是这样的,也需要给读者留下思考遐想的空间。如果说我们在翻译一句话的时候,能够给读者留下思考的空间,这当然是一种非常 ideal translation。

　　但是,我们在翻译工作中追求境界的时候还要注意一个问题,什么问题呢? 中西方文化的差异,汉语语言和英文语言所赖以发展的文化体系差异。由于文化差异,有时候我们汉语中间所隐含的某种意思,大家一看就明白,不用讲出来。像我们歇后语一样,讲到"黄鼠狼给鸡拜年",下文不用讲出来,大家都知道指的是"不安好心"。但英语文化中间没有这样一个关联性的表述方式。如果要把它翻译成英语,我们需要把它隐含的意思明晰化,解析出来,读者才能理解这样一个 expression、这样一个 proverb 的一个 implication。这是我们翻译的时候不得不为的画蛇添足的一个 task,一个 duty。

　　另外,我们还要从读者这一方面去考虑。我们在写、在翻译一本书,甚至我们在翻译一句话的时候,还要注意我们翻译这句话是给谁看的,这个读者对我们讲的这句话所隐含的意思他会不会理解,他会不会因为文化、语言的差异,专业的差异,对这句话、这个词语的隐含之意可能不会像我们想像得那样去理解,这种情况下我们就要做一点儿解释,这是在翻译的时候我们作为翻译人员应该承担的一些 duty,应该有的 responsibility。

　　我们可能感觉到我们每节课进展得比较缓慢,一节课可能才讲几句话的翻译。但这几句话的翻译,甚至一句话的翻译,一个概念的翻译,可能比较有机地、比较形象地把翻译的整个图画给我们展示出来,我们可以从不同的角度、不同的层面去解析,去透视,从中间不断地吸取 fresh information。所以,我们说很多问题,虽然是老生常谈,但是会谈的人仍然从中发现出来一些值得一谈的问题来。比如我们说爱情是文学的一个永恒的主题,从古到今,从东到西,从南到北,全世界都在谈论这个话题。但这个话题并没有枯竭,没有爱情的文学作品,我们说是一个淡而无味的,或者说是没有香花的花园,没有香花的一个阳春三月,会黯然失色。话题我们扯远了。正像刚才我讲的,我们的课堂是一个 open class,我们可以谈论任何问题,当然,关键是要和我们的主题要相关。

关于这方面的问题,大家课后好好思考思考,认真实践实践。下课。

作业

一、术语翻译

1. 真实假虚

2. 虚实转化

3. 由实转虚

4. 因虚致实

5. 阴阳失调

6. 阴阳偏盛

7. 阳盛

8. 阳胜则阴病

9. 阳胜则热

10. 阴盛

二、语句翻译

1. 张从正认为,病由邪生,"邪去则正安",攻邪祛病。

2. 张从正以汗、吐、下为攻祛病邪的三个主要方法,后世称他为攻下派。

3. 李杲提出了"内伤脾胃,百病由生"的论点。

4. 李杲治疗以补益脾胃为主,后世称他为补土派。

5. 朱丹溪倡"相火论",谓"阳常有余,阴常不足"。

6. 朱丹溪治病以滋阴降火为主,后世称他为养阴派。

7. "金元四大家"立说不同,各有发明,各有创见,但都从不同角度丰富了中医药学的内容,促进了医学理论的发展。

8. 明代(1368-1644 A. D)赵献可、张景岳等提出了命门学说,为中医学的藏象学说增加了新的内容。

9. 温病学是研究四时温病的发生、发展规律及其治疗方法的一门临床学科,是我国人民长期与外感热病作斗争的经验总结。

10. 温病学理论源于《内经》、《难经》、《伤寒杂病论》等书,经过汉以后历代医家的不断研究、补充和发展,逐步形成了一门独立的学科。

三、学习总结

第6课 中医翻译实例分析

各位同学,下午好!

上次我们谈到了几个中医常用语的翻译。下面我们看另外一句话的翻译。在谈到整体观念的时候,我们中医认为:**人体与自然环境有着密切的关系,人类在能动地改造自然、适应自然的斗争中维持着机体正常生理活动。**这句话似乎和我们医学的内容关系不大,但从翻译角度又蛮值得我们探讨的。"能动地适应自然",所谓"能动地"就是积极地,actively,主动地,"适应自然",adapt themselves to the nature or the natural world。"改造自然",如果我们把它翻译成 change,显然是不妥的。因为从天地人三才的关系来讲,自然有自己存在的方式,从古代哲学天道、地道、人道来说,天有天道,地有地道,即 The earth can move according to its own law。这个是我们好像不能改变的。我们可以改变一些形态,比如一些比较高的地方我们可以修理得比较低一点儿,适合我们居住或者适合我们耕种。如果我们用 change,只能说 to change the natural environment or natural situation。

"改造自然"这个说法在一般汉英词典中间翻译成 remake nature,听起来蛮武断,就像我们过去提倡人定胜天一样。当然,这是蛮鼓舞人心的一个 slogan,但不符合我们今天讲的科学发展观,因为人和自然之间是相互影响的,更多的是人要适应自然。当然,适应同时可以对自然环境、风貌做一些调整,但 remake nature 好像有一点儿太主观化。我觉得比较人性化的,比较中性化的翻译,可以翻译成 improve the natural world or improve the natural situation。冬季非常寒冷，我们可以像原始人一样把树枝、树叶子、稻草系在一起搭一个窝棚，这是不是改造自然呢？也应该是。我们在地下挖窑洞，借以御寒，借以提高我们的生活质量，这也是一种改造自然。所以，要用 change 我觉得后面要加一些修饰词语，improve 也是可以的，但用 remake 总感觉到有一点儿异乎寻常。

"斗争"是我们汉语言 1949 年之后特有的词语，特有的表述方式。过去毛泽东主席讲"与天斗其乐无穷，与地斗其乐无穷，与人斗其乐无穷"，今天讲和谐社会，这个斗争哲学我们要稍微淡化一点儿。我们在翻译"斗争"的时候不一定非要翻译成 struggle，或者翻译成 fight。我看这句话中"斗争"完全不必翻译出来，因为你在适应自然，改造自然，就意味着 you have made great efforts，efforts 实际上就暗含有斗争的意思。另外，"维持机体的正常生命活动"，"维持"我们可以用一个词语 maintain 来进行翻译，"生命活动"一般来说就是 life activity。当然，我们可以用作复数 life activities，因为生命活动是各种各样的，"正常的生命活动"就是 normal life activities。

下面把这句话连贯起来翻译一下。"人体与自然环境有着密切的关系"这句话前面其实已经出现过了，翻译成英语就是 human body and the natural environment are closely related to each other。我们可以把"人类在能动地适应自然、改造自然的斗争中"这部分作为一个条件状语，用一个介词 in 引导，in actively adapting to and improving the natural world。当然，"改造"我们还可以用另外一个词语 remould 来翻译。我们可以这样调整成 in actively adapting to and remoulding the natural world。"维持着机体正常的生理功能"，我们把"人类"作主语，可以用 human beings，或者简单地用一个 man。我们知道，英语里 man 用作单数或者复数不加定冠词可以指人类，man manages to maintain his normal life activities。大家注意到在翻译"维持机体正常的生命活动"中间，我加了一个 manage to，就意味着 make efforts to maintain，所以 maintain 不是那么轻而易举的，还是要 make efforts，用中国特色的话来讲还是要做些斗争的。整句话我们连贯起来翻译，大概是这样的：

The human body and the natural environment are closely related to each other，in actively adapting to and remoulding the natural world，man manages to maintain his normal life activities.

这就显得比较完整一些了。我看到有些同学对我用的 man 作主语有些看法了。人类是包含有男人和女人两部分组成的，为什么这里只用一个 man，一个男人来表示人类呢？这是大男子主义。我用这个词没有这样的意思，但这个词使用确实含有这样的一个社会习俗。因为在过去人类从母系社会发展到父系社会之后，处处体现着男子主导性，从语言中间也能反映出来。我插这样一个话题，一方面活跃下我们课堂气氛，另外一方面也借机休息一会儿。我们从 man 这个词引出一些话题来谈一谈。上个世纪 60 年代美国曾经有一个女权运动。女权运动要提倡男女平等，这个过程中间有很多蛮有趣的事情。有一些跟我们语言学有关系，比如女权运动人士认为把人类用 man 来表示不妥，对 human 提出疑问，把人指 human，为啥不指 huwoman 呢？人类的历史是由男人和女人创造的，但为什么叫 history，而不叫 herstory 呢？这是蛮有意思的问题。在称谓方面，女权运动也提出了一些疑问，比如说男人叫 Mr，女人有两种称呼，没结婚的叫 Miss，Miss Wang，我们知道没结婚，那么婚姻状况这个 privacy 就被暴露在光天化日之下了，结过婚的就叫 Mrs，比如说王太太，Mrs Wang，不但知道她结婚了，还知道她嫁给了姓王的先生，好像 privacy 也被曝光了。所以，他们就创造了一个词，一个 title，

Ms,没有任何词源,现在这个词英语中在使用。比如你给一个不认识的女士写信,写 email,你不知道她是不是一个女权运动的人士,你也不知道她是不是对她的称谓有一些特殊的要求,比较保险的就用 Ms.

其实,我们汉语中这种情况也是存在的。比如过去在乡下妇女叫屋里人,在屋里面不能外出,把男人叫外头人。我是从北方来的,过去生活在乡下,就这么称呼的,这是属于乡下。看看比较典雅的一些说法,把自己的妻子向人介绍的时候叫贱内,怎么嫁给你贱了呢?这都是反映了历史上对女性的一种轻视,不敢说歧视,最起码是一种轻视。顺便给大家介绍一点儿语言方面的奇闻异事,这对我们学习语言还是有一点儿启发意义的。所以,语言是文化的一种载体,也反映着文化的一种变化,记录下了人思想观念的演变。尽管这个观念后人摒弃了,但语言还把它完整地记录下来,为我们今天研究人们思维观念、思想意识的演变发展提供了一些活的资料,这就看我们在学习语言过程中有没有这样的意识。

我再给大家介绍一句话的翻译,我们这节课的时间就差不多了。在谈到人体内外环境统一的时候,中医有这么一句话:**内外环境的统一性及机体自身整体性的思想称之为整体观念**。实际上,这句话是对中医整体观念的一种解释,也是一个很简洁的定义。算是对前面我们所学的那些东西,句子翻译的复习了。我们结合前面的翻译,把这句话做个简单的翻译,大家一起复习一下:

The so-called organic wholeness or holism refers to unity between the interior and exterior environments and integrity of the body.

把"称之为"这个词提到前面去,the so-called organic wholeness or holism,把两种译法都摆在这里,它指的是 unity between the interior and exterior environments,"内外环境的统

一"，integrity of the body，"机体自身整体性"。我们再看看有关整体观念最后一句结论性的话，**整体观念是古代唯物论和辩证法思想在中医学中的体现，贯穿到中医生理、病理、诊法、辨证和治疗等各个方面**。这句话实际上是谈整体观念的来源和应用，来源就是古代唯物论和辩证法，应用就是中医的这些方面。"唯物论"和"辩证法"我们前面谈到了。"唯物论"materialism，"辩证法"dialectics，"生理"physiology，"病理"pathology，"诊法"我们这里可以理解为诊断学 diagnostics，"辨证"我们后面会谈到它的翻译问题，这里我只简单地介绍给大家。"证"我们翻译作 syndrome 或者 pattern，"辨"我们一般翻译做 differentiation 或者 identification，一般 identification 与 pattern 搭配使用，syndrome 与 differentiation 结合使用。"治疗"自然是 treatment。

首先我们看"整体观念是唯物论和辩证法在中医学中的体现"，这个"体现"我们看应该怎么翻译？如果我们查汉英词典的话，"体现"有几个词可以供我们选用，比如说 reflect，embody，incarnate，give expression to。这里"体现"我们是不是一定要把它翻译出来？我们还可以换一种方法。实际上，整体观念的体现就是古代唯物论和辩证法在中医学的应用，而且这部分我们还可以作为一个插入语解释整体观念，然后谓语我们可以选择"贯穿"。整体观念是怎么回事，是唯物论和辩证法在中医学中的一个应用，贯穿在中医的这些方面。"贯穿"我们怎么翻译？当然最简单的，我们可以用 it is used。我们还可以再稍微推敲下，所谓的"贯穿"就是各个方面都涉及到它，我们可以用一个词组 permeate through，渗透到各个方面。这句话的翻译我们就分析到这里。下面我们从结构上做这样的翻译：

The concept of organic wholeness or the concept of holism, application of ancient Chinese materialism and dialectics to traditional Chinese medicine, permeates through the physiology, pathology, diagnostics, syndrome differentiation and treatment.

后面就不要再加上 of traditional Chinese medicine, or in traditional Chinese medicine, 因为我们插入语里已经用了 traditional Chinese medicine, 后面我们就不需要再重复了。否则, 这句话就显得累赘了, 不够 concise。当然,"古代唯物论", 我们可以不用 ancient, 可以直接用我们前面讲的 classic, 古典的, 好像更典雅一些。这是整体观点与它相关的一些概念的翻译, 我们通过几句中医常用表达的翻译, 对整体观念的内涵以及它具体在翻译中间的应用, 做了一个比较透彻的分析和讲解。我相信, 通过这几句话的分析讲解, 大家应该对整体观念以及跟它相关的一些表达的翻译, 有了一个比较清晰的认识, 以后我们遇到类似表达我们能够自如地加以翻译。如果我们能够做到这一点, 我们上午这两节课的目就达到了。这次课堂作业就是我们课堂上讲的这几句话的翻译。我做了口译, 你们的工作是笔译, 下去以后结合我课堂上的口译和分析再加以笔译。这个笔译要比我课堂上的口译水平更高, 表达要更为完整, 理解要更为透彻, 结构要更加 balance。这个 homework 对大家要求不过分吧?

今天我们就讲到这里, 下课。

作业
一、术语翻译
1. 阴胜则阳病
2. 阴胜则寒
3. 阴阳偏衰
4. 阳衰
5. 阳虚则寒
6. 阴衰
7. 阴虚则热

8. 阴虚阳亢

9. 阴虚火旺

10. 虚火上炎

二、语句翻译

1. 明代吴又可在《瘟疫论》中提出，"瘟疫"的病原"非风、非寒、非暑、非湿，乃天地间别有一种异气所感"。

2.《瘟疫论》认为，"瘟疫"的传染途径是口鼻而入，不是从肌表而入，这对温病（特别是瘟疫）的病因学是一个很大的发展。

3. 至清代，温病学的理论日趋完善，叶天士、吴鞠通等温病学家，创立了以卫气营血、三焦为核心的温病辨证论治理论和方法。

4. 清代温病学家所创立的温病辨证论治的理论和方法，使温病学在因、证、脉、治方面形成了完整的理论体系。

5. 清代医学家王清任重视解剖，著《医林改错》，改正了古医书在人体解剖方面存在的错误。

6.《医林改错》发展了瘀血致病的理论，对中医基础理论的发展也有一定的贡献。

7. 新中国成立之后，国家实行中西医并重的政策，鼓励西医学习中医，倡导中西医结合。

8. 中西医学工作者在整理和研究历代医学文献的同时，运用现代科学方法研究中医基础理论，在经络与脏腑实质的研究方面，取得了一定的进展。

9. 中医学认为世界是物质的，是阴阳二气相互作用的结果。

10. 清阳为天，浊阴为地。

三、学习总结

第7课　中医的特点与翻译

同学们,下午好!

上一节课我们探讨了有关整体观念的翻译问题,给大家谈到我们中医学的两大特点。当然,我们中医学有很多的 unique characteristics, unique features,但从整体上尤其从认知和治疗学上,我们中医学一般有这样两大特点:整体观念和辨证论治。"整体观念"上节课我们谈到,习惯上有两种译法。一个是比较传统的译法,把它翻译成 organic whole 或者 organic wholeness,把 concept 加上也是可以的, concept of organic wholeness,或者 organic wholeness concept 都可以。近年来随着中医名词术语通俗化和简洁化的发展,人们逐步地采用了另外一个词语 holism,用这个词来翻译"整体观念"这个概念。

这个词由于比较简洁,所以目前的使用越来越普遍了,特别是世界卫生组织西太区和世界中联所颁布的中医国际名词术语标准化方案中间都采用 holism 来翻译"整体观念",说明这个词的使用已经有了一定的实践基础。所以我们在翻译的时候,这两种译法都可以采用。如果追求简洁我们可以直接用 holism,追求完整性我们可以用 organic wholeness,或者 the concept of organic wholeness。

"整体观念"在中医里有两层含义。一层含义指的是人体自身各个器官、组织之间有着密切的关联性,而且正是这种关联性使人体组成了完整的有机体,也就是说 all parts of the human body are closely related to each other,或者说 are closely connected with each other to form organic integrity, 组成了一个有机体, 有机的整体, 这是就人体自身而言。另外一方面"整体观念"也体现在人体与自然密切的关联性。中国古典哲学的理论总是把宇宙看成是一个 big universe, 把人体看成一个 small universe, the small universe and the big universe influence each other, react upon each other and maintain a harmonious relationship between them, 这就是我们中国古典哲学里讲的"天人相应"。所谓"天人相应"就是 the human beings and the universe correspond to each other, 所以作为一个中医概念"天人相应"应翻译作 correspondence between man and nature, 或者 correspondence between man and universe。

今天, 我们看一看作为人本身这样一个有机整体, 从中医学的角度怎样来描述它, 认识它, 怎样去翻译它, 怎样理解和再现它的实际内涵。既然人体各个器官之间它们的关系是密切相关的, 而且是相互协调的, 它们之间维持着协调平衡的关系。这种协调平衡的关系实际上体现在它的生理活动上。也就是说 different parts of the human body are physiologically related to each other to maintain a harmonious balance in their physiological activities。那么, 病理上它们之间也是相互影响的, 也就是说 they affect each other in pathology, 或者 they are influencing each other pathologically。"影响"在英语中间有两个词语可以用来翻译。一个是 influence, 一个是 affect, 相比较而言, affect 的 negative sense 要比 influence 强一点儿, influence 是比较中性化的一个词语。

我们谈到人体各个器官之间相互关系的时候, 中医教科书有这样一句话说: 人体各个脏器、组织或器官都有着各自不同的功能, 这些功能都是整体活动的一个组成部分。"脏器"这个概念我们可以用两个词语来进行翻译。一个是比较笼统的说法 viscera,

指 internal organs within the human body。另外一个说法是 internal organ，就是我们常说的内脏器官。至于中医内脏器官的具体划分，比如五脏六腑、奇恒之府，谈到藏象翻译的时候我再具体给大家谈，这里我们只要知道内脏器官有两种译法就行了。"组织"是 tissue，"器官"是 organ，"有着各自不同的功能"，也就是说 their functions are different，或者说 they are different in functions。"人体整体活动的一个组成部分"，就是说它们是人体正常功能不可分割的，尽管各自功能不同。

我们可以采用一个让步状语从句来翻译"**人体各个脏器、组织器官都有各自不同的功能**"：

Though the functions of viscera，tissues，and organs inside the body are different from each other.

如果追求简洁的话我们可以用一个动词 vary，就不需要用 are different from each other，也就是：

Though the functions of viscera，tissues and organs inside the body vary.

"**这些功能都是整体活动的一个组成部分**"，则可译为：

They are indispensable parts of activities of the whole body.

人体整体活动不可分割一个部分。中文里面虽然没有出现"不可分割"，但语气包含在里面。整体活动的一个组成部分，既是一个组成部分，自然是不可或缺的，我们这里增加 indispensable part 有一点儿强调的语气。之所以它是不可分割的，用中医的话来说：**人体组成部分各自在生理功能上相互联系，以维持其生理活动的协调平衡，而且在病理上是相互影响的**。我们看看这句话怎么用英语来翻译，大家先试试动笔用英语翻译翻译，因为有一些概念我们其实在前面的课程中多次提到过。像"生理功能"physiological function，"生理活动"physiological activity，"协调平衡"实际上指的是平衡或者协调。如果我们把它作为一个概念来翻译，"协调平衡"无非指的是 harmonious balance。"在病理上"我们可以用一个副词 pathologically，或者用介词短语 in pathology 来翻译。

另外，大家注意"组成部分"，我记得上次课好像谈到了这个词的翻译。当然，"组成部分"我们可以把它翻译成 the parts，different parts in the human body，但在英语中间还有一个词 constitute，本身就可以指一个事物一个物体中间的不同成分，不同的 parts，所以，我们用这个词来翻译"组成部分"显得更加简洁一些。这句话实际上谈到了人体生理和病理两个方面，我们翻译的时候可以用复合句把这两个词放在句子的前面，起到一个强调的作用。"生理上是相互关联的以维持生理活动的协调平衡"，我们可以把生理提到前面，physiologically, the constitutes of the body are associated with each other to maintain a harmonious balance in the physiological activities，这是把前面一部分翻译出来了。后面"在病理上相互影响"，那就是 pathologically they influence each other 或者 pathologically they affect each other。我们可以把这两短句结合在一起构成一个 compound sentence 这样显得更加紧凑一些。我们可以这样来翻译：

Physiologically the constitutes of the body are associated with each other to maintain a harmonious balance in the physiological activities of the body and pathologically they affect each other, or pathologically influence each other.

这样句子结构就比较紧凑一些。当然，我们用两个小句子翻译也是可以的，但就会显得零散一些，这是这句话的翻译。因为人体在生理上是相互联系，并且是相互影响的，使人体成为一个有机的统一体，那么，这个统一体是怎么形成的呢？在我们中医教科书上有这样一句话来描述人体统一性形成的条件：**机体整体统一性的形成是以五脏为中心，配以六腑，通过经络系统内属于**

脏腑，外络于枝节的作用来实现的。这句话听起来比较复杂的，大家翻译的时候有点儿摸不着头脑，不知道从哪里下手。我们在翻译一句话的时候，首先要把这句话的意思、涉及到的概念、术语，及其翻译一一梳理清楚，然后再看主谓宾如何配置。虽然翻译成英语的时候我们不一定按照汉语主谓宾的结构来进行布局，但理顺汉语句法结构对我们布局英文句子结构也是有一定启发意义的。

我们先理清汉语句子的结构。"机体整体统一性的形成"，"统一性"就是 unity，"机体"the body。"以五脏为中心"，我先把五脏的翻译给大家简单地介绍一下，到讲到脏腑翻译的时候我们再具体地讲。"五脏"现在基本上有两种译法。实际上这两种译法从翻译理念上讲是一样的，都采用音意结合。我们中医的脏腑和现代意义上的"脏腑"概念不完全相同。我们知道五脏指的是心、肝、脾、肺、肾五个脏器，但我们中医按照自己的理论和认知观念对其功能有着不同的阐释，严格意义上讲中医的脏腑和现代医学脏腑的内涵不完全相同。比如，我们中医上讲的心和现代医学上的心，在血液方面有一定的相似性。现代医学意义上的心主要功能是泵血，pump blood，而我们中医的心，除了主血脉 to control the blood and vessels，还有其他的功能，比如说主神志，心主神，the heart controls or governs the spirit，or the mind。这是现代医学心所不具有的功能。

为了把中医的脏腑观念和现代医学上的脏器器官功能做一区分，我们把中医的脏腑采用音意结合的方法来翻译。比如中医的"脏"，我们把它翻译成 zang-organ，"腑"翻译成 fu-organ，这是一种译法。另外一种采用英语中间的 viscera 来翻译脏，比如 zang-viscera，fu-viscera。一般来讲 zang-organ，fu-organ 用的比较普遍。我建议大家翻译的时候使用 zang-organ，fu-organ。当然，你要用 zang-viscera，fu-viscera，也是有一定的实践基础。"五脏"我们习惯上翻译为 five-zang organs，"六腑"翻译成 six-fu organs。

"经络"目前也有两种译法。一种翻译成 channel，另外一种翻译成 meridian。从目前的使用情况来看，channel 和 meridian 的使用频率都蛮高。从准确角度来讲，用 channel 来翻译"经络"比 meridian 要准确些，因为从中医学的理论来讲所谓的经络就是人体的经隧，就是 the channel inside the human body in which the blood and qi flow。meridian 指的是地球仪或者地图上画的经线，是个 imaginary line because it does not exist on the surface of the earth，people use these lines or people have imagined these lines in order to make it easy to study the structure of the earth，to study the surface of the land。

因此，meridian 是想象的、人为地画出的一些 lines，可能是不存在的。所以用 meridian 来翻译"经络"给人一种感觉："经络"do not exist in the human body，they are imagined lines，可能会引起一些误解。在过去，我们中国的译者多用 channel 来翻译"经络"，但西方的译者多使用 meridian。1982 年世界卫生组织西太区对我们针灸经穴名称标准化的时候把 meridian 作为了首选的译语，这样就使 meridian 的使用频率比 channel 更高一些，并且是 WHO 这样一个国际组织所颁布的，所以其权威性也强一些。我建议大家可以使用 channel，也可以使用 meridian，因为这两个词实际上是目前并行的两个"经络"译语。

另外，"经络"实际上是两个概念：经和络。我刚才讲的用 channel 和 meridian 来翻译实际上都是翻译的"经"，而络我们常用另外一词 collateral 来翻译。这个词表示事物的分支，比如我们的神经、血管分支都可以叫做 collateral。"内属于脏腑，外络于枝节"，这是中医经典著作《内经》里的一句话，描写经络在人体的分布和功用。"脏腑"的翻译我们有两种处理方式。一种是把脏腑看成人体器官的一个笼统的称呼，不强调五脏六腑的区别，我们可以用

viscera 或者 internal organs 来进行翻译。另外一种强调脏和腑的特殊性,我们可以用音意结合的方式来翻译,zang-fu organs。

所谓"内属于脏腑"就是说它跟脏腑器官相关联。经络的命名及其生理功能总是和某个脏腑相关联,比如我们讲到手太阴经的时候就会说手太阴肺经,足阳明经的时候会说足阳明胃经。每一条经络都属于某个脏器,"属于"我们可以用英语中间的 pertain to 来译,所谓"内属"就是 internally pertain to。"外络于枝节"就是说在人体外部跟我们的枝节相连,所谓的"枝节"就是我们的肢体,就是说 they are externally connected with the limbs。"肢体"我们用 limb 来翻译,指的是我们的 arms and legs。这样一分析,这句话的翻译就比较简单了。

课后大家好好练习练习,有问题我们下次再谈。下课。

作业

一、术语翻译

1. 阴阳互损

2. 阳损及阴

3. 阴损及阳

4. 阴阳两虚

5. 阴阳格拒

6. 阴盛格阳

7. 虚阳上浮

8. 阳盛格阴

9. . 阴阳亡失

10. 伤阴

二、语句翻译

1. 气是运动着的物质实体,其细无内,其大无外一切事物都是气运动的结果。

2. 本乎天者,天之气也;本乎地者,地之气也。

3. 天地合气,六节分而万物化生矣。

4. 人生于地,悬命于天,天地合气,命之曰人。

5. 中医学把人看成是物质世界的一部分,肯定了生命的物质性。

6. 生命是整个自然的结果,是自然界发展到一定阶段的必然产物。

7. 天地是生命起源的基地,有了天地,然后"天覆地载,万物方生"。

8. 天覆地载,万物悉备,莫贵于人。

9. 人体是一个有机的整体。

10. 人以天地之气生,四时之法成。

三、学习总结

第8课 五脏六腑的翻译

同学们,早上好!

上次我们谈到了一句中医常用语的翻译。在翻译这句话的时候我们可以选择一个主语,大家看这个主语选择哪一个比较合适呢?"机体整体统一性的形成是以……为中心,配以……又通过……来实现的",显然,这句话主要是阐明机体整体的统一性问题,所以我们把机体整体的统一性作为一个主语,the unity of the body。那么谓语呢?这句话主要是以……为中心,配以……又通过……来说明整体统一性是怎么来实现的,这样看来"实现"这个动词在这句话中间具有很重要的意义,是一个关键词语,我们可以把它作为这句话的谓语动词。那么"实现"用什么来翻译呢?我们可以用 realize 来进行翻译。

通过什么来实现呢?我们可以把后面的内容作为途径来翻译。要用一个介词来引导一下,用一个什么样的介词呢?Through,可以翻译作"以"。所谓"以五脏为中心"就是说以五脏为主要的主体的功能,我们可以翻译作 through the dominant function of the five zang-organs,也可以翻译作 with the function of the five-zang-organs as the center,这样翻译的话后面其他的成分就不好布局了,我建议深化翻译成 through the dominant function of the five zang-organs。"配以六腑","配"怎么翻译呢?我们可以用一个介词 with,六腑起什么作用呢?起一个辅助的作用,五脏的作用是主要的,六腑的作用是辅助的,我们再深化翻译成 with the assistance of the six fu-organs。

"通过经络系统"的"通过",跟"以五脏为中心"的"以"意思都是一样的,都是凭借着什么手段,通过一个什么途径,所以我们用 through 来表达"以"和"通过"这两个意思,也就是说可以用 through 笼统表达"通过"这个意思。所以后面我们直接用一个连词 and 就可以了,"通过经络系统"也就是 and the meridians。后面部分暂时先不翻译,我们看看前面的布局是不是比较清楚了: unity of the body is realized through the dominant function of the five zang-organs, with the assistance of the six fu-organs and the meridians,但经络又起什么作用呢?"内属于脏腑,外络枝节",这一部分怎样把它组织到这句话中间呢?

我们可以用一个定语从句来翻译。因为它是对经络的定义,对经络的解释,既然前面我们已经说清楚了整体性是通过心脏 dominant function 和 meridians 来实现的,等于这句话的主体部分我们已经翻好了,下面我们进一步把经络的作用用一个定语从句把它翻译出来就可以了。刚才我们把"内属于脏腑,外络于枝节"的翻译给大家做了一个解释,我们加以运用就可以了。Meridians 后面我们用一个 that 引导的从句,that pertain to viscera in the interior and connect with the limbs and joints in the exterior。我们把这句话连贯起来再翻译一遍,大家注意听看看我们这个安排是不是合理,还有什么问题,还有什么可以调整。这句话我们整体上可以做这样一个翻译:

The unity of the body is realized through the dominant function of the heart, with the assistance of the six fu-organs and meridians that pertain to the viscera in the interior and connect with the limbs and joints in the exterior.

这一句话就表达的比较完整了。通过这一句话的翻译,可以看出在翻译的时候我们对涉及到的一些概念及用语的翻译梳理清楚了之后,重要的就是理清译文的整体结构。我们要确定其整体结构，我们就要清楚其主语、谓语、宾语及其他辅助成分的布局。这个布局要根据上下文逻辑关系，比如我们刚才翻译的"内属于脏腑，外络于枝节"，从逻辑上来讲它是对经络的一个解释，所以我们用一个定语从句直接衔接在 meridian 的后面，这样译文结构就比较有机，比较 balance。

下面我们看一句比较简单的话。我们讲到五脏，有这么一句话：**五脏代表着人体的五个系统，人体所有器官都可以包括在这五个系统之中。**我们人体有几大系统，"系统"就是 systems。这句话比较简单，结构也比较简单，我们可以做这样一个简单的翻译：

The five-zang organs represent five systems which contain all the organs inside the body or in which all the organs are included。

当然"代表"，有同学讲 stand for，也是可以的。我们下面再看一个比较复杂的句子。这个句子虽然复杂，但结构并不复杂，而是其中的成分比较复杂，我们分析下这个句子可以使我们了解掌握中医好几个概念用语的翻译。刚才我们谈到"以五脏为中心"，翻译作 through the dominant function of the five zang-organs，是因为我们从句子的结构来考虑翻译的，在下面的这句话中间，又出现了一个以五脏为中心，我们看这里的"以五脏为中心"可以换一个什么样的方式来翻译。这句话也是我从我们中医教材里选的，它是这样的：**人体以五脏为中心通过经络系统把六腑、五体、五官、九窍、四肢、百骸等全身组织器官联系成有机的整体，并通过精、气、血、津液的作用来完成人体统一的机能活动。**

我之所以给大家讲这句话的翻译，是因为里面含有蛮多的概念，通过对这些概念翻译的讨论，会使大家对中医翻译理论和原则有更深的体会。首先跟以前一样我们分析下这句话中间出现的概念的翻译问题。"经络"、"五脏六腑"的翻译刚才我们谈过了。这句话中间出现了"五体",我们汉语中间有"五体投地",大家知道是哪五体吧。大家可以想象一下一个人对另外一个人佩服得五体投地,那是怎么样一种情形。同学们是不是到西藏旅游过,或者在电影、电视里看到我们藏族同胞到寺庙虔诚地参拜佛祖的时候是怎么样一种礼仪、礼节呢?他们跪拜是我们内地人看到后会震惊的。他们站在那里,然后两手举起来,直挺挺地趴下去,一趴下去后就叫"五体投地"了。

哪五体呢?这里"五体"指的是人体的手脚,或者胳膊和腿以及头部。那么这个"体"我们怎么翻译呢?我们不能翻译成 body,那么应该翻译成什么呢?刚才给大家讲上面那句话的时候给大家讲了一个词 constitute,因为它指人体事物的组成部分,"五体"就是五个部分,我们可以翻译成 five constitutes。所谓"五官"就是人体的五个感官器官,用英语说就是 sense organs。"九窍",我们中文里有七窍,"七窍出血"。"窍"我们习惯上用 orifice 来翻译,"九窍"就是 nine orifices。"四肢"就是 four limbs。"百骸"指的是人体的骨骼结构,所有的骨骼(limbs, joints and all the other bones),这里我们可以笼统地用一个词 skeleton(骨骼结构)来翻译。在我们汉语中间"百"就是多的意思,所谓的"百骸"就是 all the joints, limbs, bones of the human body。又如《百家姓》,大家看《百家姓》里不止一百个姓。

下面我们看"精"的翻译。前面讲精气学说,多多少少讲到了"精",我们用 essence 来翻译,"气"我们用拼音,"血"我们用 blood来翻译,"津液"的翻译我给大家做一点儿解释。"津液"的翻译有一个发展的过程。过去人们习惯把"津液"翻译成 body fluid,人体的体液,但中医上"津"与"液"是有所区别的。"津"质地比较清稀,"液"质地比较稠厚,所以过去人们翻译"津"和"液"区分开来,thick fluid 指津,thin fluid 指液。这种译法在过去很长一段时间被人们普遍使用,但近些年来出现了一些变化。西方的译者为了把"津液"严格区分开来,用 fluid 来翻译"津",用 humor 来翻译"液",所以大家在医学英语里看到 humor 可不能理解为"幽默",这叫字同音同,但意不同。Humor 除了"幽默"意思之外,还表示"液体",用它来表示"津液"的"液"我觉得还是比较可取的,因为 humor 比 fluid 还要稠一些,特别是西太区和世中联的标准都采用 fluid 和 humor 来翻译津和液,值得我们效法。

这句话里的一些基本概念我给大家做了解释。下面我们看看该怎么翻译。首先看这句话的主语是什么。这句话虽然很复杂,但结构并不复杂。它主要谈什么呢?是谈人体的。人体是怎么回事呢?它是以脏腑为中心,通过……,把……,在……的作用下实现完成了人体统一的机能活动,所以这句话的主语应该是"人体"。那么我们看看它的谓语是什么?我们要看最后一句话。前面说通过……,把……,在……的作用下最后完成了人体统一的机能活动,所谓"完成人体统一的机能活动"也就是说把人体不同的部分组成了一个有机的整体,我们可以把"完成"作为谓语动词,其他的我们可以跟前面一样把……,通过……,用一个through 来进行翻译。

通过这些作用干啥呢?把人体五体、五官、九窍等组织起来完成机体整体的一个机能活动,所以,我们把句子中间人体各个部分放在后面来翻译。因为这个句子比较长,我们要稍微平衡一点儿,可能需要一些插入语插入到句子中间,使得句子结构比较平衡,我们一起来看看怎么翻译。首先我们看,"人体是以五脏为中心",是人体一个重要的 function or center,句子的主语是人体,我们可以把"以五脏为中心"放在句子的前面作为 body 的一个出发点。这里我们可以用一个动名词结构来翻译"以五脏为中心",因为以五脏为中心主语是 the body。

"以……为中心"我们可以用 center around。Centering around the five zang-organs,以五脏为中心,the body,然后用一

个插入语，把"通过经络、精、气、血、津液的作用"，插到主语和谓语中间，使得这个句子结构稍微平衡一点儿。"通过经络系统"，through the systems of meridians and collaterals。"精、气、血、津液的作用"，"作用"我们可以翻成 functions 或者 actions，这里用 action 我觉得可能动态感觉更明显一些，and the actions of essence，qi，blood and body fluid。通过这样的作用干啥呢？下面我们翻译谓语部分，"完成人体统一的机能活动"，"完成"可以翻译作 accomplish，所谓"机能活动"就是生理活动，physiological activities。

机能活动是以怎么一种状态来实现呢？机体的统一，in a unity. Accomplish the physiological activities of the body as an organic unity，再用一个伴随状语把前面讲的六腑、五体、五官、九窍、四肢、百骸等等放到后边去。用一个什么样的伴随状语呢？前面讲的是这些部分构成一个有机整体，完成人体统一的机能活动，实际上是说机体包括什么。我们可以用 include 来翻译，including six fu-organs，five constitutes，five sense organs，nine orifices，four limbs and skeletons，这样整体上比较清楚了。大家注意，刚才翻译这句话时把"六腑、五体、五官、九窍、四肢、百骸等全身组织器官联系成有机整体"这部分给忽略了。联系成有机的整体，才能完成机体统一的活动，所以这样的话，谓语动词应是"联系"。"联系"的目的是"完成"，我们刚才的翻译需要做个调整。所谓"联系成有机的整体"就是把它组织成一个有机的整体，所以"联系"我们可以翻译成 organize，organize different parts of the body into an organic whole to accomplish the physiological activities of the body，再用一个 including……结构就比较清楚了。

所以，翻译一句话完成的时候我们要再看一遍，有些地方可能有疏漏，可能把重要的地方忽略掉了。"联系"才是真正的谓语动词。刚才看漏了，只看了前面的四肢、百骸，误以为"完成"是谓语动词,而实际上"完成"这里不能做句子谓语动词,只能做表达目的状语的这样一个动词。这是这一句话的翻译,我再把它口述一遍,大家再跟我一起复习下这句话的翻译。这句话完整的翻译基本上是这样的:

Centering around the five-zang organs, the body, through the systems of meridians and collaterals and the actions of essence, qi, blood and body fluid, organizes different parts of the body into an organic whole to accomplish the physiological activities of the body including six fu-organs, five constitutes, five sense organs, nine orifices, four limbs and skeletons.

课后大家好好分析分析这方面的翻译,把作业做好。今天的课就讲到这里,下课。

作业

一、术语翻译

1. 阴竭阳脱

2. 阴阳离决

3. 寒热失调

4. 实寒

5. 虚寒

6. 实热

7. 实火

8. 虚热

9. 虚火

10. 寒热错杂

二、语句翻译

1. 中医对生命朴素的唯物主义的认识,虽然不能也不可能像现代科学那样地解决生命起源问题,但在数千年前就有这样的认识,确是难能可贵的。

2. 中医学认为精气是生命的本原物质。

3. 精气先身而生,并具有遗传特性。

4. 精气是构成和维持人体生命活动的基本物质。

5. 夫精者,身之本也。

6. 故生之来谓之精,两精相搏谓之神。

7. 禀受于父母的精气称为"先天之精"。

8. 父母之精气相合,形成胚胎发育的原始物质。

9. 没有精气,就没有生命。

10. 人始生,先成精,精成而脑髓生.

三、学习总结

第9课 与脏腑相关的概念和表达法的翻译

各位同学,早上好!

上次我们讨论了与五脏六腑相关的一句话的翻译。通过这样的翻译,这个句子从内涵到结构都比较符合原文之意。通过这句话的翻译,我们不但弄清了句子中几个概念的翻译,也感悟到了翻译过程检查的重要性。翻完之后,不要以为 task 就完成了。实际上,翻译完了之后还要做进一步的推敲,这样才能把可能出现的问题消灭在萌芽之中,减少我们的失误,能够更准确地再现原文之意。从上面这句话的翻译我们可以清楚地看到人体五脏确实是密切相关的,用我们中医的话来说五脏是一体性的,也就是一体观,也就引出了我们下面的句子。这句话说:**五脏一体观反映出人体内部器官是相互关联而不是孤立的一个统一的整体。**

首先,我们看"五脏一体观"该怎么翻译?所谓的"一体观"实际上是统一性的问题,所谓的"五脏一体观"就是 the unity of the five-zang organs。所谓"反映"就是 indicate,"人体是相互关联而不是孤立的","孤立"怎么翻译呢?"关联性"我们前面翻译了,就是 associate with each other,"孤立"就是 isolate。所以,这句话我们可以做这样一个简单的翻译:

The unity of the five zang-organs indicates that the internal organs inside the body are associated with each other, not isolated from each other,

"人体内部器官"我们翻译成 internal organs 就可以了,inside

the body 似乎有些多余,因为这里谈的 five-zang organs 就是人体的内脏器官,这里的 internal organs 跟前面结合起来不难理解它是跟我们人体有关联的,所以 inside the body 就可以省略掉。人体各个脏器之间是相互关联的,下面这句话就比较生动地揭示了这种关联性。这句话这么说:**人体正常生理功能活动一方面要靠各脏腑组织发挥自己的功能,另一方面又要靠脏腑间相辅相成的协同作用和相反相成的制约作用,才能维持生理平衡。**

这句话里几个概念我们需要推敲推敲。"脏腑"、"组织"我们前面都谈到了,不需要再去解释了,我们看"脏腑之间相辅相成的协同关系",什么叫"相辅相成的协同关系"? 所谓"相辅相成的协同关系"就是 supplementary relationship,也就是 they supplement each other, they assist each other。"相反相成"实际上就是它们之间的 mutual restriction,同理"相辅相成"就是指它们之间的 mutual assistance。因为脏腑之间既 promote each other,又 restrict each other,才能维持一个相对的平衡,所以大家翻译的时候看到"相辅相成的协同作用",实际上"相辅相成"是对"协同作用"的解释,我们把"相辅相成"翻译了之后"协同"就不必再翻译了,把"相反相成"翻译了,"制约"也就不必再翻译了。

实际上,简单地讲"相辅相成"就是 supplement each other, assist each other,"相反相成"就是 restrict each other。我们也可以用形容词来翻译这样一种 relationship,"相辅相成"用 supplementary,"相反相成"或者"制约"我们用 interactive, they act upon each other, they interact with each other。所以"相辅相成的协同关系","相反相成的制约关系"我们可以简单地翻译成 they are in supplementary and interactive relationship。"维持"我们可以用 maintain 来进行翻译。

第一个层次比较好翻译。"靠各个脏腑组织发挥自己的功能","发挥"我们可以不翻译出来,只把"靠"翻译出来就行了。这句话我们可以这样来翻译：the normal physiological activities of the body depend on the normal function of the viscera and tissues，就可以了，依靠取决于脏腑组织的正常功能，"发挥"就不一定要翻译出来。"另一方面又要靠脏腑间相辅相成的协同作用和相反相成的制约作用，才能维持生命平衡"：Only when the viscera functions are normal，and their supplementary and interactive relationships are brought into full play，can the normal physiological harmony be maintained，只有当脏腑之间的功能正常，相辅相成、相反相成的关系得到了发挥，人体的生理平衡才能得以维持。如果我们用汉语的句子结构，可以用 on the one hand，on the other hand，比如 on the one hand，the normal physiological activities of the body depend on the normal function of the viscera and tissues；on the other hand，their supplementary and interactive relationships between different viscera maintain the normal physiological harmony of the body。这样的话，句子结构显得零散，语义逻辑上就显得不是那么紧凑。所以我们还是按照我们刚才的思路进行翻译，似乎比较可取的。我们可以根据刚才的分析和翻译把这句话做这样的调整：

The normal physiological activities of the body depend on the normal functions of the viscera and tissues, only when the mutual supplementary and interactive relationships of the viscera are brought into full play, can the normal physiological harmony be maintained.

这样从结构到内涵比较符合原文之意。我们下去还可以再推敲推敲，我毕竟是做一个口头翻译，一些用词方面可能还达不到翻译的一些具体要求。中医把人体当作一个有机的整体，对中医研究人体生命活动、疾病诊断都很有意义。所以中医学上有这样一句话：**中医学不仅从整体探索生命活动的规律，而且在分析**

病证的病理机制时,局部病理变化和整体病理反应统一起来。我们看看这句话翻译中有哪些问题需要我们注意。"分析病证的病理机制",所谓"病理机制"就是我们中医上讲的病机,"病机"我们现在翻译的时候有两种处理方式。一种是我们用英语中间一个词 pathogenesis,表示发病机理,和我们中医讲的"病机"意思比较接近,所以我们常用 pathogenesis 来翻译中医的病机。另外一种是西方译者常用的 pathological mechanism,但我们习惯上把病机翻译作 pathogenesis。"局部病理变化"是 regional pathological changes,"整体病理反应"仍然指的是 changes,"病理变化"就是 pathological changes。这里"病理反应"可能是从修辞角度上考虑,仍用"病理变化"可能生硬些,用了"反应",有所变化。这里"整体"实际上是指人体的整体病理变化,跟前面的整体观念的"整体"意思不尽相同。整体观念是把事物各个方面 take into consideration,而这个"整体"实际上指人体全身。医学上我们讲全身经常用 general,不是普通的意思,指的是 the whole body。比如,我们说全身性疼痛,general pain,全身性症状 general symptoms and signs。

这里大家注意,在医学里 general 指全身的。很多普通的词语在医学、科技里有特殊的内涵,比如 period,我们可以指一个阶段,一个时期,在 grammar 里指句号,可在医学上和 menstruation 意思是一样的,指月经。顺便给大家提一下普通词语的专业用法问题。我们在翻译专业资料的时候遇到普通词语,我们不能按照普通内涵理解它,可能还有别的意思在里面。这里把"局部病理变化和整体反应统一起来",这里"统一"我们不能翻译成 unity or unify, unite。所谓把"局部病理变化和整体反应统一起来",实际上指这两个方面都要加以考虑,而不能考虑其中之一。也就是说在分析病理机制方面把二者统一起来,take both aspects into consideration in studying or reviewing pathogenesis of disease.

这句话的翻译我们可以用一个介词短语把前面一部分放在句首,这样的话句子结构感觉更加灵便。"探索生命规律",我们可以用一个介词短语做一个状语放在前面,in exploring the rules of life activities,"探索生命规律的时候",引出句子主语"中医",谓语自然就是"分析",中医怎么来分析病机呢? In exploring the rules of life activities, traditional Chinese medicine,不仅……而且……,not only analyzes it from the perspective of holism,"从整体"翻译成汉语就是从整体的视角,而且把整体和局部的病理变化都考虑在里面,but also takes both regional pathological changes and general pathological changes into consideration。在什么时候 take into consideration?"在分析病证的病理机制的时候",所谓"病证"就是 disease and syndrome,所以我们可以用一个介词短语做目的状语,in studying and reviewing pathogenesis of disease and syndromes. 这样这个句子就比较清楚了。这句话我们再整体做一个翻译,大家再看看是不是还有可以改进的地方:

In exploring the rules of life activities, traditional Chinese medicine, not only analyzes it from the perspective of holism, but also take both regional pathological changes and general pathological changes into consideration in reviewing pathogenesis of disease and syndromes.

其实这里 regional pathological changes and general pathological changes 还可以再简洁化一些,我们可以把它们综合起来做这样一个处理: the regional and general pathological changes,省掉一个 pathological changes,只把 regional 和 general 翻译出来就可以了。我们在翻译一个句子的时候可以做一些分析性的、检验性的调整,把一些可有可无的字词给删掉,可要可不要的不要,可用可不用的不用,这样翻译会更加简洁。有些同学可能会留意到我的 blog 博客,上面有心情,每天可以有 163 个字,描写下你的心情感受。因为只能写 163 个字，多一个字都不行，所以每天写这个 163 个字的时候我总是做推敲。一开始写出来可能是 263 个字，但只有 163 个字显现在对话框里，所以就不得不反复地推敲，把一些可有可无的字删掉，最后保留下不得不说的关键词来。我想给大家写文章的时候做一个限定，写一篇论文，只规定你写 1630 个字，而且让你论述一个很重要的观点或者一个 theory，这样你就不会拖泥带水，不会信笔道来，就不得不对我们所用的字词进行精细的推敲。

大家可能看过美国作家海明威的作品。有一个说法，海明威的作品用的是电报式的语言。所谓电报式的语言就是用词非常简单、简练、简洁。如果发电报的时候长篇大论、啰啰嗦嗦，不仅会增加发报人员的负担，而且也会付出昂贵的经济代价，所以人们发电报的时候要进行反复推敲、反复简洁，把最能表达自己思想观点、information 的词写上去，可有可无的删掉，读电报的时候不会感觉到拖泥带水，不会看到可有可无的字词。据说海明威参加过西班牙内战，也参加过第二次世界大战，前线要写的东西，或者在度假的地方采访写的报告发给报社，要通过电报，他就必须压缩字词，提高工作效率，减轻经济方面的负担，这就锻炼出他用词简单、简洁的一个 style。所以，我们读他的小说《老人与海》、《丧钟为谁敲响》用的都是简单的词，句子都是简单的句子，没有长篇大论，没有大篇的环境心理描写，但通过他电报式的语言可以给我们很多潜在的 information，我们透过这些简单的字词、句子结构可以想像到作者想要给我们展示的图画。我们在翻译的时候也要像海明威那样简洁自己的语言，使我们的翻译既简明扼要，又准确客观，这是我们在翻译的时候应该有的一种 attitude。

我们今天就人体作为一个有机体、作为一个整体的问题，从翻译角度做了一些探讨，翻译了一些与之相关的概念、常见句子，希望同学们下去把我们课堂上谈到的一些句子的翻译再做一番推敲,把我们课堂上做的 oral translation 加以整理。我相信你们在整理过程中间会发现很多问题,会发现本以为课堂上理解的东西原来理解的不是那么透彻,希望大家能够把课下整理过程中发现的问题带到课堂上来。如果大家课堂上不便跟我交流,可以把问题写在纸条上交给我,我们可以直接在课堂上或者跟课堂上的翻译综合起来给大家做一个分析、讨论。如果大家能够把问题带到课堂上讨论、解决,大家彼此都会受益,这也是学习的一个过程,这也是学习的一种方式——通过发现问题、探讨问题来获取新的知识,得到新的感悟。每堂课我们都能遇到平时没有想过、没有遇到过的问题,大家一定不要 keep silence,一定要记下来,一定要 share,这样我们每节课才有收获。这个收获不仅仅是我给大家做的 oral translation, oral analysis,更多的是我们大家之间的 interaction,就像我刚才讲的脏腑之间既 promote each other,也 restrict each other,我们之间如何 restrict 呢? 我从我的角度给大家讲 1、2、3、4,同学们从你们的角度觉得还有一个甲乙丙丁,另外我讲的 1、2、3、4,可能有 1、2 不够完整,不够准确,大家可以给我提供新的线索和思路,使我们的研究步步深入,我们的学习步步向前。

今天我们就谈到这里,下课。

作业

一、术语翻译

1. 上寒下热

2. 上热下寒

3. 寒热真假

4. 真热假寒

5. 真寒假热

6. 表里病机

7. 表里寒热

8. 表里虚实

9. 表里同病

10. 表寒里热

二、语句翻译

1. 骨为干,脉为营,筋为刚,肉为墙,皮肤坚而毛发长。

2. 谷入于胃,脉道以通,血气乃行。

3. 血气已和,营卫已通,五脏已成,神气舍心,魂魄毕具,乃成为人。

4. 人生下来之后,先天之精又要靠后天之精的培养和补充才能使生命活动生生不息。

5. 是维持人体生命活动的基本物质。

6. 气的运动变化及其伴随发生的能量转化过程称之为"气化"。

7. 气化运动是生命的基本特征,没有气化就没有生命。

8. 气化运动的本质就是集体内部阴阳消长转化的矛盾运动。

9. 升降出入,无器不有。

10. 升降出入是气运动的基本形式,没有升降出入就没有生命活动。

三、学习总结

第 10 课　从"虚""实"的翻译谈起

同学们,下午好!

我们现在继续探讨我们中医翻译的问题。刚才上课之前有同学跟我聊了一会儿,谈到了我们中医认识疾病、认识人体、认识自然的一些特殊的思维方式。这些特殊的思维方式其实也不特殊,我们今天之所以觉得特殊,是因为我们现在大家的思想、思维观念、认知方式,甚至我们的一些价值观念,随着我们所谓的现代化的推进,受西方学说、观念的影响,使得我们对我们传统的东西比较疏远,比较隔膜,所以今天看到我们传统的一些观念及思维方式的时候就觉得很特殊,很特别。其实,对我们中国人来讲,这是我们文化几千年所孕育出来的思维观念、思维方式,其实没什么特殊的。尽管我们今天对这方面了解比较少,但在我们的潜意识中间多多少少还存在着与我们传统文化的联系,就像我们从"五四运动"一直到"文革"期间,乃至于到现在我们很多人对我们的儒家学说、孔孟之道有着这样那样的批评、诋毁,甚至于喊出打倒孔家店的口号。其实在批判孔子、批判儒家学说的这些人骨子里、思想深处,还都深深地打上了孔孟之道、儒家学说的烙印。从他们批判孔子思维意识中间,及其为人处世方面,我们还可以看出他们受儒家学说、中国传统文化影响的端倪。这是题外的话,我想说的主要意思是学习我们传统文化,对我们今天了解我们自身,有很大的现实意义。

上次我们谈到了我们中医辨证观第一个问题——人体是有机的整体。刚才有同学跟我谈到中医整体观念 holism 在现代科学研究中积极的指导意义,就是说这样的观念在今天从事高科技研究中加以应用,可以拓展我们的视野。比如刚才我们谈到了我们中医舌诊的问题,这是非常好的一个 example 来说明我们中医的整体观念在理论研究和临床实践中的具体运用。在望诊中间,舌诊是一个很重要的方面,中医通过望舌,可以了解人体的一些生理变化、病理变化,从而为我们临床诊断提供必要的一手资料。中医在谈到舌诊的时候,认为人体脏腑的变化、气血津液的变化都可以通过舌面来反映出来。我们中医教科书有这么一句话:**由于人体内部脏腑的虚实、气血的盛衰、津液的盈亏以及疾病的轻重逆顺都可反映于舌**,所以察舌可以测知内脏的功能状态。

如果让大家翻译的话,大家一下子可能感觉茫然,不知道这些成分应该怎样布局,特别是出现的几对概念,可能觉得翻译起来比较困难。比如说“脏腑的虚实”。当然“虚”和“实”我们前面也谈到过。中医的“虚”习惯上翻译作 deficiency,“实”翻译作 excess。“气血的盛衰”,所谓的“盛”也就是说功能旺盛,或者指 volume 量方面的多少。习惯上讲中医的“盛”有两个词语经常使用,一个是 predominance,另外一个 exuberance,这两个词使用都比较普遍。相对来讲,exuberance 现在使用更为普遍,这主要是在几个国际标准中间先后用了 exuberance 来翻译“盛”。“衰”我们习惯上用 decline 来表示。应该说用 decline 来表示“衰”比较准确,因为 decline 本身就指事物发展由高峰到低峰的一个转折。但在西太区和世界中联的标准中间对“衰”的翻译采用了其他的一些处理方式,这里我给大家稍微做一个介绍。特别是在西太区的标准中间,把“衰”翻作 debilitation,而没有使用 decline。实际上,在一般的翻译中间我们既可以使用 debilitation,也可以使用 decline,因为意思还是比较清楚的。特别是在长期的中医对外翻译中间“衰”都是翻作 decline。但从我们标准化发展的要求来讲,我们应该逐步使用 debilitation 来翻译“衰”。

我们看"津液的盈亏","盈"实际上跟"盛"意思差不多，表示津液的量比较充足，我们经常用 sufficiency 或者 fullness 来表示。当然 fullness 在我们中医翻译里还有一个特殊的含义，就是我们中医上讲的"满"，比如"腹满"，abdomen fullness。"亏"指的是量的减少，实际上跟我们刚才讲的"衰"意思有相近之处，在过去的翻译中，"亏"经常被译作 loss，但在西太区的标准中间"亏"被译作 depletion。我们看"疾病的轻重"，"轻"当然是 light，"重"是 severe 或者 serious。所谓的"顺"和"逆"是疾病发展的一种 tendency，或者疾病发展转归的情况。"顺"是说疾病朝好转方向发展，tend to improve，"逆"疾病朝着凶险的方向发展，becomes more and more serious，more and more critical。

这几对概念我给大家做了个解释。实际上，在一个句子中间，一个 context 里是不是需要把这些概念按照我们汉语的结构一字不落地翻译出来呢？这个还是需要斟酌。但从翻译实践的角度来说，如果我们能够把中文按照原文一字不落地翻译成英文，这对我们翻译实践是有积极意义的，能够锻炼我们应对、处理不同词语在不同环境下的翻译能力。但如果我们从交流 information communication，或者从信息的转换角度来讲是不是需要这样逐字翻译还需要推敲。现在，我们从翻译实践的需要做一个 literal translation（直译），看一看如何把句子不同的成分有机地连接在一起。我们先一部分一部分地进行翻译，然后再进行结构上的布局，这也符合我们中医讲的"有机整体"。

我们先看第一部分"人体内部脏腑的虚实"。"虚"刚才讲了是 deficiency，"实"是 excess。"脏腑的虚实"，实际上是个推断式的描述，是推论人体脏腑是虚是实，气血是盛还是衰，按照这个语气我们先做这样一个翻译：whether the internal organs are in deficiency or excess，whether qi and blood are in exuberance or debilitation，whether fluid and humor are abundant or deficient.

疾病的轻重 whether the disease in question is light or severe。"脏腑的虚实"实际上指脏腑功能是正常还是不正常，所以我们也可以翻译成 whether the internal organs are functionally normal or abnormal。"气血的盛衰"也就是气血从量方面讲是充实的还是虚弱，所以我们也可以翻译作 whether the qi and blood are sufficient or insufficient。这样这几个小部分的翻译我们基本上按照中文的内涵做了一个初步的解析，现在我们综合起来做一个翻译。

　　尽管这句话从汉语来讲是一句话，我们也可以把它划分成两个句子来翻译。前面"由于人体内部脏腑的虚实、气血的盛衰、津液的盈亏以及疾病的轻重逆顺都可呈现于舌"可以作为一个句子，可以作为一个条件，我们可以把后面"所以察舌可以测知内脏的功能状态"作为一个句子，作为一个结论。我们看第一个句子主语是什么？我们可以选"舌"作为主语，因为是通过舌来察知人体脏腑、气血、津液的功能状态。汉语句子的主语是"脏腑的虚实、气血的盛衰、津液的盈亏"等等，"反映"作为谓语。如果我们按照汉语句子的结构翻译，这个主语就显得太长了，后面这个谓语"反映"reflect, over the tongue or upon the tongue，句子就显得头重脚轻，不平衡了，这就是为什么我们选择"舌"作为主语。

　　如果选用"舌"作为主语，我们就要做一点儿调整。作为舌来讲，能够反映这些变化，"反映"我们可以用英语中的几个词来表示，比如 demonstrate, indicate，我们也可以用一个很普通的词 tell 来翻译。The tongue can reflect/demonstrate/indicate/tell…最好这里，我们加一个词 condition, the condition of the tongue 舌的状况，can tell 可以反映，whether the internal organs are functionally normal or abnormal, whether the qi and blood are sufficient or insufficient, whether the body fluid, "body fluid"我们也可以按照前面讲的调整成 fluid and humor, are abundant or deficient and whether the disease in question is light or severe。这样就基本上把第一部分的意思翻译出来了。

大家注意"疾病的轻重逆顺"，我只翻译了"轻重"而没有翻译"逆顺"。一方面是前面用了两个并列的词语来表达，比如说"虚实"、"盈亏"，"轻重"也是为了跟前面排比起来；另外"逆顺"也是对"轻重"进一步的解释，"轻重"也可以把"逆顺"要表达的意思涵盖在里面，所以我做了一个简单的处理。"脏腑的虚实"我刚才译作 whether the internal organs are functionally normal or abnormal，这当然是一种意译，如果要强调和原文的对应性，也可以按照前面讨论的翻译方式把它译作：the internal organs are in deficiency or in excess。只是这样一翻译，后面的"气血盈亏的翻译"也需要用名词进行处理，这样结构上才能前后对应起来，也显得比较啰嗦，不够简洁，所以，我们采用了意译的方式，把"虚实"翻译作 functionally normal or abnormal，这是第一部分的翻译。

第一部分翻译好之后，就可以作为一个条件，说明察舌可获得一个怎么样的 result，也就是说"察舌可以测知内脏功能的变化"。所谓"内脏的功能状态"就是 functional state of internal organs，所以这句话我们可以做这样的翻译：thus, the observation of the tongue can reveal the functional state of the internal organs。整句话联系起来给大家做一个比较完整的翻译，我们一起来做一个 oral translation 来 practice 一下：

The condition of the tongue can tell whether the internal organs are functionally normal or abnormal, whether the qi and blood are sufficient or insufficient, whether the fluid and humor are abundant or deficient and whether the disease in question is light or severe, thus, the observation of the tongue can reveal the functional state of the internal organs.

这是比较侧重于中文结构的翻译，带有直译的意味，但从各个成分的翻译上我们还是采用了一些意译的策略进行处理。实际上,我们在一般的交流中间为了能够简洁明快的传递信息,对于类似语的翻译我们还可以进行更为简洁的处理:把意思比较相近的一些概念总括起来加以翻译。具体来讲,就是用一个词把诸多意义接近的概念笼统地加以翻译,比如"脏腑的虚实"、"气血的盛衰"、"津液的盈亏"、"疾病的轻重",我们可以共用一个词 condition 来表达,也就是说舌可以反映人体脏腑的状况、气血的状况、津液的状况和疾病的状况。这样的话,翻译就比较简单了: The tongue can demonstrate the conditions of the internal organs,qi and blood,fluid and humor as well as disease in question。虽然译文有所省略,但从信息传递方面基本上呈现了原文所要表达的信息,而且还比我们刚才的翻译要简洁、明快。

所以在翻译的时候,方法、策略的采用要根据受众、根据环境来确定,一般的交流只要表达意思就可以了,不必字字对译。但做文献翻译,特别是经典著作翻译的时候,我们需要采用比较直译的方式来翻译,这样才能最大限度地保留原文的语义,甚至于结构。因为在很多情况下,文字的结构本身是有意义的,比如中国诗词的长短句结构,所以翻译时在不影响再现原文意义、内涵的情况下,能够保留原文的结构形式这当然是最好的翻译。

今天的课程先讲到这里,下次继续讨论,下课。

作业
一、术语翻译
1. 表热里寒
2. 表里俱寒
3. 表里俱热
4. 表实里虚
5. 表虚里实

6. 表里俱实

7. 表里俱虚

8. 气血失调

9. 气失调

10. 气虚中满

二、语句翻译

1. 非出入，则无以生长壮老已。

2. 非升降，则无以生长化收藏。

3. 出入废则神机化灭。

4. 升降息则气立孤危。

5. 升降出入就是气运动的基本形式，生与死也就寓于升降出入的矛盾运动之中。

6. 中医承认生命是物质的，用朴素的唯物观点，把生命看作是一个阴阳对立统一，运动不息的发展变化过程。

7. 形神学说是中医学基本理论之一，是在唯物主义自然观的基础上形成的。

8. 广义的"神"指人体生命活动外在表现的总称，包括生理性或病理性外露的征象。

9. 狭义的"神"指人的精神思维活动。

10. 在中医学理论中，"神"的概念包含三个方面，即自然界的物质变化功能，人体生命的一切活动以及人的精神意识。

三、学习总结

第 11 课　常见词句的翻译

各位同学,早上好!

上次讨论中医翻译问题时,我们举的例子是以舌来说明人体部分和整体之间的密切关系。舌之所以有这样的一个功能,是因为舌通过经络直接或间接地跟五脏相关联,the tongue is directly or indirectly associated with the five-zang organs, through meridians and collaterals。经络在中医理论和实践上有比较重要的意义,所以中医在研究人体生理和病理时既重视局部病变和与之相关的脏腑经络,又不忽视病变之脏腑经络对其他经络的影响。如果我们用英语来表述、来翻译这句话,就是说:

In studying the physiology and pathology of the human body, traditional Chinese medicine not only emphasizes the regional pathological changes and the related viscera and meridians, but also pays great attention to the influence of affected viscera and meridians upon other viscera and meridians.

大家听这个译文是不是有点儿拗口?因为这一句话中间反复出现了几次 viscera and meridian,这是我们在科技翻译中常常遇到的问题。文学翻译中通过修辞的手段使用一些同义词来表述使我们的文字更为生动多样,而从科技翻译来讲,为了追求准确性,一个概念是什么就是什么,不管在什么情况下都进行这样的翻译就显得语言干巴巴的,缺乏文学翻译中间那种色彩的变化。大家注意我刚才在翻译这句话的时候把"病变"翻译成 affected,在医学中间 affected 表示受损害的,发生病变的意思,比如常说的"病变部位"the affected region, the affected part。中医对整体和部分之间的关系特别关注，强调"**人体是一个有机的整体，治疗局部的病变必须从整体出发才能采取适当的措施**"。

The human body is an organic whole only when the whole body is taken into consideration can local disorders be effectively treated.

所谓的"从整体出发"就是要把整体考虑到里面，所以我把它翻译成 the whole body is taken into consideration，全身加以考虑。"才能采取适当的措施"，这一部分我们在翻译的时候可以简单地转化成 can be effectively treated，所谓的"适当的措施"就是有效的治疗。根据我们中医的理论，人体不但是整体和局部之间有着密切的关系，部分与部分之间关系也是相当密切的。在中医脏腑学说里，我们有一个"表里"概念，大家在学习中医的时候可能已经接触到了。我们汉语中间也经常使用"表里"，比如我们说一个人"表里不一"，实际上，这个"表里不一"就是指一个人的行为举止和他的内心思想活动不完全一致，即我们常说的口头上说的和实际上做的不一致。但"表里"在我们中医上有特殊的含义，指的是两个器官之间的内在联系。我们一般翻译"表里"的时候就简单地翻译成 internal and external relationship，实际上讲的是两个器官之间内外的关联性。

以心为例。心是五脏之一，跟六腑中间的小肠相表里，也就是说 the heart and small intestine are internally and externally associated with each other，它们之间表里关系对我们临床治疗有什么意义呢？这个意义是非常具体的、实际的。比如我们可以用清心泻小肠火的方法治疗口舌糜烂。我们看看这两句话关联到一起怎么翻译？**心与小肠相表里，所以我们可以用清心泻小肠火的方法治疗口舌糜烂**。这句话中间出现了"清心泻小肠"，"清"就是清热、清火的意思，我们一般可以简单翻译作 clear，"清心火"翻作 clear away heart fire。中医上来讲所谓"泻小肠"就是小肠火过盛，我们采取一定方法把这个火降低，过去翻译我们常用reduce，reduce small intestine fire，但在西太区所做的标准中间"泻"一般翻译成 purge，实际上用 reduce 就可以了。

"清心"与"泻小肠火"之间实际上有个关联性，清心是为了泻小肠火，因为心与小肠相表里，心火旺可以下移小肠，transfer heart fire to the small intestine，that is why fire in the small intestine becomes exuberant。"清心泻小肠火"，我们可以简单地翻作 clear the heart to reduce small intestine fire。"口舌糜烂"，"糜烂"就是 ulcer 或者 ulceration，ulceration of the mouth and tongue 或者我们也可以简单地说 oral ulceration，oral ulcer 都可以。我们可以把这句话做一个这样的翻译：

The heart and small intestine are internally and externally related to each other，that is why the theoretical method for clearing the heart to reduce fire in the small intestine can be used to treat ulceration of the mouth and the tongue.

这里 theoretical method 是疗法一个比较正规的说法。当然，在简单的翻译中间我们把它翻译作 method 也是可以理解的，我们用另外一个词 therapy 也是可以的。《黄帝内经》里面有这样一句话**"病在上者下取之，病在下者高取之"**，这实际上也是谈人体部分与整体及人体不同部分之间的密切关系。"病在上者下取之"，是谈针灸的治疗方法。"下取之"就是取位于下部的穴位，也就是 the points located on the lower part of the body。"病在下者，高取之"，"高取之"就是 the points located on the upper part of the body。这句话虽谈的是针刺疗法，没有讲到穴位、针刺的问题，但我们在翻译的时候要把这些信息根据上下文加上去，使它明晰化。我们翻译中间有一个理念叫做"损益"。所谓的"损"就是原文中的表述方式在译文中显得比较累赘，我们把它省略掉，比如我们对刚才"人体内部脏腑的虚实、气血的盛衰、津液的盈亏等等可以反映于舌"那句话的处理。

我给大家翻译的时候,建议在一般交流过程中可以采用简洁、明快的方式,把原文出现的"虚实"、"盛衰"、"盈亏"等等融入 condition 做一个笼统的翻译,其他就被省略掉了,这就是"损"。这种翻译方法我们必须在吃透原文的基础上再去"损",而不要随便省略。有时候我们在解读原文内涵的时候,稍有疏忽就把原文中一部分 expression 就给忽略了。这也属于"损",但这种"损"属于失误。而在翻译中间我们把"损"作为一种策略,使表达更简洁、更明快,是在不影响原文主旨精神的情况下对原文中比较繁琐的部分进行一些必要的、技术性的简洁,这种"损"是一种翻译策略,是我们根据具体的情况加以调整、加以应用的,在翻译实践中间有其积极的意义。

在翻译实践中另外一种策略就是"益"。"益"就是增加的意思,就是原文没有的成分或者原文中暗含的语义在翻译的时候为了让读者比较便捷地掌握,把原文所要表达的内涵明晰化。所谓明晰化无非是我们多用了一些词、多用了一些句子把潜在的意思表达出来,这个叫做"益",超出了原文所要表达的范围,这也是一种翻译的策略。这个翻译策略的应用第一是为了更完整、更准确把握原文的内涵,第二是为了读者更便捷、更准确掌握原文之意。因此,这种翻译策略是我们在翻译中间透彻地掌握了原文的精神实质、在有机布局译文句法和表达要求基础上做出的一种选择。该选择有利于再现原文信息,有助于读者更完整、准确理解原文所要表达的内涵,所以有积极意义的。

我们再看这句话的翻译究竟是"损"还是"益"。我们古文一般都非常简洁,能用一个字绝对不用两个字,这就使我们古文的信息密度非常高,我们今天用现代汉语来解析古人这种精炼的表述方式的时候,不得不增加一些词句来完整地解析古人所要表达的思想。而要翻译成英文，就更需要增加一些字词，甚至一些句子来完整地再现古人的思想，所以"益"这种翻译策略在我们翻译古典著作的时候使用的还是比较多的。像我们这句话"病在上者下取之，病在下者高取之"，这个"取"取什么？取穴。所以这个"穴"一定要明晰化，一定要把这个词加上去。取穴干啥呢？针刺治疗。这里我们也要把针刺这个概念翻译出来。所以在翻译这句话的时候我们"益"的成分还是比较多的。

"上"和"高"只是指位置，什么的"上"和"高"？人体的。所以，翻译的时候我们也要明晰化，把准确的信息再现出来，这样这句话的翻译从文字上就要比原文多出很多。我们试试翻译下这句话。"病在上者下取之"，diseases located on the upper part of the body can be treated by needling the acupoints located on the lower part of the body。大家看这句话复杂了，我们汉语只用了 7 个字，我们英语翻译了这么一大串。这里我需要给大家做一个解释。"穴位"实际上我们国内外采用 acupuncture points 缩合的形式 acupoints，但在西太区和世中联的标准中间还没有把这个词收录进去，依然在用 points，所以我们在实际翻译中间既可以采用 acupoint，也可以采用 point。从简洁化角度 acupuncture point 还会简化成 acupoint，而且 acupoint 现在的使用频率也是蛮高的。这是"病在上者下取之"的翻译。

今天的课先讲到这里，请大家对这些词语和句子的翻译好好总结总结，下课。

作业

一、术语翻译

1. 劳则气耗

2. 气脱

3. 气闭

4. 气逆

5. 气陷

6. 中气下陷

7. 气机不畅

8. 气郁

9. 气郁化火

10. 气滞

二、语句翻译

1. 万物各得其和以生,各得其养以成,不见其事,而见其功,夫是之谓神。

2. 天地的变化而生成万物,这种现象是神的表现,有天地之形,然后有神的变化。

3. 中医学认为,人体本身就是一个阴阳对立统一体,生命活动本身也称为"神"。

5. 阴阳之气的运动变化,推动了生命的运动和变化。

5. 神去则气化停止,生命也随之完结。

6. 神是人体生命的根本,只有"积精全神",才能"精神内守,病安从来"。

7. 精神活动的高级形式是思维,故说"心者,君主之官,神明出焉"。

8. 心是主思维的器官,所以"积神于心,以知往今"。

9. 任物者谓之心,心有所忆谓之意,意之所存谓之志,因志而存变谓之思,因思而远慕谓之虑,因虑而处物谓之智。

10. 神的物质基础是气血。

三、学习总结

第 12 课　问题与分析

各位同学,下午好!

上次讨论中医翻译问题时,我们谈到了"病在上者下取之"的翻译,大家已经有所理解了,不错。但"病在下者,高取之"该怎么翻译呢? 这个翻译方法和前面应该是一样的。Diseases located on the lower part of the body can be treated by needling the acupoints located on the upper part of the body. 这两句话从我们汉语来讲不显得重复,但翻译成英语后重复的量太大了,那么有没有可以简练的一种方式呢? 大家想想,这两句话很相似,采用什么方法来简洁它呢? 实际上,这两句话谈的意思是相近的,在下位的病可以针刺上位的穴位来治疗,病在上位可以针刺下位的穴位来治疗。第一句翻译完了,第二句话实际上就是反之亦然,反过来也是这样的。在英语中间刚好有一个 expression, vice versa。这样我们就可以简单地用三个词来翻译第二个句子,and vice versa 就可以了。整句话我们可以这样翻译:

Diseases located on the upper part of the body can be treated by needling the acupoints located on the lower part of the body, and vice versa.

这样这句话就显得比较简洁了。我们中医学在对人体整体性认识方面应该贯穿在理论研究和临床实践方方面面,用我们中医教科书中间的一句话来讲:**中医在阐释人体的生理功能、病理变化以及治病的诊断治疗时,都贯穿着人体是有机整体的基本观点。**"贯穿"这个词我们在上节课讲到了,大家还记得吗?

permeate through 这一句话其他成分我们在前面翻译讨论中间都进行了分析，应该说没有多少生词了。"生理功能"physiological function，"病理变化"pathological changes，"疾病的诊断治疗"diagnosis and treatment of diseases，"人体是有机的整体"human body is an organic whole。"基本观点"当然我们可以翻译成 basic idea or basic concept，但是在具体翻译的时候不必字字对应，所谓"基本观点"就是 the idea。

这句话我们在翻译的时候主语选什么呢？我们从这个句子中间找 key word，这个主语应该是 idea，这个 idea 贯穿在中医的方方面面。这个谓语就是"贯穿"，permeate through。还有一个词"阐述"，英语有一个词叫 elucidation，我们可以用它翻译"阐述"，explanation 也可以。这句话我们可以做这样简单的翻译：

In traditional Chinese medicine the idea that human is an organic whole permeates through the elucidation of physiological function，pathological changes of the human body as well as diagnosis and treatment of diseases.

这样就基本把这句话的意思表达出来了。这句话也是对中医关于人体是一个有机整体论述的一个归纳总结。我们今天仍然是通过句子的翻译把人是有机整体的观念及相关概念做一个初步的分析、归纳和总结，相信通过对这些句子的分析，大家对这一部分相关概念会有个清晰的认识。上次大家做的作业，有同学发 email 给了我，我大致浏览了一下，觉得我们同学在整理翻译的过程中间还是能够基本上掌握我们课堂上探讨的一些基本翻译原则和翻译方法。还有的同学也把自己整理过程中发现的一些问题发给了我，其中涉及到名词术语标准化的问题。比如有同学谈到在课堂上对一些术语的翻译有了一定的感悟，但是在翻阅一些英文版的中医书，还有一些国内外出版的词典的时候又感觉到比较困惑了，同一个概念在不同的书中间，在不同的词典中间也有不同的译法,究竟哪一个是比较准确的,哪一个是比较规范的?这确实是一个问题。

至于这些问题,我想将来拿出一两次课的时间给大家做个分析。我觉得我们在辨别翻译优劣、规范与否之前我们要有个实践的基础,也就是说我们要积累一定的翻译经验,有一定实践基础,才能对中医翻译的基本发展,包括其理论和实践有一个比较宏观的了解和把握,然后我们再来分析、探讨所谓翻译规范化的问题、翻译优劣的问题,我们才可能会有更加深入的体会。毛泽东主席曾经讲过"没有调查就没有发言权"。我们现在在课堂上分析这些概念的翻译、词语的翻译、句子的翻译,让大家做一些翻译实践,这个本身就是"调查"。调查什么呢? 调查别人的翻译实践,从中感悟我们自己的一些翻译理念,有了这些积淀之后我们也就有了一个明辨是非的基础,我们再来探讨是是非非的问题,不然我们只能是人云亦云,难有更加深入的理解和体会。

还有一些同学提出了一个比较尖锐的问题,认为既然中医翻译主要服务对象是西方读者,这个翻译工作应该由国外的译者来承担,而不需要我们来越俎代庖,这个观点听听也是蛮有道理的,但实际上也很值得商榷。西方的译者确实也在努力翻译中医,但我们也不能袖手旁观,应该积极地采取措施来协助他们做这项工作。这里有几个出发点。第一是我们中国的文化、语言和西方的文化、语言之间存在着巨大的差异,而且我们汉语文化特别讲究内涵,特别讲究神韵,这就使得有些概念的内涵、神韵不是那么容易把握,所以西方的汉学家在学习我们中国文化的时候,在翻译我们中国古籍包括我们中医的时候,他们往往很难把握实质内涵,往往从字面出发去解读,去翻译,就使得原文的精神主旨在很大程度上被扭曲了。

比如西方的一些汉学家在翻译六腑的时候,这个"腑"就翻译成 palace,在我们古文中间六腑的"腑",特别在《内经》中间用的就是府邸的"府"。这当然是我们中国古代认识事物采用的一种取类比象，把人体内脏和府邸等这些东西功能加以比较，通过取类比象的方法加以理解，把复杂的问题具体化。如果追本求源，脏腑的"腑"跟府邸的"府"有没有关系？这当然是有关系的。但毕竟六腑的"腑"不是指府邸，所以把六腑翻译成 six palaces 是不是有点儿过分异化，显得怪异？但西方译者这个弯儿转不过来，就像把"道可道非常道"中的"道"理解成 road，way，很难再更深入地解读"道"所蕴含的更高层次的文化内涵一样。因此，我们有责任、有义务帮助他们更深入地了解我们中国的文化，了解我们中医基本概念表层及深层的内涵。第二，中医也是我们传统文化的载体，特别是现在中医是我们文化唯一活着的载体，我们中国在世界上要有我们的发言权，首先就是我们中国的文化在世界民族之林中要有自己的地位，要使我们中华的文化走出国门，冲出亚洲，走向世界，这才和我们中国的大国地位相适应。所以，我们对外翻译中医、介绍中医，还有一个更重要的目标，就是要把我们中华文化融入世界民族文化的洪流之中，展示我们中华文化精气神韵的同时，为世界各民族文化的发展做出我们自己的贡献，这是我们中医翻译另外的一个重要的 task，这就是为什么今天我们中医人在学习中医的时候要懂得一些用英文表述中医基本概念和术语的方法和策略。

今后，我们大家在发展研究我们中医的时候，不仅仅要局限在我们 960 万平方公里的国土上，还要展望世界，要有国际视野，要到全球去传播我们的中国文化。我们中医药的理论和实践，要造福于人类，不仅仅造福于我们自己。整个世界也在向着地球村的趋势发展，作为一个地球村的村民我们也有责任把我们自己文化知识与世界各民族分享。从大家今后毕业方面考虑，我们也要拓展我们的就业视野，不能仅仅局限在北京、上海这些国内地方，也可以把我们的就业市场拓展到整个世界，希望大家今后毕业能够到欧洲、美洲就业,一方面悬壶行医,济世救民,另一方面找到发挥自己聪明才智的环境,position。所以,掌握普通的英语表达,你可以在日常生活中进行交流,而掌握了跟我们专业相关的英语,意味着将来在自己专业领域发展过程中能够如虎添翼,能够有更加便捷的方式来丰富自己、完善自己,拓展更为广阔的研究领域,这个算是我对大家的一种鼓励吧。

今天我们就讲到这里,对于这些问题大家可再思考思考,下课。

作业

一、术语翻译

1. 血失调

2. 血虚

3. 血瘀

4. 血寒

5. 血热

6. 血脱

7. 血不归经

8. 血不养筋

9. 气血两虚

10. 气滞血瘀

二、语句翻译

1. 神主宰着人体脏腑组织的功能活动与气血的营运。

2. 形与神相互依附而不可分离的关系称之为"形与神俱"。

3. 形乃神之宅,神乃形之主。

4. 无神则形不可活,无形则神无以附,二者相辅相成,不可分离。

5. 形神统一是生命存在的主要保证。

6. 中医学中的形神关系实际上就是物质与精神的关系。

7. 形体是第一性的,精神是第二性的。

8. 形是体,是本;神是生命的活动及功能。

9. 有形体才有生命,有生命才产生精神活动和具有生理功能,而形体又须依靠摄取自然界的物质才能生存。

10. 血气者,人之神。

三、学习总结

第 13 课　中医教材中基本表达法的翻译分析

同学们,早上好!

此前我跟大家谈了中医翻译的问题与分析。今天我想结合我们对中医教材的翻译,跟大家再谈谈中医翻译的方法和技巧。大家都是学习中医的,中医是大家的专业。中医的核心教材《中医基础理论》大家都学过了,这很重要。只有掌握好了中医的基础理论,才能理解好中医的基本概念,才能用英语表达好。今天我从《中医基本理论》中选择了一些例句,跟大家谈谈如何才能比较好地翻译中医。

第一个例句是:**中国医药学有着数千年的历史,是中国人民长期同疾病作斗争的经验总结,是我国优秀文化的一个重要组成部分。**

这个例句大家都清楚的,是《中医基础理论》开篇的一句话。将这句话翻译成英语,按常理,当然可以这样翻译:

Traditional Chinese medicine has a history of thousands of years. It is the crystallization of the experience accumulated by Chinese people in fighting against diseases. It is also an important part of Chinese culture.

这个译法对不对? 当然是还是可以的,也是比较符合实际的。但还可以再调整调整,使其再精细精细。所谓精细,就是简洁的意思。大家看看,能否使其更简洁明快一些呢? 要简洁化,首先得仔细推敲推敲原文的文意层次。将其层次明确化了,就可以对其简洁化了。就其文意来看，这句话有三层含义。这三层含义是层层递进的，用我们汉语的精妙词语来说，就是一气呵成的。有三层含义，可以不可以翻译成三个简单句子呢？当然可以的，刚才提供给大家的译文，其实就是三个独立的简单句。但仔细分析分析，可以看出这三个独立的简单句似乎没有展示出原文的神韵。比如 it is 就使用了两次，显得有些僵化了。为了保持原文的神韵，为了使译文简介明快，我们可以将译文修改成这样：

Traditional Chinese medicine, an indispensable part of the Chinese culture with a history of thousands of years, was established on the basis of the long-term experience of the Chinese people in dealing with diseases.

大家看看，这样翻译怎么样？还比较明快吧。这句话中的"同疾病作斗争"，是现代汉语中比较有特色的用语，翻译成英语，听起来似乎有点像打仗一样，军事味道挺浓。对于这样一些颇具时代特色的用语，我们在翻译时可以将其轻化，就是将其基本的意思表达清楚，无须完全按其字面之意翻译。这就像咱们中国人传统上将自己的儿子称为"犬子"一样，如果照字面译作 dog son 或 son of dog，该多滑稽呀！西方人怎么能理解呢？只能简单地译作 my son。所以，我们可将"与疾病作斗争"深化地译作 dealing with diseases，而不用简单地直译为 struggling with diseases。从字面上看，虽然译文与原文的用词不同，但其基本意思还是基本一致的，其表达方式还是比较客观的。

第二个例子是：中医学是研究人体生理、病理以及疾病的诊断和防治的一门科学，它有独特的理论体系和丰富的临床实践。

这个例句的含义大家是清楚的。翻译成英语，大致可以这样表达：

Traditional Chinese medicine is a science that studies the physiology and pathology of human body as well as the diagnosis, prevention and treatment of diseases. It is unique in theory and rich in clinical practice.

看看这个译文,大家感觉怎么样? 基本还是通顺的吧? 应该是的。但从简洁明快的角度来看,似乎还可以再将其简洁化。原文是一个复合句,译文用两个独立的句子来翻译。从自然表达的角度来看,当然是可以的,无可非议。但是仔细看看,似乎还不够简练。从咱们中文的角度来讲,先介绍中医学的功用,再谈谈中医学的特点与特色,当然是非常合情合理的。但从英文的表达方式来看,反其道而论之似乎更为可取一些。这就像问候一样,我们中国人的常规用语是"您好",英语的常规说法则是 how are you 或 how do you do,甚至还用 hello 这个词来表达,跟我们中文的表达方式完全不同。但将中文的"您好"翻译成英文时,我们无法将其译为 you are good,只能译为 how are you 或 how do you do。所以,正是出于这样的考虑,我们可以将这句话的翻译调整为:

Traditional Chinese medicine, a science with unique theory and rich clinical experience, studies the physiological functions and pathological changes of human body as well as the diagnosis, prevention and treatment of diseases.

大家看看这个译文,觉得调整的怎么样? 就词数而言,第一个译文的用词显然比第二个译文要少一点。用词少一点是不是就简洁了呢? 好像是的。但从结构上看,第二个译文似乎比第一个译文要顺畅一些。因为第二个译文使用了同位语结构,所以就显得比较自然流畅一些。比如第二个译文将 physiology 和 pathology 转化为形容词 physiological 和 pathological,而且还增加了 functions 和 changes 这两个词,这样不仅形象,而且还具体化了。仅仅使用 physiology 和 pathology,其含义就显得有些抽象,不太具体。将其转化为形容词 physiological 和 pathological,

其语义就显得比较明确了。这就是第二个译文的特色，也是对第一个译文进行调整的原因。

第三个例句是：**在古代的唯物论和辩证法思想的影响和指导下，通过长期的医疗实践，它逐步形成并发展成为独特的医学理论体系，为中国人民的保健事业和中华民族的繁衍昌盛作出了巨大的贡献。**

这句话也是对中医发展的一个总结，用英语来说，可以这样表达：

Under the influence and guidance of the ancient Chinese materialism and dialectics，and through long-term medical practice, traditional Chinese medicine was gradually established and developed into a unique medical system and made great contributions to the healthcare course of the Chinese people as well as the prosperity and development of the Chinese nation.

这个译文还可以吧？基本可以的，但还可略微做一点调整，使其更加完善。在翻译这句话的时候，中文的某些表达用词可以略加轻化。所谓轻化，就是简化的意思。比如在这个译文中，中文的表达用词都基本再现出来了。这是完整的，但也显得有些僵硬了。比如"在古代的唯物论和辩证法思想的影响和指导下"中，"影响"翻译成 influence 是比较客观的，"指导"译作 guidance 却有些形式化了。用一个比较形象的话来说，就是显得有些"拟人化"了。"拟人化"在文学中是必不可少的，但在科技用语方面，基本可以不用，特别是在我们这个时代的科技表达方面。我们翻译的是中医用语，当然不是文学用语，可以不用"拟人化"的用语了。这句中文里之所以有这样的拟人用语，就是因为我们中国人传统上重视语言的神韵。大家知道，中医的五版教材是 20 世纪 70 年代末、80 年代初编写的。那时的中国学者，无论是科技的还是文学的，都非常重视语言和文化。

在这句中文里，"繁衍昌盛"的基本意思是讲中华民族发展的辉煌，译作 development 就可以了，不必逐字翻译。所以，这个译文可以这样调整调整：

Influenced by classical Chinese materialism and dialectics and improved through long-term medical practice，traditional Chinese medicine has eventually evolved into a medical system with unique theory，contributing a great deal to the healthcare of the Chinese people and development of the Chinese nation.

虽然"繁衍昌盛"仅仅翻译为 development，但与 contributing a great deal 结合起来，意义就非凡了。对吧？应该是这样的。

第四个例句是：**中医药学是以整体观念为主导思想，以脏腑经络的生理和病理为基础，以辨证论治为诊疗特点的医学理论体系。**

这是对中医基本体系的概括和总结，语言非常简洁明了。这样翻译大家看看怎么样：

Traditional Chinese medicine is a medical system characterized by the concept of organic wholeness as its principal theory，the viscera and channels as its physiological and pathological basis，and treatment based on syndrome differentiation as its diagnostic and therapeutic features.

根据原文的结构和内涵，这样的翻译总体上看，与中文好像还挺对应的，还是比较可取的。但是读起来大家感觉怎么样？是不是觉得有些艰涩？之所以有些艰涩，就是因为译文缺乏流畅的感觉。这句中文的结构，基本上是排比的，很有内涵。但翻译时，还需将其语义略微调整调整，将译文予以灵活安排。这个译文可以这样调整调整：

The idea of organic wholeness plays a dominant role in traditional Chinese medicine，which，physiologically and pathologically based on the states of the viscera and channels, is mainly characterized by treatment according to syndrome differentiation.

通过调整，这个译文的句式就略微有了变化，显得有些婉转了，语义的层次也显得有些清晰了。在中文的这句话中，从其结构来看，"……主导思想"、"……基础"、"……诊疗特点"这三部分好像是并列的关系，但实际上还是有层次之分的。根据层次之分，我们将其作了一定的调整，就比较符合实际了。我们对译文作了这样的调整，就是出于这样的考虑。大家看看，还可以吧？基本是可以的。

第五个例句是：《黄帝内经》总结了春秋战国以前的医疗成就和治疗经验，确立了中医学的独特理论体系，成为中医学发展的基础。

这是对《黄帝内经》的基本总结，语言简明，表达精确，但还没有核心的概念和术语。我们只从翻译的角度对其加以分析。照字面考虑，这句话可以这样翻译：

Yellow Emperor's Canon of Medicine has summarized the medical achievements and clinical experiences accumulated by doctors before the Spring-Autumn Periods and the Warring States, established the unique theoretical system of traditional Chinese medicine and become the foundation of the development of traditional Chinese medicine.

用我们传统的说法来看，这个译文似乎有些亦步亦趋，因为是基本按照原文的结构形式翻译的。所以在语义上译文虽然与原文比较相应一些，但译文的结构和形式却显得有些生硬了。比如原文中的"总结"一词，直接译作 summarize 就显得有些直质了。所谓"直质"，就是僵硬的意思。如果将"总结"译作collection，就比较合原文之意了。另外，原文"中医学"这个词出

现了两次,译文中也出现了两次,就显得有些累赘了。我们通过分析和调整,可将译文修改成这样:

Yellow Emperor's Canon of Medicine,a collection of the medical achievements and clinical experience before the Spring-Autumn Period and Warring States,has established the unique theory of traditional Chinese medicine and laid the foundation for its development.

如果我们关注伴随状语,这个译文还可以再改译。怎么改译呢? 根据伴随状语的结构来改译嘛,可这样改译:

Yellow Emperor's Canon of Medicine is a collection of the medical achievements and clinical experience before the Spring-Autumn Period and Warring States,establishing the unique theory of traditional Chinese medicine and laying the foundation for its development.

大家看看这个改译,合理不合理? 还是有一定的合理性的。根据英语句法结构中的状语情况,这个译文还可以再改译。比如,可以改译成这样:

As a collection of the medical achievements and clinical experience before the Spring-Autumn Period and Warring States,*Yellow Emperor's Canon of Medicine* has established the unique theory of traditional Chinese medicine,and thus laying the foundation for its development.

可见,翻译的时候,如果切入点不同,译文便有一定的变化,这很自然。但基本意思却可保持不变。所以方法与技巧是灵活的,绝非一成不变。句子的翻译、语段的翻译、全文的翻译,都可以这样考虑。只是术语的翻译可不能这样考虑,因为术语翻译需要统一化、规范化和标准化。

第六个例句是:**中医学非常重视人体本身的统一性、完整性**

及其与自然界的相互关系,它认为人体是一个有机整体,构成人体的各个组成部分之间,在结构上是不可分割的,在功能上是相互协调、相互为用的,在病理上是相互影响的。

这是一句内容比较丰富,结构比较复杂,但层次却很分明的陈述句。要翻译这样的长句,就必须对其语义进行层次划分,对其结构进行适当调整。在此基础上进行翻译,才能使译文语义明确,表达流畅,结构合理。若按原文的结构进行翻译,则不免使译文结构松散,语义模糊,逻辑混乱。以前学习中医翻译的时候,我曾将这句话作了这样的翻译:

Traditional Chinese medicine strongly emphasizes the unity and integrity of the human body and its relationship with the natural world and believes that the human body is an organic whole and that the parts that are composed of the human body are structurally inseparable, functionally well coordinated with each other and dependent on each other, and pathologically affect each other.

客观地说,将这个长句翻译到这样一个程度,还算可以,尽管结构上显得有些累赘,但语义上还是比较清楚的。如果译文在主句之后采用伴随状语,那么各部分之间的逻辑关系就比较明确了。所以我们可用伴随状语将其改译为:

Traditional Chinese medicine emphasizes the importance of maintaining the unity and integrity of the human body and its relationship with the natural world, believing that the human body is an organic whole and that different parts of the human body are structurally inseparable, functionally well coordinated and interdependent, and pathologically affecting each other.

采用伴随状语之后,译文就显得比较顺畅了,虽然整个句子结构上仍略为冗长,但逻辑关系还是比较清晰的。当然,如果能根据原文的句式结构和语义层次,将其译作 2～3 个独立分句,则会使译文更加顺畅。就原文的结构来看,"中医学非常重视人体本身的统一性、完整性及其与自然界的相互关系"可作为一个语义层次,"它认为人体是一个有机整体"可视为第二个语义层次,"构成人体的各个组成部分之间,在结构上是不可分割的,在功能上是相互协调、相互为用的,在病理上是相互影响的"则可看作第三个语义层次。当然这三个语义层次之间是相互关联的,而不是相互独立的。在翻译时,尽管可以将其翻译成独立的分句,但句与句之间仍需用一定的连接词贯通其逻辑关系。由于第二和第三语义层次之间的关系比较密切,翻译时也可将其统一加以翻译。按照这一观念,我们可以这样统一予以翻译:

It believes that the human body is an organic whole and that different parts of the body are structurally inseparable, functionally well coordinated and interdependent, and pathologically affecting each other.

如果一定要将第二和第三语义层次在译文中划分开来,也是完全可以的。只是翻译时需要增加一些词语来彰显彼此之间的关联性,将第二、三语义层次作为独立分句翻译。按照这一理念,还可以这样翻译:

It believes that the body is an organic whole. According to such an understanding, different parts of the body are structurally inseparable and functionally well coordinated and interdependent. However under pathological conditions these parts also affect each other.

第七个例句是:**机体整体统一性的形成,是以五脏为中心,配以六腑,通过经络系统"内属于腑脏,外络于肢节"的作用而实现的。**

所谓"以五脏为中心",就是发挥五脏主要作用的意思,可以译作 dominant function of the five Zang-organs。当然，如果一定要译作 take the five Zang-organs as the center 或 center around the five Zang-organs，也是可以的。只是整个句子的布局就有些异样，不一定能说得清明。所谓"配以六腑"，就是通过六腑作用的意思，所以可以译作 with the assistance/aid of the six Fu-organs。所谓"内属于腑脏，外络于肢节"，意思非常清楚，可以译作 internally pertain to/belong to the viscera and externally connect with the limbs and joints。

在学习中医翻译的时候，我曾将这句话翻译为：

The formation of whole unity of the organism is based on the five Zang-organs as the center, the six Fu-organs as the supplementary part and the meridians as the way which belongs to the internal viscera and connects with the external limbs and joints.

这个译文读起来有些拗口，显然受了原文结构的影响，有些概念的理解也不够深入。比如"机体"指的就是人体，即 human body，译作 organism 不是很准确。在英语中，organism 指 living being，usually small，with parts that work together，即微小的生物或有机体。比如我们常讲的"微生物"，就可以称为 organism。"机体整体统一性的形成"中，"整体"是修饰"机体"的，不是修饰"统一性"的，所以应译作 unity of the whole body，而不要译作 whole unity of the body。"形成"不一定非要明确译出，可将其含义融入句后的"实现"一词中。根据这一分析，这句话可以这样翻译：

The unity of the whole body is achieved through the dominant role of the heart with the function of the six Fu-organs and the action of the meridians that "pertain to the viscera in the interior and connect with the limbs and joints in the exterior".

在这个译文中，"形成"和"实现"的含义合二为一，可以统一译为 achieve。"以五脏为中心"译作 the dominant role of the heart，属于意译。六腑与经络的作用，通过 with the function⋯ and the action 这一短语，作为全句辅助成分，也比较符合原文的意思。

第八个例句是：**它一方面用当代的先进哲学思想为指导，从而推动了医学科学的发展，另一方面又在医学科学发展的基础上，丰富和提高了哲学理论。**

这是对《黄帝内经》内容与作用的叙述。虽然叙述的是《黄帝内经》，但好像是对中医现代化的一个总结，这倒是比较符合实际的。对于这句话，我们似乎可以这样翻译：

On the one hand, it has used modern advanced philosophical thought as the guidance so as to promote the development of medical science. On the other hand, based on the development of medical science, it has enriched and improved philosophical theory.

仔细推敲中文的这句话，好像有些词似乎用的不够确切。如说《黄帝内经》是"当代的先进哲学思想为指导"，"当代"指的是什么？是什么概念？可能是把"当时"误写成了"当代"了吧。另外，说《黄帝内经》"推动了医学科学的发展"，有点奇怪。"科学"又是什么概念呢？先秦的医学是"科学"吗？可能是的，因为先秦的国人科技能力特别强。但中国传统的"科学"却总是与文化和人文必不可分。况且"科学"主要是对现代学术研究的概括，是一个现代概念。用其总结中国传统的学术思想，有些不太符合实际。中文作者为什么使用这些极度夸张的词语来论述《黄帝内经》呢？可能是受现代化影响的因由吧。但我们在翻译时，似乎不必完全按原文字面上的意思进行翻译。不然的话译文就会显得有些怪异。先秦时期或秦汉时期问世的《黄帝内经》怎么会使用"当代的先进哲学思想"呢？按照实事求是的原则，我们可将译文作这样的修改：

It adopted and advanced philosophical ideas then to promote the progress of medicine on the one hand，and on the other，enriching and improving philosophical doctrines with the development of medicine.

这样的修改还是比较符合实际的。我们将原文和两个译文比较比较，修改后的译文似乎还可以再深化一下，以便使其更符合原文的实际内涵。所谓"当代的先进哲学思想为指导，从而推动了医学科学的发展"，按照前秦或秦汉时期的实际情况来看，其实就是强调阴阳、五行学说在中医基本理论建设中的应用，应该是这样的。而"又在医学科学发展的基础上，丰富和提高了哲学理论"，实际上强调的是医学的发展促进了哲学的进步。从这方面考虑，这个译文还可以作这样的修改：

With the adoption of philosophical ideas then，the theory of medicine was systematized；with the development of medicine，the doctrine of philosophy was enriched.

这个修改虽然显得简单，但还是比较符合实际的。这为我们今后学习和翻译中医提供了一定的借鉴。通过这八个例句的翻译、改译和分析，大家一定会有很多想法。课后大家可根据翻译实践将自己的想法好好分析分析，总结总结，为我们下次交流奠定基础。今天先讲到这里，下课。

作业

一、术语翻译

1. 气虚血瘀

2. 气不摄血

3. 气随血脱

4. 血随气逆

5. 伤津

6. 津脱

7. 液脱

8. 气随液脱

9. 气化无权

10. 水不化气

二、语句翻译

1. 神者,水谷之精气也。

2. 神的物质基础是气血,气血又是构成形体的基本物质。

3. 人体脏腑组织的功能活动,以及气血的营行,又必须受神的主宰。

4. 中医学理论中的形神统一观是养生防病,延年益寿,以及诊断治疗的重要理论根据。

5. 精气不散,神守不分。

6. 故能形与神俱,而尽终其天年。

7. 独立守神,肌肉若一,故能寿蔽天地,无有终时。

8. 中医认为病邪侵犯人体首先破坏阴阳的协调平衡,使阴阳失调而发病。

9. 中医学对疾病的发生,不但从自然界去寻找致病根源,更重要的是从机体内部去寻找致病根源,以说明病理变化。

10. 中医学通过对内外致病因素的研究,对生命、疾病和健康的内在联系作出了唯物主义的说明。

三、学习总结

第 14 课 中医教材中专业表达法的翻译分析

同学们,下午好!

上次我跟大家谈到了中医基本教材中一些语言表达方式的理解和翻译,虽然仅仅谈到了几个例句,但基本情况还是有所总结的。通过大家的作业可以看出,这些例句分析对大家还是有所启发的,大家的翻译还是比较符合实际的,值得肯定。这次我想以几个例句跟大家谈谈中医教材中一些专业表达法的理解和翻译问题。

第一个例句是:**在血液循环方面,它提出了"心主身之血脉"的观点,认识到血液在脉管内是"流行不止,环周不休"的。这些认识比英国哈维氏在公元 1628 年发现血液循环早一千多年。**

这句话很有意义呀!西方直到 17 世纪才知道血液在人体内是循环的,但在我们中国,可以说自远古时期就知道血液在人体内是循环的。为什么中国人自远古就知道血液在人体内是循环的呢?请大家想想看。下学期给大家讲中国语言文化的时候我再跟大家谈。这句话可以这样翻译:

In the aspect of blood circulation, it proposed the viewpoint of "the heart dominating over the blood vessels of the whole body" and recognized that the blood inside the vessels "is flowing forever like a circle without the end". Such views are about one thousand years earlier than that of Harvey's made in 1628 in Britain.

大家看看这个译文怎么样？似乎还是可以的。原文的主要意思在译文中基本上都表现出来了，这说明译文基本上达到了"信"的要求。但再仔细看看，再认真想想，特别是从文法和用词方面考虑，还可以再推敲推敲，将译文再完善完善。只有完善了，译文才能从"信"走向"达"和"雅"的层面。所以我们可将译文略微改一改，基本可以这样改：

In terms of blood circulation, it suggested that "the heart controls blood vessels" and the blood inside the vessels "is circulating continuously in cycles". Such a discovery was about one thousand years earlier than that made by Harvey in 1628 in Britain.

这样一改，译文就简洁一些了。原文中"心主身之血脉"和"流行不止，环周不休"是典籍中的话，是《黄帝内经》提出的观点。这个观点反映古人对心的功能和血液循环的认识，还是比较客观的。从翻译的角度来看，原文中"提出"和"认识"这两词，意思其实还是比较相同的。虽然从字面上看，"提出"就是 put forward，propose，suggest 等意思，"认识"就是 know，understand，be familiar with 等意思。但从内涵上看，这句话中的"提出"和"认识"都基本上是 suggest 的意思，不必另行翻译。这样处理会使译文更加简洁一些，而且原文的含义也没有任何的忽略。"心主血脉"之"主"，译成 control，govern，dominate 都可以。这不是术语，可以从不同的角度进行翻译。"流行不止，环周不休"，主要强调的是血液在脉管中的流行是循环往复的，用英语来说就是 circulate continuously in cycles，不需要按原文逐字加以翻译。如果逐字加以翻译，就会使译文显得累赘，显得拖沓，不够简洁。

"比哈维氏……早一千多年"的这一说法，当然可以按照原文的意思翻译，但还需要在译文之后加一注解。通过注解说明中方和西方关于血液循环的不同认识。哈维之所以发现血液在人体是循环的,是因为他对人体进行解剖试验的时候发现的。这种发现的背景和意义当然是非凡的。中国人远古时期之所以就知道血液在人体是循环的,是因为受盘古开天辟地精神的影响以及"天圆地方"和"取象比类"等方法的启发而推测出来的。对于译者来说,我所提出的这样的要求,应该是太过苛刻了。但就译者的主体意识来说,我的这一要求并不过分,还是必要的,请大家关注。

第二个例句是:《难经》是一部与《黄帝内经》相媲美的古典医籍,系秦越人所著,成书于汉之前,其内容十分丰富,包括生理、病理、诊断、治疗等各个方面,补充了《黄帝内经》的不足,成为后世指导临床实践的理论基础。

这句话是对《难经》的总结,其中还涉及到中医的一些基本概念和术语。当然,这些概念和术语的内涵都比较具体,都与现代医学相一致,对翻译不会造成太大的困难。但将这句话翻译的比较完整和雅致,还是需要认真努力的。以前我们曾这样翻译过:

Nan Jing(*Canon of Difficulties*)is another canon of traditional Chinese medicine written by Qin Yueren before the Han Dynasty,the importance of which is as great as that of *Huang Di Nei Jing*(*Yellow Emperor's Canon of Medicine*),the content of which is quite rich and covers the aspects of physiology,pathology,diagnosis and treatment of various diseases,and the function of which is to supplement what *Huang Di Nei Jing*(*Yellow Emperor's Canon of Medicine*)lacks and lay the theoretical basis for clinical practice of later generations.

这个中文句子的结构不复杂,意思很明确,容易理解。从中文的文法来看,这句话是一个典型的复合句,其语义包含有"著作"、"作者"、"时代"、"内容"、"作用"和"意义"等几个层次。译文把这几个方面都比较准确地表达了出来,语法结构也比较完整,没有明显的失误。从某种意义上看,这个译文还是比较符合要求的。但从句法结构和翻译手法再看看,这个译文中好像还有一些值得修正的地方。面对结构较为复杂的句子,即 compound sentence(复句),翻译时当然可以翻译成英语的复句,因为复句在英语语言中是司空见惯的,在科技类书面语中也是如此,没有什么差异。要做到这一点,译者需要有较好的英语语言的驾驭能力,不然就可能使整个译文显得有些拖沓累赘了。此前我曾经告诉过大家,科技英语近年来也逐渐改变了传统的古板表述方式,如 it is reported,it is believed,it is thought 等传统的保守说法已逐步为 the author reports,we believe,I think 这样一些更为客观的表达法所取代。我在读硕士的时候,曾经在《中国翻译》杂志上发表了几篇文章,其中的一篇就是对科技英语发展的总结和分析,请大家课后看看。

此前我在修改这则译文时,便将其划分为三个独立的句子。这样就使得译文显得比较顺畅一些,比较自然一些。请大家看看:

Nan Jing (*Canon of Difficult Issues*),another canon of traditional Chinese medicine (TCM),often ascribed to Qin Yueren,a great doctor in the Warring States,discusses the issues concerning the physiology and pathology of the human body as well as the diagnosis and treatment of diseases. To some extent,it has supplemented what *Huang Di Nei Jing* (*Yellow Emperor's Canon of Medicine*)lacks and played an important role in the development of TCM as that of the latter. That is why it has eventually become the theoretical foundation of clinical treatment.

对这个译文的修改是否合适,请大家看看。从整体结构来看,这样的修改使译文变得比较简洁明了。在这个译文中,除了对原译文的句式结构作了必要的化整为零的调整外,在具体译法上也作了必要的修正。例如,《难经》名称改译为 *Canon of Difficult Issues*,比原译文更为明确一些。因为《难经》名称中的"难"读一声,是"问难"的意思。因为《难经》就是通过一问一答的方式探讨了中医理论与临床中的 81 个问题。严格说来,《难经》之"难"译作 Question,可能比较符合原意。这里译作 difficulty issue 也是有实践基础的。据我所知,在西方的一些译本中,《难经》就被译作 *Canon of Difficult Issues*。套用玄奘大师"顺古故"的话来说,这样的修改译文就是"顺西故"了。

"系秦越人所著",没有照字面直接译作 written by Qin Yueren 或 compiled by Qin Yueren,而是使用了 ascribe to 这个词语。这样一改,不但涵义大为不同,而且也较为符合历史事实。说秦越人(扁鹊)为《难经》的作者,也仅属传说而已,不一定属实,《史记·扁鹊传》和《汉书·艺文志》两书均无此记载。张仲景《伤寒杂病论》和《隋书·经籍志》虽然提到了《难经》,但并未言及作者姓名。直至唐代杨玄操《难经注》和《旧唐书·经籍志》,才提出《难经》的作者为秦越人。从内容看,《难经》是继《内经》之后的又一部中医古典著作,其成书年代可以确定在西汉时期。所以史学界一般认为,《难经》的作者有待进一步考证,秦越人之说并不能完全确定。正是据此考虑,我没有直接使用 written 或 compiled,而是使用 ascribe to,这样更显客观。这样负责的做法,是值得称道的。

提到秦越人时,我增加了 a great doctor in the Warring States 这样的文内注解,以便大家了解秦越人是何许人也。当然如果可能,warring states 之后还可以再加上(475 B. C. —211 B. C.)这样的注释,使得时代概念更为明确。这样的文内注解,其实并非是可有可无的点缀,而是对文内之意的详解,对读者完整理解原文是非常有帮助的。同样的处理方法还体现在"生理、病理、诊断、治疗等各个方面"的翻译上。对这部分内容翻译,我修改为 the physiology and pathology of the human body as well as the diagnosis and treatment of diseases。"生理、病理"是针对人体的,不涉及 diseases,修改后的译文 the physiology and pathology of the human body 就体现出了这样的逻辑关系。而原译文 physiology, pathology, diagnosis and treatment of various diseases 的逻辑关系就显得比较含混,好像 physiology, pathology, diagnosis and treatment 成了 diseases 的并列成分。

而"相媲美"这一层意思,修改译文将其附加在"补充了《黄帝内经》的不足"的译文 it has supplemented what *Huang Di Nei Jing (Yellow Emperor's Canon of Medicine)* lacks 之后,并具体化为 played an important role in the development of TCM as that of the latter,这样就显得不那么空虚。此外,在修改译文中,句前增加了 to some extent 这样一个短语。这样做既上承前文,又使表述显得客观。最后以因果句式 that is why 引出其成为指导临床治疗的理论基础这样一个事实。大家看看修改后的译文,虽然还可再加推敲,但基本还算通顺、自然吧。

第三个例句是:《伤寒论》是中医学中成功运用辨证论治的第一部专著,为辨证论治奠定了基础,在《素问·热论》的基础上,确立了六经辨证论治的纲领,提出了六经的形证和分经辨证论治的原则。

这是对《伤寒论》的总结。刚学习中医翻译的时候,我曾经对此做了这样的翻译:

Shang Han Lun (Treatise on Seasonal Febrile Diseases) is the first monograph with the successful use of treatment based on syndrome differentiation and has therefore laid the foundation for treatment based on syndrome differentiation. Based on *Heat*

Discussion in *Su Wen* (*Plain Conversation*), it has established the guiding principles of six meridians treatment based on syndrome differentiation, suggested the forms and syndromes of the six meridians and the principles of dividing meridians for treatment based syndrome differentiation.

这个例句的中文是一个结构比较复杂的复句。最初将其译为两个独立的句子,思路好像还是正确的。但在具体翻译时,一些成分的处理还是太拘泥于原文了,所以显得比较累赘一些。比如"辨证论治"在这个句子中出现了四次,原先也同样原封不动地翻译了四次,虽然忠实于原文,但整个译文的结构也显得十分拖沓。同样一个概念在中文的句子中重复出现,倒很正常。但在英语修辞中,这样的重复出现则显得比较忌讳一些。遇到这样的情况,可根据有关概念的内涵,采用不同的手法予以变通式的处理。这样就既可忠实于原文之意,又可使译文显得比较灵活。正是出于这样的考虑,我们可将原来的译文这样修改修改:

Shang Han Lun (*On Cold Damage*) is the first monograph that has successfully applied the theory of treatment based on syndrome differentiation, and therefore laying the foundation for such a therapeutic approach. Besides, it has, in light of the discussion in the Chapter of *Heat Discussion* in *Su Wen* (*Plain Conversation*), decided the guiding principles for treatment based on syndrome differentiation according to the theory of the six meridians, summing up the manifestations and syndromes related to these meridians and the rules for differentiating syndromes concerning specific meridian in clinical treatment.

与原来的译文相比,这样修改的译文就不显得那么拗口了,因为我们对一些主要概念的翻译作了必要的调整。如"辨证论治"在第一次出现时,从实译作 treatment based on syndrome differentiation。第二次再出现时，则以 such a therapeutic approach 予以代译。将 treatment based on syndrome differentiation 改为 such a therapeutic approach，虽然改变了形式，但意义并没有任何的改变。根据上下文的关系，approach 的含义仍然一目了然。这样做不但没有影响原文内涵的再现，而且使译文显得自然顺畅。再如，"六经"在同一句话中出现了两次。如果都译作 the six meridians，就显得有些生硬了。所以修改时，我们可将第一次出现的"六经"译作 the six meridians，第二次出现时，可以 these meridians 予以代译。虽然 meridian 还是重复了一次，但由于 six 没有重复，主要概念的重复基本上还是控制在了一定限度，值得肯定。

此外，在改译中，我们还是适当地采用了一些文内注解以明确文意。如"在《素问·热论》的基础上"，改译为 in light of the discussion in the *Chapter of Heat Discussion* in *Su Wen*（*Plain Conversation*），其中 the discussion 就是根据文意增加的成分，这样就使文意明确了。有没有这个必要，大家还可推敲推敲。将"六经辨证论治"译作 treatment based on syndrome differentiation according to the theory of the six meridians，其中的 according to the theory of 也是根据文意而增加的成分。其实这些成分并不是随心所欲的增加，而是根据原文实际内涵的表达需要而做出的，是对原文内涵的深层剖析而采取的必要补偿手法。这种补偿手法的运用，有时是为了更准确地表达原文之意。比如"六经的形证"，译作 the manifestations and syndromes related to these meridians，其中之所以使用 related to 而没有使用 of，也是从语义的实际出发而做出的，并不是完全为了句法结构的需要。大家应该是理解的。

在改译时，我们有意采用了意译手法翻译一些词语和概念，以便使表达更为具体明确。"分经辨证治疗"译作 differentiating syndromes concerning specific meridian in clinical treatment 就是一个典型的例子。有时出于修辞的需要,我们也可采用同义词来翻译某些相同或相近的概念。比如在翻译"六经辨证论治的纲领"时,将"纲领"译作 guiding principle,就是这样的考虑。而翻译"分经辨证治疗的原则"时,"原则"如果译作 principle,与前文的 guiding principle 在修辞上就有些冲突了。为了避免出现这样的尴尬现象,我们可将"原则"译作 rules。Rules 和 principles 含义相近,但却是结构不同的两个词。从这个例子大家可以看出,同义词的恰当使用当然可以有理想的修辞效果。

顺便说一句,"伤寒"在西方多译作 cold attack 或 cold damage。从国际化发展方面的考虑,我个人翻译《伤寒论》的时候,就不再使用 *Treatise on Seasonal Febrile Diseases* 这一国内曾经常用的译法了,而采用了国际上较为流行的 *On Cold Damage* 这一译法。这一译法见词明意,值得我们加以借用。

第四个例句是:**温病学是研究四时温病的发生、发展规律及其诊治方法的一门临床学科,是我国人民长期与外感热病作斗争的经验总结。**

这句话是对温病的总结,术语不多,但内涵还是有的,值得分析和翻译。此前我是这样翻译这句话的:

The study of warm disease, a clinic specialty dealing with the occurrence, progress, diagnosis and treatment of the disease, is a summary of Chinese people's experience in their long-term struggle against exogenous febrile diseases.

原来的译文总体上看是还是比较可取的,结构也比较完整,语义也比较明确,表达也比较自然。"温病"国内以前多译作 seasonal febrile disease,但近来已逐渐为 warm disease 所取代。这是西方人的译法,以前很难为国内译者所接受,但随着中医药国际化的发展,西方人的译法逐步在国际上普及了,值得我们考虑。这个译法还是比较简洁明了的。虽然以前国内译者对西方人的这一译法持怀疑态度,认为其译法过于轻浅,不太符合中医的原意。但随着中医国际化和中医翻译的发展,简单直观的译法在信息传递方面也有我们意想不到的作用。这方面的发展,应引起大家的注意。另外,将"与外感热病作斗争"的"斗争"译作struggle,显得有些僵硬,此前我也跟大家说过,可以译作 deal with。

"温病学"也有人译作 science of warm disease,当然是可取的。这次我们将其译作 the study of warm disease,从整个句子的语义来看,这样翻译使其内涵更为具体。在本例中,"温病"出现了两次,为了避免重复,我们分别将其译作 warm disease 和 the disease,处理得较为得体。

为使整个句子结构平衡,我们将"是研究四时温病的发生、发展规律及其诊治方法的一门临床学科"部分,以插入语 a clinic specialty dealing with the occurrence, progress, diagnosis and treatment of the disease 的形式设置,还是很自然,很可取。

第五个例句是:**未病之前,重视形体和精神的调养,主张顺四时而适寒暑,和喜怒而安居处,节阴阳而调刚柔,强调了以提高正气抗病能力为主的摄生观点。**

这句话是对中国传统养生的强调,很有意义。这句话内涵丰富,概念众多,翻译先一一梳理,明确其基本含义,然后再根据其实际内涵进行翻译。

这句话中的"未病之前",就是身体健康的意思,用英语说就是 when one is healthy,不必一定照字面译作 before one is ill 或者译作 before the occurrence/onset of a disease。"顺四时",就是顺应季节的变化,用英语说就是 adapt oneself to the changes of seasons。"适寒暑",就是适应气候变化的意思,用英语说就是 adjust oneself to the changes of weather。"和喜怒",就是调整自

己情绪的意思，用英语说就是 balance one's emotions。"安居处"，就是适应居住环境的意思，用英语说就是 adapt oneself to living circumstances。"节阴阳"，基本上指的是节制房事的意思，用英语说就是 check sexual activity。"调刚柔"，就是调理阴阳的意思，用英语说就是 regulate yin and yang。"摄生"，就是养生益寿的意思，用英语说就是 cultivate life or health。通过这样的分析，我们就理清了这句话中基本概念的含义，就理解好了。

从我们中医的角度来看，这句话所论述的是一个相互关联、环环紧扣的养生保健思想。翻译成英文时，可以按照原文的结构，将其翻译成这样一个单句：

Traditional Chinese medicine holds that a healthy person has to take measures to cultivate his body and spirit, adapt himself to the changes of seasons and weather, balance his emotions, adapt himself to living circumstances, check his sexual activity and regulate yin and yang, reflecting the idea of life cultivation through enforcing healthy qi to resist diseases.

这样的翻译，当然有可取之处。虽然译文增加了一些词语，但基本上保持了原文的结构形式。如果从语义层次来分析，这句中医用语所陈述的种种理念和思想也可以不完全并列在一起，可以层层递进，可以相互关联。如"重视形体和精神的调养"是总体思想，是基本观念。而"主张顺四时而适寒暑，和喜怒而安居处，节阴阳而调刚柔"则是达到调养形体和精神所必须凭借的手段和方法。在这些方法中，也存在着互为表里的因果关系。如"顺四时"是前提，而"适寒暑"则是目的；"和喜怒"和"节阴阳"是方法，而"安居处"和"调刚柔"则是目的。既然本句中各语义层次之间存在着这样的纲与目及因与果的关系，翻译时也应予以揭示。而要揭示这样一些关系，译文句式自然也可作相应的调整。比如，我们可以根据语义实际将译文调整成这样：

Traditional Chinese medicine emphasizes the importance for a healthy person to cultivate his body and spirit. To achieve such a goal, he has to take measures to adjust himself to weather changes in different seasons, trying to balance his emotions and adapting himself to living circumstances. Furthermore, he also needs to check his sexual activity to regulate yin and yang. Such a suggestion reflects the idea of life cultivation achieved through enforcing healthy qi to resist diseases.

调整后的译文,结构上显得与原文有一些不同之处,但语义上却显得更为顺畅,而且也有了些层次感。这样的翻译是否恰当,大家可以分析分析。就翻译的程序来说,第一步是理解,第二步是表达,第三步是调整。要译好一句话,需要理解好,需要表达好,也需要调整好。如果调整不好,原文的思想内涵就有些游移不定了。在翻译时,我们一般所重视的只是理解和表达,对调整的关注还比较有限,这就使得译文"节外生枝"。为避免这种情况的出现,对译文的调整和推敲就显得至为重要。

第六个例句是:**中医学认为世界是物质的,是阴阳二气相互作用的结果。**

前面用的几个例句都显得比较冗长一些,这个例句比较简洁明快。快下课了,时间有限,只能再和大家谈谈一个简单句子的翻译了。

大家知道,在中国古典哲学中,"气"的概念应用得非常广泛,其内含也十分丰富,有时指物质,有时指功能。在"阴阳二气"中,"气"当然主要指的是阴阳的基本功能和作用。在汉语中,所谓"阴阳二气",实际上就是指"阴阳"既对立又统一的两个方面。翻译成英语时,自然是 interaction。另外,本例中的"世界",译作 world 就显得有些轻浅,不够准确。根据中国哲学和中医学的基本精神,这里的"世界",实际上指的是宇宙,即 universe。根据我

们的这样分析,这句话似乎可以这样翻译:

Traditional Chinese medicine holds that the universe is material and is the result of the interaction between Yin and Yang.

大家看看,这样翻译还可以吧? 根据刚才的分析,应该还是比较可以的。大家课后开展翻译实践时,多分析分析。今天先讲到这里,下次继续谈,下课。

作业

一、术语翻译

1. 津枯血燥

2. 气阴两虚

3. 内风

4. 肝阳化风

5. 阴虚风动

6. 血虚生风

7. 血燥生风

8. 热极生风

9. 痰瘀生风

10. 内寒

二、语句翻译

1. 邪气虽有发于阳和发于阴的不同,但发病的关键还在于人体正气的强弱。

2. 夫邪之生也,或生于阴,或生于阳。其生于阳者,得之风雨寒暑;其生于阴者,得之饮食居处,阴阳喜怒。

3. 正气存内,邪不可干。

4. 邪之所凑,其气必虚。

5. 中医学认为疾病是可以认识和防治的,提出了"治未病"的预防为主的思想。

6. 疾病是可以认识的,也是可以防治的,"言不可治者,未得其术也"。

7. 中医强调,未病之前要重视形体和精神的调养,顺四时而适寒暑,和喜怒而安居处。

8. 中医提倡节阴阳而调刚柔以提高正气抗病能力为主的摄生观点。

9. 邪风之至,疾如风雨,故善治者治皮毛,其次治肌肤,其次治筋脉,其次治六腑,其次治五脏。

10. 既病以后要及时发现,早期治疗,防止传变。

三、学习总结

第 15 课 "五行"翻译与研究发展

各位同学,早上好!

关于"五行"的翻译,前面已经给大家做过介绍了。今天再给大家做一些总结说明。"五行"学说是我国古典哲学的一个重要组成部分,也是构成中医基本理论的两大基础之一,另一个理论基础是阴阳学说。"五行"比较常见的英语翻译是 five elements,偶尔也有人将其译作 five phases,还有人干脆将其音译为 Wuxing。

在我国有关方面所颁布的中医基本名词术语英语翻译标准化方案中,"五行"的翻译采用了 five elements 这一较为常见的译法。而在去年世界卫生组织(WHO)西太区 2007 年所颁布的传统医学名词术语国际标准中,"五行"的翻译则采用了 five phases 这一使用得并不普遍的译法。在这两种译法中,究竟那一个更符合"五行"的基本内含呢? 对此译界众说纷纭,莫衷一是。

要解决这个问题,我们首先必须了解"五行"的基本含义。只有明确了其具体内涵,才能把握要旨,领会精神,作出合乎客观实际的翻译。

在中国古典文献中,"五行"最初称为"五才",指的是木、火、土、金、水五种具体物质。古代先民在长期的生活和生产实践中认识到,木、火、土、金、水是不可缺少的五种基本物质,故将其称为"五才"。正如《左传》所言:"天生五材,民并用之,废一不可"。意思是说,人类靠自然界木、火、土、金、水这五种物质而生存,缺一不可。《尚书》对"五才"的作用作了更为具体明了的阐释。它说："水火者,百姓之所饮食也;金木者,百姓之所兴作也;土者,万物之所资生,是为人用"。意思是说,人们靠水和火来烹饪饮食;靠金和木来进行工具制作和住宅建设;靠土地来生长庄稼和万物。根据这些古典文献的记载和阐释,"五才"的基本含义自然是 five materials 或 five basic materials。

"五行"学说是在"五才"说的基础上,对其基本内含进行抽象和引申而发展起来的。"五行"的特征自然来自木、火、土、金、水,但实际上已超出了其具体物质本身,而具有更广泛的含义。"五行"学说认为,世界上的一切事物都是由木、火、土、金、水五种物质之间的运动变化而生成的。如《国语·郑语》说:"故先王以土与金、木、水、火杂,以成百物"。意思是说,远古的圣王将土与木、火、金、水相融合而衍生万物。实际是说土和木、金、水、火的相互运动生成了自然界的万事万物。同时,这一学说还以"五行"之间的生、克、乘、侮等四种关系来解释事物之间的相互关系,反映了我国古代朴素的唯物辩证观。这样,本来含义具体的"五才"概念就抽象发展成了"五行"学说。

这个根本性的变化,在其名称中就有充分的体现。"五才"之"才"是物质的意思,即 material;而"五行"之"行"则是运动之意,即 movement 或 interaction。由此可以看出,"五行"译作 five elements 其实是非常不恰当的,因为 element 是静态的,而movement 或 interaction 却是动态的。而 five phases 之 phase 虽然含有一定的运动变化之义,在一定程度上体现了其在一系列或一循环变化中的各种形式,但与"五行"之"行"的基本含义(即运动)仍有一定出入。相比较而言,将"五行"译作 five movements或 five interactions 似较为可取。因为 movement 或 interaction才基本反映了"五行"之"行"的实际内涵。

应当说,将"五行"翻译为 five movements 或 five interactions,不但符合"五行"的基本内涵,而且具有坚实的哲学基础。关于这个问题,哲学家冯友兰先生有过专门的论述。在谈到"洪范"中的"五行"时,冯先生说:"五行在英语里通常译作'five elements',意思是'五种元素'。但如果把它们看作内容固定的五种元素就错了:它们是五种能动的、相互作用的力量。在中文里,'行'的意思是'行动'或'作为'。因此,它的本义应当是五种动因、五种活动。在中国古籍里,也称为'五德',意思是'五种能力'"。

明确了"五行"的基本内涵,其翻译问题也就迎刃而解了。中国文化博大精深,中国医药学理论深奥玄密,将其基本概念翻译成外文并非易事。这需要我们深刻理解相关概念的基本内含,准确把握其精神实质。只有如此,才能明辨是非,才能把握主旨,才能从实而译。

"五行"的内涵与翻译问题,先给作以上分析说。大家如果还有什么问题,接下来我们还可以继续讨论。下面我想再给大家谈谈中医翻译的发展问题,因为我们学会正在组织人员准备编写一部新的汉英英汉中医辞典,我也希望我们班级的一些同学也能参加到编委会中,大家一起努力将中医翻译研究向前推进。

自 20 世纪 70 年代以来,中医药学在西方得到了较为迅速的传播和发展,中医药学对外翻译工作,特别是英语翻译,也随之广泛开展起来。由于西方语言中一般都缺乏中医对应语,给翻译带来了很大的困难。随着中医药对外翻译的深入开展,国内外不少译者开始从中西方文化、语言、哲学、民族心理等方面入手研究中医英语翻译的原则、标准和方法,并以此为指导对中医对外翻译的长期实践进行了系统、深入的总结和归纳。

在实践总结的理论研究的基础上,一批精通英语的中西医结合专家在 20 世纪 70 年代开始着手汉英中医词典的编写,以便规范中医英语翻译的实践,校正中医英语翻译的发展方向。他们做了很多开创性的工作,为中医英语翻译的健康发展和中医英语翻译的学科建设奠定了基础。

由于中医是中国特有的一种医学体系,从理论到实践都与西方医学或现代医学迥然不同。再加上对应语的缺乏,给翻译造成了很大的困难,使得中医英语翻译开始处于一种不断调整、不断更新、不断扬弃的发展状态,尤其表现在名词术语的翻译研究之中。

以"三焦"为例,曾先后 three warmers,three heaters,three burners,tri-jiao 等等不同的译法。20 世纪 80 年代,世界卫生组织(WHO)在对针灸经穴名称进行国际标准化时,将其译为 triple energizer。从目前的使用情况来看,新旧译法亦然并存。再如"五行",较为流行的有 five elements,five phases 等译法,但从"名从主人"的原则和中西方文化交流的大背景出发,根据中医医理和中国文化的固有概念,不少研究者提出,音译"五行"较之意译为好。

这些都反映了中医英语翻译研究的不断深入以及中医英语翻译实践水平的不断提高。翻译研究的不断深入和翻译实践水平的不断提高,客观上要求对新的认识加以系统总结,对新的发现进行归纳整理,编写出新的汉英中医词典,以便指导中医英语翻译研究和实践向更高层次发展。

另一方面,中医翻译的理念在中医对外翻译和交流过程中,也在不断的更新和调整。以"黄帝"为例。以前多译作 Yellow Emperor,不少译者、学者都对这一译法颇有看法,认为此译法不但无益于西方人对中国文化的了解,而且简直就是对中华民族人文初祖的亵渎。然而从历史、文化和民族观念的角度来看,Yellow Emperor 不正明确无误地向西方人传达了中国传统观念中"五行"、"五方"、"五色"的关系以及这些关系对中国文化的生成、中国人世界观的形成和价值观念的构成这一一脉相承的历史发展过程吗? 如果将那些最能反映、最能揭示中国传统文化的字眼和符号舍去的话,那么,我们殚精竭虑地向西方人翻译的、介绍的,就不是完整的中国文化、中国医药,而是被削足剔骨的、面目全非的、不中不西的大杂烩。

对中国文化的深入了解,对中西方文化交流实质的深刻认识,为中医翻译理念的不断更新和调整提供了坚实的基础。这就要求我们在翻译中医和研究中医翻译时,要能深入其里,透彻地了解中医的医理和文化内涵。同时又能浅出其表,明确其在中国文化中的地位,认识其在对外交流中传播医药、宏扬文化的双重作用。惟有如此,才能将中医翻译置于中国文化对外交流的大背景之下。站在这样一个高度上,方能明晰中医翻译所涉及问题的实质,才能真正更新观念。问题的实质搞清楚了,翻译的观念更新了,方法问题也就迎刃而解了。在中医翻译研究中,方法是个性的、灵活的,而观念和原则却是共性的、具有普遍指导意义的。舍弃观念和原则而一味地强调方法,只能是公说公有理、婆说婆有理,结果仍不免各唱各的调,各吹各的号。

基于对中医翻译问题的如上认识,我们对中医英语翻译的长期实践进行了系统的总结,梳理了影响中医英语翻译顺利进行的各种关系,研究了中外译者的翻译思路和方法,根据中医英语翻译的发展趋势和中国文化对外交流的目的和要求——特别是近年来世界卫生组织、国家中医药管理局、国家科技名词术语规范化委员会关于中医名词术语英语翻译国家标准化的研究和实践——我们准备编写了一部汉英英汉中医词典,意在总结历史经验、研究现实问题、展望未来发展,为中医英语翻译的深入开展和中医名词术语英译国际标准化研究提供借鉴和参考。

以往编写中医英语翻译词典时,编者多注意汉英问题,所以当前我们所见到的这类词典多为汉英中医词典。这反映了一定历史时期中医对外交流的现状和方向。随着中国加入 WTO 和西方人对中医和中国文化的了解和认识,这种交流已逐渐由中国人的主动出击转变为西方人的主动参与。这一转变有着重要的历史意义。我们在编写中医英语翻译词典时，当然不能忽视这一"转变"。这就是为什么本词典专门设立英汉部分的原因所在。我们希望，本词典的英汉部分能为广大西方中医爱好者以及前来中国学习中医的西方留学生和研究人员提供一个学习和了解中医的途径。

中医英语翻译不易，编写中医英语翻译工具书更难。这是人所共知的事实，在此无须赘述。编写中医英语翻译词典，无论编写者多么兢兢业业，多么一丝不苟，由于认识所限、时代所限，总有不尽人意之处。有些译法在今天这个历史条件下，根据目前的认识可能是合理的。然而随着时间的推移和认识水平的提高，这些今天尚为合理的译法明日可能就大有修整和重译的必要。这是很自然的，也是正常的。这也正说明了中医英语翻译是一项不断发展、充满生机和活力的事业。

今天我们就先讲到这里，下课。

作业
一、术语翻译

1. 内湿

2. 濡泻

3. 湿胜阳微

4. 内燥

5. 心藏神

6. 心志喜

7. 心主血脉

8. 心主血

9. 心主脉

10. 心其华在面

二、语句翻译

1. 中医认为一切事物都有着共同的物质根源，都不是一成不变的。

2. 各个事物不是孤立的，它们之间是相互联系、相互制约的。

3. 中医学不仅包含着唯物观点，而且还包含着辩证观点。

4. 人体是一个不断运动着的有机整体。

5. 中医认为自然界一切事物的运动都是阴阳的矛盾统一。

6. 阴阳是"变化之父母，生杀之本始"，整个物质世界运动变化的根源在于世界的内部，而不是世界的外部。

7. 生命始终处于气化运动过程之中，没有气化运动就没有生命。

8. 人的生命活动过程，就是人体的阴阳对立双方在不断地矛盾运动中取得统一的过程。

9. 人是自然界的一个组成部分，并与自然界有密切的联系。

10. 人体各组织器官无论在生理上还是在病理上都是互相联系、相互影响的。

三、学习总结

第16课 "阴阳"等概念的翻译

同学们,早上好!

我们今天接着讨论中医基础理论部分跟中医经典有关的概念、用语、句子的翻译问题。上一次我们谈到了《黄帝内经》。还记得《黄帝内经》的英语怎么说吗?也探讨了《黄帝内经》基本内容的相关概念。我们今天接着来探讨这个话题,同时还将谈到中医其他一些经典的相关翻译问题。上一次我们谈到了《黄帝内经》的基本内容,包括藏象、经络、病机、诊法、治则、针灸和汤药等方面的内容。如果大家读过《黄帝内经》这本书或者学过相关的课程,就会发现《黄帝内经》不仅仅是和医学相关的一部经典著作,实际上其内容涉及面非常广,涉及到中国古代的哲学、医学、天文学、地理学、物候学、人文学科和其他自然学科的相关内容。所以我们在谈到《黄帝内经》的内容时,有这样一句话:**在阐述医学理论的同时,《黄帝内经》还对哲学领域的一系列重大问题,如阴阳、五行、气、天人关系、形神关系等进行了深入的探讨。**这句话中出现了几个比较重要的概念。

"阴阳",今天我们翻译这个词语是比较便当的了。我们知道现在都用拼音 yinyang 来翻译。至于首字母是大写还是小写,这是译者的取向问题。从目前的使用情况来说,使用大写和小写都蛮普遍。在我们目前已经有的几个国标和国际标准里,"阴阳"的音译都采用了小写的形式,但在很多书中我们都能看到使用大写的形式。用大写拼音来大概表示"阴阳"是个外来词,用小写大概表示这个概念现在已经被纳入英语语言体系中,已经被学界和一般的研究人员所接受。

　　"阴阳"在早期的翻译中的确是个蛮棘手的问题。因为在英语语言中间，没有一个类似于我们中国古典哲学中"阴阳"这样一个概念。大家在学习物理学的时候，学习电学的时候，有阴极，阳极，negative, positive 这样的一些说法。但这毕竟是非常具体的一个概念，跟我们古典哲学中阴阳学说中的"阴阳"还不完全是一回事。"阴阳"这个概念最初是具体的，以一座山为界，向阳的那一面属于阳，背阳的那一面，即阴面叫做阴。后来我们古代的哲学家们把这种现象上升到哲学的高度，把它看作事物正反两面。所以任何事物都存在着两面，阴的一面和阳的一面。早期的翻译人员也有把"阴阳"翻译成 positive, negative。有的甚至用男女来表示我们古人"阴阳"的理念，翻译成 feminine, masculine 等等。实际上，这都是把一个抽象的概念具体化了，往往使这个概念丰富的内涵被稀释了，复杂的内容被简单化了，用英语来说就是 swept generalization。所以后来的翻译人员，特别是西方一些汉学家们，对中国古典文化中一些特有的概念包括"阴阳"在内用英语很难表达清楚，于是就采用了音译这种方法。音译的"阴阳"已经进入到了英语的普通词汇中去，所以大家在一些词典中，比如说 Webster Dictionary 中就能发现"阴阳"音译的这对概念。

　　在英语中，大家偶尔会发现有些非常常用的词语实际上就是从汉语中借用过去的，也是采用音译过去的。当然，早期由于没有汉语拼音，就用其他的方法，比如威妥玛式拼法翻译过去的。大家知道在英语中有一个词，叫 kowtow，这个词就是当年英国女王派马格尔尼勋爵带领代表团到中国访问，名义上是给乾隆皇帝祝寿，实际上是想同中国建立经济、外贸和政治的外交关系。在现代来讲是非常正常的，但在乾隆时代，我们还是以天朝上国自居，对于这些蛮夷之邦是不大看在眼里的，怎能与他平起平坐建立对等关系？所以马格尔尼到中国来访问时要求拜见乾隆皇帝，中国的大臣目瞪口呆，一个蛮夷之邦，来进贡的使臣有什么资格要求觐见我们的皇帝？后来经过讨价还价，中国的官员同意马格尔尼见乾隆皇帝，但必须是三跪九叩首。尽管这个时候大英帝国已经非常强大了，殖民海外，几乎成为日不落帝国了。但是当时满清帝国的这些官员并不知道，还关起门来称王称霸，以为是老子天下第一。所以对于马格尔尼来说，他认为自己代表的也是一个天朝上国，来到中国访问，对中国皇帝行这种三跪九叩首的臣下之礼是有辱国体的。他不能够接受，但是又必须要见乾隆皇帝。经过漫长的车轮式的谈判和讨价，双方达成一个妥协，马格尔尼同意觐见的时候单腿下跪，这在西方也是一个社会礼仪。对于中国的朝臣来说好歹是给皇帝下跪了，尽管是单腿。但这件事对马格尔尼及他的代表团成员刺激挺大，所以他们回国后就把叩头这样的概念引入了英语语言。

所以现在同学在翻译或者介绍中国古代叩首礼仪的时候，不需要挖空心思用很多词来解释怎么样拱手，怎么样下拜，实际上这个概念早已经被引入到了英语中，直接用一个 kowtow 就可以了。Yinyang 也是这样。我要解释的是，我们常把阴阳作为一个概念来使用，但在翻译成英语的时候我们一般都说 yin and yang，成了两个概念。这个就涉及到如果我们用阴阳作为主语时谓语是用单数还是复数的问题，如果我们说 yin and yang，那谓语显然要用复数，如果我们写在一起，yinyang，谓语要用单数，只是现在这种用法并不多，我们一般还是用 yin and yang。

"五行"的含义与翻译，此前我们已经作了介绍。今天再给大家继续介绍，因为还有的同学课后提出了一些问题。正如此前我所说的那样，现在"五行"有两种比较流行的译法。一种叫 five elements，一种叫 five phases。Five elements 的使用范围比 five phases 要广得多。但在 2007 年西太区所颁布的标准化方案中，五行采用的是 five phases，five elements 只作为一种参考译法。

尽管实际上 five elements 和 five phases 这两种译法非常流行，并且被西太区的标准化方案所接受，但都不是非常地确切，都跟五行学说有一定的距离。五行学说在早期的文献中，叫做五才，指五种材料，five materials，five substances，就像《洪范篇》讲的那样，"天生五才，民并用之，阙一不可"。The natural world provides people with five kinds of materials，without which people couldn't live/couldn't exist."五才"是指木火土金水这五种非常具体的材料。后来人们把"五才"这种概念进一步升华，用来解释宇宙的生成，万事万物的产生，也就是宇宙的本源。认为万事万物都是五行(五种材料)运动变化、生克乘侮的结果。

这种理念的推衍就形成了五行学说，这里的"行"是孕育的意思，具体说就是五种物质之间的生克乘侮，相互运动，相互作用的意思。所以"行"应该是 motions，movements，更准确地说应该是 interaction，five interactions。冯友兰先生在他写的《中国哲学史》中谈到五行学说时，顺便就谈到了它的翻译问题，他说现在人们把五行学说翻译成 five elements，实际上是不对的。因为 five elements 是静止的，静态的，但五行是动态的，指的是五种物质之间的相互关联，相互作用，也就是刚刚所说的 five interactions。这是"五行"的内涵，但是因为 five elements 已经非常地流行，已经被大家广为接受，我们没有必要一定把它改成 five movements，five motions 或 five interactions. 但是我们要有这样一个概念。特别是我们在向西方读者介绍五行学说时，我们应该多说一句话，five elements which refer to wood，fire，earth，metal and water。The so-called theory of five elements actually refer to the theory about interactions of these five elements。做这样一个解释，读者就能比较完整地了解它的内涵。

关于气，我们在第一次的课中给大家做了解释。气，作为哲学意义上的气，我们用拼音，但是作为呼吸之气，就是 breath。大自然中的清新之气,是 air, fresh air。

"天人关系",是我们古人特别看重的一种人与自然的关系。我们提倡人与自然和谐共处,我们古代人一直是这样认为并坚持的。"天人关系"实际上是我们古人说的"天人相应","天人合一"。这里更多讲的是"天人相应","相应"我们一般用 correspondence 表示,"天人相应"就是 the correspondence between man and nature。这里的"天"也可以翻译成 heavens。我们古人所讲的"天"的内涵比较宽泛。有时候指的就是我们头顶上的穹庐,the sky, the heavens。有时候"天"指的是自然界,nature, natural world。"天人关系"可以理解成 the relationship between man and nature/the heavens。"人"我们可以用 man 这样一个单数形式,因为我们知道在英语中,man 单数或复数前面不加定冠词可以指人类。我们从男女平等这种关系来讲,用 man, men 来表示人类似乎有点太武断,太大男子主义。

但是人类发展的历史中充满了矛盾的因素,我们一方面强调男女的平等,一方面又不得不遵循语言基本的规范,基本的发展规律,也就是约定俗成的基本原则。在历史上无论是东方还是西方,自从进入到父系社会后,对女性的歧视色彩一直很浓厚地渗透在文化的各个方面。所以在汉语中,在农村里,大家还可能会听到这样的说法,把妇女叫屋里人,把男子叫外头人。这反映了历史上妇女的地位就是围绕着家里房前屋后转。在英语中也有这样的情况。比如像 20 世纪 60 年代,美国就发生了几件事情,如民权运动,女权运动。在女权运动的时候,有的人主张把 history 这个词改成 hertory。因为历史是男人和女人创造的,但英语中却用 history 来表示,her 就没有地位了。这听起来像一个笑话,却反映了人类历史文化发展过程中对女性非常不公平的待遇。

现在我们参加一些国际会议,如果会议主席是一位女士,我们就用 chairwoman 来称呼,这个也和上个世纪 60 年代美国的女权运动有关系。因为传统上我们称呼主席都是 chairman,根本没有考虑到,或者在过去也不可能有 woman 来坐 chair 这个位置,所以就没有 chairwoman。今天,社会发展了,有女性占据了 chair 这个位置,自然就应该衍生出 chairwoman 这样一个概念。这多少和我们的翻译有点关系。

另外一个概念叫"形神关系",也是中国古典文化中的一对概念,不仅在医疗诊断上讲形神,文学创作、音乐、绘画上也讲形神,特别强调形与神之间的关系。在形和神之间,中国人更注重的是神,大家只要看看西洋的油画和我们中国的国画,大家就能体会出来中国人心目中的神究竟是个什么概念。大家如果欣赏齐白石先生画的国画,就会发现他把神运用得出神入化。齐白石画的可能是几只小虾,或几只小鸡,几株草或鲜花,上面是大量的留白。在外行看来,这不是浪费了吗? 一张纸只用了三分之一,三分之二都是空白。这恰恰体现了中国绘画的形神观。画出来的,染了笔墨的,我们能看得见的,小虾、小鸡、花草都是形,画这些形是为了映衬作者想要表达的神,神在哪里呢? 就是在留白的地方。中国国画留白的地方不是空白,不是什么都没有,而是什么都有。它是作者要表达的神韵凝聚之处。这就像一首美妙的诗词,一篇杰出的散文一样,结尾的时候不是把话说尽了,说完了。否则,甲乙丙丁,1234,ABCD,能想到的全部写出来,这样一篇文章/essay 是一篇流水账,一篇 broken essay,因为读者看了以后不会得到更多的启迪启发,不会给读者留下持久不尽的遐想。就像齐白石画的国画一样,给读者留下了大片的空白,这个空白就是作者的理念,作者要表现的对象的精气神。这是我们在介绍形神关系时顺便讲到的我们中国人对形和神关系的认识。

"神"在中国文化和中医药学里都是非常重要的概念,上次我谈到人体的三宝:精、气、神时已经给大家介绍了一点形神的概念。其内涵也是相当的丰富,不是一两个英语词语所能表达清楚的。我们看到神时,很自然地就想到了英语中间的一个词,spirit。用 spirit 来翻译"神",是不错的,但是在任何情况下都用 spirit 来翻译"神"就显得有些局限了。"神"在有的情况下指的是 spirit,有的情况下不一定完全是 spirit。我们讲"形神关系"中的"神"多多少少可以用 spirit 来表示,因为"形"指的是 physical aspect,"神"指的是 spiritual aspect,这两者是相互映衬的。但我们谈到"心主神"的时候,这个"神"它更多的和我们的思维有关,也就是和 thinking 有关,和 mentality 有关。又如在四诊望诊中,有一个方法叫望神,这个"神"也可以理解成 spirit,但这个"神"更多的是指病人外在的言谈举止、面色、眼神等外在的表情。因为望神,你瞧的是病人的面色、面容、眼神。这个"神"就是指 facial expression,visual expression;有时候这个"神"还指的是病人和医生交流中,他的应变表现,就是 response.

今天先随便谈到这里,下课。

作业

一、术语翻译

1. 急则治标

2. 缓则治本

3. 标本兼[同]治

4. 因时制宜

5. 因地制宜

6. 因人制宜

7. 扶正祛[达]邪

8. 扶正固[培]本

9. 祛邪扶[安]正

10. 攻补兼施

二、语句翻译

1. 人体各个组成部分之间在结构上不可分割，在功能上相互为用，在病理上相互影响。

2. 中医学强调人是自然界的一个组成部分，并与自然界有着密切得联系。

3. 通过长期的医疗实践，中医学认识到人的精神活动和生理活动之间的内在联系。

4. 人有五脏化五气，以生喜怒思忧恐。

5. 怒伤肝，喜伤心，思伤脾，忧伤肺，恐伤肾。

6. 人体的精神活动和生理活动之间的关系，并不是机械的，但精神意识对形体健康的反作用，却是确定无疑的。

7. 疾病的标本反映了疾病的本质与现象、原因与结果、原生与派生等几方面的矛盾关系。

8. 中医学的"标本缓急"理论，已经触及了根本矛盾、主要矛盾和次要矛盾的关系问题。

9. "本"指疾病的主要矛盾，"标"指被根本矛盾所规定和影响着的其他矛盾。

10. 治病必须抓住疾病的根本矛盾，即所谓"治病必求其本"。

三、学习总结

第 17 课　与《黄帝内经》相关的一些句子的翻译

各位同学,下午好!

此前给大家介绍《黄帝内经》时,我曾告诉大家,《黄帝内经》在讨论医学理论的时候,不断拓展其哲学思想,如阴阳、五行、气、天人关系、形神关系等这些概念的翻译问题我也谈了,特别是形神关系的翻译给大家做了比较多的介绍,从我们中国人文的角度做了分析。谈到翻译的时候"形"指 physical aspects,"神"spiritual aspects,所以"形神关系"可以翻译成 the relationship between physical aspects and spiritual aspects,或者"形"可以简单理解为 body,"神"spirit,"形神关系"也可以翻译成 the relationship between the body and spirit。我们再看这句话究竟怎么翻译。前面说"在阐述医学理论的同时","阐述"我们用 discuss,也可以用 expound,elucidate 等词语来表示,这里我们就用一个最普通的词 discuss。我把整句话给大家翻译一下:

In discussing the theory of medicine, *Yellow Emperor's Canon of Medicine* has extended its discussion to such philosophical issues or such philosophical concepts as Yin and Yang，five elements, qi，correspondence between man and nature as well as the interaction between human body and spirit.

"形神关系"从字面意思也可以理解为 the relationship between human body and spirit。深层次来讲,指人肉体部分与精神部分相互影响、相互作用的关系,所以也可以翻译成 interaction between body and spirit。当然,翻译成 the relationship between human body and spirit 也是 understandable。这是这句话的翻译。

在谈到《黄帝内经》理论的创建和发展以及对中国文化的影响,我们教科书上有这样一句话:《黄帝内经》**在医学科学发展的基础上,丰富和提高了哲学理论,把先秦以来唯物主义哲学理论向前推进了一步**。这句话基本上没有特别的概念和词语需要我们来细致讨论,但在表述方面我们还是要注意几个问题。一个是"《黄帝内经》在医学科学发展的基础上","发展"是名词,实际上这句话是说《黄帝内经》在探讨、在解析、在分析、在论述医学的基础上,"基础"不一定要翻译成 foundation,"在医学科学发展的基础上"实际上是在医学科学发展方面。所以这部分我们做这样的翻译: in expounding or discussing medical sciences or medical theory,做一个状语。在讨论医学的同时,《黄帝内经》"丰富和提高了哲学理论",*Yellow Emperor's Cannon of Medicine* has also enriched and developed Chinese philosophy or classic Chinese philosophy。"丰富"自然是 enrich,"提高"可以用 improve,也可以用 develop。"把先秦以来唯物主义哲学理论向前推进了一步","推进了一步"实际上就是提高了,或者促进了发展。"先秦"就是 the period before Qin Dynasty (221 BC – 206 BC),秦朝建立于公元前 221 年,公元前 206 年灭亡,这个时间段我们要作为一个文内补充说明放在 Qin Dynasty 后的括号里,利于读者了解 Qin Dynasty 究竟是历史上哪段时间。

"把先秦以来唯物主义哲学理论向前推进了一步",简单地说就是 further develop or further improve the ideas of materialistic philosophy conceived before Qin Dynasty。"推进了一步"强调极大地促进了,我们可以用一个副词 significantly develop or improve。"把先秦以来唯物主义哲学理论向前推进了一步",我

们可以用伴随状语来说明《黄帝内经》对哲学的贡献，significantly developing or improving the ideas of materialistic philosophy conceived before Qin Dynasty。因为前面"提高了哲学理论"，我们用了 develop，后面"推进了一步"我们用 improve，避免一句话中间重复使用 develop。把整句话联系在一起，我们可以做这样的翻译：

In expounding or discussing medical sciences or medical theory，*Yellow Emperor's Cannon of Medicine* has also enriched and developed classic Chinese philosophy， significantly improving the ideas of materialistic philosophy conceived before Qin Dynasty (221 B. C. – 206 B. C.).

"Conceived"是孕育、形成的意思。这个唯物主义哲学是什么时候形成呢？先秦以前。注意"conceived"这个词语。这是《黄帝内经》对哲学发展的一个贡献。在谈到《黄帝内经》在当时世界范围内先进性的时候，我们有这样一句话：**《黄帝内经》中的很多内容已经大大超越了当时的世界水平**。"超越"我们可以用 exceed 来翻译，当然我们还可以用其他一些词语，比如 surpass，top，go beyond 等等。这里我觉得比较贴切的词语可能是 exceed 和 surpass。"大大"我们可以用 significantly，remarkably，greatly 等副词来表达，"世界水平"world level。我们可以用"许多内容"做主语，当然"许多内容"实际上指它的理论和实践，我们用 much of the content 似乎不够不明确。Much of the content has exceeded the world level，听起来蛮虚无的，所以这里我们可以具体化成 much of the theory and practice。"《黄帝内经》中的很多内容"就是《黄帝内经》中的理论和实践，这些理论和实践实际上就是《黄帝内经》所讨论的，所分析的。这里还可以对 the theory and practice 做一些限定，这句话可以这样翻译：

Much of the theory and practice discussed in *Yellow*

Emperor's Canon of Medicine or analyzed in *Yellow Emperor's Canon of Medicine* has already exceeded the world level at that time.

把这句话拿出来讨论主要是向大家介绍我们在翻译中间化一般为具体的操作理念,有一些概念在汉语中间是一般性的,比如"内容"翻译成英语 content,比较泛的。而这里语义其实比较具体,什么超越了当时的世界水平?它的理论和实践。为了译文表达更加明确、更加明晰,就要把一般化的概念具体化,把这个"内容"具体化为 theory and practice。字面上看起来跟原文有出入,不那么重视原文,实际上这是对原文最大的忠实。所以,在翻译的时候我们需要吃透原文的思想,充分了解了原文一些概念的基本内涵,然后再以更加明确的形式再现原文,便于译文的读者来理解。就像我们中国人历来强调君子的风度一样,我们汉语语言比较讲究含蓄,不要太张扬,要话到嘴边留三分,讲一点儿留一点儿。我们都是生活在这样千年一脉的文化背景下,尽管对方没有完全把话讲完,其实我们已经理解了他讲话的基本内容,不需要他全部讲出来。

但英语国家文化跟我们中国文化有着很大的不同,鼓励这种具体化、细节化、明晰化的表达,所以我们在翻译汉语一些内容的时候,尽管内容蕴含的语义隐藏在字里行间,作者并没有完全表达出来,我们在翻译的时候要采用一些补救的措施,要么文内注解,要么文后注解,总之要给读者提供充分理解原文内容的途径。不然,西方读者看了我们的译文可能会觉得模棱两可,有些没头没尾,抓不住要领,不知道我们要表达什么意思。所以在翻译的时候,为了便于读者的理解,我们要对原文中间比较含蓄的、比较泛的概念具体化。特别是我们中医在谈到一些禁忌时,会用一些非常隐晦的词语。比如说女性生育不久就过夫妻生活,中医有一个词语就叫"阴阳早合",听起来跟 sex 好像没任何关系,但是 sex

的语义就暗含其中,所以在翻译这个概念的时候如果从字面处理成 early combination of yin and yang,那可以说什么意思也没告诉读者,比较 practical 的做法就是把比较隐晦的表述方式具体化,就是 early sexual intercourse or early coitus。尽管回译成汉语太直白,太没有内涵,太不够典雅,但英语语言就这样。

当然英语中间也有一些禁忌性比较隐晦的说法,相比较而言,我们中国人在这方面走得更远一些。西方觉得可以公开讨论的东西我们中国反而要遮遮掩掩加以描述。下面我们继续看《黄帝内经》在对人体生理病理、自然关系方面的论述,比如谈到形态学方面的时候,我们的教科书上有这样一句话:**在形态学方面,《黄帝内经》对人体骨骼、血脉的长度,内脏器官的大小和容量等的记载,基本上是符合实际的。**"形态学"就是 morphology,"人体的骨骼"skeleton,"血脉"就是血管,在我们中医经典著作中间,"经脉"侧重讲的是"经"meridian,"血脉"自然就是 blood vessels,"内脏器官"就是 viscera,"大小"就是 size,"容量"就是 capacity,这句话我们可以简单地做这样的翻译:

In morphology, the records in *Yellow Emperor's Cannon of Medicine* about human skeleton, length of vessels, size and capacity of viscera are basically correct.

"符合实际"就是符合人体结构的实际,也就是说基本上是正确的。所以,我们把"基本符合实际"翻译成 basically correct,"内脏器官"我们可以简单翻译成 viscera,当然,也可以翻译成 internal organs. 在血液循环方面《黄帝内经》有比较经典的论述:心主血脉。在我们教科书中间就有一句相关的话:**在血液循环方面,《黄帝内经》提出了心主血脉的观点。**这句话的翻译倒是蛮值得我们推敲的。"血液循环"自然是 blood circulation,"在血液循环"方面我们可以说 in blood circulation,或者 in terms of blood circulation,那么"《黄帝内经》提出了心主血脉的观点",这个"主"

我们一般可以用 govern，control，manage 这几个词来翻译，但习惯上我们用 govern，"**心主血脉**"可以译为：

The heart governs the blood and vessels.

"**主血脉**"可以从两个方面来理解：主血和主脉，所以就翻译成 the heart governs the blood and vessels；"血脉"我们也可以看成单一的概念 blood vessels，所以，也可以翻译成：

The heart governs blood vessels.

这里我想跟大家谈一点儿跟我们翻译似乎有些距离的话题。这个话题是关于血液循环的。在《黄帝内经》中间有这样一个记载：**血液在脉管中间流行不止，环周不休**。翻译成英语就是：

The blood circulates continuously or endlessly in cycles in the vessels.

这个记载非常非常重要，十分有意义。因为《黄帝内经》成书于春秋战国到两汉时期，距今有两三千年的历史，它已经发现了血液在人体内是循环的，环周不休的。大家可知道在西方血液循环是什么时候发现的呢？是英国人哈维斯在公元 1628 年发现的，所以我们常常很自豪地说我们中国人早在两千多年以前就发现血液在人体内是循环的，而西方人直到 1628 年才发现血液在人体内是循环的。似乎西方人非常地蠢笨，中国人非常的聪明。这个观点对不对呢？也对，也不对。对，是因为我们的《黄帝内经》在两千年以前已经有了血液是循环的记载。不对，是因为这两种关于血液循环的认识基础是不同的。

不管怎样，我们对血液循环的这种认识也是非常非常重要的，对世界医学的贡献也是非常巨大的。这个发现也充分地展示了我们中国先民在认识论方面的超前性。我们两千多前的古人跟西方人一样在没有先进的技术、没有先进的设备对人体进行微观细致地研究，但我们古人发明了一些简单的，但又非常有效的补充手段，这个手段我们中医上叫"**取类比象**"，即按照事物的结构形态,对它进行归类式的研究。这相当于英语里讲的 analogy,类比法,我们把形态结构相类似的事物归为一类,其中某一种事物具有某一种功能作用,我们就认为其他事物也有相同或相近的功能和作用。我们最经典的类比就是把人和天地比较,认为人是一个小宇宙,而天地是个大宇宙,尽管一小一大,但在形态和结构方面,有很大的 similarity,所以我们古人就从看似非常荒诞的推论中得出了近乎完美的结论。

今天就讲到这里,请大家认真思考,下课。

作业

一、术语翻译

1. 先攻后补

2. 寓攻于补

3. 寓补于攻

4. 正[逆]治法

5. 寒者热之

6. 热者寒之

7. 虚则补之

8. 实则泻之

9. 先补后攻

10. 反[从]治法

二、语句翻译

1. 在区分了病的标本,确定了治疗的主次先后之后,就要采取措施进行治疗,使阴阳的相对平衡得以恢复。

2. 中医学总的治疗原则是针锋相对,如寒者热之,热者寒之,虚者补之,实者泻之。

3. 中医学采用与证候性质相反的药物进行治疗,就是利用了矛盾既对立又统一的辩证法原理。

4. 正治反治不仅运用了矛盾的斗争性,也运用了矛盾的统一性。

5. 中医学认为,疾病的种类和病人的条件是复杂多样的。

6. 同一种疾病,由于地域、气候、季节、生活、环境、职业和体质的不同,治法就应有所区别。

7. 治疗疾病既要考虑矛盾的普遍性,也要充分注意到矛盾的特殊性。

8. 凡治病不察五方风气,衣食居处各不相同,一概施治,药不中窍,医之过也。

9. 中医异法方宜的治疗原则,蕴含着把事物的一般性和特殊性结合起来的辩证法思想。

10. 病治异同包括"同病异治"与"异病同治"两个方面,这是中医治疗上的灵活性。

三、学习总结

第18课 与《难经》相关的
一些句子的翻译

各位同学,早上好!

上次讨论中医翻译问题时,我向大家讲到了类比的概念。我们古人说天是圆的,所以人头是圆的,地是方的,因为古代种的地叫"井田",即便不是"井田",农民种地的时候总是把地分成一块一块的条形来进行耕种,由此我们古人就总结出地是方的。所以人的脚也是方的,我们人的脚起码不是圆的,说它是方的,不近正方,但它也并不是圆的,它有方的这样一种迹象。所以说天是圆的,地是方的,所以人的头是圆的,人的脚是方的。那么天上有星星,有日月,所以人头上有眼睛,地上有土壤,所以人身上有肌肉muscles,flesh。土壤里有石头,有岩石,所以我们肌肉里边有骨骼,土地上有河流,所以我们人体里有血脉。古人能看到人体的血脉实际上是人体的静脉,河流里的水总是不断地日复一日地从西向东流,我们古人也就联想到我们人体中间的血液也应该是这样周而复始、环周不休地循环流动。所以《黄帝内经》里所认识到的血液在脉管里流行不止、环周不休是这样得出来的,是按照取类比象、天人相应这样一种观点出发推演类比得出的这样一个几乎完美的结论。

哈维斯在1628年怎么发现血液循环呢?通过实验,通过解剖,也就是通过现代意义上的实验研究发现的。血管是怎么构成的,血管壁上有一些什么样的结构,心脏左心房右心房左心室右心室又是怎样运作的,血液到心脏又是怎样泵出来的,通过实验研究,从科学的角度揭示了血液循环的 mechanism。尽管哈维斯跟《黄帝内经》发现血液循环结果是一样的,但过程不一样,从某种意义上讲性质也是不一样的,哈维斯的发现标志着现代科技在医学研究领域中的重大应用和发现,奠定了西方现代医学发展的基础,而《黄帝内经》的发现仅仅是通过类比。当然意义也非常重大,也为中医学的发展奠定了生理学基础,但毕竟跟哈维斯血液循环的发现不可同日而语。这是我们谈到心主血脉,血在脉管中流行不止,环周不休的时候,顺便给大家介绍一点儿知识。

在对外介绍我们中国医药的时候,我们要说的话必须要说完整,但是我们也必须要客观准确,要尊重历史事实,不能夜郎自大,不能从我们中国人在两千年以前就得出了血液循环的结论比哈维斯要早多少年,就过多地强调我们自己的先进性而忽略了两者之间的差异。我已经介绍了心主血脉,流行不止,环周不休这样一些经典词语和 sentence 的翻译。《黄帝内经》之后中国历史又出现了一部非常重要的学术著作,这就是秦越人或者扁鹊写的《难经》。在谈到《难经》的时候我们教科书有这样一句话:**《难经》是一部与《黄帝内经》相媲美的古典医籍,系秦越人所著,成书于汉之前**。这里"难"读四声,不能读二声,"困难","难题"二声,"《难经》"四声,这个"难"是问难的意思,实际上就是 ask questions,或者用英语里一个词就是 inquire。西方一些汉学家在研究翻译《难经》的时候,把《难经》翻译成 *Classic of Difficult Issues*,把"难"翻译成 difficult issues,尽管不是太准确,但也还可以,基本上表达了这层意思,因为《难经》问了 81 个问题,既然是作为问题来问,说明不是 simple issue,应该是需要我们研究、探讨、分析的问题,所以翻译成 difficult issues 基本上表达了原文的意思。"经"我们还可以用 canon 来表示,《难经》我们还可以翻译成 *Canon of Difficult Issues* or *Canon on Difficult Issues*。

当然《难经》可以采用音译,但问题是不了解的读者会读成

"难(二声)经"，跟我们江苏的省会南京联系在一起。我们看"和《黄帝内经》相媲美"，"媲美"怎么翻译呢？实际上《难经》as great as *Yellow Emperor's Canon of Medicine*，这里我们翻译的时候似乎可以采用一个轻化形式的处理，不一定真要做一个比较。"古典医籍"，"古典"我们前面讲了，可以用 classical Chinese literature，"医籍"就是 classical Chinese medical literature。实际上我们也可以简单地理解为它是一部古典医学著作，another classical Chinese medical cannon，or another ancient Chinese medical classic。"系秦越人所著"，大家注意这句话用了一个肯定语气，这部书 written by Qin Yueren or Bianque。实际上，从历史记载来看，从现在严格的历史研究来看，这也仅仅是一种传说，不一定真的是秦越人所写，就像《黄帝内经》不是黄帝所写一样。因为我们古人喜欢托古，自己写一本书，然后署古人的名字，这样就显得更加重要，更加容易被传承下去。这里我们可以考虑历史发展的事实，可以增加几个词对其加以说明，比如"古典医籍"another ancient Chinese medical classic which，according to legendary story（根据传说），was written by Qin Yueren。这样就比较客观一些，不是那么武断、肯定。

这个秦越人是谁呢？学习中医的人知道，当然研究中国文化的人也知道。但一般的读者恐怕不是那么清楚，所以在翻译这句话的时候也要增加一点解释，采用文内注解，用一个非限制性定语从句对秦越人做一个介绍。谁是秦越人？我们可以加上这样一句话 who was a great doctor in Spring and Autumn period，这样读者接受的秦越人的信息就比较完整。所以在翻译我们中国的一些文献、典籍或者有关这方面内容的时候，我们可能会遇到一些人物和书籍，都应该采用文内注解的方式，后面用一个非限制性定语从句说明他是一个什么样的人，生活在什么时代，是怎么样的一本书，是什么时代由什么人撰写的，这样我们给读者传递的信息就比较充分、比较完整。我们看下面"成书于汉之前"，"成书"一方面指编纂成书，第二指问世，现在表示"问世"一般就用 publish，但是在汉之前，我们纸张还没有发明出来，纸张的发明我们现在认定的是东汉时期宦官蔡伦，在汉之前先秦时期，也可能有纸张发明和使用的迹象，但毕竟没有明确的文献记载，所以这里"成书"我们最好用 compiled or written 来表述。publish 意味着我们现在意义上的出版，所以"成书于汉之前"我们可以把它翻译成 compiled before the Han Dynasty。

当然，如果一定用 publish 似乎也未尝不可，虽然古人没有我们今天的出版机制，但一本书编好之后大家互相地传抄，某种意义上也是一种出版，所以，大家愿意用 publish 也是 understandable。另外我再补充一点儿，"汉之前"这个"汉"是什么时代呢？今天在座的诸位恐怕对这个准确的时间段也不是很清楚，所以在翻译的时候"汉"后面也要加个括号进行注解。公元前 206 年刘邦建立汉朝，一直到公元 220 年曹丕夺取帝位之后汉朝就灭亡了，所以括号内应该注上公元前 206 年至公元 220 年，给读者提供一个了解中国朝代的信息。作为书名我们都可以用音译，《难经》音译尽管会跟江苏的省会南京相混淆，但后面可以做一个文内注解，比如我们可以采用这样一种翻译方法进行翻译：

Nanjing，(*Canon of Difficult Issues*) a canon of difficult issues, is another ancient Chinese medical classic, which, according to legendary story, was written by Qin Yueren, who was a great doctor in Spring and Autumn period, and published before Han Dynasty.

And 前面还有个逗号，这是一个非限制性定语从句修饰秦越人，and 后面跟前面 written 是并列的，也就是说 was written by Qin Yueren and published before Han Dynasty，中间插入了一个 who was a great doctor in the Spring and Autumn period。这样

这句话就基本上完整地表达了原文的意思。在谈到《难经》的时候我们教科书上有这样一句话：**《难经》补充了《黄帝内经》的不足，跟《黄帝内经》一样成了后世指导临床实践的基础**。"补充"我们用什么词来翻译呢？我们可用 supplement，"不足"字面上是 insufficiency or deficiency，如果我们真用这两个词，那在表述上就词不达意了。所谓"补充了《黄帝内经》的不足"，那就是《黄帝内经》里没有谈到的，它也谈到了，没有论述的，它也论述了，它补充了《黄帝内经》中间没有论述的东西，所以我们可以这样翻译：

Nanjing（*Canon of Difficult Issues*）has supplemented what *Yellow Emperor's Cannon of Medicine* lacks, laying the theoretical basis for clinical practice of later generations as that of *The Yellow Emperor's Cannon of Medicine*.

"后世"实际上指后来的医家，我们常用 later generations 来翻译，就是我们说的下一代，下一代的下一代……，"跟《黄帝内经》一样"，我们用了 as that of *The Yellow Emperor's Cannon of Medicine*。"补充"，supplement 后面常跟 to，在我们古医籍中间有很多书是为了补充某一部书而编写的，比如补充《本草》的我们有《本草拾遗》。如果我们要翻译，那就是 *Supplement to Materia Medica*，对《本草》的补充。我们书名中间的什么的拾遗，什么的补缺，都可以用 supplement to 来表示。在谈到医学发展的时候，我们经常在教科书上看到这样一句话：**两汉时期中国医药学发展迅速，在理论研究和临床实践方面都取得了显著的成就**。"两汉时期"指的是东汉和西汉，我们可以采用两种翻译方法。一种直接翻译成 during the West Han Dynasty and East Han Dynasty，然后分别在括号内注上延续的时间，另一种我们还可以笼统地看作汉代 during the Han Dynasty（公元前 206——公元 220）。"中国医药学发展迅速"traditional Chinese medicine developed fast，"在理论研究和临床实践方面都取得了显著的成就"made great achievements in both theoretical study and clinical practice。这句话合起来，译文应该是这样的：

During the Han Dynasty（206BC—220AD），traditional Chinese medicine developed fast and made great achievements in both theoretical study and clinical practice.

在东汉中国医药发展史上出现了一个承前启后的人物张仲景，他使我们中国医学从理论医学发展成了临床医学，据说在世界卫生组织总部里边就有张仲景的一尊铜像，纪念他在医学方面的贡献。在我们的教科书上可以看到这样一句话：**东汉末年，著名医学家张仲景在《内经》和《难经》理论基础上进一步总结了前人的医学成就，结合自己的临床经验，写成了《伤寒杂病论》。**"《伤寒杂病论》"作为一个书名和疾病的名称倒很值得我们探讨探讨。"东汉末年"就是 the late East Han Dynasty，东汉后边我们应该注解下持续的时间。张仲景这个名字音译之后后面括号应该加上他生活的年代，他大概生活在公元 150 年到公元 219 年。《伤寒杂病论》有两个疾病的名称我们先探讨一下：一个是伤寒，一个是杂病。伤寒一般指的是外感，寒邪所引发的一些温热性的疾病。早期对伤寒的翻译比较复杂，如果大家看看 20 世纪 80 年代左右的汉英中医词典，对伤寒的翻译是这样的：exogenous febrile disease，也就是外感温热性疾病。Exogenous 有两部分组成，exo—表示外面的，外在的，—genous 导致，引起，exogenous 就是源自于外部的，febrile 热性的。杂病现在不少人仍然翻作 miscellaneous diseases，miscellaneous 就是乱七八糟，杂七杂八的意思。其实这里"杂病"类似于 complicated diseases，疑难杂症，或者 obstinate or stubborn disease，病程漫长，缠绵不休，难以治愈。

"论"实际上含有 discussion 的味道，以前把"论"常翻译作 treatise，因此《伤寒论杂病论》就翻译作 *Treatise on Exogenous Febrile and Miscellaneous Diseases*。现在"伤寒"翻译得很简单，

译作 cold attack。以前西方把伤寒翻译作 cold attack，我们感觉太表面化，现在感觉还是抓住了疾病的本质，另外也比较简单，跟汉语字面结构也比较接近，容易使人见词明义，交流使用比较便当，所以我们也逐步接受了 cold attack 这种译法。过去西方把温病翻译成 warm disease，我们也觉得有点儿表面化，有点儿简单化，我们翻译作 seasonal febrile disease，季节性温热病，相对 warm disease 而言，显然不能见词明义，跟原文的概念在结构上有一定的差距，在交流方面没有 warm disease 显得直观便当，所以现在 warm disease 比较流行，也成为国际标准的一个译法了。"总结前人的医学成就"，"总结"我们可以用 summarize，也可以用 study，也可以表示继承了前人的成就。"结合自己的临床实践"，可译为 combining with his own clinical experience, or incorporating with his own clinical experience or practice。

这方面的翻译，大致就是这样。课后大家可认真总结总结，下课。

作业
一、术语翻译
1. 寒因寒用
2. 热因热用
3. 塞因塞用
4. 通因通用
5. 调理［平］［整］阴阳
6. 辛温解表［发汗］
7. 发汗解表
8. 疏风散寒
9. 散寒清肺
10. 辛凉解［透］表

二、语句翻译

1. 所谓同病异治,指同一疾病,由于地域、气候、季节、体质等因素的不同以及病情的发展、病机的变化与邪正关系的差异,采取不同的方法进行治疗

2. 所谓异病同治,指不同的疾病在其发展过程中出现了相同的病机变化时,采用相同的方法进行治疗。

3. 不论是同病异治还是异病同治,都必须遵照"必伏其所主,而显其所因"的原则。

4. 中医学是从运动的观点而不是静止的观点,从相互联系的观点而不是从孤立的观点,来看待疾病的发生和发展。

5. 注意疾病的阶段性,是辩证观的体现。

6. 整体就是统一性和完整性。

7. 中医学的理论体系是在唯物论和辩证法思想的指导下,经过长期的临床实践,逐步形成和发展起来的。

8. 中医学的理论来源于实践,反过来又指导实践。

9. 中医学理论体系的基本特点是整体观和辩证论治。

10. 中医学非常重视人体本身的同一性、完整性及其与自然界的相互关系。

三、学习总结

第 19 课 《伤寒杂病论》的翻译

各位同学,下午好!

今天要安排大家从事翻译实践了,主要体会如何翻译中医典籍。在翻译之前我再把《伤寒杂病论》的译法给大家讲一下。《伤寒杂病论》可以用拼音来翻译,因为是书名;另外,用以前老的译法翻译成 *Treatise on Exogenous Febrile and Miscellaneous Diseases* 也是有文献基础的;如果我们用现在通行的,把"伤寒"翻译成 cold attack or cold damage,整部书翻译成 *Treatise on Cold Attack and Miscellaneous Diseases* 也还可以。"东汉末年,著名医学家张仲景(公元 150—219 年)在《内经》、《难经》理论基础上,进一步总结了前人的医学成就,结合自己的临床实践,写成了《伤寒杂病论》。"这句话我们可以做这样笼统的翻译:

In the late East Han Dynasty(25AD—220AD), Zhang Zhongjing(150AD—219AD), an outstanding physician, wrote a book entitled *Shang Han Za Bing Lun*, or *Treatise on Cold Attack and Miscellaneous Diseases*, by further summarizing the medical achievements made by doctors before him and incorporating with his own clinical practice, according to the theories discussed in *The Yellow Emperor's Canon of Medicine* and *Canon of Difficult Issues*.

把"在《内经》和《难经》理论基础上"放在句后,这样使整个句子就显得更平稳一些。大家知道张仲景的《伤寒杂病论》被后世医家一分为二,就是中医院校两大经典课程——《伤寒论》和《金匮要略》。"《伤寒论》"前面我们谈到了，把它翻译作 *Treatise on Exogenous Febrile Diseases*，or *Treatise on Cold Attack*，我们这里主要看看《金匮要略》该怎么翻译。我们习惯上把"要略"翻译作 synopsis 或 essentials，"金匮"翻译作 gold chamber 或 golden cabinet，它本来指古人藏书的匣子，或者说书柜。《黄帝内经》里讲的"灵兰秘典"，就是黄帝藏书的灵兰之室，"金匮"也是指古人藏书的地方，强调这本书非常重要，所以称之谓"金匮"。我们习惯上把它翻译作 *Synopsis of Gold Chamber*，也有的译作 Essentials of Golden Cabinet 可以看成是比较规范的一个译法。刚才我给大家提到了张仲景把我们中医学由理论医学发展成了临床医学，他的贡献就体现在《伤寒论》这本书里面，所以谈到《伤寒论》的时候有这样一句话：**《伤寒论》是中医学成功地应用辨证论治的一本专著，为辨证论治奠定了基础。**

"辨证论治"的翻译问题我们前面讨论过了，就不重复了。这里有一个词语"专著"，在英语里也有一个对应的词 monograph，我们看看这句话该怎么去翻译。这句话出现了"辨证论治"，一个概念出现了两次，我们在翻译的时候是不是要重复一次呢？在汉语中间重复一次我们不觉得拗口，也不觉得句法方面有什么问题，但在英语中间一个主要概念在一句话里连续出现两次，从修辞学方面来讲似乎有所欠缺，所以第一个"辨证论治"我们可以翻译作 treatment based on syndrome differentiation，第二个"辨证论治"我们就不需要重复，应换一种方式来处理。"辨证论治"是一种方法，前面已经出现，后面我们可以用一个词语来替代，比如 such an approach 来替代"辨证论治"，因为有前后部分的照应，读者仍然可以理解 such an approach 指的是前面的 treatment based on syndrome differentiation，意思表达的关联性是完全一致的，但从表达方面来讲并没有重复，从文学修辞方面来讲有可取之处。翻译这句话的时候我们仍然可以把《伤寒论》作为一个主语，然后用一个系表结构加从句的形式。我们可以这样翻译：*Treatise on Cold Attack* is a first monograph that has successfully made application of treatment based on syndrome differentiation in the history of traditional Chinese medicine，therefore laying a foundation for such an important approach。

这样这个句子的意思就比较清楚了。大家注意到了我这里用了一个现在时和现在完成时。《伤寒论》是写在一千多年前的东汉，我为什么用了一个现在时和现在完成时呢？是为了说明一个事实：这本书现在仍然是我们中医教学、临床实践、科学研究的指南，一本不可或缺的经典之作，一直发挥着历史上曾经发挥的作用，所以这部书的学说以及它对中医发展的影响是持续的，是完整的，没有中断的。这是《伤寒论》关于辨证论治的发展和应用。前面我们说了《伤寒论》为辨证论治奠定了基础，那《伤寒论》究竟是怎么进行辨证论治的呢？它确立的辨证论治的纲领是什么呢？在我们教科书上是这样描述的：**《伤寒论》在《素问·热论》的基础上确立了六经辨证论治的纲领，提出来六经的形证和分经辨证治疗的原则。**这句话看起来比较复杂，里面又涉及了一些概念，我们先来理顺一下看这些概念用英语怎么表达。

我们知道《黄帝内经》是由两本书构成——《素问》和《灵枢》，"《素问》"一般翻译成 *Simple Conversation*。由于对《素问》这个名称有不同的理解，有人认为"素"就是平素的意思，daily，也有人认为"素"是 basic 的意思，"素问"就是对如人与自然、天人相应等一些基本问题进行的问答，所以一般翻译成 simple conversation。但是如果翻译成 simple conversation，一些学者会有不同的看法，因为我们今天读这本书一点儿也不会感觉到 simple，只是感觉到非常的深奥，非常地 complicated。所以为了避免这样一种争议，把"素"翻译成 plain，表示基本的意思，*Plain Conversation*。《灵枢》一般多翻译成 *Spiritual Pivot*，pivot 是枢纽，中枢，要点等意思,这是《灵枢》和《素问》的翻译。当然我们完全可以用拼音。"热论"是 discussion on febrile disease,or heat disease,"六经"指的是太阳、阳明、少阳、太阴、少阴、厥阴。张仲景在《伤寒论》中以六经作为纲领进行辨证论治,"六经辨证论治"就是 the principle for syndrome differentiation according to the six meridians,括号里做注解 including Taiyang, Yangming, Shaoyang, Taiyin, Shaoyin and Jueyin。

六经我们一般用国际上比较通用的拼音译法,但近年来国际标注化的进程中,也有一些不同的声音,不同的做法,比如西方个别汉学家、个别翻译人员把"太阳"翻译成 great yang,"少阳"翻译成 lesser yang,"阳明"翻译成 bright yang,这些译法本来是不太流行的,但由西太区所主导的中医名词术语的研究却因某种因素把这些译法纳入标准化方案里。实际上,这些译法跟中医名词术语国际化的发展是相悖的,因为无论在西方还是在东方用拼音来音译六经的名称已经成为 common practice,已经广泛为大家所接受,现在再用 great yang,lesser yang,bright yang 来翻译似乎有些"别出心裁"。我们不是说这种意译不准确,因为音译已经为大家所接受了,没有必要再提出新的译法了,这样恐怕会混淆视听,不利于标准化的开展。"形证"指的是 clinical manifestations,"分经辨证治疗"即 syndrome differentiations according to meridians。这句话我们根据刚才术语的分析做这样的翻译:

Based on the ideas suggested in the *Discussion on Heat Diseases*, a chapter in *Su Wen* or *Plain Conversation*, *Treatise on Cold Attack* has established the principle for syndrome differentiation according to the six meridians (Taiyang, Yangming, Shaoyang, Taiyin, Shaoyin and Jueyin), and the principle for treatment based on differentiation of syndromes and meridians.

《金匮要略》这本书主要是发展了《黄帝内经》的病因学说，所以在教科书中间有这样一句话：**《金匮要略》发展了《黄帝内经》的病因学说，给后世三因学说以深刻的影响。**三因学说是我们中医学的病因研究，认为疾病由三种因素所造成的：内因，外因，不内外因。这是宋代陈无择受《金匮要略》所提出的病因学说的影响，在他的医著《三因极一病证方论》中提出的著名的三因学说。我们在翻译这句话的时候涉及到了两个概念：病因学说，三因学说。"病因学说"在英语中间有一个词语 etiology，"三因学说"我们可以理解成 etiology about three categories of disease causes，我们也可以翻译成 triple etiology，triple 是三的意思。这句话我们可以做这样一个翻译：

Synopsis of Gold Chamber has further developed etiology established in *Yellow Emperor's Canon of Medicine*, thereby laying a foundation for the clinical medicine and greatly influencing so-called triple etiology established later on.

《金匮要略》也提出了疾病的三种因素，但跟陈无择的三因学说还不尽相同。《金匮要略》所提出的三因是哪三因呢？《金匮要略》是这样论述的：**千般疢难，不越三条**。

Although diseases are various, the causes of them are no more than three.

疾病是多种多样，我们中医上常说百病，比如"百病皆因痰作祟"，"风为百病之长"。"百病"不真指 one hundred diseases，实际上指 various diseases, or all diseases。疾病是多种多样的，但病因不外乎三条。哪三种病因呢？《金匮要略》说**"一者，经络受邪，（入脏腑）为内所因也"**，即第一条是病邪侵袭了经络，（后入脏腑）这是内邪所伤。怎么翻译呢？

The first kind of causes include invasion of pathogenic factors into the meridians (**and zang-fu organs**).

"经络受邪",这个"邪"就是我们今天致病因素的意思,古代对疾病发病机理不了解,以为疾病都是妖魔鬼怪作祟引起的,所以把致病因素叫做邪,后来随着医学的发展,《黄帝内经》这样学术著作的问世,人们已经明白了引起疾病的主观原因和客观原因,情志方面的原因,还有气候变化的原因,如六淫等等。但习惯上人们还是用"邪"表示致病因素,今天我们在翻译邪的时候没有必要真翻译成 evil,按照内涵翻译作 pathogenic factors 更为客观一些。第二个因素"**四肢九窍,血脉相传,壅塞不通,为外皮肤所中也**"。"四肢"指 four limbs,"九窍"指上窍和下窍,我们讲的"七窍"一般指头面部——口腔、鼻孔、眼睛、耳朵,seven orifices,再加上下部两个窍:前阴和后阴,就是九窍,简单翻译就是 nine orifices。"血脉"自然指 blood vessels,"血脉相传"blood vessels are connected with each other,"壅塞不通"指 stagnation or obstruction,血脉壅塞不通,stagnation or obstruction of blood vessels。"为外皮肤所中也"这是病邪侵犯了皮肤所导致的,due to the invasion of pathogenic factors into the skin。这句话联系起来,可以这样翻译:

Stagnation of the blood vessels that are connected with the four limbs and nine orifices due to the invasion of pathogenic factors into the skin is the second cause.

第三种病因,《金匮要略》说:"**三者,房室、金刃、虫兽所伤**。"第三类是什么样的致病因素呢?实际上包含几类。一类叫"房室",这是中医委婉的说法,不能简单地理解成 rooms,"房室"实际上指性生活过度,耗伤人体阴液所引起的疾病,所以应该翻译成 excessive sexual intercourse。"金刃"实际上指金属,像刀、斧,不小心砍中人体或者打斗中伤到对方,翻译的时候要做一点儿处理,"金刃"可以简单地翻译成 metals,金属。"所伤"可以用一个词 incision,金属对人体的刀割或者戳伤,都叫 incision。"虫兽所伤","虫"就是像蜜蜂、蜈蚣等有毒的虫子,不小心咬了人,还有一些动物像狼、虎、豹、狗等对人体的伤害,可以简单地翻译成 bite of insects and animals,这是第三类致病因素。我们把《金匮要略》所提到的三种致病因素综合起来加以翻译:

Diseases are various, but the causes are no more than three, namely invasion of pathogenic factors into the meridians (and zang-fu organs), which is the first cause; stagnation of the blood vessels that are connected with the four limbs and nine orifices due to the invasion of pathogenic factors into the skin, which is the second cause; injuries due to excessive sexual intercourse, incision of metals and bite of insects and animals, which is the third cause.

这样就把《金匮要略》所述的三因做了一个比较符合原文的翻译。这句话是引用《金匮要略》中间的原文,大家看经典著作的原文其实并不难翻译。通过我自己多年的翻译实践,我感觉到越是经典的东西,相对越容易翻译,当然前提是我们理解了它的内涵。为什么说比较容易翻译呢?因为我们古人写文章一方面很严谨,第二方面很简洁,第三方面逻辑性很强,第四方面言之有物。不像我们现代写文章有时为了某种目的,要三千字、五千字的文章,本来没有那么多的 idea,硬是要像扯牛皮糖一样把一个很简单的概念扯得很长很长,这一扯逻辑关系就混乱了,所以在翻译现代东西的时候,不得不替作者进行逻辑关系梳理、句法词法的梳理、甚至观点和思想的梳理,这样在翻译的时候就非常费劲儿。如果不进行梳理,按照作者的叙述方式、逻辑关系进行翻译,译文就会显得文理不通,成了一堆糊涂账。在翻译古典的时候这种情况就比较少见,因为古人写东西的时候不是为了出版赚稿费,也不是为了评职称,也不是为了为自己扬名,所以没有必要去做那些虚浮的表面文章。

从这句话的翻译中就可以看出用词都恰到好处,逻辑关系非常明确,句意非常明朗,因此,翻译起来我们就感到非常得心应手,比现代人写的东西要容易操作得多,所以大家对经典著作不要有畏难情绪。这是《金匮要略》里关于三因的论述的翻译。今天先讲到这里,下课。

作业

一、术语翻译

1. 辛凉清热

2. 疏风清[泻]热

3. 透表清热

4. 解肌清热

5. 解表[疏风]清肺

6. 疏邪解[透]表

7. 疏风解表

8. 疏风宣肺

9. 疏风和营

10. 解肌发表

二、语句翻译

1. 构成人体的各个组成部分在结构上是可以分割的,在功能上是相互协调的,在病理上是相互影响的。

2. 人体与自然环境有着密切的关系,人类在能动地适应自然和改造自然的斗争中,维持着机体的正常生命活动。

3. 内外环境的统一性,机体自身整体性的思想,称之为整体观念。

4. 整体观念是古代唯物论和辩证法思想在中医学中的体现,贯穿到中医生理、病理、诊法、辨证和治疗等各个方面。

5. 人体各个脏器、组织或器官,都有着各自不同的功能,这些功能都是其整体活动的一个组成部分。

6. 人体各个组成部分各自的功能在生理上相互联系,以维持其生理活动上的协调平衡,在病理上则相互影响。

7. 机体整体统一性的形成,是以五脏为中心,配以六腑,通过经络系统"内属于脏腑,外络于肢体"的作用而实现的。

8. 五脏代表着整个人体的五个系统,人体所有器官都可以包括在这五个系统之中。

9. 人体以五脏为中心,通过经络系统,把六腑、五体、五官、九窍、四肢百骸等全身组织器官联系成有机的整体,并通过精、气、血、津液的作用,来完成机体统一的机能活动。

10. 五脏一体观反映出人体内部器官是相互关联而不是孤立的一个统一的整体。

三、学习总结

第 20 课　《诸病源候论》
　　　　等典籍的翻译

各位同学，早上好!

上次和大家谈到《伤寒论》和《金匮要略》的翻译问题。翻译这两部经典很重要，学习和理解更重要。

《伤寒论》和《金匮要略》所阐述的理论和临床实践，为我们现代临床医学的发展奠定了良好的基础，所以说《伤寒论》和《金匮要略》以六经辨证、脏腑辨证的方法对外感疾病和内伤杂病进行论治，确立了辨证论治的理论体系，为临床医学的发展奠定了基础。这句话进行翻译的时候，首先一些概念需要我们进行辨证分析，明确其内涵，然后再进行翻译。"六经辨证"我们讲了，syndrome differentiation according to six meridians，"脏腑辨证"，syndrome differentiation according to viscera or zang orangs and fu organs。另外两个概念我们要注意一下，"外感疾病"和"内伤杂病"，"外感"是我们中医里一个独特的概念，指由于外在致病因素的侵袭所引起的疾病，以前简单用 exogenous 来翻译。前面讲过这个词，由两部分构成，exo-指外面的，-genous 指由什么引起的。所以我们说外感头疼，就简单翻译作 exogenous headache，即 headache is caused by external pathogenic factors，不是由人体内部而是外部引起的头疼，比如风寒、风热所引起的。以前外感疾病翻译比较复杂，翻译成 diseases caused by external pathogenic factors, or caused by external evils。近年来，世界卫生组织西太区对中医名词术语进行国际标准化的时候"外感"用了一个译法

external contraction，"contraction"是感染的意思，to contract a disease，染了一种疾病。把"外感"翻译成 external contraction，算是一种新的尝试，但我觉得这个译法比较符合我们"外感"的意思，所以大家在翻译的时候可以按照西太区的译法翻译成 external contraction or disease caused by external contraction。

"内伤杂病"，"内伤"internal injury，"杂病"miscellaneous diseases，"内伤杂病"我们可以翻译成 miscellaneous disease or complicated diseases or stubborn disease caused by internal injury，"确立了辨证论治的理论体系，为临床医学的发展奠定了基础"，可以作为伴随状语处理，所以这句话我们可以这样进行翻译：

Treatise on Cold Attack and *Synopsis of Gold Chamber* have studied treatment of exogenous diseases（or diseases caused by external contraction）and miscellaneous diseases caused by internal injury with the therapeutic methods based on syndrome differentiation of six meridians and viscera，eventually establishing the theoretical system of treatment based on syndrome differentiation，therefore laying the foundation of clinical medicine.

这句话我们基本上可以按照这样一种方式对它加以解读和翻译。刚才我提到了宋代的陈无择写了一本书《三因极一病证方论》，里面也提出了三因学说，这个"三因学说"我们也可以简单地翻译成 triple etiology。但是他的三因学说，跟《金匮要略》提出的三因学说略有不同，他对三因的概括是这样的：内因，外因和不内外因，可以简单地翻译成 internal cause，external cause，"不内外因"既不是内因造成，也不是外因造成的，即 non-external and-internal cause。这是陈无择的三因学说。隋朝有一位医家巢元方编了一本有关医学研究的书——《诸病源候论》，"诸病"各种各样的疾病,"源候论"病源及各种表现,一般翻译成 *General Treatise on Etiology and Symptomatology of Various Diseases*,symptom 症状,symptomatology,症状学。**《诸病源候论》被看成是中医学上第一部病因、病机、症候学专著**。这句话可以译为:

General Treatise on Etiology and Symptomatology of Various Diseases has been taken as the first monograph in TCM about etiology, pathogenisis and symptoms or symptomatology of diseases.

"病机"以前我们谈到了,一般用 pathogenesis 来翻译,因为是一部关于病因、病机、病症的一部书,所以我们翻译成:monograph in TCM about etiology, pathogenisis and symptoms or symptomatology of diseases。宋代有一个叫钱乙的医家写了一本主要探讨小儿科疾病的书——《小儿药证指决》,有关这本书的贡献教科书上说:**宋代钱乙的《小儿药证指决》开创了脏腑证论的先河**。把这句话拿出来翻译,一个是让大家了解这本书名称的翻译,第二个是汉语用的"先河"这个词该怎么翻译。《小儿药证指决》可以简单地翻译成 *Monograph on Infantile Syndromes and the Relevant Prescriptions*,"小儿"当然指 baby, children,在医学上我们常用一个形容词 infantile,infantile syndromes,小儿证候。"药"从书的内容看是关于小儿疾病的一些药方,所以我们翻译成"相关的药方"relevant prescriptions。这里我给大家解释一些有关中医的处方该怎么翻译。习惯上有两种译法,一种是 prescription,另外一种翻译成 formula,这两种译法目前看来都比较流行,所以大家无论用 prescription,还是 formula 都可以,可以看成中医"药方"的两个并行译语。"脏腑证治",根据脏腑理论治疗病证,"先河"可以理解为 the first trier,首次尝试。这句话我们可以简单地做一个翻译:

Monograph on Infantile Syndromes and the Relevant

Prescriptions written or compiled by Qianyi in the Song Dynasty（960AD － 1279AD）symbolizes the first trier of syndrome treatment based on the theory of viscera.

"脏腑证治"我们把它理解为 syndrome treatment based on the theory of viscera，根据脏腑理论来对病证进行治疗。金元时期，是我们中医学发展的辉煌时期，因为这一时期出现了四个代表人物，他们也分别代表中医的四大流派，所以称他们为"金元四大家"。这个"家"怎么翻译呢？当然可以翻译成 master，four great masters，但这四大家更多指医学的四个流派，所以用英语的 school 来表示，four great schools。这里 school 不能理解为学校 the place where your children receive education，指 a group of people who share the same belief，the same idea。"金元四大家"可以翻译成 four great schools of medicine in Jin and Yuan periods。下面我们简单地谈一下"金元四大家"代表思想，以及他们的医学观点和医学实践。四大家第一家是刘完素，认为六气皆从火化，所以他治疗从火热立论。因此，后世称他为寒凉派。"寒凉派"常从字面翻译作 cold and cool school of medicine，实际上指他多用寒凉药，这里先把他的观点做一个翻译。

在我们的教科书上有这样一句话：**刘完素用药以火热立论，倡六气皆从火化，五志过及皆能生火之说**。"刘完素用药以火热立论"是说他在研究医学理论或治病的时候立足于火和热来阐发自己的观点，治疗疾病，我们可以简单地做这样的翻译：Liu Wansu studied the theory of medicine or practiced medicine on the basis of fire and heat or according to the theory of fire and heat。"倡导"就是"提出"，我们可以用伴随状语，suggesting，六气都可因过激由火化生，the six kinds of qi all can be transformed from excessive changes of fire，由于火的过度变化衍生出了六气。"五志过及皆能生火"，"志"就是 emotion，五志过度变化都能引发火，excessive changes of five emotions will inevitably lead to fire。
我们把这句话的翻译再给大家理一遍：

Liu Wansu discussed the theory of medicine or practiced medicine according to the theory of fire and heat，**suggesting the six kinds of qi all can be transformed from excessive changes of fire** and excessive changes of five emotions will inevitably lead to fire.

今天先讲到这里，下课。

作业

一、术语翻译

1. 疏风[解表]透疹

2. 解肌透疹

3. 解毒透疹

4. 疏表通经

5. 解表宣肺

6. 调和营卫

7. 祛湿解表

8. 理气解表

9. 扶正解表

10. 益气解表

二、语句翻译

1. 人体正常生理活动一方面要靠各脏腑组织发挥自己的功能，另一方面又要靠脏腑间相辅相成的协同作用和相反相成的制约作用，才能维持生理平衡。

2. 每个脏腑各自有不同的功能，又有整体活动下的分工合作，这是人体局部与整体的统一。

3. 经络系统联结全身,把脏腑、经络、肢体、五官、九窍等联结成为一个有机整体。

4. 气血津液理论和形神统一学说,反映了机能与形体的整体性。

5. 人体阴阳的制约、消长和转化维持了人体的动态平衡。

6. 五行的相生相克,是人体正常生理活动的基本条件。

7. "制则生化"的理论,揭示了脏腑间的相反相成,对维持机体生化不息、动态平衡有重要的意义。

8. 中医学不仅从整体来探索生命活动的规律,而且在分析病证的病理机制时把局部病理变化与整体病理反映统一起来。

9. 中医在研究人体生理和病理时,既重视局部病变和与之直接相关的脏腑、经络,又不忽视病变之脏腑、经络对其他脏腑、经络产生的影响。

10. 人体某一局部区域内的病理变化,往往与全身脏腑、气血、阴阳的盛衰有关。

三、学习总结

第21课 金元四大家相关概念的翻译

同学们好!

我们上一次谈到了金元四大家,four great schools of medicine in Jin and Yuan period,也给大家介绍了金元四大家第一家——刘完素。刘完素用药以寒凉为主,he usually used the herbs cold and cool in nature to treat disease。寒凉药并不是摸起来寒凉,而是药性寒凉。"药性"可以用 nature 或者 property 来表示。谈到中药的时候,我们讲性味归经。这里的"性"就是 nature 或者 property。还有中药里讲的四气五味,"气"就是中药的性味,"四气"也经常译作 four properties,而不能按照哲学的概念译作 four qi,字面看起来对应,但实际上偏离了原文的内涵。这是顺便给大家介绍一下药性。寒凉药 herbs cold and cool in nature,也有人译作 cold and cool nature of herbs,意思也是清楚的。**刘完素用药以寒凉为主,后世称为寒凉派**。这句话可这样翻译:

Liu Wansu usually used the herbs cold and cool in nature to treat diseases,that is why the school represented by him or established by him was known as cold and cool medicine.

金元四大家第二家就是张从正,认为病由邪生,"邪"即 pathogenic factors,"病由邪生"即 diseases are caused by invasion of pathogenic factors,or by attack of pathogenic factors。所以他认为邪去则正安,"去"即消除掉,病因、病邪被消除掉了,正气就得以恢复。"正"即正气,这里我顺便给大家介绍下"正气"该怎么翻译。中医上有很多不同种类的气，人体有元气、真气、正气，具体到各个脏器，有心气、肝气、肾气、脾气。这里"气"实际上指有关脏器的功能，以及所发挥的作用，跟哲学意义上的气稍微有些区别，含义比较丰富，习惯上采用音译，比如心气译作 heart qi，肝气 liver qi，肾气 kidney qi。"正气"以前有各种各样的翻译，比如 right qi，correct qi，都从字面理解了。这里"正气"类似我们讲的 body resistance，人体抵御疾病保证人体健康的功能，所以现在一般翻译成 healthy qi。"邪去则正安"即 When pathogenic factors are eliminated or removed，the function of healthy qi will be restored or will be normalized。如果简单地理解，即 the health of patients will be restored。**张从正认为，病由邪生，邪去则正安，攻邪祛病，即** To attack pathogenic factors，to take measures to eliminate pathogenic factors in order to heal disease。这句话连贯起来，就这样译：

Zhang Congzheng suggested that diseases are caused by pathogenic factors，thus when pathogenic factors are eliminated or removed，the normal function of healthy qi will be restored. When pathogenic factors are attacked or reduced or purged，diseases will be cured or healed.

这是张从正关于疾病的认识。**张从正治疗疾病以汗吐下为攻除病邪的三个主要方法，这就是后世称他为攻下派的原因。**"攻"有两种译法，要么从字面来理解 attack，要么从中医治疗的法则"攻法"理解为 purgation。"攻下派"即 purgation school of medicine，or attack school of medicine，or school of attack，school of purgation，意思都是 understandable。我们看张从正提倡的三种治疗方法。一种叫汗法，可以通俗译成 sweating therapy，当然在英语中间还有比较专业的词语 diaphoresis，表示诱导出汗，induce sweating。第二种方法叫吐法，可以通俗地译作

vomiting therapy，英语中间也有比较专业的词语 emesis，表示诱发呕吐的方法。下法刚才提到了，习惯上用 purgation，有时候跟中医的泻法是相通的。但是，如果泻法是用 material，herbs，drugs，来攻下，我们用 purgation。我们在针灸里也用两种治疗方法：补法和泻法。这里"泻法"是一种针刺手段，needling techniques，针刺泻法不要翻译成 purgation，习惯上用 reduce 来翻译，即 reducing technique。这是攻法、下法在不同情况下的寓意及翻译方法。张从正主要以这三种方法作为治疗手法。我们连贯起来，这句话这样翻译：

Zhang Congzheng mainly treated diseases with three therapeutic methods, namely sweating, vomiting and purgation. That is why the school represented by him was known as purgation school of medicine.

这是张从正第二家的治疗方法。通过对他治疗方法的探讨，我们了解了三种方法的翻译。汗法，sweating，也可以译作 diaphoresis；吐法，vomiting，也可以译作 emesis；下法，用药物进行攻下可译作 purgation。针刺治疗的泻法不能译作 purgation，而是 reducing technique。金元四大家第三家李杲，他认为内伤脾胃，百病由生，即如果脾胃受到了伤害，就会引起各种各样的疾病。换句话说，许多疾病都是由脾胃功能失调引起的。"脾胃"，我们用 spleen 来翻译"脾"，用 stomach 来翻译"胃"。我们中医的五脏，字面上跟西医是一样的，但功能不尽相同，有的相差甚远。比如说心，我们现在一般翻译成 heart，但从功能而言，中医里心的功能更广泛一些。

事实上，中医脏腑的概念比西医要宽泛，一个脏器的功能可能涵盖了好几个脏器，比如中医上讲心主血脉，heart governs the blood vessels，等同于西医的泵血功能，pump the blood to different parts of the body, to nourish the whole body。但中医上的"心"还有一个主神志的功能,the heart governs the mind,心主神的"神"更多指 mind, thinking or mentality,实际上就是把大脑一部分功能归属于心。我们今天知道思维功能属于大脑,brain,但在中国古代这部分功能划归于心,这个划归也不是武断的,蛮有道理的。在古代很多民族,很多地方,都把思维和心联系在一起。今天在英语中还会发现很多把思维、精神状态归属于心的词语,比如 black-hearted, kind-hearted,实际上都提示我们过去在英语中间人们也认为心和人的情志、思维意识活动密切相关。

　　这是中西医在脏腑方面的一些差异,有的时候这个差异还是非常非常大的,甚至有本质的不同。中医"脾"我们用 spleen 来翻译,这种差异不是部分,而是整体。这个问题恐怕要追溯到一两百年之前西医传到我们中国的时候,当时在翻译西医解剖概念的时候,为了便于中国读者理解借用了中医固有的术语来翻译。比如西医的 heart 翻译成中医的心,西医的 liver 翻译成中医的肝,大部分基本符合实际,但也有跟实际上相差甚远,脾就是最典型的一个。从西医来讲 spleen 是人体最大的淋巴器官,但中医里脾胃构成人体后天之本,功能主运化,"运化"翻译成 transportation and transformation。脾参与了人体食物消化的过程,"运"transport,就有把食物从胃部逐步下传不同脏器进行消化吸收,还有一层意思就是把食物营养成分 nutrients 输送到人体不同的部位,营养人体,这就是 transport 的意思。"化"有转化化生的意思,把饮食中的营养成分化生出来,让人体不同的部位进行吸收,习惯上用 transformation 来翻译化。**"脾主运化"**可译作:

The spleen governs transportation and transformation.

"后天之本"可译作:

It is acquired base of life, or it is postnatal base of life.

"Postnatal"出生之后的,人体有先天之本,后天之本,先天之本指肾,the kidney is the prenatal foundation of life, spleen is the postnatal foundation of life。所以"脾"在中医里非常非常重要,不可或缺,而在西医里如果 spleen 发炎了,甚至可以切掉。当初翻译人员用中医的脾来翻译 spleen,显然是个失误。如果当初用中医的脾来翻译西医的 pancreas(胰),可能意思就比较接近一些了。这是脾胃的翻译,顺便给大家做一个扩展性的介绍。"百病"字面上讲 one hundred kind of diseases,实际上指 all diseases,过去中国人用"百千万"表示很多,"千千万万","成百上千"都是表示很多,并不是指确切的数字,"百病"即 all diseases。中国过去不知道世界上有多少国家,对一些国际组织我们就用"万国"来表示,比如过去"国际邮政联盟"叫"万国邮政联盟","国际博览会"叫"万国博览会",这都是一个约数,表示 all。"内伤"的"伤"可以用 damage or impairment,injury 等等来翻译,因为它是个普通词语,不是专业词语,也不是中医理论里面的核心概念。所以对它的翻译不必强求统一,不一定用 damage,或者 injury,实际同义词都可以加以应用。"**内伤脾胃,百病由生**",翻译可以做这样处理:

Internal damage of the spleen and stomach may cause various diseases.

当然也可以从百病入手来翻译,all diseases are exclusively caused by internal damage of the spleen and stomach。"百病由生",即所有疾病都是内伤脾胃引起的,所以用 exclusively 翻译。尽管这是一个比较武断的说法,但当时李杲就是这么认为的。我们的翻译也是尊重原文原作者的意思。这是李杲对疾病发生的一种认识。因为他认为 all diseases are exclusively caused by internal damage of the spleen and stomach,所以他在治疗疾病的时候补益脾胃为主。"补益脾胃"的翻译是一个蛮大的挑战,前面给大家谈到了中医上几个内涵比较相近的词,比如补、益、滋、养,意思都相当于英语中间的 nourish,还有一个 tonify,是我们长期从事中医翻译造出来的一个词。大家查英文词典,可以查得到

tonic,营养食品,food that is good for people's health or food that is nutritious,后来就把它变成动词 tonify,表示中医上的"补"。现在为了对这几个字进行区别,"补"一般用 supplement,"益" benefit,"滋"nourish 做一个区分,实际上意思是相近的,这里"补益脾胃"我们可以笼统地翻译成 nourish,或者 supplement,或者 strengthen,或者 reinforce,或者 invigorate,所以**李杲治疗以补益脾胃为主**,可译为:

Li Gao treated diseases mainly through nourishing and invigorating the spleen and stomach.

这里 nourish 有补益的意思,invigorate 有强化功能的意思,补益脾胃就是为了增强其功能,invigorate,to make the function of something stronger,比如以前提的口号"振兴中国","振兴"我们就用 invigorate,这是"补益脾胃"的译法。由于李杲以补益脾胃为治疗疾病的方法,所以后世称他为补土派。"补土派"怎么翻译呢? 有两种译法,介绍给大家。一个就是 earth supplementing school,这里的"土",我们学了中医的知道五行配五脏,土配脾,因为脾胃相表里,所以补土就是补脾胃,因此也可以翻译为:spleen and stomach supplementing school, or spleen and stomach nourishing school。金元四大家第四家是朱丹溪,他认为疾病的诱发多跟阴不足有关,因为他认为"**阳常有余,阴常不足**",所谓"阳常有余"即 yang tends to be excessive,"阴常不足"即 yin tends to be deficient。这两句话我们经常做这样的翻译:

Yang is frequently excessive while yin is always in deficiency.

这是他对疾病发生即病因学的认识,在这个基础上他提出相火论。相火一般跟我们人体肾有关系,但一般我们采用字面的翻译 ministerial fire,还有人翻译作 premier fire,听起来似乎有些怪诞,这跟中医特有的一些概念表述方式有关。朱丹溪治疗疾病以滋阴降火为主,"滋"刚才讲了,可以用 nourish,"滋阴 nourish yin,"降"当然可以字面翻译成 lower,但实际上可以直接用一个词 reduce,reduce fire,减少一些过旺之火,"**朱丹溪治疗疾病以滋阴降火为主**"可以这样翻译:

Zhu Danxi treated diseases usually by means of nourishing yin and reducing fire.

这个"火",讲到中医上的六淫,风、寒、暑、湿、燥、火。我们一般都采用直译的方式,风译成 wind,火译成 fire,这个没有太大的问题,但是如果跟人体的一些器官关联在一起,就可能引发一些歧义。比如心火、肾水、肝风,现代翻译这些概念的时候,我们把肝风翻译成 liver wind,心火翻译成 heart fire,肾水翻译成 kidney water,似乎没有太大的问题,但在二三十年前海外读者会感到莫名其妙。看到 heart fire 就觉得很奇怪,how does fire come from the heart? Where does the fire in the heart come from? 今天西方对我们中国文化,特别是西方汉学界对我们中医药了解不断深入,对这样一些概念已经基本了解了,不会再像当初那样提出莫名其妙的异议了。所以"火"自然地译成 fire。由于朱丹溪治疗疾病以滋阴降火为主,**所以人们称他成立的学派为养阴派**:

That is why the school represented by him was later on known as yin nourishing school.

由于时间的关系,我们今天暂时先讲到这里,课后大家好好查查,看还有没有其他的译法,还有没有更好的译法。下课。

作业

一、术语翻译

1. 养血解表

2. 滋阴解表[发汗]

3. 助阳解表[发汗]

4. 涌吐痰诞

5. 涌吐风痰

6. 涌吐痰食

7. 涌吐宿食

8. 开关涌吐

9. 清热［泻火］攻下［通腑］［通便］

10. 泻结行滞

二、语句翻译

1. 各脏腑、组织、器官在生理、病理上的相互联系和影响，决定了在诊治疾病时，可以通过五官、形体、色脉等外在变化，了解和判断内脏病变，从而作出正确的诊断和治疗。

2. 舌通过经络直接或间接地与五脏相通。

3. 人体各内部脏腑的虚实，气血的盛衰，津液的盈亏以及疾病的轻重顺逆都可以反映于舌部，所以察舌可以测知内脏的功能状态。

4. 人体是一个有机的整体，治疗局部的病变，也必须从整体出发，才能采取适当的措施。

5. 心与小肠相表里，所以可以用清心泻小肠火的方法治疗口舌糜烂。

6. 从阴引阳，从阳引阴。

7. 以右治左，以右治左。

8. 病在上者下取之，病在下者高取之。

9. 中医学在阐述人体的生理功能、病理变化，以及对疾病的诊断、治疗时，都贯穿着"人体是有机的整体"这个基本观点。

10. 人生活在自然界中，自然界存在着人类赖以生存的必要条件。

三、学习总结

第22课 中医典籍一些概念的翻译

同学们，下午好！

上次我们谈到了金元四大家相关理法方药的翻译问题。尽管金元四大家理论各有不同，在疾病治疗中也各有创建，但他们都从不同的侧面丰富和发展了我们中医的基本内容，促进中医药学说的发展。到了明代，有两个医家创立了另外一门学说——命门学说，这两个医家就是赵献可和张景岳。命门学说理论本身比较复杂，在我们中医书里谈到藏象学说的时候，专门有一个附篇，来谈命门学说。关于命门学说，医学家有不同的理解，比如命门的位置在哪里？究竟指什么？这些问题都有不同的见解。我们在翻译的时候，也存在着争议，以前翻译成 the gate of life，在读者中间总是会引起歧义，后来也有学者建议干脆用拼音 ming men，但从目前翻译实践来看，使用 the gate of life, or the life gate 的译法比较多。随着中西方医药领域交流不断地深入，人们对它的理解也会加深，对 life gate 的歧义也渐渐会消除掉。所以，今天翻译命门的时候，我们仍可以翻译成 life gate，命门学说译成 the theory of life gate。"学说"我们也可以用另外一个词语 doctrine，doctrine about life gate or doctrine of life gate。命门学说的提出为藏象学说增添了新的内容。在我们中医的经典著作中，命门其实有不同的内涵。《内经》中命门的意思是非常明确的，《黄帝内经·灵枢经·根结》明确指出"命门者，目也"，ming men refers to the eyes。把眼睛称为命门，我们现代人把眼睛称为心灵之窗，the window of the soul,命门即生命之门,二者有异曲同工之意。

到《难经》命门的意思就发生了变化,比如《难经·三十六难》有这样一段话:"肾两者非皆肾也(人体两个肾不全是肾,the two kidneys in our body are not all kidney),其左者为肾,右为命门(the left one is kidney while the right one is mingmen, or the gate of life,即左边的肾是肾,右边为命门,the kidney located in the left side is kidney while the one located in the right side is the gate of life,为什么做这样的区分呢?),命门者,诸精神之所舍,元气之所系也(命门功能、作用是什么? 诸精神之所舍即 spirit and essence from different parts of the body are kept or stored,元气之所系也即 it is closely connected with primodial qi。我们把元气和原气都翻译成primodial qi,"原气"有时候西方译者翻译成 original qi 来做区分。《难经》认为命门在男女之间作用也是不同的),故男子以藏精,女子以系胞(男子命门是藏精的,女子命门是维系胞宫的:the gate of life in male functions to store essence while the gate of life in female functions to maintain uterus)"。由于《难经》对命门有了一个新的理解和划分,对肾有了一个新的理念,引发了后世对命门部位及其生理功能不同的见解和争议。如果大家看中医书,会发现目前中医界对命门至少有四种看法:一种认为右肾为命门,像《难经》指出那样 the kidney located in the right side is the gate of life;还有一种认为两个肾都为命门,both kidneys are gate of life;第三种认为两肾中间为命门,the region between the two kidneys is the gate of life;还有一种认为命门为肾间动气,the gate of life refers to the qi that moves between the two kidneys。命门究竟是什么还有待医家去探讨,我们这里是从翻译的角度对与命门相关的概念做一个翻译和解释。

从明代到清代,医学又有了新的发展,比如在中医的临床实践中医家又创立出来另外一门学科——温病学,明代的吴又可,清代的叶天士和吴鞠通，都是温病学派的著名人物，我们看看温病学该怎么翻译。其实上一次课堂上，我已经提到了温病学的翻译。当时我们谈到以前我们把伤寒翻译成 exogenous febrile diseases，西方人简单地翻译成 cold attack 或 cold damage，现在我们也接受了西方人的这种简洁明了的译法。温病也是这样。以前温病的翻译比较复杂，翻译成 seasonal febrile disease，即季节性的温热病，这个译法本身是准确的，但缺乏回译性。在科技名词术语的翻译上，回译性也是很重要的。如果一个术语在英汉语结构上、用词上相似，或者完全一样，这对于人们翻译、学习和传播这门学科都是非常有意义的。

西方人在翻译温病的时候，简单地翻译为 warm disease，以前我们对这种译法有些看法，经过这几十年的交流和传播，我们觉得还是这种比较简洁、比较通俗、比较明了的译法有利于交流，有利于传播，所以我们也接受了 warm disease 这样的一种译法。谈到温病的时候，我们教课书上有这样一句话：**温病学是研究四时温病的发生、发展规律及其治疗方法的一门临床学科，是我国人民长期与外感疾病做斗争的经验总结。**

我们对这里面几个概念做个解释。"温病"warm disease，"学"可以用 science 来翻译，science 不一定指科学，某一门学问也可以用 science 来表示，science of warm disease，也可以用 the theory of warm disease。"疾病的发生"，英语中间有两个词可以使用，occurrence 和 onset。"发展规律"，我们在谈疾病的发展不大用 develop，用 progress。"临床学科"，"学科"一般可以用 speciality 来翻译，clinical speciality。"外感"用 exogenous 来翻译，外感腰疼，exogenous lumbago，"外感热病"exogenous febrile disease。在翻译这句话的时候首先要确定主语。主语当然是"温病学"，science of warm disease or theory of warm disease，表语应该是"临床学科"，clinical speciality，这句话可以这样翻译：

Science of warm disease is a clinical speciality that studies the occurrence, progress, diagnosis and treatment of warm diseases that usually occurs in the four seasons, which is a summary or crystallization of Chinese people's long-term experience in fighting against exogenous febrile diseases or in dealing with exogenous febrile disease.

在温病研究方面,明代一位医家叫吴又可,写了一本书《瘟疫论》,"瘟疫"我们可以用一个词 pestilence 来进行翻译,"瘟疫论",*Discussion on Pestilence*,他在这本书提出,"瘟疫的病源(cause)非风,非寒,非暑,非湿,乃天地间别有一种异气(abnormal factor)所感"。下面我们试试翻译吴又可对瘟疫的 definition,那个时候中国的医家还没有发现细菌 bacteria,但是这一句话基本上就差一点儿捅破了窗户纸,说出了细菌这个概念,既不是风,也不是寒,也不是暑,也不是湿,它是天地间一种特殊的病源、致病因素,那是什么呢? 就是 bacteria。风、寒、暑、湿我们谈到了,风,wind,寒,cold,暑,summer heat,湿,dampness,大家看到有人翻译成 wetness,给人感觉湿淋淋,好像刚从水里捞出来一样,有些太过。"湿"往往是一种潜在的感觉,并不是湿淋淋的,但置身其中会感受一种潮的,冷的,阴的,因此我们一般用 dampness 来翻译。我们翻译下这句话:

Wu Youke, a great doctor in the Ming Dynasty (1368AD——1644AD), said in his monograph entitled *Discussion on Pestilence* that the cause of pestilence is neither wind, nor cold, neither summer heat, nor dampness, it is a special pathogenic factor in the heavens and earth.

吴又可在《瘟疫论》中对疾病传播的途径也有论述,认为瘟疫传播的途径从口鼻而入,不是肌表而入,这是对温病病因学的一个很大的发展。"从口鼻而入"即 gets into our body through the nose and mouth。细菌可以从空气中传播,呼吸可以感染病菌,而不是从肌表,"肌表"英语怎么说呢? The surface of the body。风寒暑湿可以从体表侵犯人体,即 pathogenic wind, cold, summer heat and dampness can get into the body or can invade the body through surface of the body。但疫气是通过口鼻,即 the pestilence gets into the body through the mouth and the nose。这个认识非常珍贵,在传染病方面是一个创新,也是一个 breakthrough。**到了清代,温病学的理论就日趋完善了,当时的温病学家叶天士、吴鞠通创立了卫气营血、三焦辨证中心的温病理论和方法。**我们看一下卫气营血和三焦概念的翻译问题。卫,defense,卫气,defensive qi,营,nutrient。其实,"营"有两层含义:营养,nutrition,营运,transport。但人们在翻译"营"的时候习惯上选择了营养的意思,把"营气"翻译成 nutrient qi。卫气营血是温病在治疗过程中的几个阶段。"分"在翻译的时候有几种不同的处理方法,现在挺流行的译法"分"译成 phase,卫分,defensive phase,气分,qi phase,营分,nutrient phase,血分,blood phase。当然也有人翻译成 aspect。世界卫生组织西太区国际术语标准化谈到卫气营血分的时候就用 aspect 来进行翻译,其实 phase 和 aspect 都可以,只是在使用的时候要统一。

三焦的译法在过去很混乱,可能跟"焦"这个字有关系。"三"没有问题,three, or triple,"焦"的内涵究竟是什么呢? 在翻译的时候可能就会产生一些歧义,对它的解释也有很多不同。中医认为三焦是六腑之一,分为上焦、中焦和下焦三个部分。由于三焦基本概念不够明确,在《难经·三十五难》和《难经·三十八难》又说三焦有名而无形,bear a name but does not have any form。现代对三焦功能及部位认识都存在着差异,但是人们对它生理功能还有一个整体看法:主持诸气,通调水道。"主持诸气",governs qi in different parts of the body,"通调水道",regulates the water passage。对于这样一个人体最大腑的翻译,以前有这样几种译法:有翻译成 three warmers,有翻译成 three burners,有的翻译成 three heaters,实际上不管翻译成 warmers，burners，heaters，还原成汉语都成加热器了。三焦的"焦"是个简体字,简体字不光现代用,古代也用,古代的"焦"有个"月"字旁,指人体的一部分,当然这部分有温煦人体脏器的功能。三焦我们一般认为指胸腔、腹腔以及少腹部,我们人体的整个器官都在这个腔体中间,所以对人体内脏有一个温煦保护的作用。

世界卫生组织西太区 1982 年对针灸奇穴名称标准化的时候把三焦翻译成 triple energizer,成了三个能量合成器,这跟三焦的意思也不尽一致。但它是一个国际组织,不少国家也参与了标准制定工作,所以有一定权威性,在翻译实践中间还是有很大的导向作用,现在不少采用 triple energizer 来翻译三焦。当然为了概念的准确性,在翻译一些文献的时候我们也会用拼音,但要注上特别是世界卫生组织颁布的译法及其他不同的一些译法,使读者能够明白音译的三焦究竟指什么东西。我们解释了卫气营血、三焦的翻译,顺便把讲到的这句话翻译成英文。这句话翻译成英文大概是这样：

In Qing Dynasty, the theory of warm disease was significantly improved with the unique studies made of Ye Tianshi and Wu Jutong who developed the theory and methods for treatments of warm disease according to the syndrome differentiation on the basis of defensive phase，qi phase，nutrient phase，blood phase and triple energizer.

当然,这只是翻译实践而已,究竟如何翻译的比较信,比较达,比较雅,还需要我们认真思考,深入实践。由于时间的关系,今天先谈到这里,其他部分请大家作为 homework 继续分析。下课。

作业
一、术语翻译
1. 温下实寒

2. 温阳通便[下]

3. 攻下冷[寒]积

4. 润燥[肠]通便

5. 益气通下[便]

6. 润肠泄热

7. 软坚润燥

8. 泻[攻]下逐水

9. 泻热逐水

10. 破积逐水

二、语句翻译

1. 自然界的变化可以直接或间接地影响人体,而机体则相应地产生反应。

2. 属于生理范围内的,即是生理的适应性;超越了这个范围,即是病理性反应。

3. 人与天地相应也。

4. 人与天地相参与,与日月相应也。

5. 春属木,其气温。

6. 夏属火,其气热。

7. 长夏属土,其气湿。

8. 秋属金,其气燥。

9. 冬属水,其气寒。

10. 春温、夏热、长夏湿、秋燥、冬寒,表示一年中气候变化的一般规律。

三、学习总结

第 23 课　近代与古代中医概念的翻译

同学们,早上好!

关于温病的翻译,我们此前已经谈到了。这是中医翻译发展中比较典型的实例。一开始国内的译者基本上都采取的是意译法,但后来西方的通俗译法,即直译法,普及起来,温病从而就成了 warm disease,而不再是 seasonal febrile disease 了。

清代的温病学家在发展中医学临床理论和疗法的同时,有一些医家也注意到了我们传统中医学关于人体认识方面的不足。特别是西医传入到我们中国,对我们中医学也是产生了影响。有一些医家开始着手参考西医的一些临床实践来丰富和完善中医的传统理论体系,比如清代医学家王清任,受西医解剖学的影响,自己去研究解剖了一些尸体,发现了我们传统对人体结构认识上的缺陷,写了一本书——《医林改错》。这本书翻译成英语大概是 *Corrections of Medicine* or *Corrections in Medicine*。他的《医林改错》教科书上认为发展了瘀血致病理论,对中医学的发展有一定的贡献。"瘀血"即 blood stasis,"瘀血致病"即 diseases caused by blood stasis。

这里提醒下大家,"瘀血"虽然大家都翻译成 blood stasis,实际上中医的瘀血,跟 stasis 的所指有所区别。中医的治疗方法,比如活血化瘀,"化瘀"是个概念,并不真指血瘀积在某个地方形成瘀块。英语中的 stasis,就是指血停滞在某个地方形成了一个大家看得见摸得着的瘀块,中医上的"瘀血"往往是个概念,表达血液循行不是那么流畅，但并不意味着血液不循行。所以把中医的解剖概念翻译成英文相应的解剖概念，内涵上还是有一定差异，不完全是对等的。因此，在翻译的时候我们要有明确的认识，要采取一定的补救措施。怎么来补救呢？要我们在可能的情况下尽量做些注解，做些解释。

比如我们在给外国人讲课的时候，做这样一个解释：Although we use the term blood stasis, it does not necessarily mean that blood stops somewhere, or blood stops flowing. In traditional Chinese medicine, blood stasis usually implies that the blood does not flow smoothly enough, not necessarily means that the blood stops flowing somewhere. 这种解释是有必要的，不然我们中医在走向国际的时候，走得越远，离它本源医学的风貌也就越远，经过若干年之后，传到西方的中医已经不是我们本土的中医了。我们串起来把下面这句话翻译成英文：**清代王清任重视解剖，写了《医林改错》，纠正古代医书在人体解剖上的错误，发展了瘀血致病理论，对中医基础理论的发展有一定的贡献。**首先翻译王清任的时候要加一个插入语，对他进行介绍，清代的著名医家，对清代也要有年代的注解。

Wang Qingren, a renowned doctor in the Qing Dynasty (1616AD – 1911AD), compiled a medical book entitled *Corrections of Medicine* in which he tried to rectify the errors made in anatomy in ancient medical books. Now this book has rectified anatomic conception in the classics of traditional Chinese medicine and has developed the theory of blood stasis which is responsible for various diseases.

我简单地给大家做一个口译，下去大家再做一个推敲，做一个 improvement。1949 年中医学在我国发展比较快，因为受到国家的重视，所以在我们教科书中可以看到这样一句话：**新中国成**

立之后，国家实行中西医并重的政策，鼓励西医学习中医，倡导中西医结合。这里面有几个概念，"中西医并重"，即 lay same stress on both traditional Chinese medicine and Western medicine，or develop both traditional Chinese medicine and Western medicine。"鼓励西医学习中医"，即 encourage Western medicine doctors to study traditional Chinese medicine。"倡导"即 advocate，advocate the practice of integrity of traditional Chinese medicine with Western medicine。"中西医结合"第一节课的时候给大家做了解释，这里我们就不再解释这个概念的翻译了。"新中国"可以翻译成 new China，我们也可以翻译成"中华人民共和国"。New China 是我们中国人自己常用的表达方法，就像我们用"祖国医学"来指中医一样，在对外宣传的时候我们用一些中性的词语。

Since 1949 with People's Republic of China founded，the Chinese government has pursued the policy to develop both traditional Chinese medicine and Western medicine，encouraging Western medicine doctors to study traditional Chinese medicine，and advocating the practice of integrity of traditional Chinese medicine with Western medicine.

这是这一句话的翻译。现代我们在研究中医的时候既传承了传统的理论，也采用现代的方法，对古老的中医进行现代化的研究，在我们教科书中间有一段话就谈到这方面的发展：**中西医学工作者在整理和研究历代医学文献的同时，运用现代科学技术和方法研究中医基础理论，在经络与脏腑实质的研究方面取得了一定的进展。**翻译前，我们要对其中的概念做一个解读和翻译。"中西医学工作者"即 doctors in traditional Chinese medicine and Western medicine，"整理"包括 recompile（编辑）和 publish（出版）两个意思，"研究"指 academic study，"整理和研究"可以简单翻译成 recompilation and study，"医学文献"即 medical literature，"历代"即 different dynasties，"经络与脏腑"前面我们讨论过了。"实质"即 nature，to study the nature of meridians and viscera，"中医基础理论"，一般翻译成 basic theory of traditional Chinese medicine。"在整理和研究历代医学文献的同时"，我们可以用一个介词短语来表示，in recompiling and studying medical literature accumulated in different dynasties。主语应该是"中西医工作者"，doctors in traditional Chinese medicine and Western medicine fields have applied modern science and technology to academic study of basic theory of traditional Chinese medicine，应用到中医基础理论的学术研究中去，后面有一个伴随状语表示在哪方面取得了进展，already making certain progress revealing the nature of meridians and viscera。我把这句话联系起来，再给大家翻译一遍：

In recompiling and studying medical literature accumulated in different dynasties, doctors in traditional Chinese medicine and Western medicine fields have applied modern science and technology to academic study of basic theory of traditional Chinese medicine, already making certain progress revealing the nature of meridians and viscera.

刚才谈到的实际上是近代中医发展中的一些概念和论著的翻译问题，应该说在理解和表达方面没有非常大的挑战。但在中医典籍翻译方面，尤其是春秋战国到秦汉时期问题的中医四大经典的翻译，其挑战还是非常巨大的。下面我举几个例子，请大家看看。

《素问·阴阳离合论》说："天覆地载，万物方生，未出地者，命曰阴处，名曰阴中之阴；则出地者，命曰阴中之阳。阳予之正，阴为之主。"

Veith 将其译为：Everything in creation is covered by

Heaven and supported by the Earth; when nothing has as yet come forth (been grown, produced) the Earth is called: the place where Yin dwells; it is also known as the Yin within the Yin. Yang supplies that which is upright, while Yin, the Earth, acts as a ruler of Yang.

所谓"天覆地载，万物方生"，意思是说，由于上有天的覆盖和下有地的承载，万物才得以生长。其实这句经文只是强调了在整个宇宙中万物的生成情况，所以似乎也可简单地译为 everything in nature。这就像《千字文》开篇之语"天地玄黄，宇宙洪荒"一样，无非强调的是天地开辟之初宇宙的混沌状态而已。

Veith 氏将"天覆地载，万物方生"译作 Everything in creation is covered by Heaven and supported by the Earth，虽然有些质直，但还是比较符合原文之意的。而在 Ni 氏的译文中，却很难找出这句经文的具体翻译。根据前后文义的推测，Ni 氏似乎将其译为：The law that governs does not falter, although everything around it changes according to the point of reference，与原文之意颇为隔膜。

所谓"未出地者，命曰阴处，名曰阴中之阴"，意思是说万物未长出地面时叫做阴处，即还处于阴的位置。又因其未长出地面，还处于属于阴中之阴的地下，所以又称其为阴中之阴。这是根据阴阳学说的基本原理，依据不同位处而对阴阳进行的层次划分。Veith 氏对此似乎缺乏了解，将其译作：When nothing has as yet come forth (been grown, produced) the Earth is called: the place where Yin dwells; it is also known as the Yin within Yin。

"命曰阴处，名曰阴中之阴"，都指的是未长出地面的万物，而不是指大地本身。吴氏父子将这句经文译作：All things that concealed under earth are in the position of static Yin, they are called the component parts of Yin in Yin。意思比 Veith 氏之译

要清晰一些,但句法还可再加推敲。所谓"阴处",就是处于阴的位置(in the position of yin),译作 static Yin 则有画蛇添足之嫌。而阴和阳从来就不是 static 的。另外,"阴中之阴"习惯上译作 yin within yin,意思比 yin in yin 要明确得多,且这一译法目前已经成为世界卫生组织所颁布的国际标准。

所谓"则出地者,命曰阴中之阳",意思是说万物长出地面之后,就称为阴中之阳。在 Veith 氏的译本中,没有这句经文对应的译文,可能疏漏。Ni 氏将其译作:Once it was born and appeared above ground, this phenomenon was called yang within yin。岐伯讲的是事物发展的基本规律,古代是这样,现代还是这样,所以译文似乎不当使用过去时。

所谓"阳予之正,阴为之主",指的是万事万物在其生长和发展过程中,阴阳各司其职,阳主发生,阴主成形。"阳予之正,阴为之主"中的"正"与"主"为互词,都是主宰的意思。《吕氏春秋》有"可以为天下正"之说,高诱在注解中说:"正,主"。Veith 氏将"阳予之正,阴为之主"译为:Yang supplies that which is upright, while Yin, the Earth, acts as a ruler of Yang。与原文之意颇为不合。Ni 氏将其译为:Yin provides form, Yang enables growth。译文虽显质直,但似乎还比较符合原文之意。吴氏父子将其译为:Yang is to spread the healthy energy of coldness and warmness, Yin is to take charge of the vitality of all things。虽是解释性翻译,但原文之意似乎并没有解释清楚。

在这段经文之下,还有这样一句"阴阳之变,其在人者,亦数之可数",意思是说阴阳的消长变化在人体也有一定的规律,也是可以推知的。Veith 氏将其译为:If Yin and Yang change the people will change likewise, and their destiny can then be prefigured。粗略一看,译文似乎和原文还比较吻合。但仔细推敲,却相去甚远。原经文强调的是人体阴阳的变化是有规律可循的,而且是可以推知的。而译文所讲的,似乎是外在的阴阳变化对人体的影响,即随着阴阳的变化人也在变化。这似乎不太符合原文之意。另外,"亦数之可数"的意思是人体阴阳的变化是可以推知的,即 changes of yin and yang in the human body can be inferred or estimated。译作 their destiny can be prefigured,似乎将其与人的命运之预知联系在一起,有些张冠李戴了。Ni 氏将这句经文结合上文之论述译作:This principle also applies to the body,似乎过于简单化了。而吴氏父子则将其译作:The change of a human body can also be inferred from the phenomena of nature,与上下文结合起来看,似乎还是比较清楚的,但其意还是有些弱化之嫌。若将斯句独立释义并加以翻译,其意将会更加明确。

为了明确原文内涵,我在翻译中对"阴处"作了这样的注解:"Yin-maintenance"(阴处)means that the things in nature have not grown out of the earth and they still stay in the soils。

从上面这个译例可以看出,对有关词语的表里之间的关联性和虚实之间的趋约性,对于正确理解和诠释有关经文的实际内涵至关重要,任何疏忽或臆断都可能造成对原文的误解和误释。类似这样的例子,在《内经》中可谓俯拾即是。如《素问·阴阳别论篇》说:"**二阳之病发心脾,有不得隐曲,女子不月,其传为风消,其传为息贲者,死不治。**"

要正确解读这句经文,就必须理清其表里关系及虚实之要,即要明确其字面之意与隐含之意之异同,所言之事与所指之实之差异。一味地照字面释义或凭想象解读,皆难得其旨。Veith 氏将其翻译为:The disease of two Yang affects the heart and the spleen, and this must not remain hidden and ignored; otherwise woman will not menstruate and man will not have a sufficient monthly emanation. If this disease is perpetuated, then it has a

destructive and dissipating influence which——if spread——
inhibits all energies; and death cannot be warded off.

所谓"二阳"并不是指两种"阳"或者两个"阳脉",而是指的
"阳明",即偏重于足阳明胃经。所以《类经》十三卷第六注说:二
阳,阳明也,为胃与大肠二经。然大肠小肠,皆属于胃,故此节所
言,则独重在胃耳。Veith 氏在译文之后作了这样的注解:Wang
Ping equals "two Yang" to the "sunlight" and the "great Yang",
似乎有误。Veith 所谓的"sunlight"和"great Yang"大约是对"太
阳"和"阳明"的字面之译。但"二阳"显然不是指的"太阳",而是
"阳明"。况且王冰所注的《素问》,对此也无这般见解。

而 Ni 氏则将"二阳"直接译作 stomach and intestines,属意
译。但这样以来,原文的表里之间的关联性便荡然无存了。对
"二阳之病发心脾",吴氏父子作了这样的解释性和发挥性的翻
译:The disease of second Yang indicates the disease of
Yangming stomach and large intestine, when one feels
depressed, it will affect the functions of transportation and
digestion of the spleen (anxiety hurts tespleen), and can also
suppress the heart-energy; when the spleen is out of order, the
stomach will be unable to digest the food, causing one to lose
the source of nutrition, and when the heart-energy is
suppressed, it will be unable to transform the nutritive
substance absorbed by the stomach and intestine into blood.

这当然已经不能算翻译了,只能算解释。但译文所发挥的,
似乎与原文相去甚远。尤其是将"二阳"译为 second Yang,可谓
失之毫厘也。所谓"有不得隐曲",指的是难言之隐。对于这句经
文,自古以来就有两种解释。一指二便不利。如《太素》卷三"阴
阳杂说"注解说:"隐曲,大小便"。一指阳道病(即男子性功能障
碍),王冰注解说:隐曲,隐蔽委屈之事也,夫肠胃发病,心脾受之,

心受之则血不流,脾受之则味不化,血不流故女子不月,味不化则男子少精,是以隐蔽委屈之事,不能为也。另外,"隐曲"有时也指前阴私处生疮。无论如何,总的来看"隐曲"当指与性功或私处有关的疾病。Veith 将其按字面之意想象性地译为 remain hidden and ignored,显然是误解误传了。Ni 氏将其"有不得隐曲"译为:People suffering from these imbalances have difficulty expressing their ills,亦不合原文之意。而在吴氏父子的译本中,这句经文似乎未加翻译。

所谓"女子不月",指的是女子月经不来。Veith 氏将其译作 women will not menstruate,无疑是正确的,但其后却出人意料地凭空增加了一句 and man will not have a sufficient monthly emanation,而且其意也很令人费解。男子每月的 monthly emanation 指的是什么呢? 难道男子也有类似于女子月经这样的生理现象吗? 这真是"无中生有"啊!

所谓"其传为风消,其传为息贲者",指的是若病久传变,则可引起"风消"和"息贲"这样的病变。"风消"指的是以气消形瘦为临床表现的病证,"风"指的其实是"气",正如《论衡》感虚篇所说:"夫风者,气也"。"息贲"指的是以气息喘急奔迫为临床表现的病证。"风消"和"息贲"的翻译现在还不是很统一,一般都解释性地将其分别译为 emaciation due to emotional upset 和 lump formation with tachypnea 或其他类似的形式。

Veith 氏将"其传为风消,其传为息贲者"译为:If this disease is perpetuated,then it has a destructive and dissipating influence which——if spread——inhibits all energies。与原文之意并不十分吻合,而且演绎的成分越来越重。

Ni 氏将其译作:If illness lingers, emaciation will result. This is called fengxiao, dehydration and exhaustion caused by wind rising from heat. When rapid, shallow breathing occurs, with difficulty catching one's breath, or xi fen, it is considered incurable.

　　Ni 氏之译虽然也是解释性翻译,但尚与原文之意较为接近。中国古典文献的行文都十分简洁,"文简趣深"。但翻译成英文时却往往显得繁琐。这既与译者驾驭英语的能力密不可分,也与译者所采用之译法密切相关。如对于这句经文的翻译,Ni 氏便将过多的解释纳入译文之中,颇有衍化原文之嫌。这对于读者完整地了解原著的风貌是极为不利的。吴氏父子的译文也是如此,字里行间颇多衍化表现。

　　上面给大家举的这些例子,可能理解起来有一定的困难。没有问题,我课后给大家提供一些资料,只要大家认真看了,认真思考了,一定会有一定的认识。这一节课我们就到这里,同学们下去之后把我们这节课提到的一些概念的翻译,还有一些句子的翻译,再好好地推敲推敲。如果有问题,请大家记录下来,我们下一节课继续讨论,下课。

作业

一、术语翻译

1. 表里双解法

2. 表里双解

3. 解[发]表攻里[下]

4. 解表清里

5. 解表[发汗]温里

6. 和解表里

7. 和解少阳

8. 和解透表[祛邪]

9. 开[透]达膜原

10. 驱邪截疟

二、语句翻译

1. 生物在四时气候变化中,就会有春生、夏长、长夏化、秋收、冬藏等相应的适应性变化。

2. 春夏阳气发泄,气血容易趋向于体表,所以皮肤松弛、多汗。

3. 秋冬阳气收藏,气血容易趋向于里,所以皮肤致密、少汗、多尿。

4. 春日浮,如鱼之游在波。

5. 夏日在肤,泛泛乎万物有余。

6. 秋日下肤,蛰虫将去。

7. 冬日在骨,蛰虫周密。

8. 春夏脉多浮大,秋冬脉多沉小。

9. 脉象的浮沉变化,也是机体受四时更迭的影响后,在气血方面所引起的适应性调节反应。

10. 人体气血运行也与气候变化的风雨晦明有关。

三、学习总结

第24课 与"气"相关的词句的翻译

同学们,早上好!

我们今天继续来讨论中医翻译的问题。上一次,我们主要讨论了中医中间的唯物论及其相关的一些概念和英语的翻译,特别是我们一起讨论了精气学说的翻译还有《素问》中有关精气学说的几个经典论述的英语翻译。通过这个翻译实践,大家对我们经典著作的翻译也有了一点感性的认识。

谈到精气学说的翻译,实际上它包括精和气的两个方面。当然精气也是中医学说中的一个概念,我们把它翻译成 essential Qi,"精"翻译成 essence,尽管在哲学层面上,气音译成 Qi。在我们人体,气作为生命活动的一个基本物质,作为一个脏器的基本功能,我们也把它音译成 Qi。

我们说气是维持人体生命活动的基本物质,这是我们在中医基础理论中对气下的定义,即:Qi is the basic substance that maintains life activity。这是生命活动的一个基本物质。

那么气的运动变化以及伴随着它的运动变化所产生的能量转化在中医史上有个独特的概念,一个用语,叫做**气化**。以前人们对"化"有不同的翻译形式,不同的理解。现在基本上都比较统一地翻译成 Qi transformation。气化,比如膀胱的气化,都是用的 transformation 来表示。关于气化这句话的论述,在中医学基础理论中间,我们使用得很广泛。气的运动是怎么回事呢? 我们都会讲到这样一句话,气的运动变化。那么**气的运动变化**自然是 the movement and the changes of Qi。伴随着它发生的能量转化,**能量转化**就是 energy transformation,这个过程叫做气化。刚才我们讲了,气化实际上是气运动变化的一些形式,一些 activities。总的这个过程叫做气化,叫做 Qi transformation。也就是说:

The activities of Qi in movement and in changes are called Qi transformation.

这句话我们用英语来表达也可以这样来说:

The phenomena of movement and changes of Qi as well as the process of energy transformation during such activities is known as Qi transformation or is called Qi transformation.

我们经常用 accompanied by 来翻译"伴随"这个词。比如说,在临床上的一种疾病,它的一些主要的症状伴随有其他的一些症状,我们常用 accompanied by 来表达伴随。但在这里不必一定把伴随翻译成 accompanied by。这里我们实际上用了一个关联词 as well as the process of energy transformation during such activities,这个 during 实际上也就表达了"伴随"这个概念所包含的某些意思在里面。在这里大家记住气化这个词,我们一般用英语表达是 Qi transformation,或者 the transformation of Qi,气的运动变化就是 the movement and the changes of Qi。能量转化是 energy transformation。

那么**气化运动是生命的基本特征**,没有气化就没有生命,这是我们中医对于气化和生命的关系的认识。生命的基本特征就是 the basic feature of life 或者 the basic characteristics of life。所以气化运动是生命的基本特征,实际上就是说气化运动反映着生命的基本特征。所以汉语用了一个"是"表达一个判断,从英语来讲,我们可能要用一个表示"展现","代表","反映"这样的一些词语来翻译。比如说:

Qi transformation reflects or demonstrates the basic

characteristics of life.

没有气化就没有生命，这句话的基本意思是：Without Qi transformation，there will be no life。或者我们也可以这样说 life can't be maintained without Qi transformation。没有气化，那么生命也就难以维系。

气化运动的本质是机体内阴阳消长转换的矛盾运动。在这句话中有几个概念，我们要注意它的英文表达。气化运动的本质是机体内部，这里的机体指的就是 the body，这里的机体自然指的是人体。所以我们可以把它翻译成 the body。阴阳消长转化是两个概念，阴阳的消和长。"消"指的是 decrease，"长"指的是 increase。所以消长我们当然可以用 increase，decrease 来进行翻译。

但习惯上我们用英语中间的一对概念来翻译，就是 wane and wax。这本来是用来表现月相变化的一对概念。我们谈到月亮是用盈亏来表示。盈就是它的，亏就是表示它的 reduce 或者 decrease。在英语中间，wane 表示月亮的亏，reduce，become smaller and smaller。Wax 表示长，表示月亮 becomes bigger and bigger，larger and larger，fuller and fuller。这个过程叫做 wax，就是渐渐地丰满了，变大了，变圆了。比如说，在英语中，the waning moon 就指的下弦月，月亮变小了。当然在英语中这个 wane 也可以表示衰弱，也可以表示消失、衰退等等。比如说 his strength is waning，就是说他的精力在衰退。The day wanes，一天快过去了，一天的光阴快消失掉了。

潮，潮水的退潮也可以用 wane 表示。这个 wane 也可以用作名词表示月亏了，或者表示衰退了。比如说英语中间有个短语叫做 on the wane，就是衰退，逐渐地衰败。Wax 也和 wane 一样，可以用作动词，可以用作名词表示月亮的逐渐地变圆，逐渐地丰满，逐渐地变大。在英语中，wane and wax or wax and wane 也是一个短语,表示月亮的盈亏。像苏轼的词里面讲"月有阴晴圆缺",这个圆缺,如果我们把它翻译成英文就是 wane and wax。Wane 是缺,wax 是圆。

现在人们逐渐地用这个 expression,这个 phrase 来表示阴阳的消长,waning and waxing movement of Yin and Yang。这个也倒是蛮形象的,会给人一种动的感觉,像月亮在运动变化之中。矛盾是 contradiction,矛盾运动 contradictory movement。在这实际上不需要把 contradictory movement 翻译出来,因为 waning and waxing movement 实际上是相对的一种运动,变化,所以它本身就是矛和盾的关系。所以这里的矛盾运动是我们汉语中间的一种表述方式,在英语中似乎不必把它一定翻译出来。我们看看怎么来翻译这句话。气的运动变化的本质,这个本质我们可以用 nature 来表示,the nature of Qi transformation。是机体内部阴阳消长转换的矛盾运动,我们汉语用了一个判断句,从英语来讲,我们似乎也可以用表示展示,展现的词语来翻译。比如说:

The nature of Qi transformation demonstrates,reflects or signifies the waning and waxing movement of Yin and Yang within the body or within the organism.

机体也可以翻译成 organism。这里还有一个词语叫转化。我们可以把转化翻译成 transformation。因为阴阳之间也存在着相互转化的关系。就是阴发展到一定的阶段会转化为阳,阳发展到一定的阶段也会转化为阴,所以中医上有"重阴必阳,重阳必阴"这样的说法,也就是物极必反,向自己相反的方向发展。在这里我们可以转化这个概念纳入到译文中间去。那么这个译文比较完整地说应该是这样:

The nature of Qi transformation reflects the waning, waxing,and transforming movement of Yin and Yang within the body or within the organism.

在描述气的运动变化的时候,我们的经典里面有这样一句话**"升降出入无器不有"**。升降出入指的是气运动变化的四种形式。"升"自然就是 ascend,"降"就是 descend,"出",简单地说就是 go out,如果我们用一个词,英语中间有个 exit,进就是 enter,come into。为了排比,因为 ascend, descend 都是一个词,所以出入我们也最好用一个词,"出"用一个词 exit,"入"用一个词 enter 来表示。"无器不有"中的器是什么东西呢?"器"就是器具或者东西的意思,"无器不有"就是没有任何事物中间不存在着气,升降出入,这样四种运动形式。所以这里的器我们可以理解成 things,"无器"nothing。这实际上是个双重的否定表示肯定。"无器不有"就是任何一个器,任何一个事物中都存在着四种气的运动形式。所以这句话如果翻译成英语,我们可以这样来翻译:

Nothing in the natural world can't exist without the activities of Qi in ascending, descending, entering and exiting.

这里只是说升降出入,实际上它是指气的升降出入,所以译文中间加上了 the activities of Qi。因为我们古汉语非常简洁。可用可不用的词,不用。一个词能表达的意思绝对不用两个词。所以它的内涵,如果我们用信息密度来讲,它的信息密度非常高。我们在翻译成英语的时候,省略掉了的词语需要补充出来。不然的话在英语中间就并表达不清楚了。这是这一句经典的关于气运动形式的经典表述方法的翻译。升降出入是气的基本运动形式,这种运动形式也保证了生命活动的正常进行。

所以《素问》对气的运动变化有这样一个描述。《素问》的《六微旨大论》中,对气的运动变化有这个一个描述,说**"非出入,则无以生长壮老已;非升降,则无以生长化收藏"**把气的运动形式,对自然万物以及人体生理的影响描述得非常地深入,非常地深刻,提高到了一个相当高的高度来看待它。我们看看这一句经典的关于气运动形式及其影响的描述,该怎样用英语来翻译。

我们说气的运动形式是升降出入，那么它这里分开来讲，如果没有升降会怎么样，没有出入会怎么样。这个主要是从修辞做了一个拆分对比的描述。实际上无论对于人体还是对于万事万物，升降出入，这四种气的运动形式都是不可或缺的，所以这里把它拆分开来，只是为了行文，只是为了修辞的需要，而不是说对于人体来讲，只有出入，对于自然万物来讲，只是升降，不是这样的。这两句话里谈到了几个非常重要的概念。这几个概念概括了人体从生长到死亡这样一个生命过程以及自然万物从生长到衰老这样一个过程。这里面的词，就是以字为词，概括了人体和自然万物生长的不同的几个阶段。我们看看这几个阶段该如何来翻译。

非出入，则无以生长壮老已，without the activities of exiting and entering，"无以生长壮老已"这显然指的人体，或者有生命的这些动物。有生命的这些动物它的生命的发展轨迹，我们可以概括为五个阶段：生，长，壮，老，已。生，表示生命的一种孕育，conception of life。这里的"生"，我们也可以理解为出生，birth。"长"自然是growth。"壮"指的是什么呢？到了壮年实际上是人体发育到了它的peak。这个壮年指的就是人在身体发育中间的一个顶峰时期，那么在这里我们似乎可以用一个maturity来翻译它。因为我们在这里用了五个汉字，"生长壮老已"，那么从英文莱讲，在这里我们似乎可以用五个单词，这样可以对应起来。所以我们用maturity，就是它到了成熟这个阶段。"老"呢，我们可以把它翻译成aging，也可以翻译成senility，衰老。这里的"已"呢，就是death。所以这句话，我们可以做这样的翻译：

Without the activities of exiting and entering, there will be no such activities as birth, growth, maturity, senility and death.

那么"非升降，则无以生长化收藏"。"生长化收藏"指的自然界的万物，比如说植物的生长轨迹。"生"，就是破土发芽了。我们可以用一个词 germination 来翻译。"长"，growth。"化"，可以用"transformation"来翻译。特别是植物，它的种子要从开花到结果，中间的灌浆期，就是很典型的"化"，由花的周期然后转化到结果实，以及果实的灌浆。像小麦、稻谷，在结果实时候，有个灌浆期。这是一个很典型的化。

"收"指植物生长到一定的阶段，比如说到了夏天，它生长，到了秋天这个时候，它就不再生长了，它果实已经成熟了，然后它的叶子就开始发黄，枯萎，因为它已经成熟了，气已经在内敛了。这个"收"一方面表示内敛，另外一方面表示成熟了，所以我们常用 reaping 来翻译，就是它已经成熟了，所以它的生长之气已经开始在内敛了。

"藏"，当然我们可以把它翻译成 storage，因为已经成熟了，所以它的生长之气已经内敛了，果实，人们已经把它采集下来了。没有被人采集下来，它成熟以后也落在大地上，也回归到大地的怀抱，也似乎被大地自然收藏了。然后到来年春天，它重新又破土，发芽，生长，这是自然界万物生长的周期。我们可以把生长化收藏翻译成这么一组 germination, growth, transformation, reaping and storage。这是生长壮老已和生长化收藏的一个简单的翻译。

如果没有气的升降出入这样一个运动形式，那么会造成什么样的后果呢？《素问·六微旨大论》对此有这样两句话来概括，它说"出入废"，这个"废"就是废除了，或者就是停止了。出入废，就是停止了。那气出入的运动形式停止了，就会怎么样呢？"神机化灭"。这个"神机"，我们怎么去理解它呢？它实际上就是人的精神状态，人的精神的运动机制。我们可以简单的理解成 mechanism of spirit。"神机化灭"就是神的转化，运化的机制就停止了，就受到了破坏。这个"灭"就是破坏掉了，即：The transforming mechanism of Qi is damaged or will be damaged。

"升降息"，那么这个"息"实际上和"废"是一回事。在这主要是考虑到对仗和修辞的需要,用了两个同义词来进行翻译它,避免词语的重复。这个"息"也是停止的意思。If Qi stops ascending and descending 会怎么样呢?那么就会"气立孤危"。"立"就是 immediately,马上。"孤微"就是气被隔绝了,那么它就处于一种比较危机的境地。这两句对仗非常工整的话,我们翻译得时候,可以做这样的处理:

If the activities of exiting and entering stop, the transforming mechanism of spirit will be damaged; if the activities of ascending and descending stop, Qi will be immediately isolated and endangered.

当然这是我们在课堂上的随机应变的翻译,实际上在正式的译本中,我们还可以再仔细地推敲,把它翻译得更加完整,更加完美,更加完善。这是气的四种运动形式。那么气的运动形式,"升降出入",孕育于我们生命的运动之中。我们人体生命的各种活动实际上就体现了气的这四种运动形式。所以从我们对中医的唯物论的分析,可以看出中医对生命的一种朴素的认识。

人们认为生命是 material,它是阴阳对立统一,运动不息的发展过程。那么阴阳的对立统一,我们在谈到阴阳学说的时候,会给大家详细地介绍。在这,我给大家先点到为止。我们知道对立是 opposition,那么统一呢,unity,阴阳的对立统一就是 the opposition and unity between Yin and Yang。这是关于气的一些运动形式,我们的理解和翻译。当然,还有其他的理解和翻译,请大家课后查看查看,比较比较,看看那种译法比较符合实际。

今天先讲到这里,下课。

作业
一、术语翻译
1. 调和[理]肝脾

2. 疏肝理[和]脾

3. 疏肝健[补]脾

4. 抑肝扶脾

5. 疏肝和胃

6. 解郁和胃

7. 抑肝和胃

8. 泄肝和胃

9. 调理[和]肠胃

10. 健[补]脾[中]和[安]胃

二、语句翻译

1. 天温日明,则人血淖液而卫气浮,故血易泻,气易行。

2. 天寒日阴,则人血凝泣而卫气沉。

3. 江南多湿热,人体腠理多疏松。

4. 北方多燥寒,人体腠理多致密。

5. 人类不但能主动地适应自然,还能主动地改造自然,从而提高健康水平,减少疾病。

6. 四时气候的变化是生物生长化收藏的重要条件之一。

7. 如果气候的变化超过了人体调节机能的限度,就会发生疾病。

8. 如果机体不能对自然变化作出适应性调节时,也会发生疾病。

9. 春善病鼽衄,仲夏善病胸胁,长夏善病洞泄寒中,秋善病风疟,冬善病痹厥。

10. 一般疾病多是白天较轻,夜晚较重。

三、学习总结

第 25 课　与"神"相关的一些词句的翻译

同学们,早上好!

此前我们讨论了中医基本理论和方法的翻译问题,但还有一些重要的观念和概念需要我们认真学习和掌握其实际内涵,认真探索将其较为自然地翻译成英文的方法。

中医在以唯物的观点认识生命,解析人体,还有一个很重要的学说,那就是形神观,或者叫我们形神学说,这是我们中医学的一个基本理论之一。

所谓形神观,就是我们谈论人体的精神和形体两个方面。这两个方面是统一的。"形"就指的是 body 或者 physical aspect。"神"指的是 spirit 或者 spiritual aspect。这两个方面是统一的,也是一个 unity,应该是一个 integrity。这两方面是不应该分离的。如果这两个分离了,就会出现问题,所以我们中医上说"形与神俱,不可分离"。所谓"**形与神俱**",就是说:

The body and the spirit exist at the same time.

所谓"**不可分离**",就是说:

They can't be separated. 或者:The spirit and the body couldn't be separated.

如果没有 spirit,body couldn't exist or couldn't function well。没有 body,spirit will have nothing to depend on,也是无法存在的。"形"好理解,就是指的 the body,"神"究竟指的是什么呢? 在前面几次课堂上,我们实际上课介绍到了"神"的问题。

"神"的含义是各方面的。它可以指 spirit,它也可以指 thinking,也可以指 mentality,也可以指我们的 facial expression,还有一个人的 response 等等。在这里我们看看我们中医学对神的内涵的一种解释。"神"有广义和狭义之分,广义的"神"指人体生命活动外在的表现,就是人体生命活动外在的表现的一个总称,它包括生理性或病理性外露的征象,那么广义的用英语说就是 in a broad sense。**神指人体生命活动外在的表现的一个总称**。"神"在这里我们可以翻译成 spirit,这句话可以译为:

Spirit is a generalization of the external manifestations of life activities.

总称,在这用了一个词 generalization。**它包括生理性或病理性外露的征象**,就是说:

It includes the signs of both physiological functions and pathological changes.

所以大家看"神"是两方面的,不仅仅是生理性的,也包括一些病理性的外在的生命活动的表现,这都属于神的范畴。所以我们说生理性的表现,这个 spirit,我们说神采奕奕,精神饱满。病理性的生理表现,我们语言中间也有一些词语,比如说萎靡不振,没精打采,这都是一些非生理性的,病理性的生命活动的一个外在的表现。我们把这句话再归纳一下,用英文来翻译,可以这么说:

In a broad sense, spirit refers to a generalization of the external manifestations of life activities, including the signs of both physiological functions and pathological changes of the body.

这是广义的神。

狭义的"神"指的是什么呢?狭义的"神"指的是精神思维意识活动,也就是说 in a narrow sense, spirit refers to mental activities。这是狭义的神。我们一般把神翻译成 spirit,实际上就是比较狭义的一种表述。因为 spirit 总给人一种 positive aspect。在中医学理论中,神的含义很广泛,一般来讲,有这么三种含义。一是自然物质变化的功能,就是说 the ability or the capacity of things in the natural world to change and transform,自然界的物质变化。

所以在《荀子》里面我们可以看到一句话,它实际上是对神在自然界物质变化功能概括的这样一层意思。《荀子》说"万物各得其和以生,各得其养以成。不见其事,而见其功,夫是谓之神"。就是说在自然界的万物得其和以生,就是说它各方面的环境和周围其他的事物之间的空间距离等等的关系比较和谐的话就会正常地生长。"各得其养以成"就是说它能得到适当的营养就会正常地生长发展。"不见其事,而见其功",对于我们人来讲,我们看不见事物的生长变化,它背后的调控的机制我们看不见,但是我们能看到它一天天的长大,一天天的长高了,能看见这样一个 fact,而看不见它背后调控的 mechanism。"夫是谓之神",就是我们看不到的事物的生长变化的背后的那一个调控的因素,那就是神。这个实际上描述的自然界万物的变化的功能,把它称之为神。

《荀子》里面这句话,如果我们把它翻译成英语,其实也不是很困难。"万物各得其和以生",这自然指的是自然界的万物,所以我们在翻译的时候需要增加这么一个介词短语 in the natural world,在自然界中。"万物各得其和以生"就是得其和是万物生长的一个前提条件,也就是和谐,当然这个"和",我刚才讲了,它可能是和周围环境,和周围其他事物之间的空间,它们位置的和谐的关系。在这我们可以简单地用 harmony 来翻译它。但是我们知道这里的 harmony 可能指的是 environmental harmony or the harmonious relationship between different things。这里我们可以简单用一个 harmony 来翻译"和"，harmony is prerequisite to the growth of things。"和"是事物生长的前提条件。"各得其养以成"中的"养"是营养，就是说 proper nourishment is key to the development of all things。适当的营养是万物生长发育的一个关键。"不见其事，而见其功"，the mechanism that is responsible for the growth and development of things is invisible. That is why it is called Shen or spirit。下面我们把这句话连贯在一起，再翻译一遍，大家看看和原文是不是对应的。

In the natural world，harmony is prerequisite to the growth，and proper nourishment is key to the development of all things. The mechanism that is responsible for the growth and development of things，but is invisible，is called spirit。

我们比较起来，显然英文的翻译轻飘飘的，不像我们《荀子》的原文那么寓意深刻，读起来给人感觉内涵丰富，给人以无限遐想的余地，英文就显得比较淡而无味。这是我们在翻译中间的一个遗憾。无法将我们精妙的汉语，特别是我们古典文化中的精妙的概念、思想完整地再现到译文中去。比如说这里的神翻译成 spirit 就非常地勉强。这里的"神"实际上指的是类似于我们讲的 something magic。根据《荀子》的观点，自然界万事万物的运动变化都是"神"的一种表现。所以我们在谈到这个问题的时候，我们书上有这样一句话，说：**天地的变化而生成万物，这种现象是神的表现**。

The changes of the heavens and the earth have produced all things in the natural world. Such a phenomenon is the manifestation of the spirit.

因此，有天地之行，然后有神的变化。那么先有天地的形状，从开天辟地来讲，先天地分开，有了其形，然后接下来就有了神的运作。神成了各种各样的事物及其这些事物的运动变化。所以说"有天地之形，然后有神的变化"。就是说：

Only when the heavens and the earth have taken shape can manifestations of the spirit be made.

神在我们中医学上的第二层意思指的是人体生命的一切活动，all the activities of life。那么中医学认为人体是一个阴阳对立统一体，生命活动本身也被称之为神。阴阳对立统一体，就是说 the body is an opposition and unity of Yin and Yang。所以"**阴阳之气的运动变化推动了生命的运动变化**"，可译为：

The movement and changes of Yin and Yang promotes the movement and changes of life.

"**所以生命活动本身也被称之为神**"，可译为：

Shen also refers to the movement of life itself.

"**如果神去，则气化就停止**"，可译为：

So when the spirit has disappeared，Qi transformation will stop.

那么这意味着什么呢? **意味着生命的完结**，即：That means the end of life。

所以在中医上对神有很多的描述，特别是如果人的神不足呢，都会导致各种各样的病理变化，只有积精全神，生命才能够得到保证。"**积精全神**"实际上就是说 the essence is sufficient and the spirit is fully preserved。如果我们从字面上看，"积精"实际上就是说 the essence is sufficiently accumulated，"全神"，the spirit is fully preserved。那么只有这样才能"精神内守，病安从来"，这是《内经》中间的话。"**精神内守**"实际上就是说 keep one's mentality or keep one's spirit inside。因为我们古人主张人不要太张扬，太张扬就容易使的精神外泄，精气外泄就神散。如果我们能在体内保持足够的精神，这个精指的就是 essence，实际上就是 spirit。"病安从来"，即 how could diseases attack you? 这一句话我们把它连贯起来翻译一下，说只有积精全神，才能"**精神内守，病安从来**"。

Only when the essence is sufficiently accumulated and the spirit is fully preserved can people keep the spirit properly inside and prevent attack of any disease.

这一句话，"精神内守，病安从来"是中医上的一种健康观，所以它的英文表述，我在这里只是简单地向大家做一个翻译，大家下去也可以进一步地认真推敲推敲。我要说明的是精神在我们现在是一个概念，精神，spirit，但在我们古汉语，古籍中间，精是精，神是神，精神用在一起指的是两个概念，指的 essence and spirit。我们平时在翻译的时候要注意它的概念的内涵和外延。在中医学上神的第三层意思指的是人的精神意识，就是mentality，thinking，spiritual aspect。**精神活动的高级形式是思维**，即 the superior style of spiritual activity is thinking。

所以《素问》中有这么一句话："心者，君主之官，神明出焉"。神总是和我们心有很大的关系，因为心藏神，心主神明。精神活动的高级形式就是思维，神明实际上也就指的是思维。"君主之官"是我们古人在论述五脏的生理功能及其在人体的作用的时候把它和宫廷做了一个比较，因为心是五脏中最重要的，它就相当于一个国家的君王，它是一个君主之官。这个**君主之官**，我们怎么去翻译它呢？当然可以把它翻译成：

The heart is the organ similar to a monarch or similar to a king or similar to an emperor.

"神明"在这可以简单地理解成 mentality，当然它里面也包括wisdom，也包括 thinking 等等。"**心者，君主之官，神明出焉**"就是说：

The heart is the organ similar to a monarch from whom mentality and wisdom are conceived.

就是说心是人们的思维意识，智慧生成的一个 place。

因为心是主宰思维的一个器官，是调控思维意识活动的器官，所以《内经》中有这么一句话说"积神于心，以知往今"。因为心藏神，心主神，如果我们把心完全地积在心里面，一个人就会变得聪明，有智慧，他就会理解，了解过去，能够展望未来。我们似乎可以这样来翻译这句话：

Only when the spirit is sufficiently preserved in the heart can person understand the past and present。

这样翻译是否客观，请大家课后认真思考思考，下课。

作业

一、术语翻译

1. 养胃和中

2. 调中和胃

3. 和中缓急

4. 调和［理］气血

5. 调气和营

6. 平调寒热

7. 温清［寒温］并用

8. 清上温中

9. 温中清肠

10. 分消走泄

二、语句翻译

1. 人体的生理活动和病理变化是随着四时气候的变化而发生相应的改变。

2. 内外环境统一性和机体自身整体性的思想称之为整体观念。

3. 整体观念是古代唯物论和辩证法思想在中医学中的体现。

4. 整体观念贯穿到中医生理、病理、诊法、辨证和治疗的各个方面。

5. 辨证论治是中医学认识疾病和治疗疾病的基本原则,是中医学对疾病的一种特殊的研究和处理方法。

6. 证是机体在疾病发展过程中的某一阶段的病理概括,包括病变的部位、原因、性质,以及邪正关系。

7. 证反映出疾病发展过程中某一阶段的病理变化的本质,因而比症状更全面、更深刻、更正确地揭示了疾病的本质。

8. 辨证就是将四诊所收集的资料、症状和体征通过综合分析概括为某种性质的证。

9. 论治则是根据辨证的结果确定相应的治疗方法。

10. 辨证是决定治疗的前提和依据,论治是治疗疾病的手段和方法。

三、学习总结

第 26 课　中国古代"认知学"与翻译

同学们,上午好!

我们在学习中医的时候,我们需要读些经典著作,特别是经典著作中的一些经典论述,不仅仅是因为它们的论述非常地精深,语言非常地精妙,观点非常地新颖,而且它们精妙的论述的形式,和精湛的观点对于我们今天的学习有很大的启迪意义。所以我在述述翻译的时候,有意地选一些经典著作中的经典名句,一方面是增加我们对中医基本理论,对古典文化的了解,另外一方面也通过分析探讨经典著作的翻译,可以使我们更好地了解和把握中医翻译的基本原则和方法。

所以在谈到心神的问题,谈到神明的问题,《灵枢经》里面有一段非常精妙的论述。这个论述是关于人的智慧是从哪里来的。毛泽东主席曾经在自己的著作中间对人的智慧也有过自己的看法和论述。他曾提出过这样一个问题,人的智慧是从哪里来的?是从天上掉下来的吗? 不是,是从实践中获得的。这个观点在《灵枢经》中有非常高妙的、精深的论述。这一段话呢,我建议同学们能够把它背下来,能够结合我们现代的研究,现代的科研方法对它进行一些更加深入的挖掘和总结。我们现代在研究语言学,或者研究哲学、心理学的时候,我们都谈一个观念,认知,认知语言学等等。那么认知这种理念在这段话中间体现得非常地鲜明,而且非常地精到。

那么这段话是这么说的:"**任物者谓之心,心有所忆谓之意,意之所存谓之志,因志而存变谓之思,因思而远慕谓之虑,因虑而**

处物谓之智。"这非常简单的一句话，把我们人从观察事物，认识事物一直到获得智慧的不同的阶段论述得非常地简洁明了。"任物者谓之心"中的"任"的意思就是负责观察，任物就是观察事物。**"任物者谓之心"**实际上就是说：

The organ that is responsible for observation of things is the heart.

心是负责观察事物的器官。那么心在观察事物的时候，它自然会留下一些 impression。我们说回忆回忆，这个"忆"就是对我们所观察，所了解的事物或现象给我们留下的印象的一个反馈。"心有所忆谓之意"实际上就是指心在观察事物之后留下了它对这个事物的认识的初步的印象，即 the basic impression of the things upon the heart。谓之意就是形成了一种意识，"意"我们可以把它理解成 consciousness。这个回忆的"忆"，我们可以把它理解成 reflection。所以"心有所忆谓之意"实际上就是说 the reflection in the heart produces consciousness。"意之所存谓之志"，我们通过对这个事物的感悟，理解，推敲，形成了consciousness。然后这种 consciousness 保留在我们的脑海里，慢慢它就形成了一种"志"，产生了我们想做什么，想按照自然规律规划自己的某个行为的时候的这样一种"志"。这个"志"呢，我们可以简单地把它理解成 will。**"意之所存谓之志"**实际上就是说：

The maintenance of consciousness in the heart is known as will.

"因志而存变谓之思"，我们有了这样一种志向，这样一种 will，然后我们就想改变现状，改变我们的前途命运，因志而存变，有了这种志向，我们就想实现这种志向。实际上这种志向的目的就是改变我们的现状。这种情况叫做"思"，就是思想。那么有了志向，根据这个志向，来改变我们的现状或者来改变我们周围的环境，那么这个就叫做"思"。The changes to be made according to the will is called thinking or is called thought。**"因思而远慕谓之虑"**，我们有了这样一些想法，这样一些理想，这样一些 idea，这样一些 thinking，这样一些 thought，然后我们对未来就有了一些展望，就有一些期待，就有一些期许，这就叫做"虑"。这个"虑"我们可以理解为 strategy。

我们对未来的发展有了想法。有了想法怎么去做呢？我们会根据我们现有的条件以及事物发展的规律，制定一个实现我们远大抱负、理想的这样一种策略，这样一种 policy，这样一种 strategy，这个就叫做"虑"。那么也就是说，the prospects made based on such thinking is called strategy。**"因虑而处物谓之智"**，然后有了这样一个 strategy，我们在处理事物的时候，我们在处理相关问题的时候，我们就有了策略，就不是随心所欲的，不是顾此失彼的，那么这就是一种"智"，一种智慧，一种有智慧的生活方式，有智慧的处理问题的方式。它就是说 the management of things in the light of strategy is called wisdom。从观察事物到形成意识，由这种意识形成了自己的志向，根据这种志向，我们发展了自己的思想，根据这种思想，我们确定了实现目标的策略，根据这种策略来处理事物，这就是智慧。

这是不是一个非常精妙的关于认知，关于智慧发展的一个论述啊！汉语的表述非常地简洁，我们翻译成英语实际上有点勉强。为什么有点勉强呢？因为在我们古汉语中，很多概念是独立的，但是在现代汉语中，这些概念可能就合二为一了。比如说"意志"在现在是一个词，意志坚定的人，a man with strong will。在这句话中，意是意，志是志，不是一回事。今天我们说思虑是一个概念，指的是 consideration。比如说思虑过度，如果一个人思虑过度，就可能伤脾，引起消化不良，没有胃口。所以思虑过度就是 excessive anxiety。If a person is full of anxiety, the function of his spleen and stomach will be impaired or affected。大家看，在这里,"思"和"虑"是两回事。"思"是因为有了志向之后形成的一种认识事物,认识周围世界,认识自己和社会的关系的思想,这个叫做"思"。有了这样一种思想,我们可以展望未来,我们可以规划我们未来的行动,制定未来的计划,这个叫做"虑"。所以思虑是两个概念,但是我们现在是一个概念,所以这个翻译起来的话就像我们上次谈到的魂和魄一样。

在古代的时候,魂和魄是两个概念,而且分属于不同的脏器。魂属于肝,魄属于肺。但是在现代汉语中,魂魄成了一个概念,就是 soul。但是在中医中间,它仍然是两个概念。所以在翻译的时候,我们就费周折了,勉强地把魂和魄翻译成 ethereal soul 和 corporal soul。尽管字面上区别开来了,其实内涵没有完全表达出来。我们这里翻译的"意","志","思","虑",尽管我们做了一个区分性的翻译,把"意"翻译成 consciousness,把"志"翻译成 will,把"思"翻译成 thinking,把"虑"翻译成 strategy,实际上这种翻译还是比较表面的,它的内涵还没有完全地表达出来。

所以如果我们在向外国读者介绍这段文字的时候,在介绍这段文字中相关概念的时候,我们还要做一些解释性的说明。比如说像这一段话,我们完全可以写一篇大文章,写一部书来论述我们中国传统文化中关于认知的一些理念,关于认知的认识,关于认知不同层次的划分,是非常有研究的价值和意义的。

好,我们回过头来继续谈神。那么神的物质基础是气血,就是说 the material base for the spirit is Qi and blood。**神主宰着人体脏腑组织的功能活动和气血的营运**。所以脏腑组织,就是指的 viscera and tissues。它的功能活动就是 functional activities。气血的营运实际上就是指的 the circulation of Qi and blood。所以这句话我们翻译成英文应该是这样的:

The spirit governs the functional activities of the viscera and tissues as well as the circulation of Qi and blood.

"形"与"神"相互依托，不可分离。这种关系被称为**"形与神俱"**，就是：

The body and spirit depend on each other and can't be separated.

如果我们把这句话完整的翻译成英文，那应该是：

The idea that the body and the spirit exist simultaneously means that the body and the spirit depend on each other and can't be separated.

所以在中医上，我们对"形"和"神"的这种不可分离的关系有一种描述，说**"形乃神之宅，神乃形之主"**。"形乃神之宅"就是形体是神赖以存在的一个场所。"神乃形之主"而神是主宰着形体运动的一种主宰体。这句经典的话该怎么翻译呢？请大家考虑考虑，下次我们再继续讨论。

"形与神俱"是中国古典文化中一个非常重要的理念，即表现形式与精神主旨应该同时并存，相得益彰。光有形式而没有精神，是华而不实的；光有精神而缺乏表现形式，是枯燥而乏味的。这就如同绘画一样，优秀之作当是形神俱佳，交相辉映；而俗尘之作则形象逼真，但却神乏气散。

当年昔元章评价摩诘的画时说："云峰石迹，迥出天成，笔意纵横，参与造化"，而评论韩干的画时则说："肖像而已，无大无色"。绘画最能体现形与神具的理念。摩诘的画之所以流传千古，世所传颂，就是因为其所画之山水不但山峻水丽，仪态自然，而且笔意纵横，神韵无限。而韩干的画形虽逼真，但意趣平淡，毫无神气可言，如同肖像一般。绘画如此，文学艺术更是如此。在中国传世典籍之中，"形与神俱"的理念无处不在处处在。今天在阅读唐诗宋词和唐宋八大家的传世之作时，我们仍然为之深深震撼。这是因为其作品不仅仅文字优美，而且意境深邃，神韵激越。

《内经》的作者在撰写这部千古名典时，也将这一理念贯彻始终。由于其医哲交融，文理兼顾，且旁涉百家，所以文辞意趣常常奇句叠出，引人入胜，将"形与神具"的理念发挥到了极致。从"形"与"神"的有机结合及意与理的浑然一体而言，《内经》将中国传统的思辩方要和语言艺术发挥到了令人望而神往的境界。然而，将这种文思并举、理意相映的精妙论述翻译成英文时，却很难保持其固有的精神风貌，甚至连其所蕴涵的丰富而深刻的思想精神也难以完整地再现于译文。

《灵枢·本神》篇有这样一段关于"德"、"气"、"精"、"神"、"魂"、"魄"的论述，所论至为精妙，寓意至为精深："天之在我者德也，地之在我者气也。德流气薄而生者也。故生之来谓之精；两精相搏谓之神；随神往来者谓之魂；并精而出入者谓之魄。"

目前在国内外，《素问》的英译本已经有一些了，我只掌握六种，其中一部为我所译。但《灵枢》的英译本还比较少，我仅掌握三种，其中一部为我所译。吴氏将《本神》篇的这段精妙的论述翻译为：The human being comes of existence when receiving the original substance and energy of the heavens and earth, and the interflow and the combat of the original substance and energy cause the shaping of man. The original substance which enables the evolution of human body is called the essence of life; when the Yin essence and the Yang essence combine, it produces the activities of life which is called the spirit; the function of consciousness appears along with the spiritual activities is called the soul; the faculty of motion produced along with the coming and going of the refined energy is called the inferior spirit.

与原文文词简洁、语义精深、神韵相应、一气呵成的诗样语篇相比，译文显得透迤繁琐，结构松散，语义含混，且句法和词法颇值商榷。这自然不能完全归罪于译人之译技不精，实在是因为原文形神一体于至善、气韵相映于至美的缘故。此外，原文字义精深,词义玄幽,文义飘逸,这也是造成译文难以达致入神的重要原因。

所以,中医典籍翻译是中医翻译界所面临的最大挑战,也是我们学习中医翻译时必须认真学习的最重要的方面,请同学们予以关注。今天先讲到这里,以后继续给大家介绍中医典籍的翻译,下课。

作业

一、术语翻译

1. 分消上下

2. 表里分消

3. 调理[摄]冲任

4. 清热泻[降]火

5. 辛寒清热[气]

6. 清热透邪

7. 清热祛邪

8. 清热[泻火]养[滋]阴

9. 清热[泻火]止渴

10. 清[泄]热解[败]毒

二、语句翻译

1. 通过辨证论治的效果可以检验辨证论治的正确与否。

2. 辨证论治的过程就是认识疾病和解决疾病的过程。

3. 辨证论治是诊断疾病过程中相互联系不可分割的两个方面,是理论与实践相结合的体现。

4. 中医认识和治疗疾病,是既辨病又辨证。

5. 辨证首先着眼于证的分辨,然后才能正确的施治。

6. 辨证论治既区别于局部对症疗法,又区别于一方一药对一病的治病方法。

7. 不同的病在其发展过程中可以出现同一种证。

8. 同一种疾病在其发展的不同阶段可以表现出不同的证。

9. 疾病所表现的证不同,其治疗方法也不同。

10. 阴阳是中国古代哲学的一对范畴。

三、学习总结

第 27 课　实例分析

各位同学,早上好!

上次我们谈到了"**形乃神之宅,神乃形之主**"这句经典用语,该如何翻译呢? 刚才我问了几个同学,大家作了一定的思考,很好! "**形乃神之宅**"该如何翻译呢? 我们用英文来说,可能就是:

The body houses the spirit.

这里的宅,我们就用了一个词 house,把它动词化,the body houses the spirit,或者说 the body stores the spirit,或者 the body keeps the spirit 或者 the body is the place where the spirit maintains。

那么"**神乃形之主**",可以这样译:

The spirit controls the body 或者 the spirit governs the body。

这是"形"和"神"密切关系的很形象的描述。"形乃神之宅",字面上说,就是:

The body is the house of the spirit.

"**神乃形之主**"的字面意思是:

The spirit is the master of the body.

所以"**无神则形不可活**",意思就是:

Without the spirit, body can't remain alive. 意思就是形就不可存活下来。

那么"**无形则神无以附**",意思就是:

Without the body, the spirit can't exist alone 或者说

without the body, the spirit will have nothing to depend on.

所以这二者是相辅相成，不可分离的，可译为：

The body and the spirit depend on each other and can't be separated from each other.

所以说形神统一是生命存在的主要保证，可译为：

The unity between the body and spirit ensures the existence of life.

实际上中医学上的形神关系就是我们哲学上讲的物质与精神的关系，意思就是：

The relationship between the body and spirit in traditional Chinese medicine is in fact the same as the relationship between substance and spirit.

形体是第一性的，精神是第二性的。就像我们哲学上讲的物质是第一性的，精神是第二性的。那么在我们人体来讲，形体是第一性的，精神是第二性的。意思就是：

In terms of the relationship between the body and the spirit, the body is principal, while the spirit is secondary.

形体是本则可译作：

The body is the essential part or the basic part or is the root.

神是生命的活动及其功能，则可译作：

Body is the base of life; the spirit is the activity and function of life.

这就是它们的关系。所以有形体才有生命，则可译作：

The existence of the body is prerequisite to the existence of life. Without the body, it is impossible for life to exist.

人的形体是必须要依靠摄取自然界的物质才能够生存，也就是说我们人体是要靠自然界提供营养来生存。则可译作：

The body depends on the nutrients absorbed from the natural world to exist.

谈到神，我们《素问》里面讲"血气者，人之神"。在这，神实际上是讲的它的重要的意思。所谓**"血气者，人之神"**，也就是说血和气是人体非常重要的，没有血气，人的生命也就无法存在。所以可译为：

The blood and Qi serve as the spirit in the human body.

所以神在我们中医里，在经典著作中，在不同的地方，它有不同的喻指。比如说我们刚才讲的"血气者，人之神"。

那么《灵枢经》又讲"神者，水谷之精气也"。在这，我给大家解释下这个概念，水谷，精气。水就是指的 water，谷就是指的 food。那么"水谷之精气"实际上就是指的饮食中的精专部分，也就是我们说的 nutrients of food and water。这个神，the spirit，它也指的是 the nutrients of food and water。因为 the body depends on food nutrients to nourish. Without food nutrients to nourish, the body couldn't perform normal physiological function and life activities couldn't be performed. 所以说"神者，水谷之精气也"。有时候我们叫水谷精气，也叫水谷精微，都指的是 food nutrients。所以**神的物质基础是气血，而气血又是构成形体的基本物质**。也就是说：

The material base of the spirit is Qi and blood, which are the basic elements in constituting the body.

所以中医学中的形神统一观，就是 unity between the body and spirit，这是我们养生防病，延年益寿以及疾病诊断治疗的重要的一个理论依据。这句话中间，有几个蛮有意思的概念，我们一起来分析一下它的翻译问题。

形神统一观，刚才我们已经讲了，可以把它简单翻译成 the unity between the body and spirit，"防病"就是说 to prevent disease, prevention of disease。"养生"该怎么翻译呢？如果大家查查词典，大概会发现这样的译文，to preserve health，那么英文中的 to preserve health 和中文中的养生不完全一样。我们这个养生是个动态的生命观，健康观。人的健康总是在不断地在推进，从一个阶段向另一个阶段发展。养生中的养的意思是 to promote or to improve the health from one level to another。那么这样养是个动态的。To preserve health 是静态的。你现在已经健康了，you are healthy，那么现在呢 you should take measures to preserve health，和我们的养的动态的，不断发展的略有区别。

所以我们这里的养生，准确地应该翻译成英语的 cultivate，cultivate health。所以 cultivate 不仅仅是耕种，cultivate 在英语中间还有另外一个意思就是提高一个人的素养，提高一个人的涵养，提高一个人的修养。Cultivate one's mind，提高一个人精神境界。那么 cultivate health，提高一个人的健康状态，这个和我们的养的内涵比较吻合。这个"延年益寿"，"延年"，prolong one's life，益寿就是增寿的意思，也是 prolong life。这个词语的两部分的含义是比较相近的，从汉语来讲，我们是讲究四六成句的，既然前面用了一个养生防病，那么后面自然就需要四个字，所以就延年益寿。那么延年益寿简单地翻译成 prolong life 就可以了，不需要重复。大家看诊断疾病也是四个字，那么养生防病，延年益寿，诊断疾病都是四个字，相对应，这个结构比较工整的。那么诊断治疗自然是 diagnosis and treatment。从英语来讲，译文无法像汉语那样，对应得那么工整，因为我们是方块字，一个音一个字，所以我们容易对应得很工整。但英文一个单词的长短是不一的，所以很难把它对应得很好，很工整，即便都是两个单词，但是它也有长短之分，所以这句话，我们可以把它归纳起来做这样的翻译：

The idea of unity between the body and the spirit in traditional Chinese medicine serves as the theoretical guide for cultivating health，preventing disease and prolonging life as well as diagnosing and treating diseases.

重要的理论依据，我们这翻译成 theoretical guide，实际上就是指导养生防病、延年益寿的一个指南。

下面我们再看《素问》中关于"形与神俱"的两句经典的论述，算是对我们关于形神观的一个归纳总结。我们看看这两句话及其他的翻译问题。《素问》里面说"故形能与神俱，而尽终其天年"，就是说如果形和神能够有机地统一，有机地相互协调，那么人就能够享受自然的寿命，就能够长寿。那么"天年"就是指的自然地寿命，也就是我们说的 natural life span。"尽终其天年"那就是活到一个自然的宿数，享受长寿。这句话我们怎么来翻译呢？"能形与神俱"就是形和神能够有机地统一起来，也就是说 when the body and the spirit are well integrated with each other 或者 are in balance or in harmony，people will enjoy a natural life span，或者说 people will live a long life。

第二句说"独立守神，肌肉若一，故能寿蔽天地，无有终时"，这当然是一种比较夸张的说法。这是《素问·上古天真论》讲的一句话。说"独立守神"就是说"神"能够完整地存于内，前面讲的精神内守，存内，也就是说 when Shen is kept inside in the body。"肌肉若一"实际上就是肌肉协调，能够有机地统一在一起，也就是说 the integrity of muscles。所以 if a person can keep his spirit inside his body and integrate his muscles or when his muscles are integrated with each other or are in integrity，那么他们就能寿蔽天地，无有终时。They will live a life as long as that of the heavens and the earth。这是一个比较夸张的说法。实际上没有任何人能够寿蔽天地，无有终时，那真的成了神仙了。

不过在我们《素问》开篇的《上古天真论》里面，我们的古人把圣贤分为四等，第一等属于真人，第二等属于至人，第三等属于圣人,第四等属于贤人。那么它讲的是真人和至人,达到了这样一种超凡脱俗的境界的人,那么他们就与自然融为一体,他们就摆脱了世俗人的种种世俗的欲望,以及世俗欲望对人的精神和肉体的束缚,他们就完全回归于自然,就像天地一样,他们的生命无有终时。这是一种理想的生活观,当然我们这里仅仅是谈的翻译。**"肌肉若一"**,即 integrity of muscles,muscles are in integrity。**"守神"**即 The spirit is well kept inside。**"寿蔽天地"**即 live a life as long as that of the heavens and the earth。这是一个美好的生命观,一种养生观。这是《素问》中关于形神的两句经典的论述,在这里我们做了一个简单的翻译。

在这节课中间,我们主要谈论了一些唯物辩证观中间的一些内容,比如精、气、神等等,以及其他相关概念的翻译。大家把这部分的内容好好地总结总结,温习温习。那么下节课我们探讨唯物辩证观的最后一部分,也就是关于疾病的认识问题。

好,今天我们就谈到这里,下课。

作业
一、术语翻译

1. 清热[气]凉血

2. 清热[气]凉营

3. 清热[泻火]止血

4. 清热调经

5. 清热止带

6. 解毒安胎

7. 清热[凉营]透疹

8. 清热化斑

9. 清热[泻火]消肿

10. 清热行滞

二、语句翻译

1. 阴阳最初的含义是指日光的向背,向日为阳,背日为阴。

2. 阴阳后来引申为气候的寒暖,方位的上下、左右、内外,运动状态的躁动和宁静等等。

3. 古代思想家用阴阳这个概念来解释自然界两种对立和相互消长的物质势力。

4. 阴阳的对立和消长是事物本身所固有的。

5. 阴阳的对立和消长是宇宙的基本规律。

6. 阴阳是对自然界相互关联的某些事物和现象对立双方的概括。

7. 阴阳既可代表相互对立的事物,又可用以分析一个事物内部所存在着的相互对立的两个方面。

8. 阴阳学说认为,世界是物质性的整体,是阴阳二气对立统一的结果。

9. 宇宙间的任何事物,都包含着阴和阳相互对立的两个方面。

10. 宇宙间一切事物的发生、发展和变化,都是阴和阳的对立统一矛盾运动的结果。

三、学习总结

第 28 课　与唯物论和辩证法相关词句的翻译

同学们,早上好!

上一次的课程中,我们对唯物观在中医学中的运用进行了分析,并且我们对相关概念及其在具体语境中的运用的翻译问题,通过一些翻译实例,进行了探讨。特别是我们从中医的经典著作,像《黄帝内经》《难经》,中间选了一些经典的名句,对这些名句,我们进行了语义的分析、结构的分析,然后探讨了如何将其完整地翻译成相应的英语。通过翻译,我们一方面了解了我们经典著作关于人与自然,还有人体自身相关因素之间的关系的认识。同时我们对经典著作的翻译有了一个初步的认识。那么在这部分,我们主要了解了中医中关于人与自然的关系,人是自然的产物。还有精气,还有气的运动形式,以及形神关系等等相关问题的翻译,我们进行了探讨。我相信大家通过分析和比较,对这些概念的翻译已经有了一个初步的认识。

我们今天再来看看中医中的唯物观在疾病的预防和治疗方面的体现。中医学的理论是以唯物论和辩证法作为指导的。在疾病的认识方面也是这样的。在疾病的认识方面,辩证观的体现就是说疾病是可以认识,它不是一个 mystery,它是 understandable,它的 cause,它的 nature,它的 treatment 都是可以 understandable。另外它也是可以防治的。所谓的防治就是 preventable and treatable。

在中医学的基础理论中,有一句话对这个问题做了一个非常简明扼要的概括。那么就是**说疾病可知又可防治**，用英语来说，就是：

Diseases are understandable，preventable and treatable.

如果我们用被动语态的话呢，我们可以把这句话翻译成这样的：

Diseases can be understood，prevented and treated.

所以中医学认为病邪侵犯人体，它首先破坏了人体的阴阳平衡，使阴阳失调，从而发病。这是中医对疾病发生的一个非常基本的认识。在现代医学中，往往一种疾病出现后，我们暂时还没有发现它的病因，因此也就没有有效的治疗方法。像我们上次谈到的艾滋病，在 20 世纪 80 年代，初次被人们观察到的时候，人们还不了解它的 cause 是什么，对它相应的治疗方法也是比较默然的，也不是非常清楚。所以就把它称作是一个 syndrome。在西医中，syndrome 往往表示 a series of symptoms and signs，the cause of which is unclear. So there is no effective therapy for treating it。对于中医来讲，任何疾病的基本致病因素，致病的根源都是可以揭示出来的。最起码它是人体阴阳失调造成的。

所以刚才我们讲了这么一句话，这是中医基础理论中的一句话，即"**中医认为病邪侵犯人体，首先破坏了人体阴阳的协调平衡，使阴阳失调而发病**"。如果我们把这句话翻译成英文，这里面也有几个概念需要我们把它好好地理顺理顺，看看它的逻辑关系是怎么样的，然后如何把它翻译成相应的英语。病邪侵袭人体或者说病邪侵犯人体，这个病邪在上一次的课程中间，我们讲到邪气的翻译。现在我们一般把它翻译为 pathogenic factor，就是**致病因素**。在现行的一些汉英中医词典，一些英文的书籍中间，大家可能会看到 disease evil 这样的说法，就是按字面把邪真的翻译成 evil，像妖魔鬼怪一样。

在前面的课堂中，我们也给大家介绍了邪在中医中是个专业术语，一个 technical term，虽然从字面上看来它好像是一个通俗的说法，好像疾病的发生和一些妖魔鬼怪的作祟有关。其实用这个字来表示致病因素，pathogenic factor，或者 the cause of disease，实际上有它的历史发展的因素在里面。如果我们从发生学的角度去追寻这个字所包含的一些我们中国人对疾病认识的发展的轨迹话，我们似乎可以这样认为，在远古时期，由于人们对医学知识还缺乏了解，毕竟人类的医学知识是逐步积累起来的，逐步完善起来的，并不是一开始就具有的一个完整的理论体系，实践体系。在那个远古时代，像北京人时期，像红山文化比较遥远的时期，我们的先民对人突然发病，一病不起这样一种现象缺乏比较客观的认识。以为这些东西就好像地震一样是由于一些妖魔鬼怪或是一些超自然的力量作用的结果。所以他们就用邪来表示导致疾病发生的因素。

当然后来随着人们对人与自然的关系，人体自身的生理和病理状态的认识，也已经认识到了导致疾病的发生其实是有很多客观的原因和主观的原因。主观的原因比如我们讲的七情致病，情志致病。客观的，像我们讲的六淫，风，寒，暑，湿，燥，火，它们的非其时而发作，所引发的疾病。但是由于习惯上人们把致病因素叫做邪，所以尽管人们对疾病的发生，发展已经有了比较客观的认识，但是仍然继承了这样的传统，说法，还把它叫做邪。所以今天我们在看到邪这个字的时候，我们应该将它和病因，致病因素，这样一些比较客观的概念联系起来，而不应该把它和那些 evils，devils，monsters，ghosts 这样一些迷信色彩浓厚的概念联系在一起。

所以在翻译的时候，我们也应该客观地将其实际内涵翻译成英文，而不应该照其字面意思将其作一个直译。这样的话可能会使读者产生一些误解。另外，也不利于揭示中医学理论与实践中的符合客观实际的，或者我们套用现在时髦的话，科学的思想，就可能使读者误认为这个学说好像是 superstitious，而不是 science，不是 scientific。所以病邪，大家记住了，我们现在比较客观的，比较好的翻译应该是 pathogenic factors 或者 the cause of disease。那么病邪侵袭人体或者侵犯人体，我们可以用两个词来翻译，invade 或者 attack。**病邪侵袭人体**，其意思就是：

Pathogenic factors attack the human body，或者 pathogenic factors invade the human body。

那么病邪侵袭人体后，它破坏了人体的阴阳的协调平衡。**阴阳的协调平衡**，实际上就是 the balance between Yin and Yang 或者 the harmony between Yin and Yang 或者 the equilibrium between Yin and Yang。我们人体正常的生理功能的发挥，我们人的正常的生命活动实现都是需要阴阳平衡作为它的生理学的保证。所以我们健康的人之所以是健康的，就是我们体内的阴阳是平衡的。当然这种平衡大家要知道，它是一个 relative balance 或者 dynamic balance，是一个动态平衡，而不是一个绝对的平衡，不是一个 absolute balance。Absolute balance 意味着什么呢？意味着 death。

所以阴阳总是处在一个高，一个低。一个高，一个低，处在一个动态的平衡。这种高低是有一定的 range，一定的范围的。那么超出了这个范围，它就是病理，就会导致疾病。没有超出这个范围它就是生理性，不会引起疾病。所谓破坏阴阳的协调平衡，它就是使阴阳的动态平衡失去了它的正常的 level，阴过高，阳过高，都会导致另外一方面的 deficiency。那么也就是说如果阴突然变得亢奋起来，变得高了，意味着阳就 deficiency。阳过分地增高了，就意味着阴的 deficiency，那么它的协调平衡就被破坏了。这里的破坏，我们可以用 impair，damage，affect。阴阳的平衡被打破以后，阴阳就会怎么样呢？我们就叫失调了。

所谓失调，我们在医学上也常用这个概念。失调的意思就是

disorder。Disorder of Yin and Yang，或者我们也可以用imbalance，或者我们也可以用disharmony，不和谐了，disharmony between Yin and Yang，imbalance between Yin and Yang。我们也可以用失调来表示我们机体某个器官的功能发生了变异，失去了常态。比如说心脏肝脏功能失调，我们经常用英语中的dysfunction来表示。大家注意这里的dysfunction不是dis，而是dys，d-y-s-f-u-n-c-t-i-o-n，功能的失调。**阴阳失调结果就会导致疾病**，可译为：

Imbalance between yin and yang or disharmony between yin and yang will inevitably lead to disease，will inevitable cause disease，will inevitably result in disease.

这是病邪侵犯破坏人体的阴阳协调平衡，使阴阳失调，导致疾病。这些概念我们都梳理好了，现在我们把它翻译成英文。用英文来说基本上是这样的：

Traditional Chinese medicine believes that invasion of pathogenic factors into the human body first breaks or damages or impairs or affects the balance between Yin and Yang，eventually leading to occurrence of diseases.

大家看，在这句话的翻译中，好像有些原文中的个别成分被省略掉了。比如说它讲破坏阴阳协调平衡使阴阳失调而发病。那么阴阳的协调平衡被破坏了，意味着什么呢？意味着阴阳就失调了。所以在译文中，阴阳失调没有翻出来，因为它的意思已经体现在impairs the balance between Yin and Yang这个意思中。再翻出来就显得有些累赘了，所以这个部分我们可以省略掉。"发病"我们用了一个伴随状语，eventually leading to occurrence of diseases。当然occurrence也可以省略掉，我们也可以说eventually leading to diseases或者eventually causing diseases。认为，这里用了believe，当然也可以用hold。

Traditional Chinese medicine holds that invasion of pathogenic factors into the human body first breaks the balance between Yin and Yang，eventually leading to occurrence of diseases.

这是这一句话的翻译。

从这句话的翻译，我们也可以看到我们中文中有些语义上重复的 expression，在翻译的时候我们可以适当地对其加以简洁，使译文更加的 concise。是否如此，请大家课后实践中予以关注，下课。

作业

一、术语翻译

1. 清热［泻火］止血

2. 清热调经

3. 清热止带

4. 解毒安胎

5. 清热［凉营］透疹

6. 清热化斑

7. 清热［泻火］消肿

8. 清热行滞

9. 清热［泻火］止痛

10. 清热散结止痛

二、语句翻译

1. 阴和阳代表着相互对立又相互关联的事物属性。

2. 凡是剧烈运动着的、外向的、上升的、温热的、明亮的，都属于阳。

3. 相对静止着的、内守的、下降的、寒冷的、晦暗的，都属于阴。

4. 天气轻清故属阳,地气重浊故属阴。

5. 水性寒而润下故属阴,火性热而炎上故属阳。

6. 阴主静,故相对静止的事物属阴。

7. 阳主动,故剧烈运动着的事物属阳。

8. 人体中具有推动、温煦、兴奋等作用的物质和功能统属于阳。

9. 人体中具有凝聚、滋润、抑制等作用的物质和功能统属于阴。

10. 事物的阴阳属性并不是绝对的,而是相对的。

三、学习总结

第29课　翻译词句的布局和调整

各位同学,下午好!

前面我们讨论了很多有关中医基本概念的翻译,病名的翻译也一直是我们需要认真讨论的问题。

中医学对疾病的发生,既从自然界去寻找致病因素,像我们六淫致病,我们也从机体内部去寻找疾病,像此前讲的情志致病,还有人体脏腑功能彼此之间的影响,一个脏器功能的失调,必然会影响到另一个脏器正常功能的发挥,从而导致疾病的发生。

所以在中医学上有这么一句话:"**中医学对疾病的发生,不但从自然界去寻找致病根源,更主要的是从机体内部去寻找致病根源以说明病理变化**"。这里所谓的**致病根源**实际上就是 the causes of diseases。**机体内部**就是指的是 the internal part of the human body 或者 the interior of the body。病理变化也算是一个术语,或者一个 expression。不知道大家有没有学过病理学这门课程,在你们的大学应该学习这门课程,病理学是一门很重要的课程。病理学叫 pathology。因为在医学英语中,patho 这个词根表示疾病的意思。Pathology 就是病理学。Pathology is a special subject that studies the pathologic changes of diseases。病理变化就是 pathologic changes。

如果我们翻译这句话,我们可以这样布局我们的译文,中医学对疾病的发生,不但从自然界去寻找,而且从我们人体内部去寻找导致疾病的诱因。实际上就是说我们中医在研究疾病的发生的时候,从这两方面着手。研究呢,在英语中间我们可以用好几个同义词来翻译。我们可以用 study，research，explore 等等。比如说在这里可以借用一个介词短语作为状语，作一个目的状语来处理中医学对疾病发生的认识这样一层意思，即 In exploring the occurrence of diseases。疾病的发生我们可以用 occurrence，当然我们还可以用英语中的另外一个词语，onset，它也表示疾病的发生。In exploring the occurrence of diseases，这句话的主语应该是中医，中医该怎么样呢？这里我们可以用 not only……but also 这个结构来翻译。不但在自然界，而且在人体内部去寻找。

Traditional Chinese medicine not only tries to find the causes from the natural world，but also tries to find the causes from the interior of the body。即从人体的内部去寻找。这个目的是说明病理变化。In order to make a comprehensive explanation about pathological changes，对人体的病理变化做一个综合性的解释。我们把这句话联系在一起，再作一个比较完整的翻译，这个翻译应该是这样的：

In exploring the occurrence of diseases, traditional Chinese medicine not only tries to find the causes from the natural world，but also tries to seek the causes from the interior of the body in order to make a comprehensive explanation about pathological changes.

这句话的基本意思就翻译出来了。其实第二个 to seek the causes 可以省略掉。因为前面说从自然界去寻找，后面的几个单词可以省略掉，因为和前面的可以联系起来描述，来理解。这样我们的译文就可以更简洁一些。比如我们可以再把它调整成这样的：

In exploring the occurrence of diseases，traditional Chinese medicine not only tries to find the causes from the natural world, but also from the interior of the body in order to make a comprehensive explanation about pathological changes.

这样的话,译文就更加简洁一些。所以我们在翻译的时候,在翻译完一个句子以后,我们可以再把它反复推敲推敲,里面可有可无的字词,我们可以把它删除掉,这样使译文更简洁些。

在翻译的时候,我们一般遵循着这样三个 steps。第一个 step 就是 understanding,理解原文。理解原文需要我们一方面对原文所反映的相关学科的知识有一个比较深入的了解。第二对原文相关的背景知识以及原文的某个概念的历史演变,它的关联内涵,我们也要有一定的了解,这样我们才能够比较好地把握原文的实际内涵,才能够比较准确地将其翻译成相应的英语。这是翻译过程中间的第一个阶段:理解。

第二个阶段是表达。表达的时候我们需要对比原文和译文,根据原文的意思,在英语语言中,在相关的同义词、近义词中间选择一个比较确切的,比较恰当的词语和句法结构来翻译。因为我们说内容决定形式,但是形式有时候对内容也有反作用。所以形式和内容是统一的,有什么样的内容就应该有什么样的形式,所以我在翻译的时候不仅仅注意内涵的表达,另外也要注意形式的选择,使形式和内容能够达到有机的统一。用我们上次讲到的中医的唯物论中间的思想来说,就是要形神统一。在这神就是指的内涵,就是它的 meaning,它的 idea。形指的是它的 structure,它的 syntax。

翻译中第三个阶段就是 polish,润色。所谓的润色实际上含有要对原文要进一步地检查,看它的用词是不是很恰当,语义解释的是不是很完整,表达的是不是非常地准确,结构是不是非常的简洁明了,对它做一些比较完善的,比较完整的调整,使这个译文更加的 concise。所以我们对于每一句的翻译都应该按照这样一个三部曲的要求去做,这样我们的译文才能大限度地揭示原文的内涵，也能大限度地剔除在翻译过程中间可能出现的误译，使我们的译文能够尽可能地符合信、达、雅这个基本的要求。

所以通过对疾病从自然和我们人体内部去进行研究和分析，以及疾病发生的基本几率，所以我们中医学对人体，对健康，对生命做出了一个比较符合客观实际的说明。用中医学理论的话来说，中医学通过对内外致病因素的研究，对生命疾病和健康的内在联系做出了唯物主义的说明。**唯物主义的说明**就是materialistic explanation。当然这里的唯物主义我们可以用一个副词 explore 或者 review the intrinsic relationship between life, diseases and health materialistically。**内外致病因素**，我们可以简单地把它翻译成 internal and external pathogenic factors。Internal 指的是我们人体的内部，external 指的是外在的，也就是environment，natural world 这样一些对象。

中医学通过对什么进行研究，这个通过怎么翻译呢？大家看到通过，可能就很自然想起英语中间的那个介词 through，through studying the internal and external pathogenic factors。当然我们还可以用其他的英语介词翻译，比如说 by means of，by means of studying the internal and external pathogenic factors，也是通过。在中文里面，这里的主语是中医，所以我们这句话开句也是中医，但是我们把它翻译成英语的时候，我们可以把中医这个主语稍稍地向后推移一下，我们可以用一个方式状语对这个句子加一个引导，加一个修饰。像我们刚才用 through，by means of 的翻译一样。

我们说 through or by means of studying the internal and external pathogenic factors 作为一个条件状语放在这里，然后我们再引出主语 traditional Chinese medicine。谓语对什么做出了唯物主义的说明，做出 make。我们可以作为主语，那么后面的这一部分生命与疾病和健康的联系，把它作为一个宾语。这样的话,我们可以把这句话简单明了地做这样一个翻译：

By means of studying the internal and external pathogenic factors, traditional Chinese medicine has made a materialistic explanation about the intrinsic relationship between life, disease and health.

内在的、固有的、相互之间的一种关系,我们可以用英语中的一个词叫 intrinsic。刚才我讲的唯物主义,在这里我们把它翻成 materialistic explanation,形容词来修饰 explanation 这样一个名词。当然唯物主义也可以用作一个副词,这样的话,翻译就需要做一些调整。比如说,我们可以这样来调整我们的译文,traditional Chinese medicine has materialistically explained the intrinsic relationship between life, disease and health。这样看来似乎译文简洁了一些,因为我们把 materialistic 用作副词的话,explain 我们就用作动词,这样的话,make 就可以省略掉,about 这个介词也可以省略掉。这样我们可以把这个译文再这样调整一下：

By means of studying the internal and external pathogenic factors, traditional Chinese medicine has materialistically explained the intrinsic relationship between life, disease and health.

大家看,我们在翻译的时候对词语的词性的运用有时候也是对翻译整个句子的布局有着很重要的意义。一个词语,我们可以用它的动词形式,还是用它的名词形式,用它的形容词形式,还是用它的副词形式,其实都体现了我们对翻译这句话的句法结构,各个成分间的关系的一种理解,一种潜意识的解析,也体现了翻译观。总而言之,我们在选择词性的时候,我们是以有利于表达,有利于再现原文的实际内涵,有利于句法的简洁为前提来选择的。这个也不是随意的。当然,有时候,比如我们在讲述翻译,谈论翻译的方法、技巧的时候,我们对一句话,可以从不同的角度对其进行翻译,这个是我们为了说明体现翻译中手法的灵活性。

在实际的翻译中,我们要从实际出发,根据上下文的关系,根据所翻译文本的特性,我们究竟该选择什么样的句式,选择一种什么样的词性,这个要从我们翻译的对象,以及我们读者的对象去考虑。比如说是一本教科书,是一篇研究论文,我们在翻译的时候,我们要讲究句子的结构比较严谨,比较 academic,可能我们需要用些比较 formal 的 structure,比较 formal 的 terms,expressions 来翻译。如果是一种大众读物,一种普及读物,我们的读者对象是一般的民众,是一般的读者,是医学圈外的读者,那么我们在翻译的时候,我们可能需要使用一些比较 simple words,simple terms,simple sentences 来表达,这样有利于读者理解,接受原文所表达的基本思想。

其实在中文中,我们也有这样的要求。比如说我们在写科学著作、科学论文和我们写科普读物,我们所要求的风格,要求的遣词造句,这样一些 principles 有很大的差异。这种科普读物,我们是为了向读者普及有关科学的思想,科学的理念,科学的方法,那么我们就要用些通俗易懂的词语向读者解释一些比较复杂的学说,一些比较复杂的技术。如果我们是向我们领域的人士介绍相关理论,相关技术的发展,那么我们就要用一些比较严谨的,符合科研要求的,科技著作,写作,科技文章,论文撰写的规范要求来写,作为圈外读者,大众读者,读起来可能就很难把握住其要领。

所以在翻译中,我们对词,对句法结构的选择也和我们所翻译文本以及读者对象是有关系的。这都是我们在翻译的时候需要认真考虑的问题。而不是说我们拿到一个文本之后,我们不管文本的风格如何,它的读者对象如何,总是按照我们通常采用的习惯的笔法对它进行翻译,这样可能就达不到传递信息的要求。这是谈到词性、句法结构、翻译风格的选择的时候,给大家介绍一点相关的知识。请大家多加注意,下课。

作业

一、术语翻译

1. 解毒化斑

2. 清营透热

3. 清热宣痹

4. 清［凉］营泄热

5. 清营凉血

6. 凉血清热［泻火］

7. 凉血［营］化斑

8. 清营解毒

9. 凉血解毒

10. 凉血止血

二、语句翻译

1. 在一定条件下,阴可以转化为阳,阳也可以转化为阴。

2. 阴阳既是对立的,又是统一的。

3. 阴阳之间是相互制约的、相互消长的。

4. 阴阳的相互制约的过程,也就是相互消长的过程。

5. 阳主刚躁,阴主柔静。

6. 阳主萌动,阴主成长。

7. 阳主生发,阴主收藏。

8. 阳能化气,阴能成形。

9. 没有制约和统一,阴阳的对立运动就中止了,事物便因之而消失。

10. 如果阴阳间的动态平衡遭到了破坏,即是疾病的形成。

三、学习总结

第 30 课 "正气"等相关概念的词句翻译

同学们,早上好!

要了解疾病名称的翻译,首先需要了解中医对于疾病的认识。我们接着看看辩证法在疾病的预防治疗和认识方面的运用。

中医学认为邪气或者发于阳,或者发于阴,有这样的不同。但是发病的关键在于人体正气的强弱。所谓发于阳,发于阴,也就是说疾病的致病因素"邪气"的性质是属于阳性的还是属于阴性的。不管它是阳性还是阴性,诱发疾病的关键因素还在人体正气的强弱。也就是说无论是阳性的还是阴性的致病因素都是外因,内在的因素还在人体的正气。

我们在上一次的讲述中给大家介绍了**正气**的翻译。现在这个词比较通行的译法是 healthy Qi。大家记住这样一个译法,这是比较通行的译法。如果大家看一些以前出版的英文版的中医书,一些词典,它可能把正气翻译成 normal Qi,西方也有人把它翻译成 correct Qi, right Qi,这些都似乎有点过于通俗了。比如说 correct Qi,那意味着还有 wrong Qi。现在一般都把正气翻译成 healthy Qi。如果我们把这一句话翻译成英语的话,我们需要注意的是**发病的关键**。

这个关键实际上就是说 the key factors that are responsible for the occurrence of diseases。正气的强弱实际上就是说 whether healthy Qi is strong or weak。我们把这句话翻译成英语,说邪气虽有发于阴的不同,需要一个状语从句,although diseases may be caused by pathogenic factors of Yin or of Yang in nature。在我们把中文翻译成英文的时候,特别是把稍带有古典文化色彩的文字翻译成英文的时候,有时候我们在译文中就不得不做解释,不然的话意思就不够完整。发于阳,发于阴实际上说致病因素的性质或者是属阴或者是属阳。我可以把致病因素,pathogenic factors,分成两类,阴或者阳。比如讲六淫,风,寒,暑,湿,燥,火,我们就可以把它分成阴阳两类。燥、火、风、暑自然是阳性的。寒,湿自然是阴性的。所以这句话我们把它翻译成 although diseases may be caused by pathogenic factors of Yin or of Yang in nature。

发病的关键在于人体正气的强弱,the key factor responsible for diseases lies in the condition of healthy Qi inside the body。原文的正气的强弱,我们翻译成英文应该是 whether healthy Qi is strong or weak。因为我们把关键翻译成 key factor,在于翻译成 lies in,其实后面我们用了一个比较笼统的说法,the condition of healthy Qi,正气的状态。那么正气的状态就意味着它的强弱状态。所以这里没有把强弱翻出来,把它的含义隐含在 key factor responsible for diseases lies in 这个结构里面。当然如果我们一定要它翻出来也未尝不可。那么这句话就应该这样调整:

The key factor responsible for diseases lies in the fact whether healthy Qi inside the body is strong or weak.

这句话似乎显得有些复杂,因为我们在 lies in 后面又加了一个宾语从句。当然这里我们还可以把正气的强弱作为主语进行翻译。这样译文似乎可以再简洁一些。如果我们用人体正气的强弱作为主语应该怎么翻呢?我们可以这样来处理:

The condition whether the healthy Qi inside the body is strong or weak is the key factor responsible for diseases.

这样来处理似乎基本揭示了原文的意思。这是这句话的一个简要的翻译。大家下去以后，可以把这几种译法比较比较，调整调整，看看哪一种译文能够比较好地揭示原文的内涵，比较恰当地再现原文所包含的信息。

在《素问·调经论》这一篇中有这么一句话，是谈论疾病的发生，两类致病因素的情况。这段的意思是这么说的，"夫邪之所生也，或生于阴，或生于阳，其生于阳者，得之风、雨、寒、暑。其生于阴者，得之饮食居处，阴阳喜怒"。这个实际上和我们刚才的翻译的这句话有一点关系。首先它是把病邪分成两类，或者阴或者阳。进一步地说明阳性的病邪是怎么得来的。阴性的病邪又是怎么诱发的。其实前面这句话翻译之后，后面这句话就不难翻译了。**"夫邪之所生也，或生于阴，或生于阳"**意思就是说：

Pathogenic factors are either of Yin or of Yang in nature.

下面这部分的翻译有些东西需要我们来深刻的领会和把握它的实际内涵。"其生于阳者，得之风，雨，寒，暑"，属于阳性的致病因素，病邪，由风、雨、寒、暑这样一些自然气候的变化所引起的。所以这里的风、雨、寒、暑，已经不是一般意义上的风、雨、寒、暑，它在诱发疾病的情况下就变成致病因素，也就是六淫中间的成分了。所以在翻译这里的风、雨、寒、暑的时候，我们需要在前面加上一个词，pathogenic，致病的，不正常的。也就是 pathogenic wind, pathogenic cold, pathogenic rain, pathogenic summer heat。当然这是我们就这些词本身的翻译而言的。但如果我们放在整个句子翻译中，由于有前后成分的衬托，前后意思的关联，我们就不一定非要把它翻译成 pathogenic wind。比如说前面已经有暗示，暗喻，或者明确表达了它是病邪的情况下，那么这里的 pathogenic 就可以省略掉了。

所以要综合前后的关系来理解一个概念的内涵以及在翻译的时候应该怎样来表述。"其生于阴者，得之饮食居处，阴阳喜怒"，那么属于阴类的病邪是怎么引起来的呢？它属于饮食，这里的饮食，我们不能理解为饮食成为致病因素了。而是说不正常的饮食。我们一日三餐缺一不可，饮食是非常重要的，维护我们人体健康与生命健康的至关重要的一个方面。但是不正常的饮食，比如说 improper food，improper diet，irregular food，不规律的饮食就可能会导致疾病的发生。汉语虽然很简洁，只说了个饮食，但是我们在理解的时候应该理解它是不正常的饮食。

我们汉语中有个术语叫饮食不节。这个饮食不节一方面可能只指的是饮食没有节制，暴饮暴食。另外指饮食没有规律，饱一顿饥一顿。还有一个词语叫饮食不洁，就是说吃的食物可能被污染了，contaminated，或者它变质了，decayed food，或者不卫生，improper food。居处呢，就是 living condition。这显然指的是不当的居处，improper living condition，比如说居处过潮，the place where you live is too damp，too windy，多风的、多雨的、多潮湿的。下面的"阴阳喜怒"，喜怒大家好理解，喜就是 happiness，怒就是 unhappiness。但是喜怒为什么就成了致病因素呢？当然是大喜，大怒，总是 excessive。

所以中医中说喜伤心，如果翻译成 happiness or joy damages or impairs the heart，其意思就不准确了。喜是一种良性的情绪，良性的心理刺激，对人的健康是非常有益的。所以说笑一笑十年少，实际上就是说人要高兴，欢喜。但是过度的大笑，亢奋，兴奋，突然得到喜出望外的东西，大喜过望，都可能导致情志的紊乱，心理的紊乱，诱发疾病。《儒林外传》里面"范进中举"就是最典型的。考完试以后，不知道自己的前途如何，家境又那么贫困，所以贫忧交加，情绪非常低落，突然之间，听说自己中举了，金榜题名了，大喜过望，一下子痰迷心窍就疯掉了。这个就是 excessive joy，over joy，对人体是不良的刺激。怒也一样。我们说怒伤肝，anger impairs the liver。

"怒"总是一个不良的情绪刺激，但不是说"怒"总是对人体是有害的。有时候我们说有一点轻微的不快,有一点一闪即过的愤懑,也是很正常的情绪变化。但是怒伤肝指的是持续地,不断地暴怒。这个对人体是有伤害的。所以在翻译情志致病,喜怒哀乐的时候,我们千万都要增加一个词 excessive,excessive joy and excessive anger impair certain organ。但是在这里的喜怒实际上是一个 collective term。这里的喜怒实际上就是指的情志。用喜怒这两个概念来说明情志的问题。所以它不仅仅是 joy and anger,它实际上指的是整个的 emotion。所以这里的喜怒它实际上指的是 abnormal changes of emotions。因为喜怒是我们情志中间最典型的,最常见的两种表现,所以就用了这两个概念,用部分来翻译整体。所以在这里,我们应该把喜怒翻译成情志,把它翻译成 emotion,而不单单地把它理解成 joy and anger。这里的情志,既然它属于致病因素,它自然是不正常的情志变化。我们再看这里的阴阳。这里的阴阳,如果我们把它理解成阴阳学说中的阴阳,那就有所偏差了,而且是比较大的偏差。

所以,在学习和翻译中医典籍时,同学们需要注意中医典籍的语言特点。如果不了解中医典籍的语言特点,就很难正确地理解其实际含义。中医典籍的特点大致有四个方面,即联绵词、叠音词、偏义复单和单纯复音词。今天先给大家谈谈联绵词的风貌和翻译。

所谓叠音词,即由两个音节相同的字所构成的词语。这类词语仍然属于单纯词,如《素问·脉要精微论篇》中"浑浑革革,至如涌泉,病进而危;弊弊绵绵,其去如弦绝者死"(large and rapid pulse that beats like gushing of spring indicates critical progress of a disease; weak and indistinct pulse that beats like musical string on the verge of breaking indicates impending death)中的"浑浑"、"革革"、"弊弊"、"绵绵"等就是叠音单纯词。"浑浑"指脉大(large pulse),"革革"指脉急(rapid pulse),"弊弊"指脉微

(indistinct pulse)，"绵绵"指脉弱（weak pulse）。Veith 氏将这句话译为：

When the pulse of the pulse is turbid and the color disturbed like a bubbling well，it is a sign that disease has entered the body，the color has become corrupted and the constitution delicate. And when the constitution is delicate it will be broken up like the strings of a lute and die. Therefore，it is desirable to understand the force of the five viscera.

仔细推究便可发现，译文中对有关词语的理解颇显表化。如将"浑浑"译作 turbid，而"革革"、"弊弊"、"绵绵"等叠音词译文皆无体现。其他概念的翻译，也很值得商榷。如将"病进"（progress of disease）译作 disease has entered the body，即属字面之译。此外，"浑浑"、"革革"、"弊弊"、"绵绵"等都描述的是脉动之象，译文却和 constitution（体质）无端地加以关联，似有凭空杜撰之嫌。

对于这样的叠音词，翻译时应根据具体的语言环境去理解，而不能按照有关字的本义去解读。大家一定感到困惑吧，由于时间问题，先简单地给大家作以介绍，以后再细致地谈谈。下课。

作业

一、术语翻译

1. 潜降虚火

2. 清泻虚热［火］

3. 清宣［泄］郁热［火］

4. 凉血润燥

5. 凉血止痢

6. 咸寒清热

7. 清泄里热［脏腑］

8. 清心泻火［泄热］

9. 清心导赤

10. 清心解毒

二、语句翻译

1. 阴胜则阳病,阳胜则阴病。

2. 阴阳相互对立又相互依存,任何一方都不能脱离另一方而单独存在。

3. 阳依存于阴,阴依存于阳,每一方都以其相对的存在为自己存在的条件。

4. 无阳则阴无以生,无阴则阳无以化。

5. 阴阳之间的这种互相依存关系,称之为阴阳的互根互用。

6. 阴和阳之间的互根互用,不仅仅体现于相对物质之间的相互依存关系,而且还体现于机体的相对功能之间的相互依存关系。

7. 气属于阳,血属于阴.

8. 气为血之帅,血为气之舍,二者是互根互用的。

9. 兴奋属阳,抑制属阴,没有兴奋,也就无所谓抑制;没有抑制,也就无所谓兴奋,二者之间也是互根互用的。

10. 物质属阴,功能属阳,二者之间同样存在着互根互用的关系。

三、学习总结

第31课 与"治未病"等概念相关的词句翻译

各位同学,早上好!

我记得在前面的讲课中,我们提到汉语中及中医中有些委婉用语。比如说涉及到 sex,涉及到夫妻生活的,我们都是用阴阳表示的。上次我们讲到了一个术语叫阴阳早合,它实际上指的是女子生产之后不久就过性生活。实际上就是 early sexual intercourse after delivering of baby。所以这里的阴阳就不宜翻译成 Yin and Yang。同样的阴阳喜怒的阴阳也不宜翻译成 Yin and Yang,它也是指的性生活,sexual intercourse。当然它这里指的是 excessive sexual intercourse,性生活过度,频繁。

所以从这句话相关概念的理解来看,我们在翻译的时候讲究理解要深化。所谓深化就是深入原文的字词句之中,来挖掘它的内涵,而不要照字面去理解它。我们讲的饮食、居处、阴阳,它的内涵和它们的表面的意思是有一定差距的,有的还是有比较大的差距的,需要我们潜心地去分析比较,确定它的内涵,这样我们的翻译才能够比较准确地解释原文的内涵。这是对这句话的理解。根据我们刚才对它的语义的解析,和英文翻译表达的基本要求,这句话我们可以把它做一个这样的翻译。

Pathogenic factors are either of Yin or of Yang in nature, those of Yang in nature include wind, rain, cold and summer heat. While those of Yin in nature include improper diet, living condition, sexual intercourse and emotional changes.

大家看，在这个译文中，有的地方我就做了比较简洁的处理。刚才我讲到，风雨寒暑指的是六淫中间的风雨寒暑。也就是说它属于不正常的气候变化。在这里，我们直接把它翻译成 wind，rain，cold and summer heat。前面并没有加 pathogenic，为什么呢？因为它前面有了 those of Yang，这个 those 指的就是 those pathogenic factors。既然它是 pathogenic factors，它自然就是 pathogenic wind。所以这里我们就把它省略掉了。其生于阴者这部分，我们讲"饮食"指的是 improper diet，"居处"指的是 improper living condition，"阴阳"指的是 excessive sexual intercourse，"喜怒"指的是 abnormal or improper changes of emotions。

但是我们在译文中间，我们也只用了一个 improper，因为 diet，living condition，sexual intercourse and emotional changes 是并列的。所以我们就用了一个形容词 improper 统摄所有的并列部分。也就是说 improper 不但修饰 diet，它还修饰 living condition，还修饰 sexual intercourse，也修饰 emotional changes。这样的话我们的译文就比较简洁了。如果把这些都加上去的话，这个译文就显得比较冗长，比较累赘，也不符合英文文法的要求。

在《素问》中间，关于疾病的发生有很多非常精辟的论述。比如说有两句大家所熟知的经典论述。一句是说"正气存内，邪不可干"，一句说"邪之所凑，其气必虚"。这两句话在中医上引用得非常广泛。"正气存内，邪不可干"是中医中的健康观。"邪之所凑，其气必虚"，可以把它看成是我们对疾病发生学的宏观的认识。"正气存内"，正气，我们刚才讲了，它的翻译就是 healthy Qi。"正气存内，邪不可干"就是说我们人体只要保持旺盛的正气，病邪，邪气，致病因素就不会侵袭人体。就像一个国家的国防非常的强大，外敌也就很难入侵。所以这句话我们可以用英文做这样的一个解释或者把它翻译成英文：

Sufficient healthy Qi inside the body will prevent invasion of pathogenic factors。或者我们也可以说，if healthy Qi inside the body is sufficient，pathogenic factors will have no way to invade or to attack the body。

只要我们人体保持充足的正气，病邪就不会侵袭人体。如果一个人被病邪所侵袭并一直发病，说明什么呢？说明"其气必虚"，说明人体的正气虚弱了。所以这里的气应该理解成正气。"邪之所凑之"的"凑"，就是侵袭，侵犯，侵入的意思。"邪之所凑，其气必虚"就是病邪从某个部位侵袭到人体。邪之所凑之凑，我们既可以把它理解成病邪侵袭的那个部位，也可以把它理解成感受了病邪的病人。所以这句话我们如果把它理解成一个部位，就可以翻译成：

The region where pathogenic factors invade must be deficient in healthy Qi。说明病邪被侵袭的部位已经虚弱了。

那么如果理解成人？那就是：

The person who is attacked by pathogenic factors must be deficient in healthy Qi。

这是这句话的理解和翻译。

由于中医学认为疾病是可以认识和防治的，diseases are understandable, preventable and treatable，所以提出了治未病的预防为主的思想。所以最近几年中医界也开始提倡治未病，有些医院甚至建立了治未病中心。那么治未病是什么意思呢？未病字面上看就是没有发病。所以古人认为"**上工治未病**"，意思就是说

The best doctors usually take measures to help people to prevent pathogenic factors，to prevent diseases. 即最好的医生就是帮助人们预防疾病的。

"**中工治已病**"，这个"中工"就是 ordinary doctor。

Ordinary doctor only take measures when diseases have already occurred。发病了才采取措施来治疗。所以治未病实际上就是 prevention of disease。所以治未病我们也可以把它理解成 preventive medicine，预防医学。所以描述中医的预防思想，我们可以这样来说：

Traditional Chinese medicine believes that diseases are understandable，preventable and curable，and therefore it emphasizes the importance of prevention in dealing with diseases.

这是强调预防的重要性。所以中医认为疾病是可以认识，可以防治的，认为疾病是不可治的实际上是不了解疾病，对疾病缺乏认识。

所以《内经》中间也有这么一句话，"言不可治者，未得其术也"，就是说认为疾病是不可以治疗的，其实这种人是没有掌握诊断治疗疾病的方法。"不可治者"实际上就是说 those who believe that diseases are incurable。"未得其术也"实际上就是说 are unaware of the therapeutic methods。所以这里的术，我们觉得可以有两方面的理解。一个指 therapeutic methods，没有掌握治疗方法。一个指的是医术，就是 the theory and practice of medicine。所以"言不可治者，未得其术也"，我们既可以把它翻译成：

Those who regard disease as incurable are actually unaware of the therapeutic methods.

我们也可以做一个更宏观的翻译：

Those who regard disease as incurable are actually unaware of the theory and practice of medicine.

这样理解是不是更全面一些，更宏观一些。所以对一个问题，我们可以微观地去理解它，也可以宏观地去认识它。像这里未得其术的术，我们微观地去理解，它可能就是治疗方法，具体的 therapeutic methods。如果我们宏观地去理解，它可能指的就是医术，the theory and practice of medicine。中医提倡治未病，也就是提倡预防为主的思想。

所以中医特别地提倡平时注意保持身体的良好状态，注意调整我们的精神状态，要注意适应气候的变化，调整自己的日常生活起居，这样才能达到预防疾病的目的。

所以在中医上有这么一句话，说"**中医强调未病之前有重视形体和精神的调养，顺应四时而适寒暑，和喜怒而安居处**"。这句话中间有些成分需要我们仔细分析和推敲。**未病之前**当然就是before the occurrence of diseases，重视形体和精神的调养实际上就是我们要注意调养自己的身体，就是 physical aspect，另外调养我们的精神，就是我们的情志，我们的 mental aspect 或者 spiritual aspect。这里的调养，我记得上次我们讲课的时候讲到养生，我曾经说养生翻译成英语就是 preserve health，不是非常地符合我们中医养生的观念。我们的养生是动态的，强调健康是动态的发展过程，不断地 to improve it from one level to another。所以养是 dynamical process。Preserve 是个静态的，意味着现在我已经获得了某个东西，然后我把它好好地保存在那里，keep it somewhere，store it somewhere。在这里我们翻译调养，养生的养，我们建议用英语中的 cultivate 来进行翻译。因为 cultivate 有修养的意思，和我们汉语的养的意思是比较接近的。

所以**重视形体和精神的调养**实际上就是说 pay attention to physical and mental cultivation 或者 the cultivation of the physical aspect and mental aspect。**顺四时**实际上就是说要 follow the changes in the four seasons，要适应四时的变化，遵循四时的变化。用 follow 来翻译"顺"，或者用 abide by。四时实际上讲四时的变化，由热而寒，由寒而热的一些 changes of whether。We have to adapt ourselves to follow the changes in the four seasons。"适寒暑"就是适应寒暑的变化，适实际上就是

adapt，adapt to cold and heat 这样的 weather。"和喜怒"的喜怒我们刚才已经讲了它其实是用部分来表示整体，用喜怒这两种情绪来表示我们的情志，我们的精神状态。"和喜怒"实际上就是保持我们的情志，我们的精神状态的平和，一个比较 balance 的状态，一个 harmonious 的状态，和谐的状态。精神，情志要平和，而不要暴喜暴怒，不要有过激的情绪变化。所以"和喜怒"我们简单地理解就是 harmony or balance of emotional changes or emotions。"安居处"实际上就是说 live peacefully 或者 live a peaceful life。

生活得要比较安闲一些，不要好高骛远，不要愤世嫉俗，扰动自己的情志，自己人体的一腔正气，保持一个平和的生活状态。这是这句话中间的几个关键词的理解和翻译。我们把这句话统摄起来加以翻译，大概应该是这样的。我们把对每一部分的翻译放在一个句子中间，各部分之间也要做一些相应的调整，因为词语的翻译和句子的翻译不完全一样。词语的翻译是一回事，把这个词语放在一个句子中间，放在一个 context 里面，放在一个意境下面，那么它可能就要做一些相应的调整，以适应这个句子结构的需要以及它和其他成分平衡的关系。这个平衡有语义层面上的，也有结构层面上的，还有修辞层面上的。我们现在把这句话统括起来加以翻译应该是这样的：

Before the occurrence of diseases, traditional Chinese medicine pays great attention to physical and mental cultivation, abidance to the changes of the seasons, active adaption to cold and heats, harmony of emotional changes and peaceful living.

刚才我们说的安居处是 live a peaceful life，在句子中间，因为它是一个排比的，中医在哪一方面非常重视，把这几方面都罗列在后面，所以我们在这里把它简单地翻译成 peaceful living 或者 peaceful life 就可以了。"适寒暑"，我们用了一个 active adaptation,这种适应是主动的,积极地去适应,而不是被动的,active adaptation to cold and heats。"顺四时"的顺,刚才我们讲了,我们可以用 follow,follow the changes in the four seasons。但是在这里我们需要一个名词,当然我们可以用 following。当然相比较而言,abide 有名词 abidance,比 following 似乎在词的结构方面更加平衡一些,因为后面用的 adaptation,harmony,cultivation 都是名词,不是动名词结构,所以这里我们也用名词,没有用动名词。所以后面的 peaceful living,我们也可以改成 peaceful life,一个名词。这样从词本身的词性和词的结构方面,它也是比较平衡的。

今天先讲到这里,请同学们认真地做好今天布置的作业,下课。

作业

一、术语翻译

1. 清心养阴

2. 清心凉血

3. 清心凉营

4. 清心安神

5. 清肺止血

6. 清热泻肺

7. 清热宣肺

8. 清[宣]肺解毒

9. 清肺[热]平喘

10. 清肺[热]止咳

二、语句翻译

1. 阴在内,阳之守也;阳在外,阴之使也。

2. 阳依赖于阴而存在,阴也依赖于阳而存在;没有阴也就无以言阳,没有阳亦无以言阴。

3. 孤阴不生,独阳不长。

4. 阴阳离决,精气乃绝。

5. 阴阳的互根互用,又是阴阳转化的内在根据。

6. 阴和阳可以在一定的条件下,各自向着自己相反的方面转化。

7. 阴和阳之间的对立制约、互根互用,并不是处于静止的和不变的状态,而是始终处于不断的运动变化之中。

8. 运动是绝对的,静止是相对的;消长是绝对的,平衡是相对的。

9. 在绝对运动之中包含着相对的静止,在相对的静止之中又蕴伏着绝对的运动。

10. 在绝对的消长之中维持着相对的平衡,在相对的平衡之中又存在着绝对的消长。

三、学习总结

第32课 中医养生基本概念的翻译

同学们,下午好!

上次我们谈到了"**未病之前有重视形体和精神的调养,顺应四时而适寒暑,和喜怒而安居处**"的翻译问题,大家一定颇有体会。今天我们继续谈谈中医有关养生的概念和表达法的翻译问题。

中医在养生、治未病方面提倡要节阴阳,调刚柔,提高人体正气,也就是提高人体抗病能力这样一种摄生的观点。那么什么叫摄生呢? 在中医上有摄生和养生,他们的意思差不多。摄生也是表示 cultivation of life。养生和摄生的含义比较接近,因为在英语和汉语中间都有同义词,这是语言丰富的需要。有时候一个概念有几个词语来表达它,有时候它们之间有些细微的差异,有时候没有太大的差异,我们只是为了丰富我们的语言。比如我们形容美,我们用漂亮、美丽来形容。你说漂亮和美丽究竟有没有区别呢? 我们仔细推敲似乎有一点点,但是又似乎没有实质的区别。所以这里的摄生我们也可以把它翻译成 life cultivation 或者 cultivation of life。中医提倡节阴阳,一样的,"节阴阳"也是委婉用语,也是指性生活,sexual intercourse。节阴阳就是节制性生活,就是 temperance of sexual intercourse,也就是 prevent excessive sexual intercourse。

"调刚柔"的刚柔在中医理论中,在《内经》中间有时候也是指的阴阳,刚柔是阴阳的另外一种说法。我们可以把"刚"理解成 hardness,"柔"softness。它也指的是阴阳。但是在这里的阴阳指的是人的情绪的变化，就像刚才的喜怒是用部分来表现整体，指情志的变化。"刚柔"在这里也是指情志的变化。"刚"表示过度的，"柔"表示适中的。所以在这里，"调刚柔"实际上就是说我们的情绪的变化不要过激，要适中，所以我们可以用英语中的一个词 moderation，有节制的，比较中和性质的。Moderation of emotions 就是情志比较有节制。那目的是什么呢？以提高的以，如果我们把这个字翻译成英文就是 for 或者我们说 for the purpose of，为了什么目的，以提高正气抗病能力。那么这里的提高我们可以把它翻译成 strengthen，reinforce，就是加强，strengthen the healthy Qi。来抗病邪，to resist pathogenic factors。所以这句话我们把它总结一下可以这样翻译。中医提倡就是 advocate。提倡这样一种观点，我们在翻译的时候可以把观点提到前面来翻译，把它作为一个宾语，提倡是谓语，中医是主语，把"节阴阳"，"调刚柔"放在后面，作为对宾语的解释说明。我们这样翻译：

Traditional Chinese medicine advocates the idea of life cultivation known as temperance of sexual intercourse and moderation of emotions for the purpose of strengthening the healthy Qi to resist pathogenic factors.

这里的 moderation of emotions 也可以把它翻译成 moderation of emotional changes 或者翻译成 moderate changes of emotions。

在谈到病邪侵袭人体的时候，特别是疾病已经发生的时候，中医有一句话来提醒人们要采取什么样的措施。这句话是这样的，"既病以后，要及时发现，及早治疗，防治传变"。疾病已经发生了，when the disease has already occurred，what should we do? 我们应该做的是及时发现。这里的发现就是指诊断，及时确诊，we have to take measures to make accurate diagnosis in time，也就是说 we should try to find what disease we have contracted，where the disease is located，what is the nature of the disease and how to deal with the disease。这就是及时发现。"及早治疗"，we should take timely treatment or we should treat it in time。目的是什么呢？防止疾病的传变。这里我们需要解释传变这个概念。"传"指的是疾病由一个部位传到另一个部位，由一个脏器传到另外一个脏器。实际上就是说 disease is transferred from one region to another or from one organ to another。**在传的过程中，疾病就会发生变化**，可译为：

Pathological changes will take place during such transference of diseases.

在传的过程中间，由于从不同的部位到另外一个部位，从一个脏器到另外一个脏器，疾病从它的病性以及病势还有疾病的预后都会发生变化，所以把这个叫"传变"，指的是 transmission and changes of diseases。刚才我提到了预后这个问题，我们以后谈到诊断学、治疗学的时候会谈到这个问题。在这，我只是给大家简单地做一个介绍。预后，英文怎么说？英语中的**预后**叫 prognosis。Prognosis 为什么叫预后呢？

我们要分析下这个词的结构。这个词实际上由三部分构成。Pro 表示预先，gno 是 knowledge 的意思，sis 指的是 state，一种状态，所以这个词的意思就是说预先了解有关情况。谈到疾病，预先了解有关情况实际上就是说预先了解疾病向什么样的方向发展，将会导致什么样的结果。我们把它翻译成中文就叫预后，预测疾病的后果。Prognosis 和 diagnosis 听起来比较的接近，因为它们除了词头不一样，其他两部分都一样。其实 prognosis 和 diagnosis 的结构和语义有很多相似的地方。刚刚我们分析了 prognosis，它由三部分组成，预先知道什么。那么 diagnosis 是什么意思呢？dia 表示 completely，fully 的意思，gno 表示

knowledge，sis 指的是 state。所以这个词的结构的意思就是 complete knowledge of something。我们来诊断一个疾病，实际上就是我们对一个疾病的病因、病性、病机等各方面有个综合的了解，然后确定它是一种什么样的疾病。所以诊断就意味着对某种疾病的完整的了解，所以叫 diagnosis。顺便给大家介绍一点医学英语的构词法的基本常识。遇到哪个词，我们给大家做个解释，慢慢地积少成多，逐步对医学英语的词法结构有一定的了解。

在中医翻译中，我们也借用一些现代医学的，西医的一些词，一些概念来翻译中医。像刚才我们讲的 prognosis，diagnosis，pathology，physiology，这些实际上都是西医的概念，但是这些概念中医也有，所以我们就可以完全借用西医的概念来翻译中医的相应的概念。所以这句话我们把它翻译成英文应该是这样的：

When diseases have already occurred，traditional Chinese medicine advocates the practice of early diagnosis and treatment to prevent further progress and changes of diseases.

这里我们把"传变"翻译成 further progress and changes of diseases。刚才我们讲"传变"应该翻译成 transmission 或者 transference and changes of diseases。在这我们用 progress 也可以表示疾病的进一步发展和变化。这是对疾病的早期发现，早期治疗。

在中医的病因学里面，风邪是一个很重要的致病因素。所以《内经》中有这么一句话说"**风为百病之长**"。字面上理解，wind is the leader of all diseases。实际上它是指风邪是导致各种疾病的主要因素，所以我们应该把它翻译成：

Pathogenic wind is the leading factor of all diseases，是导致各种疾病的主要因素。

所以在《素问·阴阳应象大论》中，就有这么一句关于风邪的论述，说邪风之至，the arrival of pathogenic wind，疾如风雨，as swift as the attack of wind and rain, **故善治者治皮毛**, 可译为:

Those who are capable or who are sophisticated in treating diseases usually concentrate the treatment on the surface of the body.

善治者的重心放在皮毛方面。这里的皮毛实际上指的是人体的体表,注意保卫人体的体表,因为风邪侵袭人体通过肌表进入人体。在有些书里,有些译者把皮毛直接翻译成 skin and hair,这个译法似乎是 understandable, acceptable。因为皮毛指的 body surface。body surface 一部分是皮肤,一部分是毛发,毛孔。实际上这里的毛更多地指 body hair。

其次治肌肤。如果风邪已经侵袭了我们的肌肤,已经从我们的皮毛侵入到肌肤,治疗就应该针对肌肤,所以其次治肌肤。可译为:

If the pathogenic wind has already attacked the surface of the body, then the treatment should be focused on the muscles.

肤也指 skin,但是更多地它已经进入到 muscle 或 flesh 这个层面上。

其次治经脉。如果病邪已经通过皮肤进入了肌肉,这个时候,我们的治疗应该针对的是经脉,因为病邪可能已经通过肌肤进入到经脉里面,可译为:the treatment should be focused on the tendons and vessels。

如果在治疗的时候,风邪已经进入到经脉中,那它下一步就会进入到六腑,所以这个阶段的治疗就应该针对六腑。At this stage, the treatment should be focused on the six fu-organs.

如果当我们采取治疗措施的时候,疾病已经进入到了六腑,这个时候我们就要采取措施,针对五脏。因为六腑的疾病下一步发展就会进入到五脏里面去,所以我们预先治疗就要针对五脏以防止它进一步的传变。这句话实际上说善于治疗的人治疗疾病的几种方式,在不同的阶段,治疗应该针对不同的对象。疾病将要侵袭人体的时候,我们要保护肌表。已经侵犯了肌表,要保护肌肉。已经侵入了肌肉,保护经脉。已经侵入了经脉就保护六腑。已经侵入了六腑就保护五脏。所以这句话我们可以这样翻译:

Attack of pathogenic wind upon the body is as swift as the attack of the storm(就像暴风雨来了一样),so excellent doctors usually concentrate the treatment first on the body surface,and then on muscles and skin,and then on the tendons and vessels,and then on the six fu-organs,and then on the five zang-organs.(治疗中间不同阶段的不同侧重点)

这一节我们重点针对辩证观、唯物观在疾病认识方面的运用,我们就相关的概念,特别是这些概念在不同的句子中间的翻译,我们做了一些必要的探讨。我们也摘录了几句经典著作中的经典用语,进行了语义的分析和翻译的探讨。希望这些分析和探讨有利于大家进一步的理解,掌握和把握中医翻译的基本要求。这一节课的翻译练习同样是我们课堂上所分析的这些例句,大家下去以后可以把它整理整理,推敲推敲,从中发现一些问题。下节课大家带上这些问题到课堂里面,我们一齐来进行探讨。

另外一方面,大家把我们这节课所学到的一些基本的名词术语,一些基本的概念,一些基本的表达法,像阴阳平衡、阴阳失调这样一些概念和用语的英语翻译情况整理一下,这样我们通过一学期的学习,大家自己也会整理一个基本的中医名词术语英语翻译的 glossary。这个便于大家复习,便于大家掌握。下一次等我们把中医的辩证观的一些相关问题给大家介绍后,接下来我们在教学中间会比较多地要求大家亲自动手操练,这样的话,从实践出发来更好更深入地理解相关概念,理解将其翻译成英文的基本要求。

好，今天我们就先讲到这里，谢谢。

作业

一、术语翻译

1. 清胃滋［养］阴

2. 清胃解毒

3. 清胃泄［降］热［火］

4. 清肺化瘀

5. 清肺泻肠

6. 清热和胃［中］

7. 清胃止［凉］血

8. 清胃行滞

9. 清胃降逆

10. 清脾泄热［泻火］

二、语句翻译

1. 事物就是在绝对的运动和相对的静止、绝对的消长和相对的平衡之中生化不息，而得到发生和发展的。

2. 从冬至春及夏，气候从寒冷逐渐转暖变热，即是"阴消阳长"的过程。

3. 由夏至秋及冬，气候由炎热逐渐转凉变寒，即是"阳消阴长"的过程。

4. 四时气候的变迁，寒暑的更易，反映了阴阳消长的过程。

5. 白天阳盛，机体的生理功能则以兴奋为主。

6. 黑夜阴盛，机体的生理功能也以抑制为主。

7. 阴阳只有不断地消长和不断地平衡，才能推动着事物的正常发展，维持着正常的生命活动。

8. 阴阳的相对平衡被破坏，就会形成阴或阳的偏盛或偏衰，导致阴阳的消长失调。

9. 阳胜则热，阴胜则寒。

10. 阴阳对立的双方在一定的条件下，可以各自向其相反的方向转化。

三、学习总结

第 33 课 "辩证"与"辨证"
相关表达法的翻译

同学们,早上好!

大家一直在讨论"辩证"与"辨证"的问题,此前我也特意给大家讲过。今天我们来看看中医基础理论中的辩证观的基本内容和相关概念和我们常见的一些句子的翻译问题。

中医认为一切事物都有着共同的物质基础,不是一成不变的。这句话用英语来说,就是:

Traditional Chinese medicine believes that all things share the same material origin and tend to change and are liable to change.

共同的物质根源就是事物的形成有它的一定的物质基础,有一个本源。所以**物质根源**我们可以把它翻译成 material origin 或者 material source,all things share the same material origin according to materialism。**不是一成不变的**也就是说它是有变化的趋势。所以这里我们可以翻译成 all things tend to change 或者 are subject to changes,are liable to change。所以我们在翻译的时候对于一些概念或者句子的翻译,我们可以从它的相反的一面入手。不是一成不变,那也就是说有着变化的趋势。

中医还认为各个事物不是孤立的,它们之间是相互联系,相互制约的。所以大家以后在学习五行学说的翻译的时候会注意到这样一个问题。因为五行学说的五个方面既是相生的,又是相克的,既是相乘的,又是相侮的。一方对一方具有克的作用,但是在一定的情况下,另一方对对方具有反侮的作用。所以它们之间的克是相互的,不总是单线的。木克土,木不是总是克土,当木自己弱的时候,土由于某种因素增强的时候,它会对木形成反侮的作用。

所以我们说事物不是孤立的。孤立可以简单地用 isolate 来进行翻译。**事物不是孤立的**,things in the natural world are not isolated 或者说 are not solitary,不是孤立的,它们之间是相互联系,相互制约,这种"相互"我们可以用一个词语 mutual 来进行翻译。当然我们还可以用一个表示相互关系的动词 interrelate 来进行翻译。这些**事物之间是相互联系的** they are mutually related to each other,我们也可以说,they are interrelated to each other。**相互制约的**,they mutually restrict each other 或者我们可以用另外一个动词 restrain,restrain each other。所以这句话如果我们把它联系在一起来翻译,大概应该是这样的:

In the natural world, all things are not isolated or in the natural world, nothing exists in isolation,没有什么事物是孤立的存在的。In fact, they are interrelated to each other and mutually restrict each other.

所以在翻译这个句子的时候,大家注意到,它原文说各个事物不是孤立的,它实际上是说在自然界中,各个事物不是孤立的。所以这里可以再增加一个短语,in the natural world,在自然界中。

实际上,我们人也是自然界的一个成分,在自然界的各个事物之间的关系不是孤立的,是相互关联的。但是各个事物的组成之间也是。像我们**此前说的"人体的各个器官、各个组织、各个系统之间也不是相互孤立的,也是相互关联,相互制约的"**。所以我们可以说:

All the organs and tissues in the human body are not isolated, they are interrelated with each other and mutually restrict each other.

所以"**中医学关于自然界事物以及事物的各个组成部分的关**

系的认识，实际上包含着唯物观点，而且还包含着辩证观点"，也就是说：

The theory of traditional Chinese medicine contains or includes or covers the aspects of both materialism and dialectics.

"辩证"，上一次我给大家介绍了，作为辩证观，辩证唯物主义的辩证是 dialectics。但是作为中医临床对证候进行分辨，区分以确定治疗原则，治疗方法的辨证叫 syndrome differentiation。这里的辨证的辨是分辨，区分的意思。所以从这个角度上来讲，中医认为人体是一个不断运动着有机整体。那么有机整体我们在前面已经谈到了，有机整体就是 organic wholeness 或者 organic whole。人体本身以及人体的各个组成部分，用我们现在科学的眼光来讲，就是我们人体的细胞，分子也是处在不断地运动状态，就是 all these constituents，all these elements inside human body are in constant movement 或者 they are moving constantly, or continuously。

把这句话翻译成英语的话，我们可以用一个表语从句来对它做一个陈述。人体是一个不断运动着的有机整体。我们先说人体是一个有机整体，然后再说这个整体是不断运动的，这是我们在翻译的时候对句式的解析，我们应该有个汉英对照的思维来处理它。看到汉语的这个结构，脑海里应该反映出来用英语来翻译的时候，这个结构应该做怎样的调整，才比较符合英语语言表达的习惯。在这里，汉语是个陈述句，人体是不断运动着的，是做一个形容词短语来修饰有机的整体。在翻译成英语的时候，这个形容词短语就需要把这个形容词短语调整为一个从句来修饰说明有机整体。所以这个译文就应该是这样的：

Human body is an organic wholeness that moves constantly or that is in constant motion or constant movement.

有机整体这个概念我们已经讨论了多次，希望大家能够理解并且掌握它的用法。我前面已经讲到把它译作 organic

wholeness 或者 organic whole,在现在的中医对外翻译中都可以。organic whole 就是把 whole 作为一个名词来用。偶尔大家还会注意到有人把"整体"翻译成 entirety。如果大家查查英语字典,大家可能会发现在英语词典中,entirety 也指的是 to take different parts of one thing into consideration or to take the constituents of one thing as a whole。意思也和我们讲的有机的整体的意思差不多,但习惯上我们用 organic wholeness 来翻译整体。

所以中医学认为自然界的一切事物都处在运动中。但这个运动的 motive 是什么呢?它的调控的 mechanism 是什么东西呢?按照中医的说法,自然界的一切事物包括我们人体是在不断运动中,因为我们人体以及万事万物都由阴阳者两方面所构成。所以这两方面的既矛盾又统一这样的关系决定了事物的运动处于不断运动之中。所以在中医的教科书中就有这样一句话说,中医认为自然界的一切事物的运动都是阴阳的矛盾统一。它的运动反映了阴阳的矛盾统一,而阴阳的矛盾统一又决定了事物的不断地运动。所以在这句话中间,阴阳的矛盾统一的矛盾是对立的意思,当然我们把它翻译成 contradiction 也是可以的。但是我们还可以把它翻译成 opposition。阴阳的对立统一,the opposition and unity between Yin and Yang。阴阳的矛盾运动指的是它既对立又统一的关系。

如果我们一定要把矛盾翻译出来,我们可以把这个矛盾翻译成一个形容词,比如说 contradictory unity of Yin and Yang。这种统一含有矛盾性。比较明确一点来表达的话,我觉得这里的矛盾可以化转成对立,opposition and unity。这个我们在谈到阴阳学说的翻译的时候我们会讲到这个问题。需要说明的是现在我们习惯上把阴阳的对立统一翻译成 opposition and unity between Yin and Yang。这句话说自然界的一切事物都是阴阳的、矛盾统一。实际上说自然界的一切事物的运动都反映阴阳的矛盾统一。

所以这里我们在翻译的时候就需要增加一个词反映，说明了表示了这样一层意思。所以这句话我们可以这样来翻译：

Traditional Chinese medicine believes that the movement of all things in the natural world is the manifestation of the contradictory unity of Yin and Yang or is the manifestation of the opposition and unity between Yin and Yang.

这里我们用了一个系表结构来翻译。当然我们也可以用一个一般的主谓结构来翻译。比如说这里的谓语动词我们可以用 signify，表示着，展示着，demonstrate，反映了。谓语动词加以改变的话，它的句子结构我们还可以沿用前面的译文：

Traditional Chinese medicine believes that the movement of all things in the natural world demonstrates or signifies the opposition and unity between Yin and Yang.

所以如果我们用系表结构的话，我们就需要加上 manifestation 这个词。demonstrate 和 signify 动词本身就意味着展现了什么，揭示了什么，代表着什么，所以 manifestation 就可以省略掉了。阴阳的运动变化，阴阳之间的关系决定着事物的发展方向以及事物的状态。

所以《素问》中有这么一句话，说阴阳是"变化之父母，生杀之本始"。"变化之父母"的"父母"无非说的是 the cause, the leading factors, the dominant factors。事物的变化的主要原因是什么？就是阴阳，所以说阴阳是事物变化之父母。这里的父母，如果我们照字面翻译成 parents, the parents of changes 也是可以理解的。因为父母总是决定子女的很多特征，很多习性，甚至于未来发展的走势。

"生杀之本始"，我们可以用一个不太恰当的词语来形容，始作俑者。事物的"生杀"是怎么诱发的？是阴阳，它的运动变化。这里的变和化实际上是两个概念。"变"是 change。"化"是 transformation。那么生杀字面上看，"生"是 life，"杀"是 killing

或者 destruction。或者"生"可以理解成 growth，"杀"也可以理解成 decline。变化生杀我们可以看成是自然界事物发展的走向。我们前面和大家讲过，自然界事物，things，的发展走势是生长化收藏。作为有生命的人及其他一些 creatures，animals，他们的生命的发展趋势是生长壮老已。在这里的杀在我们人中，有生命的动物就是已，就是 death。在自然界的事物中间，它就是收。"收"指的是事物自身的 growth 达到一个顶点，然后 decline。就像自然界到了秋天以后，crops 就枯萎了，它的种子成熟了，它本身枯萎了，die，这就是杀。所以这句话我们可以做这样的翻译：

Yin and Yang are the factors responsible for the changes and transformation as well as the growth and decline of things in the natural world.

这里我们也增加了几个词。变化之父母，我们把父母翻译成了 factors。但是 factors 还不足以说明跟变化生杀的关系，所以我们用了一个形容词 responsible for，对什么负责，使者什么事物沿着一个什么样的方向发展，responsible for the changes and transformation as well as the growth and decline of things in the natural world。

对于《素问》中这句话的翻译，理解是最重要的，翻译无论用什么方法，都无法将原文的实际内涵完整地表达出来。哪该怎么办呢？要从实际上解决这一问题，就必须对译文加以系统、完整的解释和说明，即 notes。如果这样的经典文句的翻译没有 notes，无论多么认真，还是无法将原文的实际内涵表达清楚的。这一点，请大家在学习中医翻译的时候，必须认真努力，不可随意忽略。

今天先讲到这里，下课。

作业
一、术语翻译
1. 清肝化瘀

2. 疏肝清［泄］热

3. 清肝泄［泻］火［热］

4. 清［泻］肝解毒

5. 清肝理气

6. 清肝养阴

7. 清泄胆热［火］

8. 清泻［泄］肝胆

9. 清心泻脾

10. 清心泻肝

二、语句翻译

1. 阴可以转化为阳,阳也可以转化为阴。

2. 如果说"阴阳消长"是一个量变过程,那么阴阳转化则是质变的过程。

3. 新事物生成之时,已倚伏着败亡之因素。

4. 旧事物败亡之时,也孕育着新事物产生的因素。

5. 重阴必阳,重阳必阴。

6. 寒极生热,热极生寒。

7. 由春温发展到夏热之极点,就是向寒凉转化的起点。

8. 秋凉发展到冬寒之极点,就是逐渐向温热转化的起点。

9. 在疾病的发展过程中,可出现由阳转阴、由阴转阳的变化。

10. 急性温热病在持续高热的情况下,可突然出现体温下降、面色苍白、四肢厥冷、脉微欲绝等阳气暴脱的危象,即属于由阳证转化为阴证。

三、学习总结

第 34 课 再论 "精气神" 相关词句的翻译

同学们,早上好!

上次我们谈到了《素问》中一些经典概念和文句的翻译问题。这些概念和文句都与阴阳学说有关,要想认真地学习和理解其实际内涵,就必须首先认真学好阴阳学说。

阴阳虽然对事物的发展具有这样一些决定性的作用,但是根据中医学的理论,根据中国古典哲学,我们知道整个物质世界运动的根源还在于世界的内部,而不是世界的外部。这里的世界也指的是事物的内部。外部是诱因,内部是决定的因素,所以在整个自然界中有整体的阴阳,天地就是阴阳,日月也是阴阳的一种表现。但是事物发展的关键还是它的内部的阴阳的变化,所以我们说事物的发展有内在和外在阴阳之间的相互影响。当然在事物内部阴阳的变化之中,气化也起着非常重要的作用。所以中医认为生命总是处于气化运动过程之中,没有气化运动就没有生命。前面我们讲到气化的概念,我们一般把它翻译成 Qi transformation,气的运动变化。所以**生命始终处于气化的运动过程中**,这句话就是说:

Life always maintains or life is always maintained in the process of Qi transformation or Qi transformation is the dominant factor that maintains the activities of life.

这里的生命在译文中用了 the activities of life,生命的具体化的表现,一些外在的活动,内在的变化,都是气化所规定的,所以

没有气化运动就没有生命，即：

If there is no Qi transformation, there will be no life. Life will be lost if there is no Qi transformation. If Qi stops transformation, life will be ended.

总的来说，**人体的生命活动过程是阴阳对立双方在不断地矛盾运动中取得统一的过程**。在对立统一的矛盾运动过程中间，最后达到了一个 relative balance，相对的平衡。人的生命，自然万事万物的生命的延续，都依靠阴阳的矛盾运动，由此达到一个 relative balance 而得以实现。所以我们说：

The process of life activity is the process of unity that Yin and Yang in the human body achieves during their contradictory movement.

在它们矛盾运动中间所获得的矛盾统一。这里的统一意味着一种 balance，一种 harmony。人体是自然界的一个组成部分，所以我们说人是自然界的组成部分，human being is part of the natural world。我们说自然界有各种各样的 things and creatures，人应该属于其中的一个 creature，所以与自然界有密切的关系。人体与自然界有密切的关系，即 there is a close relationship between man and the natural world，between the human body and the external environment。而且人体内部的各个组织器官无论在生理上还是病理上都是相互联系，相互影响的。

我们在前面曾经提到过自然界的各事物都不是孤立的，是相互联系的。事物之间的各种成分也不是孤立的，而是相互联系，相互影响。而这种影响是两方面的。一方面用医学的术语来讲是生理性的，physiological influence，that means one part may positively influences or promotes or invigorates the function of another part。这是生理性。比如说在中医上，我们说用表里这样一个概念来形容两个器官之间的相互的影响。"心与小肠相表里",从生理的角度,意味着 they promote each other in physiology or physiologically。同时在病理情况下,他们也是相互影响,这种影响是 negative。一个脏器的功能失调了,又转向另外一个脏器,使另外一个脏器的功能也失调了,这也是一种影响,但是这种影响是 negative。所以在我们的教科书上有这么一句话,说人体各组织器官无论在生理上还是在病理上都是相互影响,相互联系的。我们一般把组织翻译为 tissues,组织器官就是 tissues and organs。那么这句话根据我们刚才的分析,我们可以这样翻译:

The tissues and organs in the human body are physically and pathologically related to each other and influence each other or the tissues and organs in the human body are related to each other physically and influence each other pathologically.

其实这个译法不够准确,因为影响和联系在病理情况下和生理情况下都存在。所以我们应该说 they are related to each other and influence each other both physiologically and pathologically,在生理和病理情况下这种影响都是互相的。所以人体各个组成部分之间在结构上不可分割,在功能上相互为用,在病理上相互影响。在中医上常用一个词,相互为用。"相互为用"实际上就是说 they promote each other or they functionally promote each other,influence or invigorate each other。人体各个组成部分之间在结构上不可分割,就是 inseparable in structure。功能上相互为用,promote each other in function 或者 interpromote each other in function。病理上相互影响,affect each other in pathology or pathologically affect each other。所以这句话我们可以把它联系起来做一个这样的翻译。人体的各个组成部分,各个组成部分我们可以翻成 all parts of human body,还可以用一个词 constituents，指的是一个事物构成的各个部件，各个成分。所以人体的各个组成部分，我们可以译成 the constituents of the human body。所以这句话我们可以翻译为：

The constituents of the human body are inseparable in structure，interpromoting in function and mutually affect each other in pathology.

我们知道中医特别强调形神的关系。就是人的精神因素对人的生理活动、生理功能的影响。它们之间有着密切的关系，精神活动我们可以把它翻成 mental activities。"精神"是 spirit，但是精神活动实际上指的是人的心理意识活动。生理活动就是 physiological activities。通过长期的医疗实践，就是 through long term medical practice，我们终于意识到了两者之间的内在联系。"内在"，我记得在上一次的课程中，我们讲到了事物之间的内在的关系，我们讲到一个词 intrinsic，这个词就是指的事物之间内在的东西，固有的一些东西叫 intrinsic。那么内在联系就是 intrinsic relationship。精神活动和生理活动的内在联系就是 intrinsic relationship between mental activities and physiological activities。所以这句话我们可这样翻译：

Through long term medical practice，traditional Chinese medicine has come to see the intrinsic relationship between mental activities and physiological activities.

大家注意这么两个问题，一个就是原文说中医认识到，从字面上看"认识到"就是 has understood，has realized，在这我们用了一个短语 has come to，come to 不是来了，come to 表示逐渐发展的过程。因为中医学对人体精神活动和生理活动的认识，不是一蹴而就的，不是一下子就看到了它们之间的内在关系，而是通过长期的医疗实践，不断地总结，不断地探索，慢慢地认识到的。所以这里用一个 phrase，come to，就是逐步地通过长期的实践而认识到了。所以我们在翻译的时候，在用词，在选词的时候，我们可以注意一些词内在的关联性。如果我们用一个能够揭示事物之间的因果、关系的词，就可以使译文更简洁。用了 come to，这里就省略掉了 gradually 这样一些附加的副词来表达。这是一个问题。希望大家在学习的时候能够注意。

第二个问题是这里。我们用了 see，没有用 understand。为什么呢？因为英语中 see 就表示理解的意思。Understand 这个词已经用了蛮多了，我们在谈到中医、古典哲学、古典文化对什么事物的认识了解，我们习惯都用 understand。前面我们在谈到一些相关句子的翻译的时候，我们用了不少的 understand。在这里翻译的时候，我们可以变换一个词，比如说用 see 这样的词语来进行翻译。这样可以使译文在用词方面有所变化。因为这是一些普通的词语，不是专业术语，也不是中医学理论和实践中的核心的词语。如果是核心的词语，在翻译的时候，无论出现多少次，无论在开头，中间还是结尾出现，我们都应该用一个统一的译法，统一的表述方法。比如说阴阳、气血、津液这样一些概念，我们任何时候听到这些概念的时候，我们都强调它的统一性，它的规范性，这是规范化发展所要求的。但是对其他一些普通词语，像认识，我们在翻译的时候就不必强求一致。如果像这样的词语我们在翻译的时候都要把它规范化，一定用 understand，不能用 see，那么可能就会使译文显得 rigid，缺乏变化。

关于"精气神"的理解和翻译，我们必须与中医典籍联系在一起。

现一般将"精"多译为 essence。所谓"生之来谓之精"，就是说生命的原始物质叫做精。吕氏将其译为 Reproductive energy is the source of life，将"精"意译为 reproductive energy，可谓从实而译，有其可取之处。而吴氏父子则译为 The original substance which enables the evolution of human body is called the essence of life,将"精"译作 essence of life 亦属可取,但整个句子在结构上却有些逶迤不经。

所谓"神","广义指人体生命活动的总称,包括生理性或病理性外露的征象;狭义指思维意识活动。《灵枢·本神》说:"两精相博谓之神。"《灵枢·平人绝谷》说:"故神者,水谷之精气也。"说明先天后天的精气是神的物质基础。凡神气充旺,一般反映脏精充足而机能协调;若神气涣散,说明脏精将竭而气机衰败。《素问·移精变气论》说:"得神者昌,失神者亡。"所谓"两精相博谓之神",就是说阴阳两精的相互结合而形成的生命力。所谓的阴阳两精,即指父母之精或男女之精。《类经》三卷第九注说:"两精者,阴阳之精也。博者,交结也。凡万物生长之道,莫不阴阳交而后神明见。故人之生也,必合阴阳之气,构父母之精,两精相博,形神乃成。"

吴氏父子将"两精相博谓之神"译为 When the Yin essence and the Yang essence combine,it produces the activities of life which is called the spirit,意思还是比较清楚的,但译文似乎有些冗长,不够经济。吕氏将其译为 The spirit comes about as a result of the struggle between the two kinds of reproductive energy,将"博"译作 struggle 似乎太过质直。所谓"博"者,combination 是也,interaction 是也。所谓"随神来之谓之魂"之"魂",是"精神意识活动的一部分。'肝藏血,血舍魂'。说明精神活动以五脏精气为基础,具体指出魂与肝血的关系"。

在现代汉语中,"魂"和"魄"是一个概念,即 soul。但在古典文献中,"魂"和"魄"是两种既相互关联又相互独立的精神意识活动,分属不同脏器,发挥不同作用。为了将"魂"和"魄"加以区分,人们在翻译时一般将"魂"译作 ethereal soul,而将"魄"译为 corporeal soul。但也有人将"魂"译作 spiritual soul。吴氏父子将"随神之来谓之魂"译为 The function of consciousness appears along with the spiritual activities is called the soul,语义不是很明。吕氏将其译为 Mental consciousness travels along with the spirit,将"魂"译为 mental consciousness,似未尽其意。因为"魂"只是 mental consciousness 之一部,而不是其全部。

所谓"并精而出入者谓之魄"之"魄",也是精神意识的一部分。《类经》:"魄之为用,能动能作,痛痒由之而觉也"。说明魄属于本能的感觉和动作,如听觉、视觉、冷热痛痒感觉和躯干肢体的动作,新生儿的戏乳和啼哭等,都属于魄的范围。这种功能与构成人体的物质基础——精是密切相关的,精足则体健魄全,魄全则感觉灵敏,动作正确。亦引申为体魄、气魄等。吴氏父子将"并精而出入者谓之魄"译为: The faculty of motion produced along with the coming and going of the refined energy is called the inferior spirit,将"精"译为 refined energy,将"魄"译为 inferior spirit,都是值得认真推敲的。吕氏将其译为 Strength travels in and out with reproductive energy,将"魄"解为 strength,有些不合原文之意。

通过如上一例的分析可以看出,形与神俱不可分离不但是《内经》关于生命本质与表现的深刻认识,而且是《内经》论理行文的基本理念和方法。对于这样文辞典雅、寓意深刻、形神一体、相得益彰的论辩之言,翻译时要做到理解透彻、翻译准确,确实不易。我之所以给大家介绍《内经》的翻译问题,就是想让大家明白学习好典籍对于翻译好中医的重要意义。今天就讲到这里,下课。

作业
一、术语翻译
1. 清心泻肺
2. 泻肝清肺

3. 泻肝清胃

4. 清泻肺胃

5. 清泄膈热

6. 清泻肠热

7. 清肠解毒

1. 清肠止血

2. 清心泻肾

3. 清肠〔热〕止泻

二、语句翻译

1. 寒饮中阻的阴证可由于某种原因化热,即阴证转化为阳证。

2. 阴和阳是事物的相对属性,因而存在着无限可分性。

3. 阴阳之间的关系不是孤立的、静止不变的,而是相互联系、相互影响、相反相成的。

4. 阴阳学说贯穿在中医学理论体系的各个方面。

5. 阴阳学说用来说明人体的组织结构、生理功能、疾病的发生发展规律,并指导着临床诊断和治疗。

6. 人体是一个有机的整体,人体内部充满着阴阳对立统一的关系。

7. 人生有形,不离阴阳。

8. 夫言人之阴阳,则外为阳,内为阴。

9. 言人身之阴阳,则背为阳,腹为阴。

10. 言人身脏腑之阴阳,则脏者为阴,腑者为阳。

三、学习总结

第 35 课 "五伤"等概念的翻译

各位同学,早上好!

前面我们讨论了阴阳学说这样一些中医核心理论体系基本概念、术语和文句的翻译,大家最大的收获可能就是对这些理论体系和核心概念的理解,这是最重要的。没有客观的、完整的理解,良好的翻译当然是不可能的。所以,在学习中医翻译问题时,大家首先需要认真地学习中医,更应认真地学好国学典籍的精气神韵。

我们知道中医的理论和中国的古典文化、古典哲学有着密切的关系。而中医的理论著作,中医的传统论述都是非常讲究修辞的。这就是为什么我们今天读过去的医学大家所写的文论,所写的论著的时候,我们觉得在我们学习掌握其所阐述的相关的理论,临床这样一些学说的同时,我们还有文学方面的享受。我们今天在看过去的一些大家们给我们留下来的医案、临床处方的时候,我们不仅仅是学到了他们的辨证论,他们的加减用药的uniqueness,从他们写处方的风格、文笔,我们还可以感受到他们深厚的中国古典文化的根基,以及他们良好的文化素养。

过去很多医家留下的医案,就是用毛笔写的,而且写的是蝇头小楷,非常的整齐。不像我们现在临床的医生开的处方在一般患者看来简直是天马行空,不知所云,很难辨识究竟写的是什么东西。这也反映了现代医家、现代的医务人员和我们过去的医家们在文化素养方面的天壤之别。这是题外的话,但是给大家讲讲这些方面的发展对于大家今后努力地完善自己的文化素养、知识结构还是有所裨益的。这是谈到中医关于精神活动和生理活动之间的关系的理解和翻译问题。

刚才我们谈到中医特别强调机体之间相互的关系。内在的因素对于事物的变化起着主导因素。外因是条件，内因是根本。关于人体五脏六腑之间的关系，我们前面谈到了一些。在脏腑理论，在脏腑学说中，我们将会做详细的探讨。刚才我们这句话谈到了精神活动和生理活动的关系，这是中医的一个 advantage，也是中医对人体生理病理认识的精到之处。我们人的喜怒哀乐，七情六欲，中医认为它都和五脏有着密切的关系，他们互相影响，互相关联，与我们人体的生理病理的状态有着非常深刻的影响。

所以在中医上，《黄帝内经·阴阳应象大论》里面有这样一句话，"人有五脏化五气，以生喜怒思忧恐"。就是说人体有五脏，五脏化生了五气，五气又生化了人体的五志，或者说情志，喜怒思忧恐。这里的五气显然指的是和脏器相关的五气，五脏之气。我们说肝气、心气、肺气、肾气、脾气。我们知道五气指的是 visceral Qi，脏气，或者我们说 Qi，related to the five zang-organs。在一般情况下，我们把五气可以翻译成 five kinds of Qi or Qi of the five organs。五志的翻译基本是统一的。个别地方会有差异。"喜"，我们一般用 joy，比较少用 happiness。"怒"一般就用 anger，也有人用 rage。"思"，我们一般用 thinking，也有人用 contemplation。"忧"一般用 anxiety。"恐"一般翻译成 fear，也有的人翻译成 terror。这是五志。五脏化五气，这里的"化"实际上是 produce 的意思，化生。transform and produce 或者 generate。如果把这句话翻译成英文的话，我们可以这样来翻译。人有五脏化五气，就在人体的内部有五个脏器，它会化生出五种和五脏相关的气。喜怒思忧恐实际上也是五脏所化生的。这句话我们可以这样翻译：

Inside the human body, there are five zang-organs that are

responsible for the transformation of the five kinds of Qi and the production of the five kinds of emotions, including joy, anger, contemplation, anxiety and terror.

上次我们也谈到五脏,我们一般把它译作 five zang-organs,有的译者把它译作 five zang-viscera,用 viscera 来译脏。比如在我们国家 2004 年颁布的中医药学名词里面,五脏就译作 five zang-viscera。但实际上 five zang-organs 的使用比 five zang-viscera 要广一些。所以在这里我给大家推荐 five zang-organs 以及 five zang-viscera 这两种译法。我们在翻译实践中这两种译法都可以使用。在世界卫生组织西太区所颁布的标准里面,就简单地译作 five viscera,把音译的 zang 去掉了。这主要是和西方的某些翻译人员的翻译的指导思想有关系。因为在西太区制定标准的时候,有的国家提出了一个建议,就是尽量不要用拼音 avoid use of Pinyin。这个实际上有一点去中国化的味道在里面。因为大家知道我们的五脏六腑有它独特的内涵,有它独特的生理功能和病理表现,和现代医学上的脏腑是有很大区别的。所以我们在翻译的时候仍然需要对其加以严格区分。因为我们用音和意结合的方法来翻译五脏六腑已经是多年来的 common practice,而且国内外也接受,所以个别国家、个别人的意志是不能够改变国际发展的大趋势。在这里,我把这几种译法介绍给大家,但是我建议大家在翻译的时候,用 viscera,organs 都可以,但是音译的 fu 和 zang 是不可以省略掉的。

刚才我们谈到了五脏和五志之间的生理性的关联性,五志在中医学中属于不同的脏器,比如说怒是肝之志,喜是心之志,思是脾之志,忧是肺之志,恐是肾之志。也就是我们常说的情志与五脏之间的联系。既然五脏与五志之间有这样一种生理上的关联性,它们在病理上自然也是相互影响的。所以中医往往强调情志致病。这种情志对相关肝脏的影响是非常巨大的。

所以在中医上有个经典的说法，"怒伤肝，喜伤心，思伤脾，忧伤肺，恐伤肾"。这些情志的变化对相关脏器会产生一些 negative influence。当然这种变化都是过度的。我们说怒伤肝并不是说人一生气，肝脏马上就受到了明显的损害。而是说这种不良的刺激，如果是长期的、过度的就会伤害到肝脏。所以我们在翻译怒伤肝的时候不能简单地把它翻译成 anger impairs the liver。而应该深化性的译作 excessive anger impairs the liver，excessive anger damages the liver。那么喜伤心也是这样的。"喜"本来是良性的，如果过度持续就会对心脏造成影响，所以**喜伤心**应该译成 excessive joy or over joy impairs the heart，damages the heart。**思伤脾**，excessive thinking，excessive contemplation impairs the spleen，damages the spleen。**忧伤肺**，excessive sorrow impairs the lung，damages the lung。**恐伤肾**，excessive terror，excessive fear or sudden fear，sudden terror impairs the kidney，damages the kidney。

"恐"的情绪如果是突然一下子，即便不是持续性的、长期的，突然一下子，没有任何先兆，没有任何预防地受到恐吓，那也会伤肾。所以不一定是 excessive terror impairs the kidney，sudden terror 也可以 impairs the kidney。这是五志和五脏的内在的、相互影响的关系，以及它的翻译的基本要求。注意在谈到情志损伤五脏的时候，一定要加副词 excessive。如果仅仅轻描淡写地说 joy impairs the heart，它不能够完整地表达喜伤心的内涵。所以我们在翻译的时候，既要注意到它的结构，更要注意它的内涵。只有完整地理解了它的内涵，把握住了它的内在的意思，才能准确地把它翻译成相应的英文，才能够完整地在译文中再现原文的思想。

这是辩证观中的人与自然的关系，人体内部各个成分之间的关系，以及人体脏器，也就是人的形体部分和精神部分的关系，请大家留意我们在这部分所谈到的基本的翻译和表述问题。下节课我们再具体地来谈谈在治疗学中辩证观的体现,辩证观的影响。在这一部分,我们将给大家介绍中医学上四个特有的治疗概念和治疗方法。大家可以先预习一下这部分的内容,思考下这部分内容中的一些概念用英文究竟应该怎么说,那么在课堂上我们经过讨论,大家会加深对这部分的理解。

在翻译讨论中,我注意到我们有些同学非常喜欢文学翻译,不太喜欢中医翻译,认为中医翻译就是个词对词的直译,没有什么意译,而文学的翻译则体现出了真正的文化水平。其实中医典籍,尤其是《黄帝内经》与文学也有一定的关联,这从"上古天真论"中就能体会到。无论文学翻译还是中医翻译,都必须遵循一定的理论和方法,否则就无法再现其基本内涵和风貌。我曾经在一篇文章中说,"文必有理,无理者难以成文。但有理者,未必就一定是文,因为文有文趣、文式、文要。无趣、无式、无要者,虽自誉为文,却必不属文。"翻译也是如此。译必循理遵法,但循理遵法却未必一定译出佳作。因为理论和实践虽然彼此肝胆相照,但相互水乳交融的结合却绝非易事。所以钱歌川先生说:"我素来认为翻译不能专讲理论,必须有货色拿出来看。理论讲得很高妙的人,翻译出来的东西并不一定好。因为理论和实践是两回事,很不容易配合好的"。傅雷先生也说:"曾见过一些人写翻译理论,头头是道,非常中肯,译的东西却不高明得很,我常引以为戒。"

的确,翻译重在实践。虽然如此,但似乎也不能不论理。然而理之所论,法之所循,则必以实务为基点,而不能以清谈为本,以虚为务,以飘渺为要。翻译不是文字搬家,而是对原文的再次创作。所以鲁迅先生将翻译者称为"杂家"。所谓"杂家",即要博学多闻,且勤于实践。傅雷先生在谈到文学翻译时说,"文学虽以整个社会整个人为对象,自然牵扯到政治、经济、哲学、科学、历史、绘画、雕塑、建筑、音乐，以至天文、地理、医卜星相，无所不包"，说的也是"杂"的意思。

吕叔湘先生在《翻译通讯》1951年第2卷第1期和第3期上，也曾提到"杂学"的问题，并对此作了深刻的论述。他说："一般人总觉得创作难而翻译易，只有搞过翻译工作的人才知道翻译也不容易。创作可以'写你所熟悉的'，翻译就不能完全由自己作主了。即使以全篇而论可以算是'熟悉'了，其中还是难免有或大或小或多或少的问题，非把它解决不能完成你的任务。而其中最费事的就是这里所说'杂学'这方面的东西。要解决这些问题，当然得多查书和多问人。……但是最重要得还是每人自己竭力提高自己的素养，有空闲就做一点杂觅的功夫，日积月累，自然会有点作用。"

《内经》虽非文学之作，但其遣词造句，极其讲究文法修辞，从而形成了自己独具特色的论理行文之法。其内容之所涉，更是天文、地理、人事，无所不包，无所不论。所以在理解其文句的实际内涵时，不但要和前文后语密切衔接，神韵意趣交互相贯，而且要广泛查阅各种文献资料、咨询各方学者，以便攻克理解和翻译时所面对的各种困难和挑战。只有这样才能较为客观地感悟其貌似简洁而质朴的词语间所蕴涵的精深而玄秘的旨趣大意。

好，今天我们就到这里，下课。

作业
一、术语翻译
1. 理气行［导］滞
2. 清肠［热］止痢
3. 清泄相火
4. 清热［泻火］通淋
5. 清热安胎

6. 清[泄]热生[存]津

7. 清热除蒸

8. 宣通[畅]气机

9. 利气疏导

10. 理[行][顺]气解[开]郁

二、语句翻译

1. 肝、心、脾、肺、肾五脏皆为阴,胆、胃、大肠、小肠、膀胱、三焦六腑皆为阳。

2. 就人体组织而言,则上部为阳,下部为阴,体表属阳,体内属阴。

3. 就四肢而言,则外侧为阳,内侧为阴。

4. 五脏属里,藏精气而不泻,故属阴。

5. 六腑属表,传化物而不藏,故属阳。

6. 心肺居于上部,故属阳;肝、脾、肾位于下部,故属阴。

7. 每一脏腑又各有阴阳之分,故心有心阴、心阳,肾有肾阴、肾阳等等。

8. 在内者,五脏为阴,六腑为阳;在外者,筋骨为阴,皮肤为阳。

9. 人体的正常生命活动,是阴阳两个方面保持着对立统一的协调关系的结果。

10. 就功能和物质而言,则功能属阳,物质属阴。

三、学习总结

第36课　一些常用语句的翻译

同学们,早上好!

上一次我们讲了辩证观。当然,这样的辩证观与我们中医学上的辩证观还是略有区别的。大家看看辩证和辩证的"辩"与"辨",一个重视的是"言与言的关系",另一个重视的是"彼此之间的比较",哪个更客观? 请大家认真考虑。

在前面的讨论中,我们提到了中医对人体整体性的认识,认为人是一个有机的整体,精神意识和生理活动之间有着密切的关系,我们谈到了情志与五脏的关系以及情志过激的变化对五脏的影响。今天我们接着看这一部分:辩证观在中医治疗学方面的影响。

人体的精神活动和生理活动之间的关系不是机械的,也就是说它的这种关系是一种 dynamic,就是说:

The relationship between mental activities and physiological activities is not mechanical.

它不是机械的。那么它应该是怎么样的呢? 它应该是 dynamic。这个精神意识对人体的健康也具有反作用,就是说精神意识和我们说的精神活动意思是相近的,但上一次我们讲的精神活动我们一般把它翻译成 mental activity。那么这个精神意识当然它包括一种 consciousness。那么在这里它是和我们的形体健康是相对的,所以我们还仍然可以把它理解为 mental activity。所以**人体的精神意识对形体健康的反作用是明确的**,是确定无疑的。也就是说:

Reaction of the mental activities upon health or physical health is obviously certain.

那么在这里面，大家注意一个事物对另外一个事物的反作用我们要用介词 upon，react upon。如果我们把这一句话翻译成主谓结构的话，那么我们应该说是：

The mental activities react upon physical health or upon the health of human body.

那么我们如果用一个名词性词组，那就是：

The reaction of the mental activities upon health or upon the physical health of the body.

这是人体的精神活动和生理之间的动态关系。

就疾病的认识这一方面来讲，辩证观在中医学中的应用也是非常具体的，也是涉及到方方面面的问题的。我们谈到疾病的时候，我们总是有这几个关系需要搞清楚：一个就是疾病的本质与现象，本质就是 nature，比如说病性，就是指疾病的性质、疾病的本质，nature of disease。现象指的是疾病的外在表现，比如说我们常讲的临床表现 clinical manifestation，但这个表现它也包括 symptoms and signs 症状。

这里还有另外一对概念就是原因和结果。疾病的原因与结果，"原因"就是 cause of disease，"结果"可以理解成 result。我们也可以从对疾病的诊断中把它理解成 prognosis of disease，疾病的预后，sequence of disease，疾病所引起的后果。

疾病里面还有一对概念就是我们说的原生与派生，就是我们在临床上讲的原发性疾病与继发性疾病。"原发"英语叫 primary，原发性疾病 primary disease，派生的就是继发性疾病，继发是 secondary，secondary disease。那么这些矛盾在疾病中间它是通过什么来反映的呢？在中医上有一对概念叫标本，疾病的标本。标，本来指树木的枝冠，这个叫标，所以常见地有人把它翻译成 branch 或者 twig，它们都表示树木的分支。本，它指的是我们常讲的根本，根就是常讲的树木的根，就是 root。所以本也常常被翻译成 root。有时为了便于理解，"标"也翻译成 secondary aspect。"本"翻译成 primary aspect。

总之，我们在翻译标本的时候，因为它是中医学中，也是我们中国文化中特有的一对概念，我们翻译时也可以采取音译结合。比如说我们翻译"标"，用拼音翻译成 biāo，然后括号里面用 secondary aspect 或者 branch。那么"本"，括号里面加上 primary aspect 或者 root，root aspect。这样的话，能够比较好地再现这一对概念特有的中华文化的属性。这就像阴阳一样，我们采用音译以便保持他的原质性。

音译对于传承和传播民族文化的风貌和精神，意义自然是重大的。要想真正做到这一点，就必须首先努力将其传播到世界各地，使更多的人理解和掌握其实际内涵，并明确其在人类文明方面的意义，不然的话，音译就完全成了务虚。目前阴、阳、气的音译在全球之所以完全普及起来，原因就在于此。

在此前的讨论中，我们讲到中国文化当中的很多概念，这些概念都和我们中国的历史文化和民族的精神、民族的心理有着密切的关系。严格说来，它都是我们中国文化所特有的，所以在翻译的时候，在英语这个语言中间，一般不容易找到相应的 equivalence。但这并不意味着我们遇到这样的问题都采用音译，这样的话会使我们的译文显得非常的生僻怪异，使读者很难把握这些概念，这些稀奇古怪的概念之间的关系。所以我们**一般音译的都是一个学科它的一些核心概念**，像我们中医学谈的基本理论和实践的一些非常核心的概念。这些概念像**阴**、**阳**、**气**都是中医理论中涉及面非常广的核心概念，它的内涵非常丰富，从英语语言当中很难找到一个或者几个词语把它表达清楚的，所以我们采用音译。标和本，当然我们从字面意思可以把它翻译成 branch， root. 但是这种译法按照**玄奘的"五不翻"**的理论来说，是一个严肃的概念，像是翻得过于通俗化了。玄奘在"五不翻"中提到了庄严故，就是说采用音译有时是为了使某个概念显得比较严肃。那么，标本如果采用音译结合，恐怕也是有一层意思在里面。所以，**在中医学上讲**，疾病的标本反映了疾病的本质与现象、原因与结果、原生与派生等几方面的矛盾关系。

刚才我们把这个句子里的相关成分，它的理解和翻译都进行了分析，下面我们试着把它翻译成英语。"标本"我们可以采用拼音加注 biaoben（secondary aspect，primary aspect）。我们也可以采用意译，直接把它翻译成 root and branch。我们国家 2004 年颁布的中医药学名词里面，"标本"翻译成 manifestation and root cause，这个译法似乎有些不太平衡。既然把"本"翻译成 root cause，那么"标"就应该是 branch cause。它把"标"翻译成 manifestation 就是外在的表现了，把"本"翻译成 root cause，这两者之间从词法上面似乎缺乏平衡性。两个概念一个采用了意译，一个采用了解释性翻译，似乎缺乏对应性。在这里，我建议大家在翻译的时候，就像我们刚才讲的那两点一样，要么采用**音译结合**，要么采用表化性翻译 branch and root。这样可以使两个概念在对应性方面显得略微得平衡一些。

如果大家翻阅我们早期的汉英中医辞典，大家就会发现在早期的辞典中"标本"都是采用表化的意译，比如 1986 年广州科技出版社和三联书店香港分店联合出版的汉英中医辞典中，"标本"就翻译成 branch and root。这本辞典是由广州中医药大学欧明教授主编的，在国内外都有广泛的影响。从现在科技翻译包括中医翻译，词语翻译逐步通俗化的发展趋势下，这种表化性的意译是蛮值得我们借鉴的。这就像我们前面谈到的，把温病翻译成 warm disease。把伤寒翻译成 cold attack 或 cold damage 一样，在过去一段时间大家觉得这种翻译过于表化，过于通俗，不利于原文信息的完整地再现。但是经过这么多年的传播与应用,大家发现还是这样一种比较通俗的比较表化性的翻译不但便于读者之间的交流,而且能够在一定程度上见词明义,还是值得效仿的。这是对于"标本"的翻译,我们又做了一些回顾性的解释。这一句话我们把它总括起来翻译,可以做这样的一个简单的翻译:

The branch and root aspects of disease reveal or demonstrate the contradictory relationship between the nature and phenomenon, the cause and result, the primary and secondary aspects of diseases.

中医学在治疗学方面与辩证法相关的内容一般包括四个方面:标本缓急。"标本"我们前面谈到了:branch and root,缓急指的是疾病发展的一种态势。缓,病势缓慢或者病情不是非常危重。缓,从病程上讲,病程缓慢就是 chronic,从病态方面讲,缓就是 mildness,而不是非常的 severe,也不是 urgent。急,这种病态我们可以把它理解成 acute disease,或者 urgency。我们医院里的急诊就是 urgency。其实,标本缓急就是讲的疾病的四个方面,secondary aspect, primary aspect, mildness and urgency of disease。中医学的标本缓急,它实际上涉及的是疾病的根本矛盾、主要矛盾和次要矛盾。这个根本矛盾就是 the root contradiction, the root cause of the disease,主要矛盾就是 major contradiction 或者 major cause,次要矛盾就是 secondary contradiction 或者 secondary cause。涉及到这样一些问题。**本,就是指疾病的主要矛盾**,也就是说:

The so-called root of the disease refers to the main contradiction of the disease or the main cause of the disease.

标,指的是被根本矛盾所规定或影响的其他矛盾,也就是说在一个疾病的发生中,它有主要的原因也有次要的原因,或者其他一些外围性的原因,那么这些原因我们可以把它称作"标"。从这个意义上讲，刚才我们看到国家 2004 年颁布的"中医药学名词"里面，把"标"仅仅翻译成 manifestation，似乎这个语义有点狭窄。因为这里的"标"它还指主要原因之外的其他一些次要原因。这里的"标"是 the branch aspect，或者是 the secondary aspect of the disease refers to other causes。或者 other factors are responsible for the occurrence of these diseases，but these factors are confined and influenced by the major cause or the major contradiction。

这一句话如果我们把它联系起来进行翻译，就是说：

The root aspect of the disease refers to the main contradiction or the main cause of the disease while the branch aspect of the disease refers to other causes or other factors that are confined and influenced by the main contradiction or the main causes of the disease.

所以，我们在诊断和治疗疾病时，要抓住它的主要矛盾和根本矛盾，也就是它的"本"，这个对于我们系统完整地了解病情，制定治疗的方略是非常重要的。所以中医上讲，治病必须抓住疾病的根本矛盾，也就是说：

Treatment of diseases must concentrate on the root cause.

如果我们用"根本矛盾"做主语来翻译，那就是：

The root cause must be focused on or concentrated on in treating diseases.

这个也是经典著作中说的：治病必求其本，**治疗疾病的时候必须要抓住它的主要矛盾**，也就是说：

Treatment of diseases must concentrate on the root cause.

谈到这个句子的翻译时，顺便给大家做一点拓展性的解释，在我们中医学的著作中间，像这一句话这种情况是经常出现的。作者在论述一个问题时，做了一个归纳性的论述之后，然后引出我们经典著作中的一段话,也就是《内经》《伤寒》所说的那样,然后引出一段原文。具体究竟该如何拓展,如何理解,还需要大家认真思考,特别是认真学习我推荐给大家的书。今天就讲到这里,下课。

作业

一、术语翻译

1. 开郁降气

2. 透邪解郁

3. 疏肝理气[解郁]

4. 疏肝[解郁][理气]散结

5. 疏[舒]肝养血

6. 疏肝通络

7. 疏肝化瘀

8. 疏肝利胆

9. 宣肺通气

10. 宣肺降气

二、语句翻译

1. 人体的生理活动是以物质为基础的,没有物质的运动就无以产生生理功能。

2. 生理活动的结果,又不断促进着物质的新陈代谢。

3. 人体功能与物质的关系,就是阴阳相互依存,相互消长的关系。

4. 如果阴阳不能相互为用而分离,人的生命也就终止了。

5. 阴平阳秘,精神乃治。

6. 阴阳相对协调是健康的表现。

7. 疾病的发生及其病理过程,则是因某种原因而使阴阳失却协调所致。

8. 疾病的发生发展关系到正气和邪气两个方面。

9. 正气指整个机体的结构与功能，包括人体对疾病的抵抗力等。

10. 邪气则泛指各种致病因素。

三、学习总结

第 37 课 中医教科书常见例句的翻译

同学们,早上好!

前面我们讲了中医学著作或文章中经常出现的一种现象,就是作者先对某一个问题加以说明,然后引出一段经典著作当中的一段论述。实际上这两者之间的意思是一样的,它们的关系就是作者用自己的话将有关论述的思想加以介绍,又引出原文加以佐证,或者有时作者先引出经典著作当中的一段话,然后又加以阐发,这两者之间的内涵式一样的。所以我们在翻译的时候,我们对于这两部分应该综合起来加以处理,也就是我们仅需要翻译其中一部分内容就可以,我们翻译经典著作的话,就不必翻译作者的这样一种解释。

我们翻译作者的解释和阐发,也就不必再对经典著作的话逐字逐句加以翻译,因为这两者的内涵是互相包含的,如果完全翻译出来以后,就会出现译文在内容上和内涵上的一种重复。因为在汉语中一部分是用白话文叙述的,一部分是用古文,似乎二者之间并不冲突,而且有步步推进这样一种感觉。但是在英文中,两者的意思完全是一致的,两者都翻译出来,这无疑是一种重复。所以在翻译的时候,我们需要做一些有机的处理,而不必逐字逐句地照原文去进行翻译。

在中医学中,在对疾病进行诊断治疗当中,我们首先要辨别疾病的标本。标本辨别之后,然后就对治疗的主次比较明确。所以中医的教科书上有这样一句话:**在区分了疾病的标本,确定了**

治疗的主次之后，就要采取措施进行治疗，使得阴阳相对平衡得以恢复。阴阳的相对平衡，前面讲课中间我们已经做了一些介绍。阴阳的平衡总是一种动态的，dynamic balance。这个相对平衡，它应该是：

Relative balance between yin and yang.

采取措施，就是：

Take measures to do something.

采取措施治疗疾病，则是：

Measures should be taken to treat disease.

确定**治疗的主次**，则是：

The principal approach and the secondary approach 或者 the principal treatment and the secondary treatment。

在翻译这句话的时候，我们可以用一个时间状语从句来翻译。在区分了疾病的标本，确定了治疗的主次之后，我们可以对这一部分用一个时间状语从句来处理。这句话的主语我们可以用措施，采取措施，用一个被动语态的 measures to be taken 进行翻译。这个结构确定之后，这句话我们可以做这样一个翻译：

When the primary and secondary causes of the diseases are distinguished and principal approach and secondary approach of the treatment are decided，measures can be taken to treat the diseases to restore equilibrium of yin and yang.

这里相对平衡，我们还要加 relative，to restore relative equilibrium 或者 relative balance between yin and yang，使阴阳相对平衡，这是我们治疗的一个目的。在这里我们用一个不定式 to restore 来表达目的性。中医治疗疾病有一个总的治疗原则，general therapeutic principle 或者 general treatment principle，这里 principle 有一个说法叫针锋相对，"针锋相对"在英文中有一个说法叫 tit for tat。如果是热性病我们就用寒冷的药物进行治疗。

就是针对疾病的性质去进行治疗，也就是说：

The treatment we have to taken to deal with the disease is usually opposite to the nature of the disease.

我们采用的治疗方法与疾病的病性相反的，热性病我们采用寒、凉性的药物进行治疗，所以在针锋相对的治疗原则指导下，**中医发展了一些独特的治疗方法**，即：

We have developed some unique therapeutic methods in traditional Chinese medicine.

这样一些 unique therapeutic methods 包括四个方面，一个就是**寒者热之**，即：

Cold disease should be treated by warm therapy.

也就是寒性的疾病要用热性的疗法进行治疗，这是第一种方法。

第二种方法就是**热者寒之**，即：

Heat disease should be treated by cold therapy.

第三种治疗方法就是**虚者补之**。虚，我们习惯上把它翻译成 deficiency。实际上我们查一些早期的辞典一些译著，早期的译者把"虚"翻译成 asthenia，表示 functional weakness。表示功能性的虚弱，所以这个词和我们中医上讲的非常接近，中医上讲虚就是一种功能性的虚衰。比如说血虚，实际上就指的是：

The function of blood is weak，is not strong enough.

它并不是指的血量的减少，所以如果我们把**血虚**翻译成 deficiency of blood，blood deficiency，它直观上给人感觉就是血量的减少，从 volume，quantity 上减少了。这就是为什么在过去很长一段时间翻译虚用 deficiency 不是很恰当。但是非常遗憾的是，在这几十年中医药的对外翻译交流，deficiency 这个词的使用频率远远高于 asthenia。所以现在我们不得不按照约定俗成的原则对其加以接受。所以在现在一些比较规范的辞典一些标准里面,这个虚也都翻译成 deficiency。

但不是说遇到虚我们都把它翻译成 deficiency,这个我们还是要区别对待的。在有些情况下,"虚"的内涵还是非常具体的,比如中医上讲**久病必虚**,意思是说:

The patient tends to be weak after long term illness 或者 after suffering from diseases for a long time。

久病必虚还可以翻译成:

With long duration of diseases,we are inevitably apt to weakness.

这个虚指形体的"虚",实际上就是说:

After a long time illness patient tends to become weak.

所以这里的虚就不必翻译成 deficiency,这个虚指形体的虚弱。

虚者补之,补,上次我们也谈到了,它可以翻译成 nourish,supplement,invigorate 等词语,但是习惯上我们还是把它翻译成 supplement,上次我们也提到的另一个词语 tonify。所以**虚者补之**我们可以翻译成:

Deficiency should be treated by tonifying therapy.

实者泻之,这是第四种方法。实和虚一样,早期的译者把它翻译成 sthenia,但是在之后的漫长的翻译实践和中医药的国际交流中间,这个 excess 的使用频率远远高于 sthenia,那么 excess 现在成为"实"比较规范的译法。但我们从语义上去分析,中医上的实和 excess 还是有一些区别的。因为实就像刚才我们对虚的分析一样,它不一定完全指量的增加,它是一种状态。但因为现在大家都接受了 excess 这样一种译法,这里我们也只能按照**约定俗成这个原则**对其翻译加以接受。

所以**实者泻之**我们可以简单地翻译成:

Excess should be treated by purgation therapy.

这个泻上次我们谈到了，一般我们用药物进行泄，用 purgation 进行翻译。针刺的泄法，我们用 reducing technique 针刺的手法。

刚才有同学向我询问了中药的翻译问题，很有意义。以后我们可以专门予以讨论。

在中医学里我们采用正好性质相反的药物进行治疗，这个符合辩证法的基本原理的，符合辩证法的矛盾的对立和统一。所以中医教科书上有这样一句话对它进行了归纳说：**中医学采用正好性质相反的药物进行治疗，就是运用了矛盾既对立又统一的辩证法原理。**"原理"我们一般可以理解成 law，"对立统一"就是 opposition and unity。在辩证法里这个原理翻译成 law，但翻译我们可以把 law 不去进行翻译，因为这个所谓的原理就是讲的对立统一，把 opposition and unity 翻译出来了，这个原理就暗含其中，本身就可以不翻译出来。对立统一我们一般把它翻译成 opposition and unity，但是还有另外一种方法翻译方法 unity of opposites。Opposites 就是相反的两个方面，相反的两个方面又统一起来了，unity of opposites 和 opposition and unity between yin and yang or opposition and unity within a contradiction，意思是相近的。

这句话如果翻译成英文的话，我们可以把它分成两句进行翻译：一方面，中医学采用正好性质相反的药物进行治疗，从汉语上讲这不是一个完整的句子，它是要说明后面这一部分，**中医学上采用正好性质相反的药物进行治疗**，它反映了什么。在翻译的时候，我们可以采用一句话进行翻译，把前面一部分作为一句话，后面一部分作为一句话来进行处理，先翻译成两个小句子，比如说：

In therapeutics traditional Chinese medicine usually uses medicinal herbs contrary to diseases in nature to treat the diseases.

在治疗学上，中医用的草药在性质上和疾病是相反的，对疾病进行治疗。然后我们再翻译下面这一句话，such a way of treatment，这样的治疗方法，is in fact an application of the unity of opposites in dialectics。实际上是对辩证法的矛盾对立统一性的一个应用。如果这句话大家把它综合起来翻译成一句而不是两句，也是完全可以的。比如这两句话我们可以合起来这样翻译：

In traditional Chinese medical therapeutics，the use of medicinal herbs contrary to diseases in nature to treat the disease is in fact an application of the unity of opposites in dialectics.

这个意思也是完整的。

辩证法在中医学中应用的另外一个方面就是正治反治。正治我们一般把它翻译成 routine treatment，常规的治疗；反治，我们一般把它翻译成 contrary treatment。反治就是和常规的治疗方法是相反的。正治的 routine，就是我们常规的处理。反治就是 contrary treatment。所以我们教科书上在描述正治和反治的时候说：正治和反治不仅运用了矛盾的斗争性，也运用了矛盾的统一性。这个很有点我们中国特色的表述方法。如果我们把它翻译成英语就应该是这样的：

Routine treatment and contrary treatment used in traditional Chinese medicine reflect not only the opposition of contradiction but also the unity of contradiction.

中医学认为：疾病的种类和病人的条件是复杂多样的，即：

Diseases are various and pathological conditions of patients are complicated.

疾病是多样的，病人的病理条件包括 living condition 也是多种多样的。因为我们中医学在治病和诊断中间不但考虑到疾病本身的因素，还考虑到病人生活的环境等等这样一些因素。所以我们在治疗疾病的时候往往要将这些相关的因素都要 take into consideration。所以同样一种疾病，由于发病的环境不同，治疗方法也不同。所以在中医治疗学上我们说，**同一种疾病由于地域、气候、季节、生活环境、职业和体质的不同，治法就应该有所不同。**

体质，我记得在前面的讲课中间提到过体质这个词我们一般用 constitution 来翻译。体质医学就是 constitution medicine。"体质"这个词如果具体到某一个人，比如说某人体质差，我们也可以用 physique 来表示。所以这句话我们翻译成英文就是：

The same kind of disease or the same disease can be treated differently due to difference in regions，climate，seasons，living condition，environment，profession and constitution of physique.

由于这些因素的不同，所以同一种疾病也会有不同的治疗方法。我们在考虑问题时既要注意矛盾的普遍性也要注意矛盾的特殊性。矛盾的普遍性就是 universality，特殊性就是 speciality。**所以在治疗疾病的时候既要考虑矛盾的普遍性又要充分注意到矛盾的特殊性**，翻译成英语就是：

The treatment of diseases requires full consideration both of universality and speciality of contradictions.

那么具体来说，在治疗疾病的时候。在考虑到这种疾病基本的情况，就是矛盾的普遍性，那么这个病人的具体的情况，就是矛盾的特殊性。只有这两方面因素都考虑进去之后，我们对疾病的认识才可能说比较全面一些。在中医的一本叫《**医门法律**》这个经典中有这样一句论述：**凡治病不察五方风气，衣食居处各不相同，一概施治，药不中窍，医之过也。**就是凡治疗疾病，如果不观察不分析疾病患者所处方位的气候，"五方风气"就是不同地方气候，weather in different places。如果不考虑患者衣食住行这样一些习惯，也就是生活条件衣食居处，"居处"指 shelter，clothing， food。**一概施治**，就是不管来什么病人都用同样的方法 to use the general treatment to deal with any patient。药不中窍，这个不中窍就是没有疗效，即 if there is no significant therapeutic effect。"医之过也"，那就是医生的过错了，即 This is an error made by doctors。如果我们把这一句话翻译成英文，那么这个句子该怎么翻译呢？请大家考虑考虑，下节课时我们可以深入地讨论讨论。今天先讲到这里，下课。

作业

一、术语翻译

1. 行［理］气和［健］胃

2. 宣肺平喘

3. 泻肺平喘

4. 降逆［下气］平喘

5. 宣肺［顺气］［降逆］止咳

6. 宣肺解郁

7. 理气健脾

8. 行［顺］气降逆

9. 宣肺降逆

10. 平冲降逆

二、语句翻译

1. 正气分阴阳，包括阴液和阳气两部分。

2. 邪气亦有阴邪和阳邪之分，如六淫致病因素中的寒、湿为阴邪，风、暑、热、燥为阳邪。

3. 疾病的过程，就是正邪斗争的过程，其结果是引起机体阴阳的偏盛偏衰。

4. 无论疾病的病理变化如何复杂，都不外乎阴阳的偏胜偏衰。

5. 所谓阴阳偏胜,即属于阴或阳的一方高于正常水平的病变。

6. 所谓阴阳偏衰,指属于阴或阳的一方低于正常水平的病变。

7. 阳虚则外寒,阴虚则内热。

8. 阴或阳任何一方的不足,必然导致另一方的相对亢盛。

9. 阴或阳任何一方虚损到一定程度,必然导致另一方的不足。

10. 阳虚至一定程度时,因阳虚不能化生阴液,而同时出现阴虚的现象,称"阳损及阴"。

三、学习总结

第38课　其他一些常见句的翻译

各位同学,下午好!

上次我们提到了"**凡治病不察五方风气,衣食居处各不相同,一概施治,药不中窍,医之过也**"。如何翻译这句话,大家一定有所思考。上课之前我问过几位同学,都有一定的想法和译法,很好。按照常理,我们似乎可以这样加以翻译:

Errors are frequently made by doctor who is simply to apply herbs without differentiating variations of weather and climate and conditions of food and living in different places.

在这个句子的译文中,我们增加了一点点成分,比如衣食居处,我们翻译成 the conditions of food and living。凡治病不察,察我们用 differentiate 实际上就是辨别的意思。医之过也,就是医生常犯的一种错误。就是对病人的病情缺乏综合性的了解,我们在这 errors are frequently made by doctors 或者 by some doctors 不是所有的医生都是这样。Is simply to apply herbs without differentiating variations of weather 就是气候的不同,variations 也是我们增加的一个词语,就是气候的差异性。那么这几句话所反映的中医对于疾病的诊断所采用的一个开放性的综合性分析的态度,在中医学上把它称为异法方宜,即:

The treatment of diseases should focus on different aspects related to the diseases.

异法方宜这种治疗原则我们也可以翻译成:

Application of appropriate therapeutic methods to treatment

of different diseases.

异法就是 different therapeutic methods。方宜，就是采用适当的方法来治疗相应的疾病。我们也可以翻译成：

Application of appropriate therapeutic methods to treatment of different diseases.

这种方法蕴含着把事物的一般性和特殊性相结合的这种辩证法思想。就是说：

This treatment principle reflects dialectical idea of combining generality with specificity.

这样一种理念在里面，这是异法方宜。如果我们将**异法方宜这个治疗原则以及他所包含的一般性和特殊性相结合的这种辩证法思想**用一句完整的英文表达，就是：

The treatment principle known as application of appropriate therapeutic methods to treatment of different diseases reflects dialectical idea of combining generality with specificity.

辩证观在中医治疗学中的应用，第四个方面就是**病治异同**。病治异同实际上包括两个方面。**一个是同病异治**，即：

Treatment of the same disease with different therapeutic methods.

另外一个是异病同治，即：

Treatment of the different diseases with the same therapeutic method.

病治异同反映的是中医治疗学上的灵活性，即：

Reflecting the flexibility in traditional Chinese medical therapeutics.

病治异同就是说：

Different and same therapeutic methods used in treating diseases.

它包括这么两个方面：

Treatment of the same diseases with different therapeutic methods and treatment of the different diseases with the same therapeutic methods reflect the flexibility in traditional Chinese medical therapeutics.

为什么同病异治，因为同一种疾病发病的机制以及环境因素不同，所以治疗的时候应该采用不同的治疗方法。用我们教科书上的话来说，**所谓同病异治就是指同一疾病，由于地域、气候、季节、体质等因素的不同，以及病情的发展、病机的变化以及邪正关系的差异，采取不同的方法进行治疗**。这句话中其他的一些概念我们已经在前面提到过了，包括体质，我们一般翻译成 constitution，有时我们指人的体质强弱我们也可以用 physical condition，病情指 pathologic condition。病情的发展，"发展"我们习惯上不大用 development，而用 progress。病机，我们前面也讲过了用 pathogenesis 来翻译。邪，我们一般翻译成 pathogenic factors。正，指正气，healthy Qi。邪正关系实际上就是指的 the condition 或者 contradiction 这样一种差异性，difference between pathogenic factors and healthy Qi。但是这里的关系最好还是翻译成 condition，表示一种状态。当然我们要把它翻译成 relationship 也可以，the relationship between pathogenic factors and healthy Qi。这句话如果把它翻译成英语的话，我们可以按照原文的结构进行处理，即：

Treatment of the same diseases with different therapeutic methods indicates that a single disease may be treated differently due to regional, seasonal, climatical and constitutional factors as well as the difference in pathological progress changes in pathogenesis and contradiction between healthy Qi and pathogenic factors.

我们用一个宾语从句把后面所有的因素都囊括在里面,这个话听起来有一些啰嗦,如果我们对这个疑问加以调整,整个结构可能会更顺畅一些。怎么去调整呢? 中间这一部分我们可以专门把它拿出来,做一个条件状语来处理,由于地域、气候、条件差异等等。比如说我们可以这样处理:

Since the conditions related to regional, seasonal, climatical and constitutional factors are different, pathological progress, pathogenesis and the contradiction between healthy Qi and pathogenic factors vary.

这里 vary 是个动词,表示**它是有差异性的**,即:

Different therapeutical methods may be taken to deal with the same disease.

对这个句子进行这样的处理,这样翻译似乎逻辑性比前面我们笼统的翻译要明晰一些。当然,这个句子我们只是做了一个口头的处理,要把它翻译的简洁明了又含义准确,还需要我们做一些适当的调整。这个我们可以作为一个 homework 留给大家,下去以后把这个句子根据我们刚才所讨论的翻译手段对它再做一些调整,使它更加地简洁明了,意思完整。

讨论中医翻译时,提到了"同病同治"这句话。为什么要异病同治呢? 我们教科书上是这样论述的:**所谓异病同治,是不同的疾病在其发展过程中出现了相同的病机变化,采用相同的方法进行治疗**。那么,疾病在其发展过程中出现了相同的病机变化,用英语来表示就是:

Changes on pathogenesis have taken place during the course of the disease.

我们翻译这句话跟我们前面翻译的方法是比较相近的,即:

The so-called treatment of different diseases with the same therapeutical method indicates that different diseases may have the same changes in pathogenesis in the course of their progress. That is why the same therapeutical method can be used to treat different diseases.

这一句话也是用了两个句子进行翻译,最后采用相同的方法进行治疗,我们另外把它作为独立句翻译,that is why…引起这样一个句子,说明它的因果关系。无论是同病异治还是异病同治,我们都应该遵循我们经典著作之间所提出的"**必伏其所主,先其所因**"。这句典籍中的话用英语可以这样说:

To dominate principal part and to reveal the main cause.

把主要原因揭示出来。必伏其所主,就是要控制它导致疾病发生的主要因素。如果用英语来描述这样一个 idea 的话,我们也可以这样来说:

No matter to treat the same disease with different methods or to treat the different disease with the same methods, one must abide by the principle of dominating principal part and revealing the main cause.

那么在这一句翻译中我们仍然是有所增加,增加了一些词语,比如说"都必须遵循",这是我们汉语中泛指的,从英语角度,"泛指"我们需要加一个词 we 或者 one,这样表述的意思才比较完整一些。所以我们**中医学总是从运动的观点而不是从静止的观点,从联系的观点而不是从孤立的观点来看待疾病的发生和发展**。运动的观点就是 dynamical,静止就是 static,联系的就是 associated,孤立的就是 isolated 或者 solitary。这句话从汉语来讲是层层递进的,从运动的观点而不是从静止的观点,从联系的观点而不是孤立的观点,是层层递进的,而且也给人一种排比的感觉。这里观点有了几次重复,当然从汉语来讲它是排比的层层递进的,虽然用词有所重复,但是它这个表达是步步深入,语义是愈加强烈。

我们翻译成英语的时候，实际上不用这样的表达形式，也这样层层递进，也这样不断地重复，这样会使我们的英文显得比较冗长、累赘。而且显得比较生硬。所以我们在翻译的时候可以略作调整，比如我们可以把它做这样一个翻译：

Traditional Chinese medicine studies diseases and their progress, dynamically rather than statically, associatively rather than isolatedly.

大家看这里从运动的观点，静止的观点，我们汉语运动的观点五个词，静止的观点五个词，翻译成英语我们用两个副词就可以了：dynamically, associatively。相互联系的观点，孤立的观点我们也是用了两个副词：associatively, isolatedly 来进行翻译，所以这整个译文就显得非常简洁。一般而言，汉语比较简洁，翻译成英文比较啰嗦。当然偶尔相反的情况也是存在的，像我们刚才翻译的这个句子我们汉语倒显得结构比较复杂一点，用词比较多了一点，但是这不是说我们汉语啰嗦，其实它表达的非常严谨，也非常的简洁，也非常地深入，这是两种语言的差异。

从英语来讲它用一个副词就可以表达这个意思了，从汉语来讲，我们可能需要用比较多的字词才能使这个概念表达的比较完整，这点反映了两种语言的差异，特别是在英语中，一些副词可以表达一个比较完整的一个概念。比如汉语中"一般来说"，英语中就用两个副词 generally speaking，或者 generally, usually 就可以表达"一般来说"。这个是我们中医学对疾病发展的认识。所以中医学无论是从基本理论还是治疗方法方面都充分地体现了我们中国文化当中固有的唯物论和辩证观。

特别是我们刚才提到的在治疗学方面，一些治疗方法的研制和使用，都充分体现了辩证思维的观点，这是我们中医学的一大特点，也是我们中医基础理论很宝贵很值得继承和发扬的优秀思想。这是辩证观在中医治疗学中的应用情况给大家做了一些介绍,其中一些治疗理念、治疗方法还有一些治疗思想等相关的翻译我们做了一些分析,希望大家下去以后能够对这一部分做一个归纳。好,今天我们就到这里,下课。

作业

一、术语翻译

1. 和胃降逆

2. 降逆[和胃]止呕

3. 降逆止呃

4. 降逆消痞

5. 理[行]气消痞[散结]

6. 理[行]气破[消]积

7. 理[行]气止痛

8. 理[行]气通[和]络

9. 理[行]气化[祛]瘀

10. 行气破血

二、语句翻译

1. 阴虚至一定程度时,因虚不能化生阳气,而同时出现阳虚的现象,称"阴损及阳"。

2. 尽管疾病的病理变化复杂多端,均可用阴阳失调来概括说明。

3. 阳损及阴或阴损及阳,最终导致阴阳两虚。

4. 人体阴阳失调而出现的病理现象在一定条件下,各自向相反的方向转化。

5. 阳证可以转化为阴证,阴证可以转化为阳证。

6. 重寒则热,重热则寒。

7. 善诊者,察色按脉,先别阴阳。

8. 在临床辨正中，只有首先分清阴阳，才能抓住疾病的本质。

9. 色泽鲜明为病属于阳，色泽晦暗为病属于阴。

10. 声音高亢宏亮，多言而躁动者，多属实、属热，为阳。

三、学习总结

第39课 从"命门"和"民主" 含义的变迁谈起

同学们,早上好!

今天我们继续学习中医翻译,继续思考中医翻译。为什么一定要教大家翻译中医呢? 当然是为了适应中医药对外交流和传播的需要呀。所以,中医翻译就已经成为中医院校开设的一门新课程。开设这门新课程的目的,就是为了使同学们有机会在学习大学英语时,能将所了解和掌握的有关英语语言的基本知识和基本技能应用到们的中医翻译学习中。通过中医翻译课程的学习,同学们一定能基本了解中医英语翻译的基本理论、基本原则和基本方法。对于大家目前来说,基本方法是最重要的。这所谓的方法,就是大家常说的所谓翻译技巧。通过中医翻译课程的学习和实践,大家就基本能掌握中医翻译的基本方法和技巧,就能懂得用英语怎么表达中医的基本概念、术语和文句。这大概是本课程的教学中大家最大的收获吧。

中医翻译不同于文学翻译,更不同于一般的科技翻译。一开始大家可能还不太理解这一说法,通过这段时间的学习和实践,大家应该理解了吧。就一般科技翻译来说,大家在学习大学英语中一定都有所体会,在从事一般翻译学习中也有一定的实践体会。在从事科技翻译的时候,特别是从事西医翻译的时候,如果大家对一个概念、一个术语不知道用英语怎么表达,一查汉英医学词典或英汉医学词典,就能找到相应的说法,因为西医是从西方传播进来的,所有的概念和术语都来自西方,英语中当然有明确的词语或术语。此前我也告诉过大家，翻译西医的时候，如果我们不知道脑电图这个词英语该怎么说，找本汉英或英汉词典就能很快找出答案，这是自然而然的，一点挑战都没有。然而，当我们翻译中医的概念和术语的时候，就常常遇到一些难以解决的问题，因为欧洲语言中基本上都没有中医对应语。此前给大家提到的三焦和命门，就是这样。

当然像"命门"这些词语我们可以按照字面意思翻译，命就是life，门就是 gate 或者是 door。这种译法也是西方通俗派的通常做法。**命门**，究竟是翻译成 the door of life 还是 the gate of life？或者其他的译法？以前国内外的翻译者都有很大的争议，认为如此之译无法表明是否表达了中医原有概念的实际内涵，担心这样翻译外国人读了之后会不会产生其他歧义。当时有的国内译者认为，如果我们把"命门"翻译成 the gate of life，那么可能使外国人读了产生我们意想不到的联想，很有可能将其理解为 womb。这当然是国内译者的想象，西方人士不一定就有这样的联想，通俗派译法在国际上的广泛传播就能说明一些问题。当然，由于读者不同文化背景或对相关专业文化知识了解程度的不同，对英译的中医相关概念和术语产生联想式的解读确实是不可避免的，这种情况在我们国内也是存在的。比如当年国人听到和"民主"的时候，就将其误解为"民众的主人"。当然在我们中国的古代，"民主"确实是"民众的主人"，但当初将西方的 democracy 翻译成中文时，大概讲"民主"这个词误用了，从而导致了国人的误解。我们在从事中医翻译的时候，一方面应该尽量避免读者对某个概念产生不必要的关联性的解读，另一方面也应避免误用某些英语词语。

现在我们谈中医翻译是很方便，大家随便在哪家科技书店里都可以找到国内学者或者国外学者编著的汉英或英汉的中医词典，还有其他的中医英语翻译技巧等相关的书。这是因为经过几十年的国内外译者的努力，在中医翻译方面已经打拼出了一块不大不小的天地，而且对中医基本概念的翻译已经形成一些共识。甚至由于世界卫生组织这样一些国际学术组织还有我们国家中医药管理局这些政府部门的努力，有一些中医基本概念和基本用语已经形成了基本规范的翻译方式，这为我们今天学习研究和从事翻译实践奠定了非常良好的基础。

但是由于我们中国文化固有的特点和中医自身表达修辞的风格，使得一些概念在一个地方的含义和在另一个地方的含义不尽相同。这样我们在翻译时就不能完全按照字典的解释进行处理，比如说人体三宝，精、气、神，这个气，在有些情况下它指的是 philosophical concept，也就是一个哲学概念。**像这样的哲学概念我们经常采用音译的形式，这也是近年来中医英语翻译规范化发展的一个趋势。**在 20 年前，这个"气"还有很多其他的翻译方法，大家如果翻一翻上个世纪 80 年代其他的一些中医词典或者英文教科书，像"气"的翻译一般都翻译成 energy 或者 vital energy 等等，这是"气"作为一个哲学内涵我们一般采用音译。但这个"气"也有时指的 breath，比如中医上有时讲一个人身体虚弱，没走几步路就气喘吁吁的，一上楼梯就面色苍白上气不接下气，我们在中医上用"少气"来形容。这个"气"如果译为 deficiency of Qi 或者 shortness of Qi，都不符合这词语在原文中的基本内涵。实际上，这里的**"少气"**就是呼吸困难，好像在呼吸时气不足，我们在这种情况下就把气翻译成 breath，"少气"就是 shortness of breath。

另外我们在描述一个人面容的时候，问气色如何，**"气色"**我们就是形容他的 facial expression 或者 visual expression。也不可翻译成拼音的 Qi。从这个例子来看，中医翻译虽然现在有很多辞典，有一些规范化的国际组织、政府部门颁布的标准，但我们在翻译的时候还是要谨慎从事，也就是对一个概念内涵究竟是什么，要用具体的 context 来确定，而不能仅仅依靠辞典。这在以后讲课中间我们会结合一些例句来详细解释。

类似这个"气"的例子在中医翻译中可谓比比皆是,很多概念都有非常丰富的内涵,在一个地方可能表达这层意思,在另一个地方表达另一层意思,所以同样一个词语在不同情况下有不同的译法。这在外国人看来就很难理解了,在他们看来,一个概念应该只有一种表达法,一个无论在何处都是同一个词语,同一个term,而不是在不同的地方有不同的 expression,这也是中西文化的差异。**所以大家在中医翻译时,一定要思维灵活,手法灵活,理念灵活,不能僵化。**这是一点。

另外,我也要就几个概念对大家进行解释,使我们学习这门课程时让大家有个明晰的思路和有机把握一些概念和处理方式。我们这门课叫中医翻译,其实**中医翻译这个概念它有两层含义,第一层,中医翻译就是用另外一种语言或者其他民族的语言来翻译我们民族固有的医学体系,我们一般把中医翻译成英语,但也有把它翻译成法语、日语等等,但主要以英语为主,因为英语是世界上通用的语言,发挥着世界语的作用,所以我们目前探讨的基本上都属于中医英语翻译。**

To translate traditional Chinese medicine into English 这就是中医翻译的一个概念,To translate traditional Chinese medicine into foreign language,mainly into English。

但是中医翻译还有一层含义,就是把古典的中医的 writing,这样一些典籍、文献等翻译成现代文,白话文,这种现代的 practice,我们把这种翻译叫今译。我们把汉语翻译成其他民族的语言,或者翻译成英语,我们把它叫做翻译,而把古汉语翻译成现代汉语或者翻译成白话文,我们把它叫今译,今译就是:

Translate classical Chinese writing into modern Chinese.

大家知道在我们国家几千年文明发展史中,我们汉语语言有两种不同的表达方式,一种是 **written Chinese** 笔头用语,一种是

oral Chinese 口头用语。古汉语是中国古人的一种书面语,古人平时讲话和我们现在一样,不可能像我们读四书五经,读唐宋八大家这样"之乎者也",对仗工整,合辙押韵。这样的话可能使我们大部分人在日常生活中可能没办法去交流,在中国古代只有极少部分人掌握了这种独特的要求极为严格的雅言。一般老百姓都是 common language 大众口头语,一般学者也不可能用 written Chinese 来一本正经的讲话,也是用非常通俗的日常用语进行交流。

　　大家会问,中国古代为什么口语和书面语差别会这么大。原因是多方面的,其中一点,中国古代其实是在整个过去,在几百年几千年之前,由于书写工具的落后,比如没有纸张,没有便捷的书写工具,所以在书写时是有困难的。比如文天祥《过零丁洋》:留取丹心照汗青。这个"汗青"就是竹子的意思,过去人们要写东西就用刀把字刻在竹板上,当然竹板要用火烤去除水分,或者写在木板上,当然这种材料都是有限的,储藏不便,像现在写文章一写几万字,那可能需要一大批的竹简或者木简,储藏起来就很不方便。因此古人为了书写便捷,那就尽量压缩所使用的文字,尽量用比较少的字来表达比较丰富的概念,这样就逐步形成了汉语特有的书面语,叫古文。

　　中医是民族固有的医学体系,自从有了中华民族就有了中医这样一个理论体系,这样一种治疗方式。因为我们现存最早的中医经典著作《黄帝内经》,就成书于春秋到两汉时期,有几千年历史了。它的编撰方式我们在之后会了解到,通过黄帝和几个大臣对话形成的,通过不同历史时期、不同的医家对我们民族医疗实践、保健知识以及其他相关学科知识的发展,做了一些归纳总结,然后把它汇集在一起,成为这样一部千古名典。

　　这样一部千古名典就是用古汉语写成的,思想非常精髓,表达非常符合古汉语的修辞的基本要求,特别是《灵枢》前半部分语言是非常的优美。这些优美的典雅的古汉语对于我们今天的人来讲，阅读起来是有一定困难的。由于"五四运动"，特别是"文革"的十年浩劫，使得我们现代中国人和传统的文化之间完全隔绝了。"五四运动"，特别是"文革"，把我们传统文化彻底地腰斩了。今天虽然大家是黄皮肤黑头发，我们血液中依然流淌着先祖们给我们传递的人文的生理的遗传基因，可我们的思想和我们的先祖，这样一脉相承的文化体系人文思想已经完全隔断了，我们现在满脑子都是肯德基、麦当劳这样一些西方文化，对我们本民族文化已经了解甚少，所以今天让大家学中医的大学生读《黄帝内经》，是个 great challenge，对我们普通民众来讲，更是个难以完成的 task，但是我们要发展，必须继承我们民族优秀的文化传统。如果没这个继承就谈不上发展。所以我们要继承怎么办呢？

我们现在没法识别古汉语所用的一些古字，也就是没有简化的汉字，比如我们现在出去旅游到一个景点，到一个寺庙，或者到故宫、天坛、孔府，有很多石碑，但是这些石碑刻的都非常工整，用的都是繁体字，所以阅读起来就非常的困难。我们现在为了弘扬振兴普及古典文化，我们就要把古籍翻译成白话文，就像我们中学的一个 exercise，要求把古文翻译成白话文，这样一方面可以加深我们对古文所表达的基本思想的理解，另一方面可以了解我们古代的相关发展。把古代文献翻译成白话文，虽然叫今译，但也是翻译。尽管古汉语是汉语，白话文也是汉语，但古汉语翻译成白话文，翻译起来也并不容易。

比如说大家在中学时学过一些诸子百家的学说，比如庄子，对于风 wind，它的兴起，它的播扬，它的来势，描述地非常 vivid，非常生动，用了很多我们今天想也想不出来的词语来描述它的这种 features, characteristics, style and tendency。我们读起来也感到非常震撼，像大风起兮云飞扬那股气势，跃然在我们眼前，但我们翻译成白话文之后，我们会发现我们的语言非常贫乏，白话文非常贫乏,没办法把庄子所描述的风势、风力、风气完整地表达出来。就像我们翻译唐诗宋词,用英语翻译之后无法表达我们汉语精深、精髓、精妙的思想,有时在汉语中非常精妙的 idea,用英语表达后感觉非常的乏味,缺乏了必要的人文气息和内涵。像我们汉语的贵庚几何,非常典雅的问候语,但用英语翻译却是 How old are you? 这听起来虽然意思一样,但要表达的深度和意念,给人们的一种关联性,就显得比较苍白了。

这方面的内容,此前我已经给一个班级讲过了,形成了一定的共识,供大家参考,下课。

作业

一、术语翻译

1. 活血化[祛][散]瘀

2. [调]气安胎

3. 理[行]气消肿

4. 行气宽肠

5. 理[行]气调经

6. 行血祛[逐]瘀

7. 破血行[逐]瘀

8. 攻下逐瘀

9. 和营行瘀[活血]

10. 化瘀清热

二、语句翻译

1. 声音低微无力,少言而沉静者,多属虚、属寒,为阴。

2. 呼吸微弱,多属于阴证;呼吸有力,声高气粗,多属于阳证。

3. 以部位分阴阳,则寸为阳,尺为阴。

4. 以脉动过程分阴阳,则至(起)者为阳,去(伏)者为阴。

5. 以至数分阴阳,则数者为阳,迟者为阴。

6. 以形态分阴阳,则浮大洪滑为阳,沉小细涩为阴。

7. 微妙在脉,不可不察,察之有纪,从阴阳始。

8. 治疗的基本原则是调整阴阳,补其不足,泻其有余,恢复阴阳的相对平衡。

9. 谨察阴阳所在而调之,以平为期。

10. 阳胜则热属实热证,宜用寒凉药以制其阳,即"热者寒之"。

三、学习总结

第 40 课　中医各家学说相关概念的翻译分析

同学们,下午好!

通过多次讨论和分析,我们谈了很多有关中医概念和术语以及一些常见例句的翻译。也让大家做了很多翻译实践,大家的体会和感受比以前要深入多了,非常不易。前几天和大家讨论的时候,我们谈到了中医的各家学说,大家很感兴趣。今天我想跟大家谈谈如何用英语来表达一些各家学说的理念。为了了解好,表达好,我们还是从例句谈起吧。

第一个例句是:**刘完素以火立论,倡"六气皆从火化"、"五志过极皆能生火"之说,用药以寒凉为主,后世称他为寒凉派。**

刘完素(约 1110～1200 年),字守真,河间人,世称刘河间。他从 25 岁开始研究《黄帝内经·素问》,直到 60 岁都从未中断过,他的学识非常渊博。他据《素问》的相关思想,阐明了六气过甚皆能化火的理论。所以在治法上他常用寒凉药,并创制了不少治疗伤寒病的方剂,对后世温病学说有很大的启发,为中医各学派的创立奠定了的基础。

在大家的作业中,我看到有的同学将这句话作了这样的翻译:

Liu Wansu believed that "fire and heat" were the main causes of a variety of diseases and that diseases should be treated with cold and cool drugs, so his theory was known as "the school of cold and cool" by the later generations.

总体来看,这个译文还是挺不错的。这样的翻译显然属于意译,基本上表达了原文之意,但还需要进一步完善。比如"以火立论"在译文中没有明确译出。所谓"以火立论",就是 to study or reveal the causes of diseases in accordance with fire。"六气皆从火化"和"五志过极皆能生火"译文笼统地译作"fire and heat" were the main causes of a variety of diseases,显然过于简单。如果不是口译,此类引文还是应该按原文译出为好。所谓"六气皆从火化",就是说病邪都是由火邪激发而来,其中的"六气"之"气"显然是指病邪,即 pathogenic factor,所以可译为：All the six kinds of pathogenic factors are transformed from fire。"五志过极皆能生火",就是说情志急剧变化均可引发火邪,所以可译为：Extreme changes of the five emotions will inevitably produce fire。另外,"用药以寒凉为主"中的"寒凉",自然是 cold and cool。但"寒凉药"实际上指的是性寒凉的药物,所以应译作 drugs/herbs cold and cool in nature 或 cold-natured and cool-natured drugs/herbs,直译作 cold and cool drugs 语义似乎不够确切。按照中医国际化的发展来看,中药的"药"则可以译作 medicinals,直接译为 drugs,则显得有些现代化了。

　　所以这句话的翻译似可以这样调整调整：

Liu Wansu revealed the causes of diseases according to fire, and therefore advocating the ideas that "all pathogenic factors are exclusively transformed from fire" and "extreme changes of the five emotions will inevitably lead to fire". Thus clinically he mainly used medicinals cold and cool in nature to treat diseases. That was why the school represented by him was called "cold and cool school" by the later generations.

　　第二个例句是：张从正认为病由邪生,"邪去则正安",攻邪祛病,以汗、吐、下为攻击病邪的三个主要方法,后世称他为攻下派。

金贞元四年(1156 年),张从正出生于金朝睢州考城县郜城乡,即今河南省商丘市民权县王庄寨乡吴屯村。十余岁从父学医,博览医书,深究医理;二十余岁悬壶应诊。中年时代,即成一方名医。他用药也以寒、凉为主。他认为风寒是在天的邪气,雨露是地上的邪气,经常使人染病。饮食的酸苦甘咸等是水的各种邪气,也是致病的原因。对于汗、吐、下三法的运用有独到的见解,积累了丰富的经验,扩充了三法的运用范围,形成了以攻邪治病的独特风格,为祖国医学的病机理论和治疗方法做出了贡献,被后世称为金元四大家之一,又称为"攻下派"的代表。

　　在大家的作业中,有的同学将这句话作了这样的翻译:

Zhang Congzheng believed that all diseases were caused by exogenous pathogenic factors and advocated that pathogenic factors should be driven out by means of diaphoresis, emesis and purgation, so his theory was known as the "school of purgation".

　　这个译文基本上还比较完整,不错。"病由邪生"中的"邪",不一定单指外邪,统一译作 pathogenic factors 还较为妥当。"邪去则正安",译文没有明确译出。这里的"正"大概指的是"正气",也可以笼统地理解为 health 或 normal functions of the body。所以"邪去则正安"可译作 when pathogenic factors are eliminated, health will certainly be restored 或 elimination of pathogenic factors ensures immediate recovery。

　　"汗"、"吐"、"下"三法译作 diaphoresis, emesis and purgation,自然是可以的。其中的"汗"、"吐"二法还可以通俗地译作 sweating 和 vomiting。"下"法比较常见的译法是 purgation,特别是在国内。虽然这一译法并不十分确切,但因使用频率较高,基本上有约定俗成的趋势。在英语中,purgation 是"净化、催泻、通便"的意思。中医的"下"法当然也有"催泻、通便"

的意思,但除此之外还有消除积滞、荡涤实热、攻逐水饮的意思。所以说 purgation 只部分表达了中医"下"法的概念,并没有完整地表达其实际含义。

在国外,也有人将"下"法译作 precipitation,可以说是别树一帜。在普通英语中,precipitation 的基本意思是"猛冲、猛击、催促"的意思,虽然也有"攻"的意思,但与中医"下"法还是有些差异的。在医学英语中,precipitation 的意思是"加速、沉淀作用、沉淀反应",缺乏表达中医"下"法的基本意思。当然也有人将"下"法译作 attack。但用 attack 译中医的"攻"法,似乎比较恰当一些。所以这句话的翻译可以这样调整调整:

Zhang Congzheng believed that diseases were exclusively caused by pathogenic factors. In his opinion, "only when pathogenic factors are eliminated can health be restored". Thus in clinical treatment, he mainly used the therapeutic methods of sweating, vomiting and purgation to cure diseases. That was why he was taken as the founder of the "attack and purgation school" by the later generations.

调整后的这个译文基本上有意译的表现。确实是这样的。在调整的过程中,我们增加了一些词和短语,以便使译文的结构完整一些,顺畅一些。比如在"邪去则正安"的译文前增加了短语 in his opinion,在"以汗、吐、下为攻去病邪的三个主要方法"的译文前增加了短语 in clinic treatment,目的是为了使译文表达比较完整一些,并不是完全为了意译。另外,"后世称他为攻下派",其实是说后世将他所创立的医学流派称为攻下派,所以译作:That was why he was taken as the founder of the "attack and purgation school" by the later generations。从方法论上看,这属于"深化"译法,就是说翻译的要点是表达原文的深层内含,而不仅仅是表达原文表层的意思。

第三个例句是：**李杲提出了"内伤脾胃，百病由生"的论点，治疗以补益脾胃为主，后世称他为补土派。**

李杲，字明之，真定人。真定就是今河北省的正定。晚年自号东垣老人，生于 1180 年，卒于 1251 年。他是中国医学史上"金元四大家"之一，是中医"脾胃学说"的创始人，他十分强调脾胃在人身的重要作用，因为在五行当中，脾胃属于中央土，因此他的学说也被称作"补土派"。

在大家的作业中，有的同学将这句话作了这样的翻译：

Li Gao held that "internal impairment of the spleen and stomach would bring about various diseases" and therefore emphasized that the most important thing in clinical treatment should be to warm and invigorate the spleen and stomach, so he was regarded as the "school of reinforcing the earth".

译文基本上是达意的，结构也较为完整，很不错。但从简洁明了的角度来看，似乎还不够简洁。汉语语言不仅词语简洁，信息密度较高，而且句法一般都比较松散。所以汉语将类似于 essay 这样的文章称为"散文"。"形散而神不散"的汉语文字翻译成重视逻辑关系的英语语言时，如果翻译太直，就显得有些"文字冗长、结构松散"，不太符合英文句法的要求。

在这个例句的翻译中，如果将其结构稍加调整，化整为零，就能使译文显得简洁，结构也显得紧凑。根据这个例句的语义层次，我们可将其划分为三个子句并逐一翻译。"李杲提出了'内伤脾胃，百病由生'的论点"可以视为一个子句，可以译为：Li Gao suggested that "all diseases are caused by internal damage of the spleen and stomach"。"治疗以补益脾胃为主"可以视为第二个子句，可以译为：Thereby in clinical treatment, he treated diseases mainly by supplementing and nourishing the spleen and stomach。"后世称他为补土派"可以视为第三个子句，可以译为：

For this reason the school initiated by him was regarded as the "school of earth-supplementation"。

这样化整为零后,一句中文就可以变成三句英文。原文的句式虽然被打破了,译文的结构却显得更为完整一些。

第四个例句是:**朱丹溪倡"相火论",谓"阳常有余,阴常不足",治病以滋阴降火为主,后世称他为养阴派。**

朱丹溪一般指朱震亨(1281～1358 年),字彦修,元代著名医学家,婺州义乌人,即今浙江金华义乌人。因其故居有条美丽的小溪,名"丹溪",学者遂尊其为"丹溪翁"或"丹溪先生"。朱震亨医术高明,临证治疗效如桴鼓,所以人们常将其称为"朱一贴"、"朱半仙"。他先习儒学,后改医道,在研习《素问》《难经》等经典著作的基础上,访求名医,受业于刘完素的再传第子罗知悌,成为融诸家之长为一体的一代名医。朱震亨力倡"阳常有余,阴常不足"之说,被后世称为"滋阴派"的创始人。与刘完素、张从正、李东垣并列为"金元四大家",在中国医学史上占有重要地位。

在大家的作业中,有的同学将这句话作了这样的翻译:

Zhu Danxi advocated "the theory of ministerial fire" and said that "yang is usually excessive while yin is frequently deficient". Because he mainly treated diseases through nourishing yin and lowering fire, so he was known as the "school for nourishing yin" later on.

这个译文的基本意思是准确的,很不错。如果结构上能再加调整,译文自然会更加顺畅。曾见另外一个中医基础理论译本,译文似乎更为可取。其译文是这样的:

Zhu Danxi lay great emphasis on the "theory of ministerial fire", suggesting that "yang is often abundant while yin is frequently insufficient". So in treating diseases, he mainly concentrated on nourishing yin and reducing fire. For this reason the school initiated by him was regarded as the "yin-nourishing school".

第二个译文结构上比较灵活，所以显得更顺畅一些。如将"谓'阳常有余，阴常不足'"以伴随状语的形式 suggesting that "yang is often abundant while yin is frequently insufficient"附着在主句之后，就使整个句子结构显得紧凑流畅。将"倡'相火论'"的"倡"译作 lay great emphasis on，可谓从实而译，使语义显得更为具体实际。

"相火"译作 ministerial fire，以前争议较大，但现在似乎已得到了较为普遍的应用。欧明先生在他20世纪80年代初出版的《汉英常用中医词汇》及随后编写的《汉英中医辞典》中，均将"相火"译作 prime minister fire，就直译而言，欧明先生的翻译自然更为忠实。但现在，ministerial fire 的译法似乎更为流行。另外，第二个译文将"降火"之"降"译作 reduce，从内涵上讲似乎比译作 lower 要具体明确一些。

我们将金元四大家的基本情况跟大家谈过了，其他各家的学说我们就结合中医经典著作中的一些语录来谈谈吧。

第五个例句是：**清阳为天，浊阴为地。**

所谓"清阳为天"，就是说清轻的阳气上升而形成苍天；所谓"浊阴为地"，就是说重浊的阴气下降而形成大地。"清阳"的"清"，自然是 clear。在英语中，clear 除了表示"清明、清澈、清晰"等含义之外，还表示"畅通无阻"。比如中医上讲的"经脉通畅"，即是说 the meridians and vessels are clear。此外，clear 还可以用作动词，表示清除、清扫、清洁之意。比如中医上讲的"清心（火）"就常译作 clear the heart 或 clear away heart fire。可能是由于 clear 有这样一些丰富的含义和用法，在翻译"清气"之"清"时，人们也常使用 lucid。Lucid 的基本意思是清楚、透明、清澈。而且 lucid 也是一个具有诗意的词语，诗人常用以表示光辉、明亮之意。

"浊气"之"浊",一般译作 turbid,意思是(of liquids)opaque or muddy,not clear。如形容泛滥的河水浑浊不清时,英语的说法便是 the turbid floodwaters of the river。

根据这样的分析,"清阳为天,浊阴为地"大致可以这样翻译:

The lucid Yang ascends to form the heavens while the turbid Yin descends to constitute the earth.

第六个例句是:**天地合气,命之曰人**。

所谓"天地合气,命之曰人",实际上强调的是人是自然的产物。这应该是中国古代对于人类来源的一个非常"科学"的认识。所谓"天地合气",指的是天之"气"与地之"气"的交相作用,即 interaction。根据中国古典哲学,天人是相应的,天地更是相应的。所谓"命之曰人"的"命",并不简单地指 nomenclature 即命名的意思,而是指"形成、孕育"的意思,即 conceive 或 produce。所以"天地合气,命之曰人"这句话可以简单地译为:

The interaction between the qi from the heavens and the qi from the earth has conceived human beings.

这里的"天"究竟翻译成 sky 还是 heaven 呢? 在英语中,sky 指的是 the space seen when one looks upwards from the earth, where clouds and the sun, moon and stars appear,基本上就是我们中国人称为"天空"的茫茫苍穹。而 heaven 虽然也有"天"的含义,但却比 sky 内含丰富得多。在《牛津高阶英汉汉英双解词典》中,heaven 的第一个 definition 是(single, without a or the)place believed to be the home of God and the angels and of good people after death,这就跟中国人信念中的"天堂"基本上别无二致。如果将 heaven 首字母大写为 Heaven,则指的是 God 和 Providence,即上帝或天帝。如我们中国人常说的"天意",用英语来说就是 It is the will of Heaven。

但当 heaven 是复数并且有定冠词修饰时,其含义又与 sky 完全一样。这就是为什么有时我们也用 heaven 翻译"天地合气"之"天"的主要原因。但在如此使用时，一定要保持其复数形式并有定冠词修饰，不然就会凭空给中文概念增加宗教色彩。尽管 heaven 一词有浓厚的 religious 色彩，我们在翻译时仍时不时地对其加以使用，主要是为了追求一种意念效果。因为自古以来不同民族的人对其头顶的浩瀚苍穹，总有这样或那样的敬畏思想和神秘感觉。所以使用 the heavens 翻译"天地合气"之"天"，就比简单地使用 sky 显得语义浓厚一些。在这个世界上，任何事物或现象只要打上人类思想或行为的烙印，便不再是一个单纯的自然存在，而是被赋予了种种人类情感和意念效用。

第七个例句是：**先天之精**。

"先天之精"基本上是一个术语，不是一个正常的句子。尽管不是同一个正常的句子，尽管是一个术语，但其理解和翻译还是颇有意义的。在英语中，表示"先天"之意的有 congenital, prenatal, inborn, innate 等词语，但含义却各有侧重。Congenital 主要指疾病而言，即 of disease present from or before birth。如 congenital defects, congenital blindness 即指先天性缺陷和先天性失明。Prenatal 指出生前的，即 occurring in the period before birth，如 prenatal check-ups 即指产前检查。Inborn 指某种品性或才能是天生的、先天的或天赋的，即 existing in a person or animal from birth, natural。如 an inborn talent for music，指的是天赋的音乐才能。在这个意义上，inborn 和 innate 的意思比较接近。Innate 的基本意思是（of a quality, feeling, etc）in one's nature, possessed from birth，如 innate ability, innate beauty, innate desire 就指的是天生才干，天生丽质，固有欲望等。

"先天之精"中的"先天"指生命孕育之前已经存在的物质。在很多辞典中，"先天之精"都被译作 congenital essence，显然不够准确，因为这里的"先天"是生理性的，而不是"病理性"的。而

inborn 和 innate 又都指的是具有的某种品性才能。相比较而言，用 prenatal 翻译"先天之精"之"先天"，似乎比较恰当。在国外，"先天"一词的翻译很有些异国色彩。这与海外的人对中华文化缺乏足够的了解有一定的关系。比如在一部西方人编写的汉英中医辞典中，"先天"被译作 earlier heaven，其注解为：What is received from the parents at an individual's conception；the congenital constitution. Earlier heaven is understood to be governed by the kidney，in opposition to later heaven（or the acquired constitution）governed by the spleen. 注解还是比较清楚的，但将"先天"译作 earlier heaven，似乎很值得商榷。将"后天"解作 later heaven，也很值得推敲。

所以，"先天之精"译作 prenatal essence 还是比较客观的。

第八个例句是：**形与神俱，不可分离**。

形神学说是中医学基础理论之一。"形"指人的形体，即 body。"神"指生命的活动及功用，字面上虽然可以译作 spirit，但"神"和 spirit 在内涵和外延方面，显然并不完全一致。中医学中的"神"有广义和狭义之分。广义的"神"指人体生命活动外在表现的总称，包括生理性或病理性外露的征象。用英语来说，就是：In a broad sense，Shen refers to the external manifestations of life activity，including physiological or pathological aspects。狭义的"神"则指人的精神意识思维活动，即 mental activity。但在中医学中，"神"的概念比较宽泛，其基本含义有三。一是指自然界物质变化功能，即 power responsible for natural transformation of things。二是指人体生命活动，即 life activity。所谓"神去则气化止"，即 Qi transformation will stop if life activity ceases。三是指人的精神意识，即 spirit and consciousness。

既然"神"在中医学中的内涵如此丰富，而且有广义和狭义之分，我们在翻译"形与神俱，不可分离"时，究竟应该怎样翻译"神"

呢？如果用拼音，基本意思显然没有译出来。一般来说，不是万不得已最好不用音译。如果用意译，一个词或数个词很难将其含义说得清楚，所以在一般翻译中，译者只好随机应变，多法并举。如果用直译，spirit 似乎是个较为对应的词语，但却很难涵盖"神"的全部内涵。于是在很长一段时间里，"神"的翻译可谓多样，时而译作 mind，时而译作 life activity，时而译作 life，时而译作 spirit，时而译作 magic，时而译作 healthy qi，时而译作 cereal nutrient，有时甚至还可以译作 excellent。这当然与"神"在不同语境中的实际内涵密切相关，而且从语言和文化交流的实际来看，这样"就事论事"的翻译方式，还是比较符合实际的。

比如"心主神志"，即 The heart controls/dominates over/governs the mind，其中的"心"主要指思维意识，所以常常被译作mind。比如"阴阳莫测谓之神"，即 The unpredictable change of yin and yang reflects the law of nature，其中的"神"指的是自然规律，所以可以译作 natural law。比如"神者，生之本也"，即 Life activity is key to man's existence，其中的"神"指的是生命活动，所以译作 life activity。比如"两精相搏谓之神"，即 The integration of parental essence brings about life。其中的"神"指的是生命，所以可以译作 life。比如"神有余则笑不休，神不足则悲"，即 If a person is always in high spirit, he may laugh constantly; if a person is often in low spirit, he may frequently feel sorrowful，其中的"神"主要指心所藏的"神"，所以可以统而译为 spirit。

既然"神"有这么多不同的含义和译法，那么在"形与神俱，不可分离"中，"神"究竟应该如何翻译呢？翻译类似"神"这样内涵丰富的概念时，我们可以从"广义"和"狭义"入手去判断其内涵的层次，决定译法的选用。刚才我们所谈到的"神"的种种内涵和译法，其实都是从微观着眼，从狭义入手，所以翻译得比较具体，比较实际。但如果从宏观的角度解析文意,从广义的层面来考虑问题,那么"神"的基本对应语自然应该是 spirit。从宏观的角度来看,人的基本存在可以分为两个主要部分,即精神和肉体,也就是 spirit and body 或 spiritual aspect and physical aspect。而中医学所谓"形与神俱,不可分离"的思想,所反映的也是人体存在的两个主要部分,即精神与肉体的共生并存。

所以"形与神俱,不可分离"的"神"可以宏观地译作 spirit,而这句经典的习语也可以简要地翻译为:Spirit and body are inseparable。如果作为一个概念或思想来处理,"形与神俱,不可分离"也可以翻译成一个名词词组,即 inseparability of spirit and body。

经过这些例句的分析和说明,大家不仅明白了中医各家学说基本概念和术语的英文表达方式,而且对如何理解和翻译中医翻译有了更为深入的了解。这一定有益于大家今后继续学习和翻译中医的基本理法方药。今天先讲到这里,下课。

作业

一、术语翻译

1. 活血[化瘀]散结

2. 化瘀清热

3. 凉血化[散][破]瘀

4. 清热化瘀通络

5. 活血行滞[气]

6. 活血消积[癥]

7. 化[破]瘀消积[癥]

8. 破[祛]瘀散结[软坚]

9. 祛[化]瘀生新

10. 活[和]血养血

二、语句翻译

1. 阴胜则寒属寒实证,宜用温热药以制其阴,即"寒者热之"。

2. 阴虚不能制阳而致阳亢者,属虚热证,宜用滋阴壮水之法,以抑制阳亢火盛。

3. 阳虚不能制阴而造成阴盛者,属虚寒证,宜用扶阳益火之法,以消退阴盛。

4. 张景岳根据阴阳互根的原理,提出了阴中求阳,阳中求阴的治法。

5. 阴阳不但用以确立治疗原则,而且也用来概括药物的性味功能。

6. 治疗疾病,不但要有正确的诊断和确切的治疗方法,还必须熟练地掌握药物的性能。

7. 根据治疗方法,选用适宜药物,才能收到良好的疗效。

8. 药物的性能主要靠它的气(性)、味和升降浮沉来决定。

9. 药物的气(性)、味和升降浮沉皆可用阴阳来归纳说明。

10. 药性主要有寒、热、温、凉四种,寒凉属阴,温热属阳。

三、学习总结

第41课 "中医药"该如何翻译

同学们,下午好!

上节课我给大家介绍了中医这个概念,为什么把他翻译成 traditional Chinese medicine,接下来我想再给大家介绍下中医这个概念翻译目前还有一些值得我们探讨值得我们注意的问题。一个就是和中医相关的一些其他的一些概念的翻译。比如中医翻译成 traditional Chinese medicine,但如果我们看《中医基础理论》的时候,《中医基础理论》的第一句话就说:中国药学有着数千年的历史。那么这个中国医药学和中医是不是一回事呢?我们讲他们应该是一回事,中医应该说是对中国医药学的一个简称吧,中国药学是一个比较正规比较规范的一个称呼,有时候我们也把中医叫成祖国医学。这在我们中医圈子叫其祖国医学,具有非常丰富的情感色彩。

我们讲的祖国医学使我们华夏儿女的一个身份跃然纸上。当然我们翻译祖国医学没有必要把其翻译成 motherlands medicine,我们还是把它翻译成 traditional Chinese medicine。当然这样翻译祖国医学包含着我们的情感因素在英语中就没有了。但是这个有时候也是没有办法的。Translation sometimes is lost. Some of the information tends to be lost in translation. 翻译有时候有些信息不可避免地会丢失,但是有时候有些额外的信息也会添加到里面,所以这是翻译当中矛和盾相互交织的两个方面,以后我们通过翻译就会深刻体会到这一点。

我们讲中医和中国医药学是一回事,比如说我们过去一些中医的教育机构都叫中医学院，比如说北京中医学院、上海中医学院、南京中医学院，后来这些学院升格成大学了，从 college 变成了 university。那么这个名称的翻译就产生了 debate。有的学校是把 college 变成 university，同样中医 traditional Chinese medicine 因为后面有个药就加上了 pharmacy。比如说**中医药大学**也有的翻译成 University of traditional Chinese medicine and pharmacy。这里的 pharmacy 要不要加上呢？我个人的看法是你加上也可不加上也可，因为我们讲中医的时候，并不意味着它没有包含着药，它也包含着药。

比如说过去我们说的中医学院，里面它至少分为三个系：一个系叫医疗系，这个医疗系实际上就是我们说的 medicine 或者叫 traditional Chinese medicine。因为这个**医疗系**也学西医的课程，所以应该把它称为 medicine department。第二个系就是中药系，Chinese pharmacy department。第三个系就是针灸系 acupuncture and moxibustion department。虽然这个学校的名称**叫做中医学院** College of traditional Chinese medicine，但是它里面还包含有一个 department of Chinese pharmacy。还有一个中药系。当然这个中药在不同地方也有不同的翻译，这个我们讲到中药的时候再讲，这个 pharmacy 只是作为一门学科的时候的一种译法。

而中医师给我们治病的时候用的 materials，也有一些不同的译法。我们临床上用的药我们把它叫作 medicinal herbs 或者叫 Chinese herbs。当然我们知道我们**中药里面包含三类：草药 herbs；矿药 minerals；还有一种动物药 animal parts**。但是草药我们用得最多，所以我们**中草药**直接用 herbs。但是如果我们指的是一些古典的，比如说本草，我们就用两个拉丁词语 materia medica 来翻译中医上讲的本草这个概念。

这个就是**中医药**的翻译，我们把它翻译成 traditional Chinese

medicine 也可，把它翻译成 traditional Chinese medicine and pharmacy 也行。从简洁性来讲，似乎我们直接用 traditional Chinese medicine 就可以了。这是和中医相关的几个词语的翻译问题。

另外中医这个概念翻译成 traditional Chinese medicine 现在还存在一些争议。一些人认为用 traditional 来形容中医，他们情感上不太接受，认为这有贬低中医之嫌。所以在我们国内个别的中医院校，个别的中医研究机构的英文名称里把 traditional 去掉了，就直接叫成 Chinese medicine。比如我们个别的**中医大学**名称就成了 University of Chinese medicine。把中医翻译成 Chinese medicine 似乎是满对应的。中国不就是 Chinese 医学不就是 medicine 么，好像对应的很工整的。但是实际上这里面存在一些问题，这里面一个就是咱们讲的这个中医是我们汉民族固有的一种传统的医学体系，其实在我们国家 56 个民族中，很多民族都有自己的传统医学，比如说我们藏医 traditional Tibetan medicine，蒙医 traditional Mongolian medicine。还有我们的壮医、苗医等等，这都属于我们中国国土上中国政府认可的传统医学体系。

如果把我们中医翻译成 Chinese medicine，这个概念就扩大化了。**因为 Chinese medicine 这个概念应该包括在我们中国国土上，我们中国政府认可的，在我们中国国土所实行的各种医学体系，包括中医、藏医、蒙医、壮医、苗医这些传统的民族医学体系，也包括西医在我们中国国土上实行的具有中国特色的西医，还有我们中国独有的医学体系：中西医结合。**这样一些医学体系 medical system 实际上都属于 Chinese medicine，也就是说：

Chinese medicine includes traditional Chinese medicine, modern medicine practiced in China, integrated traditional Chinese and Western medicine and other traditional medical systems practiced among other minorities in China.

所以我们说 Chinese medicine 是个上位概念，这个概念包括在中国国土上实行的我们中国政府认可的各种医疗体系，不单单指的是中医，我们汉民族固有的这样一种医学体系。如果大家翻译一些古典文献的东西也可以看到中医这个词，那么这个概念我们就不能把它翻译成 traditional Chinese medicine。因为在我们古代的时候中医这个词讲的是 best doctors，excellent doctors。那些可以通过平衡人体阴阳，平衡人体的各种功能达到防病治病这样一个目的的这样一些医家被称为中医。

因为我们中医讲究的是一种和谐，讲的是一种 balance。所以这里的中相当于 harmony，balance。**这就是我在翻译时提出的一个原则就是与时俱退。特别是在翻译一些经典和古典概念时我们不能按照今天的理解去解读它，应该回归到这个概念产生和流行的时代人们是怎么理解的，如何来把握它的。**就像我们刚讲的中医，并不是我们见到这个词就把它翻译成 traditional Chinese medicine，古代文献中出现的中医我们需要推敲这个词是什么含义。

给大家再举个例子：前些年在我们中国大陆流行一个词，把年轻貌美的女孩叫做美眉，这个**美眉**指的就是 beautiful young girl。可是如果你要读这个《黄帝内经》中的《灵枢经》，你会发现好几个地方谈到美眉者如何如何，这里的美眉你再把他翻译成 beautiful young girl 那可就滑天下之大稽了，今人拿古人开涮了。这里的"美眉"真的是 beautiful browns。指的是眉毛非常的漂亮，长得非常的美，因为眉毛长得又浓又非常有色泽，这种 style 又非常漂亮，它往往表示一个人的血气非常充沛，这也是中医望诊的一个内容，所以在翻译这个"美眉"就要与时俱退，就要回归到《内经》时代人家用这个词表达的意思，而不能完全依据今天我们的这种理念来翻译它，这点很重要！

所以对中医的理念，不光是在翻译的时候，在学习的时候同样也应该是这样的。我们看到比较经典的一个概念或者一句话的时候，你怎么去理解它呢？你不能按照今天我们这种思想思维方式去理解它，要回归到古代。我们在学习中医的时候，在翻译中医的时候我们经常要穿越时空隧道，要腾云驾雾回归到几千年之前，这也是很有意思的一种身心的体验。谈到这个中医翻译，同学们觉得有点为难情绪的。本来现在学习就非常艰辛，要学古文，要学习阴阳五行学说这些非常深奥，想想又非常有道理的，看不见摸不着的这样一些学说，现在要把它翻译成英文似乎是一项非常艰难的事情。那么我告诉大家你们已经很幸运了，经过这些年来前人的不懈努力，已经给我们积累了非常丰富的经验和体会，我们可以站在前人的肩膀上迈出我们的新步伐。

　　年前，我特意撰写了一篇讨论如何翻译"中医"的文章，今天带给大家，请同学们课后看看。也许能从中感悟到如何理解和翻译"中医"的"信"与"不信"的问题，下课。

附：从"中医"名称的英语翻译谈翻译中的"信"与"不信"

　　白居易曾写有一首诗，名为《花非花》。这首诗并不是白居易的代表之作。然而在我与友人有关翻译的通讯中，这首诗却常常被提到，并被赋予了种种新的含义，借以阐述各自对于翻译中"信"的理解和认识。这首诗全文如下：

　　　　　　花非花，雾非雾，
　　　　　　夜半来，天明去。
　　　　　　来如春梦几多时，
　　　　　　去似朝云无觅处。

　　子木先生在谈到翻译中信息转换的灵活多变性时，曾引用了白居易的这首诗。他说："似是而非，似非而是，译理定数，游若鬼神。瞬息之际，乾坤倒转，分寸之间，雄兵百万。"翻译中信息的转换正如子木先生所言,常在似是而非、似非而是中游移不定,但却并非虚无缥缈,也并非无"信"可守。

"信"是译事之根本。所以鲁迅先生在谈到"信"的问题时,有"宁信而勿顺"之说,用词虽可商榷,但对"信"的强调却是值得肯定的。如果所译之文不合原作之义,即便翻译得又"顺"又"达",亦毫无意义。在时下的中医对外翻译工作中,最难保证的也是一个"信"字。这也是译界有识之士长期以来甚为担忧的问题。如果不能做到"信",那么翻译中医就失去了其应有的意义。本文试从"中医"这个名称的英语翻译出发,谈一谈中医翻译中"信"的度与量。

1 "信"的似是而非与似非而是

从中医长期的对外翻译交流与目前的发展实际来看,"信"的要求的确有待加强。但在谈到这个问题时,也要一分为二地分析,不能以点带面。我们说中医翻译中"信"的要求有待加强,这是就翻译的目的和标准而言的,并不是说中医翻译中一点"信"都没有。其实有时"信"与不"信"也是相对的。比如将"中医"翻译成 Chinese medicine 或 traditional Chinese medicine,表面上看几乎做到了完全的"信",但实质上并不怎么"信"。也许有的读者会说,"中医"可不就是 Chinese medicine 吗?有何不"信"的呢?

这就涉及到翻译中的"史译"和"时译"问题。"史译"和"时译"是我在研究翻译问题时,为便于分析语言表层含义与深层含义的历史变迁而提出的一对概念,其具体所指在下文中有专门说明。用"史译"和"时译"来解析概念的内涵问题,一些表面看来公说公有理、婆说婆有理的纷争便一目了然了。

很多人都以为,"中医"只是西医传入中国之后才逐渐形成的一种对中国固有医学的称呼。这种说法当然是有道理的,但并不完全准确。其实古代医家就有"中医"之说,只是古人所说的"中医"与我们今天所讲的"中医"所指有所不同。今天所谓的"中医"

之"中",自然是指 China 或 Chinese。而古人讲的"中医"之"中"的含义则与"中庸"之"中"的意思相类。中医防病治病强调的是平衡阴阳,能够使阴阳平衡,人体各脏器功能协调,则为"中医"。这就是古人对"中医"的理解。18 世纪以来,西洋医学逐渐传入中国。中国人将西洋医学称之为"西医",相应地就将中国本土的医学称之为"中医"。这样"中医"这个概念就发生了变化,被赋予了新的含义。所以今天将中医翻译成 Chinese medicine 或 traditional Chinese medicine,从其原始内涵来讲自然是不"信"的,但从当今人们的习惯理解来说,自然又是"信"的了。

再如中国人称之为"西医"的 Western medicine,译为"西医"固然是"信"的,但如果深究其内涵来,却又有不"信"之嫌。不错,"西医"的确起源于西方,但几百年来它已在全世界范围内得到了深入的发展和应用,世界各国的医学家和科学家都为其理论研究和临床应用做出了巨大的贡献,它其实已经不再是西方的医学了,而成了名副其实的世界医学。这就是为什么在当今世界上,越来越多的人用 modern medicine(现代医学)取代 Western medicine(西医)这一习惯说法的原因所在。

也许读者诸友会说:"这样说来这两个概念翻译得都有问题了。"从"信"的要求和"史译"的角度来看,这两个概念的翻译似乎是有问题的,但这个"问题"要一分为二地来看待,不能一概而论。比如将"中医"译为 Chinese medicine 或 traditional Chinese medicine,从历史的角度来看虽然有所不"信",但由于人们已习惯于将其理解为"中国的医学",将其如此翻译亦不为错。从学科的实际来说"中医"实际上是汉民族的传统医学,各少数民族实际上都有自己的传统医学,如藏族的"藏医"、壮族的"壮医"、苗族的"苗医"等等。中国各民族的传统医学都是 Chinese medicine 的一个有机的组成部分。

从翻译的特性来看,我以为翻译应有"史译"与"时译"之分。

"史译"就是对历史文献进行翻译,或从历史的角度对有关文献进行解析、整理和翻译;而"时译"则是对现实资料进行翻译,或从现实的角度对时下流行的有关材料进行分析、整理和翻译。所以,中国人将与"中医"相对的现代医学称为"西医",从史译的角度来看是可取的,但从时译的角度来看又是不妥的。在当今的中国,"现代医学"这个对"西医"的新的称呼已经很流行了,尤其在学术界。这的确符合了时译之说。

2 "信"的内涵与外延

严格说来,一个名称或概念应当只有一种译法。这样既便于统一,又便于理解。但在实际翻译过程中,一个概念却有几种,甚至多种译法。这一现象还是经常可以看到的。出现这个问题有多种原因,有译名不统一的原因,也有一个概念有多种含义的问题。这个问题在中医翻译上表现得相当突出,比如"中医"这个名称目前就至少有两种译法:traditional Chinese medicine 和 Chinese medicine。西方人谈到"中医"时,很自然地将其称为 Chinese medicine。这个译法其实是不准确的。一般人可能会很直观地感到"中医"就是 Chinese medicine,但这个译名其实是不确切的,因为 Chinese medicine 的内涵和外延都比"中医"要深邃广泛得多。从理论上说,中国本土实行的各种医学体系,包括中医、西医、蒙医、藏医、壮医等,都属于 Chinese medicine 的范畴。单用 Chinese medicine 指中医显然是不确切的。严格说来,中医其实只是汉族的传统医学,中国各少数民族也都有自己的传统医学。怎么能用 Chinese medicine 单指中医呢?这个问题也在医学界得到了共识,所以中医比较规范的译法应该是 traditional Chinese medicine,一般缩写为 TCM。

也许有读者会问:"中医为什么被译为 traditional Chinese medicine? 这里的 traditional 指的是什么意思? 是谁首先如此翻译中医这个名称呢?"

要回答这个问题,就需追本求源从中医翻译的历史说起。据我所知,首先如此翻译"中医"这个名称的是中国著名学者马堪温教授。他是中国中医研究院的一名资深研究员,退休后移居英国。当中国中医研究院在 20 世纪 60 年代成立的时候,马教授受该院院长鲁之俊之命将该院的中文名称翻译成英文。经过深思熟虑,马教授将该院名称中的"中医"二字译为 traditional Chinese medicine。因为当时在中国主要流行着两种医学体系,一个是中医,一个是西医。西医实际上代表着现代的医学,而中医则代表着从古代流传至今的中国传统医学。从历史与现实的角度出发,马教授在翻译"中医"一名时,在 Chinese 之前增加了 traditional 这个修饰语。应该说这个词加得很客观,也很科学。马教授的这个译法现在是最为流行的译法,几乎可以看成是一个业已国际标准化的译法。

前面我谈到,将"中医"译作 Chinese medicine 有不妥之处,但加上 traditional 是不是妥当呢? 关于这个问题目前还是仁者见仁,智者见智,争论也是很多的。20 世纪 90 年代初的一次研讨会上,有人就说,在时下举国上下全力推进现代化建设的时候,traditional 一词可能会给人们带来某些负面的联想。在讨论中医名词术语英译的标准化时,也有学者提出,"中医"的英译形式 traditional Chinese medicine(简称为 TCM)虽然可以被看作是一个规范化了的译语,但仍然值得商榷,因为将"中医"译作 traditional Chinese medicine 有自我贬低之嫌。类似这样的提法和说法在翻译界常常可以见到和听到,这些观点初看起来的确有些道理,但细究起来,却是一种误解。

当初马教授将"中医"译为 traditional Chinese medicine,其实也不单单是着眼于中医的"历史悠久",而是将历史与现实相结合来确定这一译名的。事实上马教授的这一译法也符合 WHO 对医学的界定,不存在贬低"中医"之嫌。WHO 将现代医学以外的其他各种医学体系称为 traditional medicine。按照这一界定，中医学当然是 traditional Chinese medicine。其他各国的传统医学也是按照这一模式定名的，不存在贬低与否的问题。

在有些人看来，traditional 的东西总会给人一种落伍于时代的印象，或与现实生活格格不入的感觉。也有人担心在"中医"前加上 traditional 这个修饰语会使西方人认为中医是"原始的"、"陈旧的"、"非科学的"等等。实际上在高度现代化的西方，traditional 一词的联想意义远比 modern 要好得多。

对于中医的如此译法，有人可能产生了这样的疑问："使用 traditional 这个修饰语，会不会使人感到译语没有完整反映中医发展的现实呢？因为近二十多年来，政府和学术界一直在努力推进中医的现代化。"

翻译界也有人提出这样的看法：用 traditional 一词修饰 Chinese medicine 缺乏时间概念，忽视了中医已采用现代方法进行研究的事实。这个说法是不错的，听起来也很有道理，因为中医现在的确采用了不少现代的方法、仪器和理论进行研究并在努力探索现代化的道路。但这并不能从实质上改变其理论的传统性。所以，即便将来中医实现了现代化，但只要其理论核心没有变，那么它仍然是 traditional。这就如同一本古书一样，现在无论用多么先进的技术和多么优质的纸张来印刷，都无法改变它的"古老"性。

3 "信"的约定与俗成

在对待 Chinese medicine 和 traditional Chinese medicine 这两个不同的译法时，译界也有不同的看法。有的人认为将"中医"译为 Chinese medicine 总归没有大错，而且比 traditional Chinese medicine 要简洁一些。这个问题的确要辩证地来分析。翻译是一个语言转换的问题，任何问题如果涉及到语言，就不能完全按照数理的概念来处理，不能简单地以或"正"或"误"这样的一个二分法来判断。我很欣赏这样一句话：将简单变复杂是烦琐，将复杂变简单是创造。对于"中医"的译法，也可以从理论研究与实践应用两个层面来考虑。

尽管中国的许多翻译人员和研究人员反复强调，"中医"只是Chinese medicine 的内涵之一，但并不是其全部，提倡使用traditional Chinese medicine 这一译法，但在实际交流中，Chinese medicine 还是经常可以看到。这的确反映了理论研究与实际应用之间的某种欠契合之处。对于这个问题，恐怕很难采取司法和行政的手段来解决，只能留给时间和实践去磨合了。这就是语言的特点，很难以人的意志为转移。比如说20年之前，在中国大陆有一个对英文 mobile 的非常流行的称呼：大哥大。然而现在这个称呼早已成为历史，早已被"手机"这个既明确又贴切的称呼所取代。这个变化不是人为的，也不是有关方面行政干预的结果，而是语言自身运动的结果。

谈到这里，也许有的读者会说：这样看来，"中医"究竟译为Chinese medicine 还是 traditional Chinese medicine，最终要看其自身的发展了。

从理论上说，可以这样认为。但从目前的发展来看，我们基本上可以说 traditional Chinese medicine 这一译法已成约定俗成之势，可以看作是"中医"的标准化了的译法。长期以来虽然不同的见解时有所闻，但 traditional Chinese medicine 一直为大家所普遍接受。其缩合形式 TCM 则更为流行。这从另外一个方面也充分说明，这一译法已基本上为一般译者和读者所接受。特别需要指出的是，这一译法业已为国家行政管理部门和世界卫生组织所接受，这对其在全球的应用推广将会起到决定性的作用。比如现在国家有关中医药的管理机构、有关学术刊物和教育机构名称中的"中医"或"中医药"等名称均采用 traditional Chinese medicine 这一译法。如国家中医药管理局的英文标准译法为 the

State Administration of Traditional Chinese Medicine,《中医杂志》的英文名称为 Journal of Traditional Chinese Medicine, 中国中医研究院的英文名称为 China Academy of Traditional Chinese Medicine。

4 "信"的表层与深层

前面谈了"中医"这个名称的翻译问题。和"中医"相关的还有几个概念,如"中医药学"、"中国医药学"以及"祖国医学"。这几个概念在内涵上有没有不同之处,是否都可以译为 traditional Chinese medicine 呢? 在翻译界,这也曾经是一个问题,对这个问题也有不同的见解。

严格说来,这几种说法没有根本的区别。"中医"是对中国传统医学或者传统的汉族医学的一种简单明了的称呼,尽管"中医"在古代有着另外的含义。"中医药学"和"中国医药学"都是对同一概念的更为全面的说法,在这二者之间,后者又比前者在表述上更为明确,在定位上更为具体。而"祖国医学"虽然也是对"中医"的一种带有浓厚感情色彩的说法,但却有商榷之处。"祖国医学"这个概念与 Chinese medicine 一样,内涵应该比"中医"更为广泛,可以说在中国施行的各种合法的医学体系(包括中医、西医以及各少数民族的医学)均是祖国医学,均是 Chinese medicine。

有的读者可能会说:从"中医"到"中医药学",不但多了表示学问的"学"字,而且还多了一个"药"字。"医"和"药"还是有所不同的,这个变化在翻译上似乎还是应该有所体现的。

这个见解当然是有道理的。从"中医"到"中医药学",从"医"到"药"的确不仅仅是一个用词的多少问题,还有一个概念的深化和延伸的问题。但传统上人们将中国以汉族为主的传统医学称为"中医"时,其实就包括了"药"这个概念,如果没有"药","医"亦难立。比如 20 世纪 90 年代之前,中国大陆各省市创办的中医高等教育机构都称为"中医学院",翻译成英文就是 College of

Traditional Chinese Medicine。但是这并不表示这些学院只教授中医而不教授中药。事实上这些学院都是医、药并重,在各学院创办最初的 20 多年里,其设置专业只有中医和中药。专业设置上虽有差异,但学中医的学生也必须学习中药,学中药的学生也必须学习中医。最重要的是,在整个学院名称的确定上,中药包含在了中医之中。这个做法也体现在相应的政府管理部门的名称上,如各省市卫生局或厅下面均设立"中医处",而不是"中医药处"。从这个名称的沿袭过程中,我们可以看出,"中医"实际上是包含"中药"的,也就是说"中医"的英文名称 traditional Chinese medicine 也包含着"中药"这个内涵的。

也许有的读者看到这里会发出这样的疑问:如此说来,"中药"这个概念其实就不用翻译了? 当然不是这样的。我前文说"中药"包含在"中医"这个概念之中,是就"中医药学"这个名称的翻译而言的,并不是说"中药"这个名称不需要翻译。"中药"是中医药学中一个很重要的概念和学科分支,当然应该翻译。比如在翻译中药学的理论与研究时,就应该对其概念进行逐一翻译。关于这个问题我将在以后讨论中药学和方剂学的翻译时,再作详细的探讨。

需要说明的是,就中医药长期的翻译实践而言,"中医药学"直接翻译为 traditional Chinese medicine 就可以了,其中的"药"一般不必译出。但在实际翻译活动中,将"药"翻译出来的情况也不是没有的,不过这多属个别现象。比如以前各省市的一些中医学院有些现在升格为中医药大学,名称中增加了一个"药"字。学校名称的这一变化,其实只反映了有关学校在学科建设和教学科研方面的发展,其实质内涵并没有发生变化。所以有些升格后的中医药大学在其学校的英文名称上,只是将原来的 college 改为 university 而已。但也有一些学校升格后,将其学校的英文名称改为 University of Traditional Chinese Medicine and Pharmacy,

这可以看做是翻译实践中的取向问题，而不是原则问题。名称的翻译有其约定俗成的做法，很难强求统一。如"出版社"，有的译为 publishing house，也有的译为 publisher，还有的将 publisher 用作复数，表明其是由几个 publisher 组合而成的。这里显然有一个约定俗成的问题，这一点我们在翻译中医概念时不得不时时加以考虑。我们虽然强调"中医药学"这个概念包含"中药"，简单译为 traditional Chinese medicine 即可，这主要是为了追求译语的简洁化。但如果有人一定要将"医"和"药"都翻译出来，那也没有什么不可。

5 难以置"信"的结论

法缘先生在与我探讨"信"的问题时说："翻译是一个相当复杂的信息转换和语言实践过程，不能简单地用'错'与'对'来判定。'信'与'不信'，也不能简单地从字面来判断。严复提出'译事三难：信达雅'，其对'信'的强调可谓深探译学之本源，在翻译实践中需要多方面、多层次、多角度地分析综合，才能灵活把握'信'的脉络。"

法缘先生的话是不错的。"信"的确要灵活把握，有时为求"信"而不得不"非信"。在翻译不同语言中的各种修辞方法时，译者有时就会遇到这样的情况。比如汉语语言中有一种修辞法叫双关，即通过同音词或多义词虚指某一事物而实指另一事物的修辞格式。这种格式兼有含蓄、委婉、幽默、风趣的特点，在文学作品中用得很多。由于中医语言文学化气息比较浓厚，有时在行文中也采用了这样的修辞手法。请看下面这首用中药名称拼缀起来的小诗：

仄月高寒水石乡，倚空青碧对禅房，白发自怜心似铁，风月，使君子细与平章。平昔生涯筇竹杖，来往，却惭沙鸟笑人忙。便好剩留黄绢句，谁赋？银钩小草晚天凉（《定风波·药名》）。

句中加下划线的词语都一语双关，影射中药名。除"寒水石"、"空青"、"使君子"、"小草"(远志苗)暗合原名外,"怜心"谐"莲心"、"生涯"谐"生芽"、"惭沙"谐"蚕沙"、"留黄"谐"硫黄"。双关修辞格一般都很难翻译,勉强译出也使原文意趣全无。上面这首小诗也不例外,若按字面译出,原文双关语义荡然无存,但若按原文双关语所影射之意译出,则不仅诗意全无,原文所表达之意义亦皆失。这首诗竟然直译不"信",意译也不"信",音译根本谈不上"信"与"不信"。这样的双关修辞格竟似根本不可以译!硬译无疑无法表达原文之意,而意译又会使翻译本身变得毫无意义。

这虽然是一个比较特殊的例子,但也从一个侧面说明了翻译中求"信"的不易。孔子说:"人而无信,不知其可也。"法缘先生说:"译事而无信,亦不知其可也。"译事"信"为本,"信"字不守,势必愈"达"愈南辕北辙,愈"雅"愈张冠李戴。但对"信"的追求也不可仅仅依赖直译、意译和音译等常见的翻译方法,还应扩展翻译的视野,从跨语际交流的广阔空间中去寻求"信"的基础。在跨语际交流的平台上,实际上没有什么东西是不可以翻译的。所谓的"不可译性",实际上只说明某些常规翻译手法的局限性,而不是表明有关概念或文本真的不可以翻译。比如上面提到的《定风波·药名》这首诗,表面上看来真的好像不可译,用常规手法也确实无法译。但这并不是问题的终结。常规手法不可译,并不说明通过非常规手法也不可译。

如果我们想给国外读者翻译介绍这首诗,按照常规翻译的手法来处理,自然行不通。那么我们可以采用非常规的手法,比如首先讲解词法句法,其次介绍诗词韵律,再次讲述文理医理,最后分析本意寓意。这样做似乎已经不是翻译了,而是解释。然而翻译的第一步不就是理解吗? 我们所做的,不过是将我们在翻译中的理解过程原原本本地介绍给了读者,并且将表达的思考与推敲过程也清清楚楚地展示给了读者。这就使得读者从头至尾地参与了理解和表达这两个翻译中的基本过程,并因此而理解了这首诗的内容、风格和意义。所以严格说来,不同语言和文化在交流中实际上是不存在不可理解和不可翻译问题的。

这使我想起了朱熹的诗《春日》:

> 胜日寻芳泗水滨,
>
> 无边光景一时新。
>
> 等闲识得东风面,
>
> 万紫千红总是春。

是的,"春"应该是万紫千红的,"译"也应该是多法并举的。万紫千红所映照的总是"春",多法并举所遵循的总是"信"。

作业

一、术语翻译

1. 化[祛][散][破]瘀消肿

2. 化瘀利水

3. 消散瘀血

4. 消肿和络

5. 活血[祛瘀]舒筋

6. 活血祛[搜]风

7. 活血(通络)止痛

8. 化[祛][散]瘀止痛

9. 通经止痛

10. 消症止痛

二、语句翻译

1. 能减轻或消除热证的药物,一般属于寒性或凉性。

2. 能减轻或消除寒证的药物,一般属于温性或热性。

3. 药味一般分辛、甘、酸、苦、咸五种,辛、甘属阳,酸、苦、咸属阴。

4. 具有升阳发表、祛风散寒、涌吐、开窍等功效的药物,多上行向外,其性升浮,升浮者为阳。

5. 具有泻下、清热、利尿、重镇安神、潜阳熄风、消导积滞、降逆、收敛等功效的药物,多下行向内,其性沉降,沉降者为阴。

6. 五行,即木、火、土、金、水五种物质的动。

7. 我国古代人民在长期的生活和生产实践中,认识到木、火、土、金、水是不可缺少的最基本物质,故五行最初称为"五材"。

8. 五行是中国古代哲学的基本范畴之一,是中国上古原始的科学思想。

9. 天生五材,民并用之,废一不可。

10. 水火者,百姓之饮食也

三、学习总结

第42课 如何翻译"中西医结合"

各位同学,早上好!

谈到中医翻译的时候,我们今天的人会觉得我们所要翻译的很多概念、很多理论似乎是非常生僻的,和我们日常生活非常地隔膜,这个主要因为前面我讲到的我们现在人对我们传统文化了解得太少了。通过学习和翻译这个中医,给我们提供一个重新发现、重新感悟、重新学习中国古典文化的一个契机。在我们中国古代,也别说古代,一百年以前中国但凡是有点知识文化的人读过书的人没有不懂得中医药这个基本知识的,因为在我们中国古代以孝治国、以孝治天下的。如果一个人他不了解这个医疗的基本知识,那意味着他不孝。你不懂医疗你就不能更好地孝敬父母,父母有病的时候你就不懂怎么去伺候父母,怎么伺候父母医药。比如大家在看《红楼梦》的时候,我不知道你们是不是看过《红楼梦》,如果没看过我建议大家赶紧好好去看下《红楼梦》。

《红楼梦》是我国可以说是前无古人后无来者的这么一部空前绝后的经典小说。通过学习《红楼梦》,我们不但可以了解到我们中国历史文化的百科知识,另外我们对中国医学也会有很多的感悟。也就是说如果你不具有医学知识的话,学习《红楼梦》也是有困难的。比如说我刚来之前看《红楼梦》看到第45回,薛宝钗来看林黛玉,林黛玉总是病病歪歪的,薛宝钗对林黛玉讲了一段话,大家看看这段话,如果你不了解一点医学知识的话,你也很难理解,你也很难翻译。薛宝钗说:"昨儿我看你那药方上,(这药方应该怎么翻译呢?)人参肉桂觉得太多了,虽说益气补神也不宜太热,依我说先以平肝健胃为要,肝火易平,不能克土,胃气无病,饮食就可以养人了。每日早起拿上等燕窝一两,冰糖五钱,用银吊子熬出粥来,若吃惯了比药还强,最是滋阴补气的。"大家听听这个薛宝钗随便跟林黛玉聊天,居然讲出了这么一大套有关医学的常识问题,这里面的一些概念比如说药方、人参肉桂,这是中药名称。概念如益气补神、平肝健胃、肝火、克土、胃气,滋阴补气,这些概念应该怎么翻译呢? 我没去比较中国译者和西方译者所翻译的红楼梦,我不知道他们是怎么来处理这些问题的,因为这些问题对于我们现代中医翻译还仍然是一个课题,里面比如说滋阴补气,滋和补是不是同义词,那么应该怎么去翻译它呢?

平肝健胃,这个"平"和"健"应该怎么去翻译它呢? 益气补神,这个"益"和"补"它的区别又在哪里呢? 所以在翻译我们中医的时候,有时候有一些概念在我们汉语中间实际是有区别的,但是翻译成英语的时候就不是显得 distinct,不是那么明显。比如说这里我们讲的**滋、补、益**,现在在翻译中间大家都用 nourish 混着来用,其实这个滋、补、益在我们中医上是有侧重的,这个问题我们以后再讲到具体的翻译的时候再给大家来介绍。总之,中医翻译不仅仅是一门医学的翻译,我们在从事其他方面的科技、文学的翻译中也经常会涉及到中国医药保健知识的。所以大家不是学医的,了解了解中医药的基本知识以及其他知识的翻译,对于我们从事其他科技与文化、文学的翻译也是非常有益的。我知道我们在座的有的同学将来想写《红楼梦》的翻译比较研究,那你就得了解了解中医翻译,如果你不了解中医翻译你没办法去比较其中间的最经典最值得我们去比较研究的内容。这是中医翻译的一些最基本的知识,基本的一些概念和一些基本的发展,我简单地给大家介绍到这里。

下一节课呢,我们结合一些具体的翻译实践,翻译讨论来给大家介绍有关中医翻译的一些其他方面的发展,特别是一些基本方法和技巧的问题。这一节课我所谈到的几个概念,比如中医翻译,还有刚我提到的中西医结合的翻译,这几个词语的翻译问题希望同学们能够注意一下,能够深刻地理解和把握翻译的要求,好像这个**中西结合的翻译**我还没给大家介绍,在下课之前我给大家补充一下,大家了解一下,我们中国现在比较重要的三个医学体系,中医我们知道了 traditional Chinese medicine,西医 Western medicine 或者叫 modern medicine。那么中西结合究竟如何翻译,大家翻一翻中西医结合杂志或者中西医结合协会的有关材料,大家可能会发现他们对**中西医结合**的翻译是这样的:

Integrated traditional and Western medicine

我在做硕士研究生的时候,当时我的导师邵循道教授,他是我们国家医学英语的奠基人,他就跟我探讨过这个问题,中西医结合应该怎么翻译呢? Integrated traditional and Western medicine 这种中西医指的是合二为一,两者有机的结合。目前我们中医翻译和中西医结合发展的实际来看,似乎中医和西医很难合二为一,很难融合到一起,所以比较客观的情况应该是 combine。**中西医结合**应该是 combined medicine 或者是 combination of the traditional Chinese medicine and Western medicine。当然邵教授这个看法也是非常有道理的,在我们医学翻译界也有一些学者有类似的看法。

关于这个问题,我曾经在文献里面做过一些探讨,做过一些调研,我发现我们现在探讨这个问题我们应该如何翻译,似乎应该了解这个概念提出的一些历史背景以及当初提出这个概念的用意,最初赋予它的内涵。那么中西医结合这个概念,最初是根据毛泽东主席的一次讲话提出来的,毛主席说:"中医是一个伟大的宝库,应该加以挖掘和提高。"毛主席还讲到应该吸取中医和西医的精华,创造我们中国的新医学,后来周总理又根据毛主席的论断对中西医结合进行了一次论述,实际上周总理这个论述也是为了创造中国新医学的目标来的，也认为中西医结合应该是吸取中医和西医的精华，努力创造中国第三医学。所谓的第三医学，就是我们的中医一门医学和西医一门医学，把二者精华部分结合起来创造另外一门医学就叫中西医结合。根据这个论述和定义，特别是在 20 世纪 50 年代医学界人们对中西结合理论体系的构建以及实践的探索以及政策方面的规定来看都是为了创造中国第三医学的目标去努力的。

当然我们说一门新医学的创立也不是一蹴而就的。从目前来看，中西医学没有能够有机地结合在一起，从临床上从实践上来看，只是西医诊断中医治疗而已，所以从目前这个情况来看，似乎它仅仅是一个 combine。但从人们最初构建这个学科的出发点和良好的愿望来看，它应该是 integrated。所以今天我们翻译中西医结合我们还应该遵循它原始的内涵，原始的这种 intention 对它进行翻译，从这个角度来讲，把它翻译成 Integrated traditional and Western medicine 是比较客观的。

在几年之前我曾写文章也提到，在这个 traditional 后面一定要加上 Chinese，如果不加 Chinese 就没有限定了，因为各个民族各个国家都有自己的传统医学，所以中西医结合比较理想的译法应该是 Integrated traditional Chinese and Western medicine。当然这里的 Western 也可改成 modern，但从目前这种实践来看，人们一直沿用的是 Western。所以我觉得把它调整为 Integrated traditional Chinese and Western medicine 表达得比较完整。

2007 年世界卫生组织西太区颁布了该组织所主持研制的一个传统医学名词术语的国际标准化方案，这里讲的传统医学实际上就是中医，因为它里面收集所有的术语都是英汉对照的，包括里面的一些汉方医学、四象医学都是来自于中医。那么在这个方案中间，我很欣慰地发现，他们倒接受了我的提议，把中西医结合翻译成 Integrated traditional Chinese and Western medicine。那么这个概念表达比较完整，也有一定的限定，不是那样的宽泛。这是中西医结合这个概念。

当然，**中西医结合**，现在有的机构、有的杂志翻译成 integrative medicine，这主要受西方结合医学的影响。比如说现在上海中西医结合协会所主办的一个杂志名称叫中西医结合学报，在这个杂志中西医结合就用成了 integrative medicine，这也算是与世界与国际接轨的一种做法吧。但是主流的、通常的一般的中西医结合的翻译还是 Integrated traditional Chinese and Western medicine。

好，今天我们就先讨论到这里。这里面涉及到的几个基本概念的英文翻译，希望大家能够加以掌握，我们每一节课会介绍一些基本概念，如果大家把这些基本概念都掌握了，经过这一学期的学习，我们会将我们中医中最核心的概念和用语的英文翻译都加以掌握，这样对我们今后的学习就比较便当了。几年前，我曾发表了一篇关于如何翻译"中西医结合"的文字，今天也带给大家，供大家课后参考。好，今天就到这里，下课。

附：从"中西医结合"之名的英语翻译谈起

1 "打草惊蛇"——佳话一段引出来

我在《中西医结合学报》发表了《从"中医"名称的英语翻译谈翻译中的"信"与"不信"》以后，引起了一些故旧的关注。老友焦村先生寄来书信一封，戏称此文"打草惊蛇"，把他这个蛰伏了多年的"老蛇"引出了洞。

拙文之末引用了朱熹的诗《春日》，欲借"等闲识得东风面"来阐述自己对于理解的感悟，用"万紫千红总是春"说明表达手法之变化莫测，但万变不离其宗，即不能背离"信"的要求。正如《孙子》所言："微乎微乎，至于无形，神乎神乎，至于无声，故能为敌司命。"如果我们将此言之"敌"改为"译"，译事名形虚实则可以一贯之。

焦村先生在其信中也引用了一首诗来说明他对有关问题的看法。他说:"《孙子》曰:'备前则后寡,备后则前寡,备左则右寡,备右则左寡,无所不备,则无所不寡。'阁下所备,可谓无微不至,然则寡与不寡,未可定矣!《春日》固为一备,《晚春》犹可屈敌。"

焦村先生所说之《晚春》为韩愈所作,全诗如下:

> 草木知春不久归,百般红紫斗芳菲。
>
> 杨花榆荚无才思,惟解漫天作雪飞。

我知焦村先生是在委婉地批评我眼光之短浅,这也是他一贯的刀斧手法。我虽然在那篇文章中洋洋洒洒地纵论横述了求"信"之种种,但终究是井蛙谈天,一管之见,实在是"备前则后寡,备后则前寡,备左则右寡,备右则左寡"。如此自然将"百般红紫斗芳菲",误以为"漫天雪飞"。这自然是杨花榆荚之见!

焦村先生暗批一笔之后,又使出"逼蛇出洞"之招。他说:"《孙子》云:'兵者,诡道也。'译事,诡之诡道也。子木喻阁下'钟馗之类'也。钟馗在世,必不惧'诡'。"子木先生的确曾说我是"钟馗之类",但那是当年游太白山时论聊斋的戏言。其实即便焦村先生不"逼蛇出洞",我也要继续坐井观天,喋喋不休自己之一管之见。即使如杨花榆荚那般"无才思",也要继续品头论足如"漫天雪飞"般的"百般红紫斗芳菲"。我回复焦村先生,坦言本期之"一管之见"为漫谈"中西医结合"名称的英语翻译问题,愿与先生再赏《春日》之融融,再辨《晚春》之纷纷。

焦村先生说:"善译者,致语而不致于语。形意音势俱佳者,善之善译也。"就是说,善于翻译的人,必然要善于驾驭语言,而不是处处受语言的牵制。好的译作,应该是形式、内涵、音韵和气势都得体合俗,能达到此种要求的翻译,自然是最佳之作。我完全赞同先生之言,并以此为参谨小慎微地开本篇讨论之端,以求"善之善译"。是否如此,还请读者诸君与先生"明辨之"。

2 幽默滑稽——绝妙佳译说开来

在谈论"中西医结合"一名的翻译之前,我想先插一曲,谈谈"幽默"一词的翻译问题,从中引申出翻译中的一个神乎其神的变数,由"变"("变"者,因时、因事、因人而异之宜也)而及"数"("数"者,"术"、"法"、"矩"之谓也),由"数"而观"变",以"变"应"数",以"数"统"变"。如此,则万变不离其宗;如此,则"数之可十,推之可百"。

孔子说:"众恶之,必察焉;众好之,必察之。"就是说大家都厌恶的人,一定要切身考察是否属实;大家都喜欢的人,也一定要切身考察是否属实。在翻译的研究和实践中,也应该如此。要从实际出发,要具体问题具体分析,不能人云亦云,不加分析。

在翻译界,经常会出现这样的现象:一个概念的翻译一开始有这样那样的译法和看法,译者为此争论不休。然而随着时间的推移,争论的结果常常是不以人的意志为转移。"幽默"一词的翻译就是这样。今天的读者很少会意识到"幽默"是个外来词语,而且是个音译的外来词语。当初在翻译英语的 humor 一词时也曾经出现了各种不同的译法。未曾料到的是,最后音译的"幽默"居然独占鳌头,很快为民众所接受。

"幽默"这个译法是近代译家林语堂的杰作。林语堂在致友人的信中,对"幽默"一词的翻译作了比较详细的介绍。当时有人不喜欢"幽默"这个译法,提议将 humor 译为"语妙"。其实译为"语妙"似乎也有道理,但听起来不如"幽默"之回味性强。所以林语堂说,此译法虽然"语出天然,音韵本相近,诚有可取",但"幽默已成口语,不易取消,然语妙自亦有相当用处,尤其是做形容词"。他进一步分析说,"语妙"含有口辩随机应对之义,近于英文之wit。而"幽默"二字本是纯粹译音,所取于其义者,因"幽默"含有假痴假呆之意,作语隐谑,令人静中寻味,果读者听者有如子程子所谓"读了全然无事"者,亦不必为之说穿。此为牵强说法,若论其详,humor 本不可译,惟有译音办法。

有人也许会问,汉语中就没有与 humor 相当的表达法吗？类似的当然是有的,但语义却与之不尽相同。正如林语堂所言:"华语中言滑稽辞字曰滑稽突梯,曰诙谐,曰嘲,曰谑,曰疟浪,曰嘲弄,曰风,曰讽,曰消,曰讥,曰奚落,曰调侃,曰取笑,曰开玩笑,曰戏言,曰孟浪,曰荒唐,曰挖苦,曰揶揄,曰俏皮,曰恶作谑,曰旁敲侧击等。然皆或指尖刻,或流于放诞,未能表现宽宏恬静的'幽默'意义,犹如中文之'敷衍'、'热闹'等事亦不可得西文正当译语。"

林语堂之言说得极是。但这并不是说中国人没有幽默感。其实我们中国人自有其幽默特点。近的相声、小品不说,单从汗牛充栋的古籍中,我们就可找出很多实例来。如郑人谓孔子独立郭门,"累累若丧家之狗",子贡以实相告,孔子欣然笑曰"形状,末也,而谓似丧家之狗,然哉,然哉!"此乃孔子之幽默。

其实幽默不独圣人所具,中国古代一般的文人学士也多具幽默之感,如苏东坡,如袁子才,如郑板桥。他们既能洞察人间世情,又能从容不迫出以诙谐,虽无幽默之名,已有幽默之实。但是,中国人的"幽默"自有中国味的"幽深"和"诡默",又非 humor 所能涵盖。不仅中国人的"幽默",就是中国人的一笑一颦所传递的内涵也常常是当事者可感可悟,却又且朦且胧。比如说孔子思想中的"仁"到底指的是 benevolence、humanity 还是 manhood;"义"的含义究竟是 justice、right 还是 righteousness;"礼"的内涵是 ritualism、courtesy 还是 good-form,抑或 social-order？

"幽默"一词的翻译颇具启发意义。一词、一名之译,看似简单平常,其实蕴涵至理,不可不仔细推究。然而由于文化的差异,这种推究往往使很多译者无法深入探微。如美国人詹姆斯·来兹在翻译儒家经典时,将孟子的"天时不如地利,地利不如人和"译为：Opportunities of time (vouch safety) Heavens are not equal to advantages of situation (afforded by) the Earth, and advantages of situation (afforded by) the Earth are not equal to (the union arising from) the accord of men。如果将其英文译文翻译成汉语,就是:天所惠赐的时间上的机会不如地所提供的形势上的好处;而地所提供的形势上的好处不如人的团结一致。将译文所表达的意思与原文所蕴涵的思想加以比较,差异显而易见。其实"天时不如地利,地利不如人和"的基本意思是说:The weather is less important than terrain, and the terrain is less important than the army morale。更有甚者,将孟子的这句话逐字逐句地译为:Sky-times no so good as ground-situation; ground-situation not so good as human harmony。表面上译得丝丝入扣,实则刀砍斧凿,犹如运输人员野蛮装卸货物一样。

子木先生在谈到这个问题时,曾有过精彩的论述。他说:"这样的硬译确如野蛮装卸一样。而翻译人员则应该像一个军队的排头兵一样,要逢山开道,遇水架桥。不能遇到险境之后自己退缩一边作壁上观,眼睁睁地看着大军开往深渊。就是开道架桥,也要仔细勘察地形,设计图纸,组织施工,而不能盲目从事。这一点翻译人员尤其要注意。"

我在谈到"中医"名称的翻译时,提到了其间所反映的各种问题。其实这些问题与上面谈到的这些翻译问题虽非同一,却也十分相似,很值得我们从事翻译的人员认真分析和思考。"幽默"的翻译想想确实幽默,许多翻译人员苦思冥想,百般搜求,哪知最终竟然为大家所接受的是所谓的"不译之译"。这真应了辛弃疾的《青玉案》:众里寻他千百度,蓦然回首,那人却在,灯火阑珊处。

3 言归正传——百川交错海归来

关于翻译的动与机,焦村先生曾用《孙子》关于势与节的论述加以总括。《孙子》说:"激水之疾,至于漂石者,势也;鸷鸟之疾,至于毁折,节也。是故善战者,其势险,其节短。势如扩弩,节如发机。"湍急的水奔流而下,可以冲石而走,这就是"势";鸷鸟迅飞猛击,捕杀小鸟,这就是"节"。善于指挥作战的人,就能造成惊险的势态,发出短促的节奏。其惊险之势如同张满的弓弩,短促的节奏就像击发弩机一样。如果我们将这里的"战"换成"译",其"势"与"节"亦是理在其中。在全面理解原文的基础上,如何下笔行文,这就是"势"。文行至何处?笔收于何方?这就是"节"。

在翻译中这方面的例子不胜枚举。这里我想以"中西医结合"这个名称的翻译为例,向读者诸君介绍一下这方面的情况。

粗粗一看,也许有人觉得"中西医结合"这个名称似乎并不是很难翻译。"中医"现在一般译作 traditional Chinese medicine,"西医"自然是 Western medicine 或 modern medicine,"结合"当然要译为 combine 了。这样组合起来不就可以了吗?难道还有什么特别之处吗?

这个见解其实也是不错的,事实也的确如此。但是在实际翻译中还是引发了一些问题。这些问题主要表现在"结合"一词的翻译上,一般人很自然地将"结合"翻译成 combine,而且也不会认为有什么不妥。然而如果我们翻一下中国中西医结合学会主办的《中国中西医结合杂志》,便会发现其对"结合"的翻译并不是 combine,而是 integrate。"中西医结合"被译为 integrated traditional and Western medicine。这就引起了学术界的一些争议。

争论的焦点自然是在 combine 和 integrate 两个词的用法上。在英语语言中,combine 的意思是 cause things to join or mix together to form a whole,即使物件结合或混合形成一个整体,如 Combine the eggs with a little flour and heat the mixture gently。其意思是说把鸡蛋和少量面粉调匀,用文火加热。integrate 的意思是 combine something in such a way that it becomes fully a part of something else,即将某事物与另一事物结合起来,使其完

全成为另一事物的一个组成部分。换句话说，combine 的意思是二者的结合，而 integrate 的意思则是合二为一。因此一些学者认为将中西医结合之"结合"译为 integrate 不符合中西医结合的实际。从目前的中西医结合的发展来看，所谓的"结合"在很大程度上是西医诊断，中医治疗。这个"结合"显然是 combine 而不是 integrate。所以认为将"中西医结合"译作 combined traditional and Western medicine 才符合中西医结合的实际。

这个看法似乎是有道理的。众所周知，中西医是完全不同的两个医学体系。二者在疾病的防治中联合使用是可能的，但二者合二为一显然是不可能的。多年来的中西医结合理论研究和临床探索也清楚地说明了这一点。将中西医合二为一，这的确是不可能的。所以那种认为应该将"中西医结合"译作 combined traditional and Western medicine 才符合中西医结合的实际的看法，听起来的确有道理。

但事实并非如此简单。

要搞清楚这个问题，首先必须了解"中西医结合"的原始含义。"中西医结合"这一概念是毛泽东主席 1956 年"把中医中药知识和西医西药的知识结合起来，创造中国统一的新医学新药学"的讲话之后，在我国医药界逐步约定俗成的。随后周恩来总理在一次讲话中对"中西医结合"作了进一步的阐释，指出"中西医结合"指的是吸取了中医和西医的精华而创建的另外一种医学体系，即所谓的中国第三医学，其他两种医学分别是中医和西医。

应当指出，"中西医结合"由方针政策到医学科学概念的过渡，是一个极为复杂和严肃的医学科学问题，最终能否按照人们的初衷而构建还是个未知数。但是按照毛泽东主席和周恩来总理最初对"中西医结合"的阐述和早期医药界对其进行的理论研究，"结合"译作 integrate 无疑是恰如其分的。然而，从当前中西医结合的实际来看，"结合"译作 combine 似乎更切合实际。孰是孰非似乎还得看"中西医结合"今后的发展方向。

　　既然"中西医结合"的内涵还有待明确,那么其翻译究竟该如何把握呢?

　　子木先生在谈到这个问题时说:"目前关于新医学的创建问题,医学界和哲学界还在争论之中,定论短期内显然是不会有的。在这种情况下,似乎还是按照'中西医结合'的原始含义翻译为妥。"这样看来"中西医结合"似乎应译作 integrated traditional Chinese and Western medicine 才较为完整。

　　有的读者也许会问,为什么要在原译语之中加上 Chinese 一词呢?

　　这是对概念的修饰与限定所需之故。如果没有 Chinese 的修饰,traditional 一词的语义便没有限定了。因为不但中国有传统医学,其他国家和民族也有传统医学。这里 Western 也可以改为 modern。中国人习惯上将与中医对应的现代医学称为"西医",但现代医学并非西方所独有。它虽然源于西方,却是在世界范围内形成和发展起来的,是世界医学界和科学界共同努力的结果。所以现在国际医药界多称其为"现代医学"(modern medicine),以别于各国固有的民族医学。

　　谈到这里,读者也许会问,"中西医结合"是不是一定要如此翻译呢? 有没有例外的情况呢?

　　上面谈到的都是一般情况,例外情况和特殊情况也是常有的。比如同样是"中西医结合"杂志,中国中西医结合学会的会刊《中国中西医结合杂志》的英文名称是 Chinese Journal of Integrated Traditional and Western Medicine,而上海市中西医结合学会的会刊《中西医结合学报》的英文名称却是 Journal of Chinese Integrative Medicine。

　　二者有何不同呢? 我个人的看法是,前者采用的是对中西医结合的传统翻译,而后者则综合了近年来国际结合医学的发展因素,采用了更为国际化的表述方式。但二者所表述的对象却没有什么根本的不同。这种在翻译上的不同表述倒是值得注意的一个动向。一个概念或名称的翻译固然要遵循"名从主人"的原则,但翻译的根本目的是为了促进国际间的交流,为了达到这一根本目的,翻译时就不能忽略国际间相关领域的发展。翻译的原则应该遵守,但也要灵活把握,不能一成不变,要因时、因地、因人制宜。

在翻译上,一成不变的原则或方法其实是不存在的,但一般译者有时会忽略这一点,翻译对号入座显得不够灵活。比如"中西医结合"这个概念也不总是只有 integrated traditional Chinese and Western medicine 一个翻译模式。在实际翻译中,这个概念完全可以灵活处理。比如"我们一般采用中西医结合的方法治疗慢性肝炎"这句话如果在临床教学或交流中,可以简单地译为:We usually treat chronic hepatitis with(traditional)Chinese medicine and Western medicine。"中医"一般译为 traditional Chinese medicine,但在一般的交流中,特别是在与西医作为比较或有西医相衬托的时候,可以简单地译为 Chinese medicine,因为交流的双方都很清楚其具体所指。再比如说"最好采用中西医结合的方法来治疗这种疾病",可以译为:It's better to use both Chinese medicine and Western medicine to treat this disease。这样的翻译便于交流双方能及时准确地了解对方所传递的信息。对于翻译者来讲,灵活处理词法与句法的关系,具体应对专业与通俗的差异,就如指挥千军万马的将帅一样,只有运筹帷幄于分寸之间,才能决胜于千里之外。

4 举一反三——变常玄机化中来

法缘先生说:"译学之中,常中有变,变中有常,常变常新,常新常变。不晓此理,难明译道。"上面谈到的"中西医结合"一名的翻译,或多或少地体现出了这样一个翻译理念。但"常"与"变"的关系说起来容易,行起来其实并不容易。有译事经验者,大约都会感同身受。

的确,翻译中始终如一的情况基本是没有的。语言之妙,就在于它的变化无端,有时一个概念在一种语言中的不同场合没有什么变化,但在另外一种语言中却有各种不同的说法。在翻译时,译者当然要注意到这一点,不然就不能很好地转达原文之意。比如英语中的 play 一词翻译成汉语时,在不同的场合就应该采用不同的译法,不然就不符合汉语的习惯。play chess 是下棋;play tennis 是打网球;play football 是踢足球;play on the piano 是弹钢琴;play on the flute 是吹笛子;play on the flames 喷水灭火;play upon words 是用双关词作诙谐语;play with a toy 是玩玩具;play with dice 是掷骰子;play ducks and drakes with one's money 是挥霍无度;play truant 是逃学;play away one's time 是虚度光阴;play guns on a fort 是向要塞发炮;play high 是豪赌;play fair 是公平竞争;play foul 是行为卑鄙;play at soldier 是假装军人;play in a drama 是演戏剧;play a part 是扮演一个角色;play one's part well 是克尽职守;play a double game 是欺诈;the fountain plays 是说喷泉喷水了。

不仅英语如此,我们的汉语也是一样。如汉语的"上"翻译成英语时,就有很多不同的说法。体育比赛中的上半场是 first half;上半天是 morning;上苍是 Heavens;上等是 first-class, first-rate;上课是 attend class, go to class;上联是 the first line of a couplet;上层建筑是 superstructure;上年纪是 be getting on in years, be stricken in years;上任是 take up an official post, assume office;上台 go upper onto the platform, appear on the stage 或 assume power, come to power;上下文是 context;上香是 burn joss sticks (before an idol or a spirit tablet);上刑是 put to torture, torture, severe punishment;上学是 go to school, be at school;上旬是 the first ten-day period of a month;上演是 put on the stage，perform;上瘾是 be addicted（to something），get into the habit（of doing something）;上映是 show（a film），screen;上涨是 rise，to up;上账是 make an entry in an account book，enter something in an account;上阵是 go into battle，take part in a match，pitch into the work;上肢是 upper limbs;上座是 the seat of honour;等等。

　　类似的情况在中医上也是很多的。如"天"在《黄帝内经》中就有许多不同的含义。在"积阴为天，积阳为地"（Accumulation of Yin forms the sky and accumulation of Yang forms the earth）（《素问·阴阳应象大论篇第五》）中，"天"指 sky 或 heavens，与"地"（earth）相对;在"自古通天者，生之本，本于阴阳"（From ancient times it is believed that the root of life lies in the communication with Heavens-Qi and such a root itself lies in Yin and Yang）（《素问·生气通天论篇第三》）中，"天"指 nature;在"承天而行之"（Act in accordance with the movement of the celestial body）（《素问·气交变大论篇第六十九》）中，"天"指 movement of celestial body;在"天有冬夏，人有寒热"（In the natural world there exist the seasons of winter and summer and in the human body there manifests the signs of cold and heat）（《灵枢·邪客第七十一》）中，"天"指 weather;在"天不足西北，故西北方阴也"（The heavens is deficient in the northwest and that is why the northwest is cold）（《素问·阴阳应象大论篇第五》）中，"天"指 Qi of Heavens;在"意者天之为人生风乎?"（Does it mean that the heavens produces different kinds of wind for different people?）（《灵枢·五变第四十六》）及"天之罪与?"（Is it the mistake of the heavens?）（《灵枢·本神第八》）中，"天"指 dominator 或 governor;在"成而登天"（When growing up，

Yellow Emperor came to the throne)(《素问·上古天真论篇第一》)中,"天"指 throne;在"真气者,所受于天"(The Genuine-Qi comes from the prenatal essence.)(《灵枢·刺节真邪第七十五》)中,"天"指 prenatal essence;在"腰以上为天"(The part from the waist upwards is the upper part of the body)(《灵枢·经水第十二》)中,"天"指 upper part of the body from the waist;在"三候者,有天有地有人也"(The three divisions includes the parts called the Heavens,the Earth and the Man respectively)(《素问·三部九候论篇第二十》)中,"天"指 upper region (among the three regions for pulse taking examination);等等。

类似情况在中医上应该还有很多,这就要求译者在翻译时必须时时小心谨慎,稍有疏忽便可能酿成大错。钱锺书先生在其《谈艺录》中,记录了 Lessing 剧本 Emilla Galotti 第一幕第四场中的一段话:"倘目成即为图画,不须手绘,岂非美事。惜自眼中至腕下,自腕下至毫颠,距离甚远,沿途走漏不少。"这段话虽然谈论的是绘画,但对于翻译也有异曲同工之妙喻。

5 冷眼向阳——是非曲直看未来

文章到此该是结尾了,然而所讨论的问题似乎还在眼前起伏飘落。

《尚书》说:"惟明克允。"对于司法部门来说,只有明察秋毫,才能秉公断案。对于翻译人员来说,只有明确原文之义,才能翻译准确。然而要明确原文的含义,有时仅仅考虑到有关学科现实的发展还是不够的,还要考虑到其发生发展的历史轨迹。即在翻译的过程中,需要对文本所涉及学科的历史发展过程有一个基本的了解,这样才有利于全面掌握有关概念的实际内涵。"中西医结合"名称的翻译之争,实际上在一定程度上反映了译者对这一名称的原始内涵及其演变过程的了解和理解。

法缘先生说:"译事不易,译人下笔需慎之又慎,如此方可消讹除误。"这确是至理之见。在《尚书》中,帝舜曾对伯夷说:"夙夜惟寅,直哉惟清。"[6]即要求他为政早晚都要恭敬,为人正直才能心里清明。译人也应如此,要兢兢业业于译事,字斟句酌于译文,这样在翻译时才能做到心明、义明、文明。

然而要做到这一点,仅靠苦思冥想或死记硬背高深莫测的翻译理论,是没有多少帮助的。重要的是要有一个实践的环境和实践的精神。正如鲁迅先生在谈到文艺创作时所说的那样:"读书人家的子弟熟悉笔墨,木匠的孩子会玩斧凿,兵家儿早识刀枪,没有这样的环境和遗产,是中国的文学青年的先天的不幸。"没有这样的环境和遗产,也同样是学习翻译和研究翻译者的先天之不幸。但这样的先天不足,是可以通过自身的不断努力而得以补充的。

写到这里,想起了北宋诗人王令的《送春》:

> 三月残花落更开,小檐日日燕飞来。
> 子规夜半犹啼血,不信东风唤不回。

如果我们译者也有子规的坚定信念和不懈努力,就一定能唤回译事的"东风",即正确理解,贴切表达和不二意境。

作业
一、术语翻译

1. 舒筋止痛

2. 宣痹止痛

3. 和营止痛

4. 化[祛]瘀止血

5. 和络止血

6. 止血定痛

7. 通络下乳

8. 和[通][活]络

9. 和营通络

10. 宣[通]痹和络

二、语句翻译

1. 金木者,百姓之所以兴作也。

2. 土者,万物之所资生,是为人用。

3. 五行学说是中国古代的一种朴素的唯物主义哲学思想。

4. 五行学说认为,宇宙间的一切事物,都是由木、火、土、金、水五种物质元素所组成。

5. 五行学说认为,自然界各种事物和现象的发展变化,都是这五种物质不断运动和相互作用的结果。

6. 五行学说认为,天地万物的运动秩序都要受五行生克制化法则的统一支配。

7. 五行学说用木、火、土、金、水五种物质来说明世界万物的起源和多样性的统一。

8. 自然界的一切事物和现象都可按照木、火、土、金、水的性质和特点归纳为五个系统。

9. 五行学说中的五个系统乃至每个系统之中的事物和现象都存在一定的内在关系。

10. 五行学说认为,大千世界是一个"变动不居"的变化世界,宇宙是一个动态的宇宙。

三、学习总结

第 43 课　"中医"与"中西医结合" 相关语句的翻译

同学们,早上好。

上一次我们谈到了中医翻译这门学科,这门课程的一些基本情况,以及两个重要概念的英语翻译问题,一个就是**中医**,我们把它翻译成:

Traditional Chinese Medicine.

我们也谈到了为什么这么翻译,它的发展历程是怎么样的。第二个就是**中西医结合**,在我们国内中西医结合,特别是中西医结合协会,在其有关的杂志,有关的学术论著中把这个名称翻译成:

Integrated Traditional and Western Medicine.

考虑到各个民族各个国家大多都有自己的传统医学,所以,我们建议在这里加上 Chinese,也就是说,把这个中西医结合我们应该翻译成:

Integrated Traditional Chinese and Western Medicine.

这样它的内涵和外延都有了一定的限定,才能比较完整地表达我们中国独有的这门医学体系的实际内涵。

从今天开始,我们具体地来介绍,来操练中医翻译的基本问题。上次讲到我们不打算专门来谈理论问题,我们是通过翻译实践来探讨翻译中的一些理论问题,也就是通过实践来让大家感悟、体会所有理论问题。

我们中医这门学科是一个庞大的领域,涉及到内、外、妇、儿等等各个方面的问题,也涉及到理论和临床的问题,也涉及到一些文献以及其他相关学科的问题,那么我们这门课从哪里谈起呢？我们就从中医的基本理论谈起。因为在中医翻译中,我们所遇到的一些基本的问题都是和中医的基本理论有关系。在中医众多的术语中,最核心的术语也就是和中医的基本理论有关的概念和用语。而中医翻译中间目前争论最大的标准化,最具挑战性的一些术语,也是和中医的基本理论有关的。所以只要我们了解了中医基础理论相关概念和相关表达法的翻译,并且能够比较熟练地用英语来表达有关中医基础理论的一些论述,我们在翻译中医相关其他领域文献和 writing 的时候,我们就有了一定的基础,不能说迎刃而解,但起码我们有了一定的实践基础,有了一定的实践指南。

在我们中医院校中目前使用的教科书中间有关中医基本理论,我个人觉得比较好的、比较简洁明了,而且逻辑性比较强的就是五版教材,所以我想我们这门课接下来的讨论和介绍也就是围绕着我们五版教材所论述的中医基本理论的相关内容来展开我们翻译的探讨。

今天我们先来看一看有关我们中医理论的基本发展历史以及它的一些特点。通过对这一方面的回顾,我们来探讨一下相关问题的翻译。我们在谈到中医的时候,我们有一句非常流行的话,也是我们教科书中的话,是这样描述中医的。中医是什么,宏观的来讲我们说**"中医药学有着数千年的历史,是中国人民长期同疾病作斗争的极为丰富的经验总结,是我国优秀文化的重要组成部分"**。这是一句话,那么我们在翻译的时候,我们拿到了一句汉语我们先不要急着下笔就去翻译,首先我们对这句话从语义到结构方面要进行一个分析,那么从语义上分析就是这句话他表达了几层意思,从结构上分析这一句话他的主语是什么,他的谓语是什么,他的宾语是什么,那么这些成分搞清楚有利于我们布局译文。首先我们看看这句话他的语义有哪些层次，在这里这一句话，是一句话但表达了三方面的内容。第一是说中医药学有着数千年的历史。讲它的历史，我们可以把它作为一个语义单位，也就是说我们可以把它作为一个简单的句子来翻译。那么昨天我们也讲到中国医药学，实际上就是中医的一个比较规范的、比较完整的表述方法。我们平时讲的中医是对中国医药学的一个比较简洁的表述法，**中国医药学**我们可以简单地说，就是Traditional Chinese Medicine。当然我们昨天也讲了，这里药一定要把它翻译出来 Traditional Chinese Medicine and Pharmacy，似乎也未尝不可。但从简洁化的角度来讲，似乎我们在翻译的时候用的词要 **the fewer，the better**，用词越少，表达的意思也同样完整。这种翻译是比较可取的了，是一种 **ideal translation**。

中国医药学有着数千年历史，我们把它作为一个语义单位，作为一个 simple sentence 来翻译，其实也蛮简单的。我们可以说：

Traditional Chinese medicine has a history of thousands of years.

当然这里我们也见有的译者用一个词 enjoy，将其译作：

Traditional Chinese medicine enjoys a history of thousands of years.

这种译法也可以。**对一句话的翻译我们可以从不同的角度、不同的切入点对其进行不同的解读和翻译。所以一句话的翻译我们可以有不同的形式，大家不要拘泥于一个格式。**我注意到我们在上课的时候，我们同学把我们讲题的例句认真地抄下来，然后下去背，遇到这句话，马上就反映出我们课堂上的这个 model。这也是学习的方法，但这个似乎有些刻板了。那么在课堂上大家通过我们分析一句话的翻译，给大家提供一个或两个 model，这只是对大家思路上的一个引导，那么大家在以后的翻译中间，可以借鉴这种思路,但也不必完全的 copy。当然我们说可以有不同的翻译方式,但有一点大家要注意,意思要表达正确,不能歪曲了原文的意思,这是第一层意思。

那么第二层意思,说的是**中国人民长期同疾病作斗争的极为丰富的经验总结**。这句话的第二层意思是怎么来的,是中国人民长期对疾病作斗争的经验的一个总结,就形成了我们中医理论体系。那么在这里,我们也可以把这一层意思看作是一个简单句,来对它进行一个简单的翻译。那么这句话主语是什么呢? 当然还是**中国医药学**,traditional Chinese medicine。**同疾病作斗争**,那么如果我们直观的把它翻译成 to fight against disease,to struggle against disease,也是可以的,也能够理解。当然如果你能够表现得中性一些,不带有那么多的感情色彩,那么把它翻译成 to deal with disease,或者 to treat disease,甚至我们可以说 to explore how to treat or how to reveal the pathogenesis of diseases,都可以。那么这个**经验总结**,经验当然是 experience,总结我们可以翻译成 summary, summarization。但是在实际翻译中间我们也不必要字字对译,比如这里这个总结,我们也可以用一个 collection。比如说,可译为:

It is a collection of Chinese people's experience in fighting against diseases or in struggling against diseases.

当然有的人把这个总结也用一个蛮漂亮的词语来翻译crystallization,即结晶。

Now traditional Chinese medicine is a crystallization of Chinese people's experience in fighting against diseases,当然这里还有个词,长期 long term,如果我们把这些词语完整地组合在一起,那么这句话可以这样翻译,因为前面有 Traditional Chinese medicine has a history of thousands of years。这个 traditional Chinese medicine 已经出现了一次,第二句话中间我们可以用一

个代词 it，traditional Chinese medicine 就可以不要出现了。

It is a crystallization of the rich experience of the Chinese people in their long term struggle or fight against diseases，这是第二层意思。

第三层意思是说，**是我国优秀文化的一个重要组成部分**。那么在我们汉语中我们说我国优秀的文化，我们听起来非常的振奋，非常地自豪，但是如果翻译成英文的时候我们有没有必要把这个优秀 excellent，一定把它翻译出来吗？有时候倒不一定，我们可以通过其他一些手法把这个词语，这句话翻译显得更加中性一点。因为我们翻译中文是给外国人看的，因为我们说每个民族都有自己的文化，每个民族的文化都是优秀的。就文化来讲其实是没有强弱之分的，只有国家经济国力有强弱之分。但是就民族来讲，就文化来讲，是平等的，没有一个优劣之分。过去在西方为中心的这样一些思潮下，形成了这样一种西方文化，好像西方文化是最优秀的先进的，其他地区、其他地方的民族的文化特别是经济比较落后的一些地区和国家的文化，也是落后的。其实这个也属于大国沙文主义，也是我们反对的。所以这句话我们可以这样处理一下，这句话出现了两个词，一个叫优秀，一个叫重要。

是我国优秀文化的重要组成部分，当然我们从字面上可以把它翻译成：It is an important part of the excellent Chinese culture or of the excellent culture in our country。这从字面上来翻译似乎是这样的，那么这里也出现了一个词"我国"，那么这个是我们关起门来自己讲，我们编的教科书，或者我们在我们国内，我们进行演讲、进行介绍的时候"我国，我国"。那么如果我们在对外介绍的时候，我们还是用一个中性的词语 China 就可以了，或者 Chinese culture。因为外国读者不是我们的国民，所以他们看到这个 our country 似乎有点排异的这样一种感觉吧，所以这句话我们可以这样翻译：

It is an important part of the Chinese culture or of traditional Chinese culture.

中国传统文化,它的先进性,它的优越性,它的优秀,它的杰出是不言而喻的。我们国家历史上的四大发明对世界历史文明的影响,我们国家的诸子百家的学说,我们的儒家学说,我们的道家学说,在西方在整个世界都是非常有影响的。所以中华文化的优秀性是不言而喻的。所以在这里我们可以稍微的高姿态点,把这句话采取中性的处理。在这句话的翻译上我们经常讲翻译的策略,这也是一种策略,**特别是在对外交流中间,我们避免以这种大国沙文主义的面目出现,特别是在谈到文化的时候,一方面我们要介绍自己文化的先进性,这样一种杰出、优秀、与众不同,即 uniqueness。另外一方面我们要照顾其他国外读者的这种情感,所以我们现在经常讲的 EQ(情商),其实我们在翻译的时候在选词、在布局、在考虑到句法修辞的时候,也要有这种情商的理念。**

因为我们翻译的目的是叫外国人读,要让他们理解,要让他们接受我们的一些文化理念,我们的一些价值观念。如果我们的这种手法,我们的策略不得当,让别人看了以后产生了一种反感,那么我们不就得不偿失了吗?我们翻译的目的就没有达到。

这是这一句话,我们把它划分成三个 semantic units,或者我们把它划分成了三个 simple sentence。那么分别把它翻译成三句话,这是一种处理方法,特别是像我们这个**初学者做翻译的时候,大家尽量用这种小句子,短句子,简单句来进行翻译。这样一方面我们可以比较完整地表达原文的意思,第二点我们能够有机地把握我们翻译中间的这种句法和词法的这种关系,也就说避免出现语法、词法、句法上的一些错误。**如果我们用一些复杂句,那可能一不小心就会出现一些疏忽,造成一些句法词法上面的错误。那么这句话我们把它合起来翻译成一个复杂句,翻译成一句话可以不可以呢?当然也是可以的。

比如说我们可以用一些插入语，来解决这个问题。比如说我们把后面的两部分，比如说我们用插入语，这里主语我们用 traditional Chinese medicine。再谈总结，即 a full collection of Chinese people's long term experience in fighting against diseases。然后再把这个优秀文化的一个重要组成部分也作为一个插入语，并列在经验总结之后，an important part of Chinese culture。然后谓语是 has a history of thousands of years。大家看，这一个很长的汉语句子，我们采用插入语的方式，仍然把它翻译成一个句子。当然我们还可以用从句的方式来处理，比如说这个主语我们仍然用 traditional Chinese medicine，比如说我们用一个非限定性定语从句，逗号，which has a history of thousands of years。然后这个谓语我们用个系表动词 be，is a full collection of Chinese people's long term experience in fighting against diseases and an important part of Chinese culture。那么我们是用一个从句，用一个非限定性定语从句把这句汉语仍然翻译成一句英语。

这里我们还可以用另外一种形式，用一个表示条件的状语这样一个成分来处理后面经验总结，重要组成部分。这个主体是中国医药学有着数千年历史，比如这句话我们可以这样来处理：

As a full collection of Chinese people's long term experience in fighting against diseases and an important part of Chinese culture, traditional Chinese medicine has a history of thousands of years.

这样翻译似乎也能够比较完整地表达原文的一个意思，所以从这句话大家可以看出，我们在翻译的时候可以多法并举，也就是可以用不同的方式、不同的方法来翻译同一个句子。当然**我们的翻译原则是不改变原文的基本意思**。以后我们在课堂上面讲到的例句的翻译，在这里我可以给大家提供一到两个翻译的方式,然后给大家一个 homework,大家下去后再用别的方式试试看还能不能不改变原文的内涵的情况下,把原文的基本意思翻译成相应的英文。通过这样的一个翻译实践,可以使我们比较好的,比较灵活地把握和应用所有翻译的技巧问题。这是第一句话,这也是我们讲到中医药的时候,讲到中医基础理论的时候常说的一句话。

今天的课就讲到这里,作业也布置给大家了,下课。

作业

一、术语翻译

1. 舒筋和[通]络

2. 通经止痒

3. 活[和]血调经

4. 和血安胎

5. 祛[化]瘀下胎[催产]

6. 化瘀通脑

7. 化瘀宣肺

8. 化瘀宽胸

9. 化瘀宽心

10. 化瘀和胃

二、语句翻译

1. 五行学说认为,世界万物是由木、火、土、金、水五种基本物质所构成,对世界的本原作出了正确的回答。

2. 五行学说认为,任何事物都不是孤立的、静止的,而是在不断的相生、相克的运动之中维持着协调平衡。

3. 五行学说不仅具有唯物观,而且含有丰富的辩证法思想。

4. 五行学说是中国古代用以认识宇宙,解释宇宙事物在发生发展过程中相互联系法则的一种学说。

5. 中医学把五行学说应用于医学领域,用以观察人体,阐述人体局部与局部、局部与整体之间的有机联系,以及人体与外界环境的统一。

6. 五行的特性,是古人在长期的生活和生产实践中,根据对木、火、土、金、水五种物质的朴素认识,进行抽象而逐步形成的理论概念。

7. 五行的理论概念,是用以分析各种事物的五行属性和研究事物之间相互联系的基本法则。

8. 五行的特性虽然来自木、火、土、金、水五种物质,但实际上已经超越了木、火、土、金、水具体物质的本身,而具有更广泛的涵义。

9. 木的特性,古人称之为"木曰曲直"。

10. "木曰曲直",指树木的生长形态,即其枝干曲直,向上外周舒展。

三、学习总结

第 44 课　翻译实例的分析总结

各位同学,早上好!

中医基础理论翻译是我们这门课的一个重要内容。我们在谈到我们中医的基本理论体系形成的时候,我们常用这样一句话来描述它,说:**在古代唯物论和辩证法思想的影响和指导下,经过长期的医疗实践,中医药学逐渐形成和发展成为独特的理论体系**。那么这个指的是中医药学理论形成过程中间吸收、接纳了什么样的哲学思想,也就是说受什么样的哲学思想的影响,我们知道中国医药学理论的基础也就是我们中国古典的哲学,中国古典文化。

在我国古典文化中,在古典哲学中,唯物论和辩证法对我们的中医影响非常大。那么我们来看看这句话的翻译问题。那么古代,上次讲到古汉语的时候,我也讲了翻译成 ancient times, ancient,可以。但是我们谈到文化谈到哲学谈到学术思想的发展的时候,我们可以用另外一个比较典雅的英语词语来翻译这个古代,就是 classical。比如说,我们说唯物论 materialism,古代唯物论 classical Chinese materialism。大家这里这个 Chinese 不要忘记了,这个唯物论是我们中国古代的唯物论,那么辩证法,大家注意这个"辩"里面是一个言字旁,在我们中医上我们辩证有两个词语,不了解我们中医的基本理论或者不熟悉我们中医翻译的实践的人,可能会出现一些 confusion。

比如我曾经见到有人把我们中医的辨证翻译成 dialectics。这就是一个误解,那么辩证法这个辩证是 dialectics。而我们中医这个辨证的辨,不是言字旁,它是一点一撇,它表示的是辨别的意思,辨识,所以常用的是 differentiate, distinguish。世界卫生组织在西太区做的标准,用的是 identify, identification。总之,无论 differentiate, distinguish, identify。都表示辨别的意思,和辩证法是不同的。

在古代唯物论和辩证法思想的影响和指导下,经过长期的医疗实践,中医学逐渐形成和发展成为一门独特的理论体系。那么在这句话中间我们在翻译的时候,我们先要把它的语义做一些调整,做一些梳理,哪一个是主体的,哪一个是伴随的,哪一个是主要的,哪一个是次要的。那么这句话大家看它的主体是中医药学逐渐形成和发展成为一个独特的理论体系。那么逐渐 gradually,形成和发展,这个形成和发展,从汉语来讲它的"形成"指 establish, establishment 或者 formation。"发展"指的是形成之后,又在不断地完善,所以发展可以是 develop,从"逐渐"这个副词来讲,它这个形成也是慢慢的,不是一蹴而就的。

所以这里这个形成和发展我们似乎可以用英语里面的 involve and develop 来表达,involve 形成,也有逐渐演化的意思。这个独特的理论体系,unique theory 或者 unique theoretical system,这句话的翻译我们可以先从后面进行翻译。那么前面的这一部分,在古代唯物论和辩证法思想的影响和指导下,知道它的理论基础,通过长期的医疗实践,知道实践是它的一个来源,我们把它这部分作为一个状语来处理。翻译时我们可以从后面开始进行翻译,也可以从前面开始翻译。比如,我们从后面开始来翻译,我们可以这样说:

Traditional Chinese medicine has gradually involved and developed into a unique system of medicine.

成为一门独特的理论体系,即 has developed into a unique system of medicine under the guidance and the influence of classical Chinese materialism and dialectics after a long term clinical practice。

这两部分,我们也可以把它分别插入到第一句话的不同地方,比如说通过长期的医疗实践,我们可以把它插入到"中医学"这里,我们可以这样来处理:

Traditional Chinese medicine，through long term clinical practice，gradually involved and developed into a unique system of medicine under the guidance and the influence of classical Chinese materialism and dialectics.

这句话我们可以从前面来翻译:

Under the guidance and the influence of classical Chinese materialism and dialectics，traditional Chinese medicine，through long term clinical practice，has gradually involved and developed into a unique system of medicine or medical theory.

这是这一句话。当然我们也可以把这个通过长期的医疗实践放在句子开头:

Through long term clinical practice，traditional Chinese medicine，under the guidance and the influence of classical Chinese materialism and dialectics，has gradually involved and developed into a unique system of medicine.

这个意思也是比较完整的。谈到我们中医理论的时候,我们也经常说中医学有独特的理论体系和丰富的临床实践,前面的独特理论体系我们已经翻译过了,那么,丰富的临床实践的丰富,我们一般用 rich,**中医学有独特的理论体系和丰富的临床实践**在翻译时,可以这样来处理:

Traditional Chinese medicine has a unique theoretical system and rich clinical experience.

这里的这个**实践**是指临床实践经验,这里的**丰富**是指积累的丰富的临床实践经验，所以这句话还可以翻译成这样：

Traditional Chinese medicine has developed into a unique system of theory and accumulated rich clinical experience.

在谈到中医药学发展对我们中国文化，中华民族的发展贡献的时候，我们有一句话是这样说的，**中医药学为中国人民的保健事业和中华民族的繁衍昌盛做出了巨大贡献**。在这里，我们来看几个概念的理解和翻译问题。

保健在英语当中一般用 healthcare 来表达保健这个意思。事业怎么翻译呢？以前讲些政治性的话，"我们的共产主义事业，建设社会主义伟大事业，祖国统一的伟大事业"中的**事业**用 course 来表示。在这里，保健事业，这个"事业"如果用 course 来表达似乎稍有一点抽象，实际用比较具体一点的表示就是用 business，healthcare business。中华民族，中国有五十六个民族，生活在中国这个大文化背景下，生活在中国这样一个富饶沃土上，尽管有不同的民族，但是这些不同民族共同组成了这个国家的国民，所以中华民族就是指所有的中国人，我们可以把它翻译成 the Chinese nation。在英语中，表示国家有三个词语，如常用的 country，nation，state，这三个词的语义是不尽相同的，country 一般指的是笼统的概念，比较侧重于讲一个国家的 territory space。这个 nation 比较侧重于讲这个国家的国民、民族，而 state 比较侧重于讲国家的行政方面的问题。比如国家有个专门管理中医药的机构——国家中医药管理局。**国家中医药管理局**的英文名称是 state administration of traditional Chinese medicine。在这里的这个国家，它是个行政管理机构，所以就侧重于用 state，侧重于讲行政管理方面的含义。

因此，这里的这个中华民族翻译成 the Chinese nation，侧重于讲国民。繁衍实际上是讲人的繁衍，the production of Chinese nation。我们一代一代的繁衍下来。繁衍，从生物学上讲，可以用一些词,比如 multiplify,但是用在这是不恰当的,我们可以用另外一个词 development,the development of Chinese nation。这个就包含有人口的繁衍这样一层意思。昌盛,是指国家的富强,人民的幸福等这些方面,可以用 prosperity 来翻译。这些话中的一些基本概念我们基本上梳理清楚了,现在可以翻译了。那么主语可以用 traditional Chinese medicine,做出巨大贡献用 make a contribution to。

Traditional Chinese medicine has made great contribution to the healthcare business of the Chinese people and the development and prosperity of the Chinese nation.

这样翻译就比较完整地表达了原文的意思。前面我特别向大家作了解释,中医是中华文化不可分割的一个重要部分。所以,要学好中医翻译,首先必须学好国学典籍的翻译。请同学们课后注意国学典籍的翻译。我个人一边学习中医翻译,一边学习国学典籍翻译,从中的感悟可谓多多。

最近我阅读了某个出版社出版的一本英文版的《论语》,发现了一些颇值思考的问题。例如《论语·述而》篇说,子曰:"自行束脩以上,吾未尝无诲焉。"孔子这句话的意思是说,"带上一束干肉来拜我为师的人,我没有不教他的。"这句话中的"束脩"指的是一束干肉。这是古代拜师的最低礼物。所以 Arthur Waley 在其翻译的《论语》(Analects)中,将这句话译为:

The Master said, from the very poorest upwards—beginning even with the man who could bring up no better present than a bundle of dried flesh—none has ever come to me without receiving instruction.

国学大师辜鸿铭更将其解释性地意译如下:

Confucius remarked, "In teaching men, I make no difference between the rich and the poor. I have taught men who could just afford to bring me the barest presentation gift in the same way as I have taught others. "

但在某出版社出版的英文版《论语》(Analects of Confucius)中,这句话的翻译却有所不同:

Confucius said, "I never refuse to teach those fifteen-year old children who are reaching adolescence. "

在这句话的翻译中,译者将"束脩"理解成"束发修饰",因为"古代男子十五岁左右则束发为髻,开始接受教育。"译者其实也意识到了"束脩"作为学生拜师所交纳礼物的传统解读。但在具体翻译时,还是另辟蹊径,自立一说,但这样的解读其实并不符合历史事实,也不是原文所要传达的实际内涵。

类似这样的例子在中医翻译上也是很常见的。遇到这样的情况,译者应该怎么办呢? 我以为还是应该采信定论,不宜自作主张。因为对一个历史问题的共识,是经过有关领域的学者长期的考证和研究而形成的,一般都是有充分的客观事实和历史根据的。

比如《黄帝内经·素问·生气通天论篇》中有不少的词句和概念,目前就有许多异见,下面试举几例谈谈如何在翻译中处理类似问题。

"六合之内":此概念一般理解为"东南西北及上下六位",即 six directions,但也有的校注者将其理解为"四时",即 four seasons (among which the three months of spring couple with the three months of autumn and the three months of summer couple with the three months of winter)。翻译时可将前者作为共识纳入译文,后者作为补充说明纳入注释之中,给读者提供一些进一步了解相关研究发展的信息资料。

"四维相代":此概念在古籍中就有不同的注解,如《太素》卷三调阴阳注解为:"四时之气各自维守,今四气相代,则卫之阳气竭。"将"四维相代"解释为"四种邪气（即寒、暑、湿、风）维系不离，相互更伤人"（The four pathogenic factors in the four seasons, namely cold, summer-heat, dampness and wind, interact with each other and cause diseases respectively）。而《类经》十三卷第五注解却认为："四维，四支也。相代，更迭而病也"（Siwei refers to the four limbs which are alternatively attacked by pathogenic factors）。将"四维相代"理解为四肢更迭而病。翻译时究竟如何理解和表达呢？我个人的做法是，在译文中以直译之法将其予以翻译，在文后的注解中，先将这四个汉字的意思逐一作以介绍，然后将《太素》和《类经》的不同解释分别作以介绍，让读者根据上下文意来琢磨其含义。

"受如持虚"：该概念在《类经》十三卷第五注的解释是"热侵阳分，感发最易，如持空虚之器以受物，故曰受如持虚"（Invasion of pathogenic heat into the Yang-Phase tends to cause diseases. It is just like holding an empty container to receive things）。这样看来，"受如持虚"的正确理解应是 tends to cause diseases。但在个别中文校注版本中，却有一些颇为不同的注解。如某出版社出版的《黄帝内经·素问语译》对"受如持虚"的解释是"人的哪条经脉虚，大疽就从哪条经脉发生"。对于这些别树一义的注解，翻译时仅可参考，仍应以学界共识为译本依据。

"阳气者，精则养神，柔则养筋"：这是"生气通天论篇"的另外一句话，王冰对此的注解为："此又明阳气之运养也。然阳气者，内化精微，养于神气；外为柔奂，以固于筋，动静失宜，则生诸疾。"（This is another way to describe the function of Yangqi in activating and invigorating the body. However, Yangqi interiorly transforms into essence to nourish spirit and exteriorly nourishes the sinews and makes the sinews elastic. Disorder in dynamic and static activities will bring on diseases.）即阳气养神

则使其爽慧,养筋则使其柔韧。《灵枢·营卫生会篇》所谓的"昼精",讲的也是这个意思。但在近年出版的一本校注本中,这句话却作了这样的解释:"人体的阳气,它的精微可以养神,它的柔性可以养筋。"王冰的注解为中医界所普遍接受,在翻译这句话时,当然应该以此为参。其他现代人的理解和注解仅可供比较研究时参考。

我提到的这些问题,请同学们予以关注,一边学习中医,一边学习国学,一边翻译中医,一边翻译国学典籍。只有这样,才能真正地发展好我们自己。今天就讲到这里,下课。

作业

一、术语翻译

1. 化瘀养胃

2. 化瘀理脾

3. 化瘀养肝

4. 辟秽［芳香］化［泄］浊

5. 祛湿解毒

6. 分清降［泄］［泌］浊

7. 轻清宣［芳］化

8. 化瘀疏肝

9. 利［祛］湿化浊

10. 清利湿浊

二、语句翻译

1. 凡具有生长、升发、条达、舒畅等作用或性质的事物,均属于木。

2. 火的特性,古人称之为"火曰炎上"。

3. "炎上"指火具有温热、上升的特性。

4. 凡具有温热、升腾作用的事物,均属于火。

5. 土的特性,古人称之为"土爱稼穑"。

6. "土爱稼穑",指土有播种和收获农作物的作用。

7. 凡具有生长、承载、受纳作用的事物,均归属于土。

8. 土载四行。

9. 万物土中生,万物土中灭。

10. 土为万物之母。

三、学习总结

第45课　中医基础理论的几个概念和词句的翻译

各位同学，早上好！

谈到中医学这门学科以及它的 function，definition 的时候，有这样一句话：**中医药学是研究人体生理病理以及疾病的诊断与防治的一门科学**。我们现在总是强调中医的科学性，要使中医逐步地科学化，这个提法、这个观念是否科学，还有待于我们去探讨的。这里的"科学"可以翻译成 science，也可以翻译成 subject，或者直接翻译成 medicine，medical system。"生理"可以用 physiology，"病理"可以用 pathology。"疾病诊断与防治"，诊断用 diagnosis，防治实际上是两个概念：预防和治疗。"预防"是 prevention，"治疗"是 treatment。这句话翻译时，首先要翻译中医药学是什么，然后再用一个从句来对它做一个限定。比如说 Traditional Chinese medicine is a science，或者说 is a medical system。后面用个从句 that，"研究"可以用 research，一般情况用 study，特别是基础理论研究。

Traditional Chinese medicine is a science or is a medical system that studies physiology, the pathology of the human body as well as the diagnosis, prevention and treatment of diseases.

因为这句话中间有几个成分，人体的生理病理，疾病的诊断和防治。如果用 and，那么就会出现概念之间混淆不清的情况，所以这里用了一个 as well as，就把人体的生理病理与疾病的诊断和防治分开了，视觉上比较清晰了。从句 that 也可以省略掉，这里可以直接用一个动词的分词来表达，比如：

Traditional Chinese medicine is a science or a medical system studying physiology, the pathology of the human body as well as the diagnosis, prevention and treatment of diseases.

这是这句话的翻译。

我们在谈到中医学理论体系的时候，有这样一句话：**中医药学是以整体观念为主导思想，以脏腑经络的生理和病理为基础，以辨证论治为诊疗特点的医学体系**。这一句话在翻译时先要解决几个概念的理解和翻译问题。

首先是**整体观念**，整体观念是我们中医的一大特色，所谓的整体观念就是把人体看成是一个有机的整体，而不是看成是一些彼此缺乏关联性的 parts。以前我们谈到西医时，西医是头疼医头脚疼医脚，实际上就是说西医缺乏一个整体观念，当然现在的西医也在向着整体观念这个方向发展。人体是个有机的整体，这个"有机"是什么意思呢，就是 organic。

The human body is an organic whole.

所以整体观念，我们也就经常把它翻译成 the concept of organic whole，或者 the organic wholeness。**中医学是以整体观念为主导思想，以脏腑经络的生理和病理为基础**。

什么叫脏腑，什么叫经络，大家学习了中医基础理论都应该有个清楚的了解。但是用英文怎么说呢？这又是个比较棘手的问题，所以截至目前，这两个概念的英语翻译还没有完全的统一，但是基本统一的大方向是有的，但是还没有实现完全的统一。

首先来看下**脏腑**的翻译。如果脏腑作为一个整体概念来使用，不强调它的五脏，不强调它的六腑各自的特点，把它作为一个整体来看待，也就是把它看成是 one single term or concept，我们可以用英语的一个词语来翻译它，这个词就是 viscera。但是，在中医基础理论中,在临床的辨证治疗过程中,我们要严格的区分脏腑这个概念的,所以有五脏,有六腑。在 20 世纪 80 年代以前,谈到五脏六腑的翻译时,把这个脏翻译成 solid organ,也就是比较实体的器官;把腑翻译成 hollow organ,也就是比较空虚的器官。这样从形态学角度来翻译也是有一定的道理,比如相对于腑来讲,脏是实体的。

比如说我们的胃是内空的,有一个不薄不厚的壁腔,一个胃壁。肝、心、肺相对于胃、大肠、小肠当然显得比较 solid。但是五脏也不完全是 solid,如果它是 solid,那肝如何来藏血呢? 心如何来泵血呢? 那这就成问题了。所以八十年代以后,人们就逐步地采用音义结合的这样一种方式来翻译脏腑。比如脏,先音译 zang,后面加一个 organ,zang-organ;腑,先音译 fu,后面再加一个 organ,fu-organ。也有的人把它们音译成这样:zang-viscera,fu-viscera,这个实际上没有本质上的区别。

从目前的使用频率来看,使用比较高的还是这种 zang-organ,fu-organ。五脏翻译成 five zang-organs,六腑翻译成 six fu-organs。在世界卫生组织西太区搞的传统医学国际标准,把脏翻译成 viscera,把腑翻译成 bowels。Bowel 一般表示一些肠道器官,完全用这个来翻译腑是不妥当,因为它不能完全覆盖六腑的完整概念。现在比较通行把脏翻译成 zang-organ,腑翻译成 fu-organ。在这里,如果把它看成是一个整体的话,我们简单地把它翻译成一个 viscera 就可以了。

关于中医翻译,特别是中医典籍的翻译,大家都从中发现了很多的问题。之所以会出现这样那样的问题,当然与译者对民族文化和中医理法方药的正确认识有一定的关系。导致这些问题出现的原因是多方面的,总括起来大致有三个缺乏,即缺乏对中国古典文化的整体把握和细致感悟,缺乏相关领域专门而系统的知识素养,缺乏对汉语语言词法和句法结构的灵活掌握。

由于译者对中国古典文化神韵形质缺乏足够的感悟而导致的误解和误译,在中国经籍的翻译中比比皆是。这种情况在西方人士翻译的中国经籍中,表现得最为突出。虽然一些海外译者精通中国语言,且对某些领域的学说有一定的了解,但却对中华文化缺乏整体认识和系统了解。所以在解读相关经籍时往往望文生义,难以深入。对相关领域专门而系统的知识素养和专业训练的缺乏,翻译时便很难对相关概念的内涵了解深入,只能按字释义,导致曲解和误解。

这方面的问题在中国经籍翻译中表现得最为突出。如 Veith 氏将《素问·灵兰秘典论》开篇的"黄帝问曰:愿闻十二脏之相使也"(I want to know the physiological functions of the five zang-organs and their interrelationships)译作 The Yellow Emperor said:"I desire to hear how it is possible that the twelve viscera send each other",即属按字释义,因此曲解和误读了原文之意。其实"十二脏之相使也"之"使",指的是"十二脏"的生理功能。所谓"相使",指的是"十二脏"的相互关系。

汉语语言自古以来重形神之兼备,意境之幽深和运用之灵便。一个字或词在此处之所用与在彼处之所用,往往形同而神异。西方汉学家们在解读中国经籍时,对汉语字法词法的这一玄机往往认识不足,因之常常望文生义,曲解原文之意。

如"气"在《黄帝内经》中的应用极为灵便,翻译时并非一个 air 或音译的 qi 就可以左右逢源的。要理解在不同的语境下"气"的实际内涵,就必须根据《黄帝内经》对天地人及自然万物的宏观和微观的认识来剖析和辨识,而不能"守一而终"。如在《素问》68 篇"天气下降,气流于地"(Air in the sky descends to flow over the earth)和《灵枢》40 篇"受谷者浊,受气者清"(The turbid refers to foot taken into the body and the lucid refers to the air inhaled into the body)中,"气"指的是"空气",即 air;在《灵枢》"四时者,春秋冬夏，其气各异"(Weather varies in the four seasons，i. e. spring，autumn，winter and summer)中，"气"指的是"气候"，即 weather；在《素问》70 篇"气始而生化，气散而有形，气布而蕃育，气终而象变"(Qi functions to generate and transform things from the very beginning，taking shape when dispersing，promoting multiplication and reproduction of things when distributing，and changing things when stopping its transformation)中，"气"实际上指的是"天之阳气"，可译作 yang qi in the heavens，也可简单地译作 qi，因为此处之"气"与构成万物的基本物质"气"是相同的。

　　由这一例句可以看出汉语用词是多么的灵活多变。前文谈到《黄帝内经》中"道"的使用，也是如此。由于其使用非常灵活，内涵极为深邃多样。翻译时若一味按字释义，必然谬解其义，从而导致其所承载的信息在翻译过程中全部或部分地被"熵化"。而这种情况在目前的中国经籍对外翻译中，表现得极为突出。要从根本上解决这一问题，还有待于译人对有关典籍思想体系及其相关知识的深入了解和细微把握。

　　现在回过头来**看看经络的翻译问题**，经络也是中医学独有的一种循环系统，它既不是血管，也不是神经，更不是淋巴，但是它又兼有了这三方面的一些功能，从我们古代文献中的一些对经络的论述和记载来看，它实际包含了这样一些内容在里面。比如，那句名言**经络行气血**，如果我们不谈这个气，只是从这个血去钻研，它能够行血，那么它是和血管有关系的，但它又不完全是血管，因为它能够行气。从我们的古医籍所记载的，十二正经，督脉任脉，还有奇经八脉的行经路线来看，它显然不是血管，更不是神经，但它又包含这些方面的内容。

　　所以对这个经络的翻译，这个**经**的翻译，国外有不少翻译成 channel，channel 就是地下隧道。实际上在我们的古医籍里面谈到经络时也经常把它称作是经隧，也就是我们人体的隧道，这样看来把它翻译成 channel 是比较客观的。但是在国际上,长期以来也有很多人把"经"翻译成 meridian。人们在研究地理时为了方便起见,给这个地球上想象出来的经线纬线。实际上,这个经线纬线是不存在的,为了便于研究,人们把它画在地球仪上,所以地图上地球上的经纬线是人们想象出来的,imagined line。如果我们用这个词来翻译中医学上的经脉,可能会给读者产生一些误导,误以为这个所谓的经也是 imagined line in the human body,actually it may not exist。但实际上这个经络,从我们的国内外的实验研究来看,它的存在是客观的,它有充分的生理学基础。通过几千年的中医临床实践来看,它也是客观存在,因为中医针灸、用药都是按照这个经络学说来进行的。如果经络体系不存在,那么我们按照这样一个路径来,进行治疗应该是没有疗效的。恰恰相反,几千年来的临床实践都证明按照这样的路径,按照这样的经络来用药它是有效的。

所以从这个意义上来讲,我们应该把经翻译成 channel,而不要翻译成 meridian。但是很遗憾的是,国际间 meridian 使用的频率是越来越高。世界卫生组织西太区 1982 年到 1991 年对针灸经穴名称进行标准化的时候,对经络这个词进行处理时,把 meridian 作为首选的英译了,channel 作为补充辅助的译语。在目前的中医药交流中,经脉的两种译法 channel 和 meridian 并存,两个的使用频率都很高,尽管世界卫生组织西太区在它的标准中首选是 meridian,但实际上在我们日常的国际交流中 channel 的使用频率也是很高,所以我们可以把 channel 和 meridian 看作是经脉的两个并行的规范用语。这种情况,在科技用语方面并不是独一无二的,也是经常存在的。这种情况,我们翻一翻西医词典,我们就会发现很多类似这样的例子。这种情况也不是翻译不标准的问题,而是人们在使用过程中自然选择的一种结果。

比如西医上讲**尿流改道**,它就有两种说法,一种是 urinary

diversion，另一种是 diversion of urine。这个区分似乎不是很大，因为只是一个词序变异问题。而有的区分就比较大了，比如说**尿结石**，就有三种不同的说法，一个是 urolith，一个是 urinary calculus，还有一个是 urinary concretion。这三个词都收录在英汉汉英医学词典里。这说明在西医里也不是说一个概念就一种说法，这是在国际交流发展中逐步形成的 common practice。这种情况在我们中医翻译里面偶尔也是存在的，也不奇怪，这是"经"的翻译。

接下来看络，络的翻译比较统一，用 collateral。collateral 指的是分支，无论是动脉还是静脉、神经等都可以叫 collateral，所以这个经络，我们一般译作 meridians and collaterals。但是，我们常常只用 meridian 来表示经络这个概念，如果我们不强调络这个问题，经络就像脏腑一样，把它看成一个统一的概念，用一个 meridian 就可以了。

这方面的问题暂时谈到这里，下次继续。下课。

作业

一、术语翻译

1. 清化湿浊

2. 化湿降浊

3. 燥湿化浊

4. 宣散湿邪［浊］

5. 行［理］气化湿

6. 化［燥］湿和营

7. 化湿和中

8. 健［扶］脾化［祛］湿

9. 健脾渗［利］湿

10. 温中化湿

二、语句翻译

1. 金的特性,古人称之为"金曰从革"。

2. 凡具有清洁、肃降、收敛等特性的事物,均归属于金。

3. 水的特性,古人称之为"水曰润下"。

4. 凡具有寒凉、滋润、向下运动的事物,均归属于水。

5. 五行学说是以五行的特性来推演和归类事物的五行属性的。

6. 事物的五行属性并不等于木、火、土、金、水本身,而是将事物的性质和作用与五行的性质类比,而得出事物的五行属性。

7. 事物与木的特性相类似,则归属于木,与火的特性相类似,则归属于火,以此类推。

8. 以方位配属五行,则由于日出东方,与木的升发特性相类似,故归属于木。

9. 以方位配属五行,则由于南方炎热,与火的炎上特性相类似,故归属于火。

10. 以方位配属五行,则由于日落西方,与金的肃降特性相类似,故归属于金。

三、学习总结

第46课　从"辨证论治"的翻译谈起

各位同学,下午好!

前面的讨论中,我们谈到了一些中医基本概念的理解和翻译问题,大家应该都有一定的体会吧。接下来我们再看下一个概念——**辨证论治**。辨证论治是中医的一大特色,辨是区分的意思,用 differentiate、distinguish、identify 翻译都可以。证的翻译比较麻烦些,证在中医里是指疾病发展到一定阶段,它的临床表现、它的病性、病位以及它的治疗原则、治疗方法等总的概况。一种疾病在不同的阶段显现不同的证,不同的疾病在相同的阶段也可能表现相同的证。证,习惯上翻译成 syndrome,其实 syndrome 的译法不是太确切,它一般指在西医里一般指的是临床上医生观察到的某个疾病或者某个病人的一系列的症状,a series of symptoms and signs,但却找不出诱发这些症状的原因,也就是对这个病的病因搞不清楚,到底是怎么引起的,是一种什么样的疾病。因为病因病性不明,所以往往临床上就没有什么特效方法,把这样一系列的症状,在西医上把它称为 syndrome。

比如艾滋病,英文是 AIDS, Acquired Immune Deficiency Syndrome。20 世纪 80 年代时候,这种疾病刚开始在国际间传播并引起人们的恐慌,引起医学界关注的时候,科研人员、医学人员还无法辨认它在病人临床表现出来的一些症状的病因是什么,它是一种什么样的病不清楚,因此把它称作是一种 syndrome,当然,我们现在已经知道艾滋病的病因。这个和我们中医上讲的证恰恰相反,我们非常清楚病因,治疗方法都很清楚的,但是由于习惯上，长期以来用 syndrome 来翻译这个证，约定俗成，因此，今天我们依然用 syndrome 来翻译中医里的这个"证"，但这只是证的一种译法。在西方在我们国内也有一些译者把这个证翻译成 pattern，如世界卫生组织西太区把这个证翻译成 pattern，用 pattern 也并不准确，因为在病证临床实验中，对证进行分型，pattern 用来分型还是比较确切的。无论是用 syndrome 还是用 pattern，都不能完整地表达中医"证"的概念。

因此，在翻译界、医药界的一些人提出用拼音来音译"证"，从而避免一些误解，用音译当然是一种好的比较恰当的方法，因为根据语言国情学的理论，凡是含有国情的一些概念都应该采用音译，避免在翻译的过程中信息的丢失和读者的误读。

但因为中医药学属于中国特有的一门传统医学，它的理论体系又建立在中国古典文化和诸子百家学说，中国古典哲学说等基础之上，所以它的每一个概念都包含了丰富的中国文化的内涵，如果这些概念全部音译，那么可能使得我们英译的中医文章、中医论著显得非常的怪异，读者看到是满篇的拉丁化的汉语，更无法把握要领了，所以在对中医的一些核心概念，如气、阴阳等做音译之后，其他的一些概念能做翻译就尽量翻译，特别是一些约定俗称的词，我们就不再更改而直接予以接受，证就是一个例子。因此，大家要了解"证"至少有两种并行的翻译方法：syndrome 和 pattern，几乎成为比较规范的翻法。

"治"是治疗，"论"是什么意思呢？"论"本来是 discuss，但是在这里似乎可以不翻译出来，从概念理解的角度来讲呢，**辨证论治** 是 To discuss treatment according to differentiation of syndromes，或者 To discuss treatment through differentiating syndromes。

但是我们习惯是这样处理的：

The treatment based on syndrome differentiation.

也有人翻译成这样：

Treatment according to syndrome differentiation.

这只是介词不同用法而已，没有本质的区别。临床上，人们为了表达简洁，把这个 based on 去掉了，直接把它翻译成：

Syndrome differentiation and treatment.

这样的话就更加简洁。有的时候，我在临床也注意到，有的医生干脆把辨证论治称作是 differentiation and treatment，这个在特定的 context 下面意思是清楚的。但是，一般翻译时不要采用这么简单的译法，如果没有上下文，含义是不清楚的。

我们把这句话中间所涉及到的一些基本概念翻译问题给大家做了解释，现在我们一起来看下这句话该怎么翻译。

这段话说，中医是以什么为主导思想，以什么为基础，以什么为特点的医学体系。实际上，整体观念，脏腑经络，生理病理，辨证论治都是中医的特色。因此，在这里我们可以用一个词组来把它统摄起来，主语仍然用 traditional Chinese medicine，谓语用一个系表结构 be characterized by，be characterized by 就是什么东西具有什么样的特点。中医的整体观念是它的特点，它的特点是干什么用呢？是作为它的主导思想。脏腑经络也是它的特点，它的特点是做什么用的呢？它的作用是做它的生理病理基础用的；辨证论治也是它的特点，它的特点是做什么用呢？是作为它的诊疗和治疗使用的。所以在这里我们可以用一个 be characterized by 结构来处理。比如说按照它的原话结构顺序来处理，后面有个医学理论体系，它是以这些为特点的医学理论体系，我们把这个医学理论体系提到前面来作为表语来处理，Traditional Chinese medicine is a medical system 或者 is a theoretical medical system，即**中医药学是一个医学理论体系**。那么它是一个怎样的医学理论体系呢？它的特点是什么呢？后面用 characterized by，characterized by **以整体观念为主导思想**，即 the concept of organic wholeness 作为它的主导思想，**主导思想**可以用 principal theory。

脏腑经络的生理病理基础是 the viscera and the meridian 或是 the channel as its physiological and pathological basis。

辨证论治为特点，可译为：

The treatment based on the syndrome differentiation as its diagnostic and therapeutic features.

这句话合起来可以完整地这样讲：

Traditional Chinese medicine is a medical system characterized by the concept of organic wholeness as its principal theory, the viscera and the meridian as its physiological and pathological basis and treatment based on the syndrome differentiation as its diagnostic and therapeutic features.

我们使用的是系表结构，用 characterized by 这样一个 expression 把这三部分联系在一起，然后用了三个 as 把这三个成分，把它的作用功能联系在一起，总体来讲，表达的还是比较完整，这是比较复杂的句子。**如果在翻译时遇到复杂的句子，翻译时有难度，那么先把它划分成一些简单句，划分成几层不同的意思，把每一层意思看成是一个简单句来对它进行翻译。**

比如，**整体观念是中医的指导思想，脏腑经络是中医的生理病理学基础，辨证论治是中医的诊疗特色**，用三句话来进行翻译。

整体观念为指导思想，即：

The concept of organic wholeness is a principal theory of traditional Chinese medicine.

以脏腑经络生理病理为基础，即：

Viscera and meridian are the basis of the physiology and pathology in traditional Chinese medicine.

以辨证论治为诊疗特点，即：

Treatment based on the syndrome differentiation is the characteristics or typical of diagnosis and treatment of traditional Chinese medicine.

Be typical of 这个短语表示的是一种典型特征。这里诊疗可以理解为诊断学和治疗学，因此这句话还可以这样翻译：

Treatment based on the syndrome differentiation is typical of diagnostics and therapeutics of traditional Chinese medicine.

把它们翻译成三个简单句，意思很明确，而且不容犯错。翻译成一个复杂句表达的也很完整，结构也很紧凑。这句话和我们第一句话一样，可以把它翻译的复杂些，也可以翻译的简单些。这样，我们在翻译时就比较游刃有余了，我们可以根据不同的阅读对象，比如是大众读物，我们可以简单句式来翻译；如果是专业性的学术论文，我们在翻译时用结构复杂些的句式来翻译，使它显得有一定的学术的气息和味道。

下面再给大家看看三个例句的翻译。

例一：临床证实，中药补肾健脾确有改善衰老症状的作用。健脾法对免疫系统的作用较强，补肾法对老年内分泌和免疫系统都有影响。

译文：It has been proved clinically that some Chinese medicinal herbs can replenish the kidney and strengthen the function of the spleen and they can effectively promote the cure of aging and feebleness syndromes. Invigorating the spleen functions much stronglier on immune system while invigorating the kidney is effective for boosting the endocrine and immune system in the elderly.

对于这一译文，我曾经有过这样的评价："译文与原文不仅'行'迹未合，且'意'尤为涣散，拼写亦颇为随意。比如 stronglier 之说，似为译者独创。也许 strong 一词的使用已有新的变化，但本人孤陋寡闻,至今未见。"的确,原译文在结构上和释意上均有未尽之处。根据原文的实际含义,结合英文的表达习惯,此句的英译改为:

Clinical practice has proved that some Chinese medicinal herbs can, through nourishing the kidney and strengthening the spleen, improve symptoms and signs of aging. For instance, the spleen-strengthening therapy is helpful for reinforcing immune system and the kidney-nourishing therapy is effective for invigorating both endocrine and immune systems in the aged.

例二:不少老年人有气血虚弱的现象,气虚者必定血弱,血弱者必兼气虚,因此气血往往合治。

译文:Phenomenon of Qi and blood deficiency is a common phenomenon in old persons. The case with Qi-deficiency or blood-deficiency will certainly have both blood and Qi-deficiency at the same time so Qi and blood deficiency are often treated together.

对于这一译文,我曾经有过这样的评价:"译文在词语的选用、句子的布局和照应以及语义的解读和再现等方面,均有瑕疵。如 phenomenon 在一简单句中出现两次。译者需要万分注意的,是对原文的理解和对译文的布局。本句译者似已领会原文之意,惜译文结构涣散,致使语意难以再现。"根据原文的实际含义,结合英文的表达习惯,此句的英译可改为:

Deficiency of Qi and blood is common among the aged. Deficiency of Qi inevitably leads to deficiency of blood and vice versa. That is why Qi and blood are frequently treated at the same time.

例三:气功分为静功和动功两大类,而无论哪一类气功都离不开调身、调息和调心这三个方面。

译文：No matter what kinds of Qigong skills they are，none of them can be independent of the three aspects：to regulate the body，to regulate the respiration and to regulate the heart.

对于这一译文，我曾经有过这样的评价："译文之纰漏主要在于漏译和释意未尽。原文句首'气功分为静功和动功两大类'译文未显，或许因'静功'与'动功'不易翻译之故。'静功'时下有译为 static exercise of Qigong，亦有译为 still exercise of Qigong；'动功'时下有译为 dynamic exercise of Qigong，亦有译为 motion exercise of Qigong。虽与中文原意有悬隔，窃以为尚有可取之处。'调身、调息和调心'译为 to regulate the body，to regulate the respiration and to regulate the heart，'形'似丝丝入扣，'意'却未尽其善。'调身'者，adjust the states of the body 或 adjust the physical activities 是也；'调息'者，regulate the frequency and depth of respiration 是也；'调心'者，regulate the mental state 是也。原译虽简约，似意犹未尽。"

我的这个评价，听起来有些务虚，其实是务实的。大家能理解吧？不错，还是有所理解的。今天就讲到这里，下课。

作业

一、术语翻译

1. 清心利湿［水］

2. 健脾止带

3. 燥湿运［健］脾

4. 淡渗分利［祛湿］

5. 宽中利［化］湿

6. 清胆利湿

7. 燥湿行气［滞］

8. 燥湿和胃［中］

9. 祛[疏]风燥[化]湿

10. 散寒除[祛][燥]湿

二、语句翻译

1. 以方位配属五行,则由于北方寒冷,与水的润下特性相类似,故归属于水。

2. 以五脏配属五行,则由于肝主升而归属于木。

3. 以五脏配属五行,则由于心阳温煦而归属于火。

4. 以五脏配属五行,则由于脾主运化而归属于土。

5. 以五脏配属五行,则由于肺主降而归属于金。

6. 肝属于木,则肝主筋和肝开窍于目的"筋"和"目"亦属于木。

7. 心属于火,则心主血脉和开窍于舌的"脉"和"舌"亦属于火。

8. 脾属于土,则脾主肉和开窍于口的"肉"和"口"亦属于土。

9. 肺属于金,则肺主皮毛和开窍于鼻的"皮毛"和"鼻"亦属于金。

10. 肾属于水,则肾主骨和开窍于耳和二阴的"骨"和"耳"、"二阴"亦属于水。

三、学习总结

第47课 从《黄帝内经》的书名谈起

同学们,早上好!

在谈到中医学的理论形成的历史文化背景时,我们常用这样一句话来表达:**春秋战国时期,社会急剧变化,政治经济文化都有显著的发展,学术思想也日益活跃,为中医学理论体系的形成和实践基础的完善奠定了基础。**这句话看起来不是很复杂,但是如果把其中的各个成分比较有机地恰当地安排在适当的位置,还需要费些心思的。

在谈到中国的一些概念的时候,我们还要做些必要的注解,以便向读者完整地传达思想内涵。比如说,春秋战国时期,春秋战国时期是我国历史上的两个阶段,现在我们有比较统一的译法。比如,春秋,一般翻译成 spring and autumn period。主要是孔子编纂的《春秋》,以鲁国历史为主体的一部编年体史,把那段时间,即公元前770到公元前476年这段时间称为春秋时期。我们直接译为 spring and autumn period,一般读者可能不明白什么意思,这时我们需要在后面加个括号附上年限770B. C. —476B. C. 。在这里,虽然春秋采取直译,实际上它含有意译,后面还加了一个词 period 阶段。这个翻译成损和益,"损"就是减少,这里用了四个词,我们翻译了三个词,损是减少,益是增加,"益"是为了表达的需要,为了使译文的意思更加明确,所以要增加一些说明,这是春秋。

那么战国是什么呢? 我们一般习惯翻译成 warring states,warring states 指的是公元前475—公元前221年这段时间,也就是孔子写完《春秋》的第二年到秦始皇统一的那一年。这段时间被称作是战国时期,所以在括号里加个注解公元前 475 年——公元前 221 年,这是中国历史上两个时期。"社会急剧变化"是指 rapid social changes。政治经济文化有显著的发展,"显著"是 significant 或者 remarkable。"学术思想"这个"学术"习惯上用 academic,"学术思想"用 academic ideas,学术思想日益活跃,也就是学术思想的交流 active exchange of academic ideas,为中医学的理论体系 theoretical system of traditional Chinese medicine,"形成"是 establishment,"实践基础"clinical practice,这里的实践基础是指临床实践。"完善"可用 improvement。

在翻译这句话时,我们可以把春秋战国时期作为一个时间状语放在句子的前面,把社会的急剧变化作为一个主语。那么后面的"政治经济文化的发展,学术的活跃,中医学理论体系的形成和实践完善"都是因为社会的剧变而带来的发展,所以这句话可以这样翻译:

During the Spring and Autumn period (770B. C. – 476B. C.) and the Warring States (475B. C. – 221B. C.), great and rapid changes took place in China, paving the way for the significant development of politics, economy and culture as well as active exchange of academic ideas, and laying the foundation of establishment of the theoretical system and improvement of the clinical practice of traditional Chinese medicine.

这个后面的政治经济文化的发展,中医理论的形成实践,基础的完善都作为一个伴随状语放在句子的后面,也就意味着它们都是因为社会的急剧发展变化而引发的 progress。**因此,这个在英语翻译中,句子比较长,那么两个成分间有个关联性,可以用一些伴随状语,这样就可以简洁,也可以简洁我们的译文。另外也可以使我们的译文结构发生一些变化,译文的处理是不是很有机,是不是比较生动、比较完美,在句法的调整方面要做些修正**

的,如果我们手法处理得比较得当,一篇或者一段深奥的理论论述也会显得比较生动,比较活跃。这就是这句话的翻译目的。

这句话也可以有一些不同的处理方法,给大家一个homework。这句话还可以用什么样的方式进行处理呢? 比如这句话还可以用把政治经济文化、学术思想作为主语来翻译这句话,如:

Significant development of politics, economy and culture as well as active exchange of academic ideas lay the foundation of establishment of the theoretical system and improvement of the clinical practice of traditional Chinese medicine owing to rapid social changes taking place during the Spring and Autumn period (770B. C. - 476B. C.) and the Warring states (475B. C. - 221B. C.) in China.

这个意思和原文的意思基本一致,只是把社会的剧变放在下位的层次上,然后把春秋战国时期作为一个时间状语放在句子的后面。这个译文是否比前面的译文意思更清楚,因为它突出了经济文化和学术思想的发展对中医理论体系的形成和影响。

我们在谈到中医理论体系的形成,春秋战国时期,我们都会提到我们**中医的圣经,《黄帝内经》**。在春秋战国,社会急剧变化的情况下,出现了我国最早的一部医学经典《黄帝内经》。对《黄帝内经》有这样一句来描述它,说**《黄帝内经》总结了春秋战国以前的医疗成就和治疗经验,确立了中医学的独特理论体系,成为中医药学发展的基础。**

我们来看看这句话的翻译,首先是**《黄帝内经》这本书名称翻译的问题。**黄帝,我们都说我们中国人都是炎黄子孙。那么这个黄帝究竟怎么翻译呢? 20 世纪初在我们国家,人们在对外介绍中国文化时,在谈到黄帝时,把黄帝翻译成 Yellow Emperor。今天,我们中国人看到这个地方很不可思议,黄帝怎么可以是 Yellow

Emperor,认为是一种误译。但是我们不把黄帝译为 Yellow Emperor,那么应该怎么译呢? 大家很自然地提出**音译**,当然音译也是一种方法。

但是从我们中国古典哲学角度来看,把黄帝翻译成 Yellow Emperor 其实也并不错。因为在我们中国文化中间,这个黄帝的黄,它就是 yellow 的意思,只不过是我们的这个黄有非常丰富的文化内涵,有非常深远的文化关联性。

比如,我们要理解轩辕帝称作是黄帝,那么我们就要理解五行学说。要理解五行配五方,五行配五色,这样一些相关的理论。根据五行学说,金木火水土。五行配五方,东南西北中,五行中间的土应该配的是中,五行中的土如果配五色,那么应该是黄色。因为黄帝的故里在河南新郑,河南属于我国的中原地区,这个地方按照五行配五方,那么这个"中"就应该配五行中的土。大家都知道我国中原,以及西北地区土的颜色是黄色,而五行配五色,这个土恰好也配的是黄色。而我们古代把黄帝看作是中华民族的始祖,中华文明的开拓者。所以黄帝孕育了中华文明、中华民族,所以古人说黄帝有土瑞之德。黄帝对中华民族的贡献就像大地对大自然一样,大地孕育了大自然的万物,supports all the things in the world,黄帝开辟了中华文明的先河。他对于我们中华民族来讲,就像大地对于万物一样,大地是万物之母,黄帝是中华民族之祖。这就是为什么说黄帝有土瑞之德,他的这种美德就像大地孕育万物一样。

从五行配五方,五行配五色,黄帝居于中原,中部的土也是黄色的,所以我们把轩辕帝称为黄帝。实际上,在我们古代传说五方皆有五帝。如刘备死在白帝城,这个白帝的白代表西方、西部。这个黑帝是北方。黄帝是中原,所以从这个五行配五色、五方来看,这个黄就是 yellow color,只是在我们文化中间,这个黄色和五行、五色、五方之间有着密切的关联性。如果在英语中,这个 yellow

和 earth，middle 没有这样一个关联性，那么就显得唐突。只要中西方文化交流不断地加深，彼此之间的理解不断地拓展，那么西方人也能理解 Yellow Emperor 的内涵，那么我们中国人听到这个 Yellow Emperor 也不会那么地刺耳，这是"黄帝"的翻译。

但是如果用拼音来翻译黄帝也不错。比如，我们在翻译《黄帝内经》，在书名上 Yellow Emperor 在国际上非常流行，如果用拼音，读者可能会认为这是另外一本书，会产生一种误解。所以在当时有关方面在出版《黄帝内经》译本上用 Yellow Emperor，而在书的内容方面谈到黄帝时用的拼音，这样就照顾到两方面的意境。比如我们在这里翻译《黄帝内经》时，可以先用拼音 Huang Di Nei Jing，然后括号，把意译的名称放在括号里面。

我在翻译《**黄帝内经**》时采用的是这样一种译法，*Yellow Emperor's Canon of Medicine*，Canon 是经典的意思，在西方过去有这样一本书叫 *Canon of Medicine* 的《医典》。《黄帝内经》也是我们中国的医典，*Yellow Emperor's Canon of Medicine*，所以我们在这里先用拼音，*Huang Di Nei Jing，or Yellow Emperor's Canon of Medicine*。这是同位语的处理，也可以照顾全面。

这个"内经"的内，过去和现在有些人把它翻译成 internal medicine，这显然是一种误译。因为 internal medicine 它是现代医学的一个分支，它和外科学是相对的，内科学叫 internal medicine，外科学叫 surgery。而我们的《黄帝内经》显然不是内科学，根据我所掌握的一些文献资料的考证来看，这里的"内"实际上是我们古人写文章写书的时候一种表示方式，一本书可以分为上下卷。古人在编书时把上下卷往往用内外来表示，而我们现在用上卷、下卷来表示，而古代用内、外来表示。所以内、外在我们古书中间使用还是比较多的。

比如说，我们说《黄帝内经》，还有《黄帝外经》，只是《黄帝外经》在后来的历史上失传了。最近几年，我注意到，有人搞到了据说是《黄帝外经》，经过几个河南专家的整理和注解，由第二军医大学出版社正式出版了，名称就叫《黄帝外经》。除了《黄帝内经》、《黄帝外经》外，还有《白氏内经》、《白氏外经》等等。这个内外和这个内容是没有关系的，只是卷的一个划分，上卷和下卷的问题。所以，在这里，不必把《黄帝内经》的"内"翻译出来，有的人把它翻译成 internal classics，这也属于一种望文生义。

当然，现在把《黄帝内经》用音译也完全可以的。因为现在在西方，特别是在西方研究中国文化、中国医药的人群中间，《内经》还是广为人知的，因此我们可以不必去翻译，直接讲"内经"，即使不了解我们中国医药的人也知道是哪本书，这是《黄帝内经》这本书名字的翻译问题。

《黄帝内经》总结了春秋战国以前的医疗成就和治疗经验，确立了中医学的独特理论体系，成为中医药学发展的基础。在这句话翻译中还有一个概念是医疗成就，成就可以理解为 medical achievements。治疗经验 clinical experience，为中医的发展奠定了基础，成为中国医学发展的基础，可以说 lay the foundation for the development of traditional Chinese medicine。所以这句话我们可以这样的组织方式翻译，**《黄帝内经》可以采用音意结合的方式，**Huang Di Nei Jing, or Yellow Emperor's Canon of Medicine。"总结"了春秋战国以前的"总结"可以用 summarize，collect 来表示。

所以，可以说《黄帝内经》Has summarized the medical achievements and made clinical experience accumulated by doctors before the Spring and Autumn period and the Warring states.

在这增加了一个词语 by doctors，因为 medical achievements and clinical experience，当然你可以不要 doctors，那么在这里用一个逗号，再用一个伴随状语：

Thus establishing the unique theoretical system and laying

academic foundation for the development of traditional Chinese medicine.

在这句话中间,我们仍然用了一个伴随状语,如果考虑到句子的简洁性,那么这个 doctors 也可以不要,那么这句话的翻译可以进一步地调整为:

Huang Di Nei Jing, or Yellow Emperor's Canon of Medicine, has collected the medical achievements and made clinical experience accumulated by doctors before the Spring and Autumn periods and the Warring States, thus establishing the unique theoretical system and laying the academic foundation for the development of traditional Chinese medicine.

这儿,我们是一句话一句话来翻译、来探讨,所以我们在翻译到中医时用到一个完整的说法 traditional Chinese medicine。但是在翻译一篇文章、一本书,在演讲中间,在与别人的对话中间,我们多次提到过的就不必每次都完整地翻译 traditional Chinese medicine,直接用一个 TCM 就可以了,TCM 已经成了一个比较规范的用语了。这个用法大家应该都比较清楚,我就不再重复了。谢谢! 下课。

作业
一、术语翻译
1. 清利中焦(湿热)

2. 清利脾胃(湿热)

3. 清利脾经(湿热)

4. 温化寒湿

5. 宣化寒湿

6. 清热祛[除]湿

7. 清热利湿

8. 清热化湿

9. 清泄湿热

10. 清利[化]三焦((湿热)

二、语句翻译

1. 五行学说还认为属于同一五行属性的事物,都存在着相关的联系。

2. 五行学说是说明人与自然环境统一的基础。

3. 事物以五行的特性来分析、归类和推演络绎,把自然界的千变万化事物,归结为木、火、土、金、水的五行系统。

4. 用五行学说来解释人体,就是将人体的各种组织和功能,归结为以五脏为中心的五个生理、病理系统。

5. 五行学说并不是静止地、孤立地将事物归属于五行,而是以五行之间的相生和相克联系来探索和阐释事物之间相互联系、相互协调平衡的整体性和统一性。

6. 五行学说还以五行之间的相乘和相侮,来探索和阐释事物之间的协调平衡被破坏后的相互影响,这即是五行生克乘侮的主要意义。

7. 相生是指这一事物对另一事物具有促进、助长和资生的作用。

8. 相克是指这一事物对另一事物的生长和功能具有抑制和制约的作用。

9. 五行学说认为,相生和相克是自然界的正常现象,对人体生理来说也是属于正常生理现象。

10. 正因为事物之间存在着相生和相克的联系,才能在自然界维持生态平衡,在人体维持生理平衡,故说"制则生化"。

三、学习总结

第48课 从"藏象"和"君子" 的翻译谈起

各位同学,下午好!

《黄帝内经》是我们中医的圣经。《黄帝内经》的翻译就是我们中医翻译界最为重要,也最为挑战的翻译。《黄帝内经》的内容是怎样的呢?这里有这样一句话来介绍《黄帝内经》的内容。这句话是这样说的:**《黄帝内经》的内容包括藏象、经络、病机、诊法、治则及针灸和汤液治疗,奠定了中医学的理论基础**。一句简单的话,但是里面包含了好几个蛮具有中医特色的一些概念,这些概念的翻译都是值得我们深入探讨的问题。

其中的一个问题——藏象,什么叫藏象呢?这是我们中医中特有的一个概念,这个概念的基本内容就是研究人体内脏器官及其生理病理状态,通过观察人体外在的表现。因为我们古人相信人体内脏器官功能的病理变化在体表应该有反映,所以通过观察体表的表现 manifestation 就可以了解内脏器官的功能到底怎么样,它的病理变化如何。所以大家看这个藏(zàng)和汉语的藏(cáng)是一样的,其实在这,它的内涵也是一样的。这个藏实际上就是 the internal organs that are stored inside the body,就是藏在我们人体内部的。象,就是外在的表象,external manifestation,到时我们在谈到藏象翻译时再来探讨这方面的问题,这里就点到为止。

"藏象"这个概念我们一般都把它翻译成 visceral manifestations。从严格意义上来讲,这个藏象一般包括两方面的：一个是 visceral，一个是 manifestations。所以以前在翻译这个概念时，我常常把它译作 visceral and its manifestations。当然把它翻成 visceral manifestations 作为一个概念来讲很简洁，但是我们要比较完整地表达这个概念，visceral and its manifestations 表达得更为完整。经络的翻译问题我们此前谈到了。

下一个就是病机。什么叫病机？病机就是疾病发生发展的机理。谈到机理这个词时，我们很自然地想到英语里的一个词 mechanism，但是这个 mechanism 属于机械学方面的一个概念，用在这个疾病方面显得辞不达意。在英语中有一个 pathogenesis，这个 pathogenesis，在英语中是发病的机制，指这个疾病发生的原因、发展的趋势以及它的愈后等一些相关问题。这个和我们中医上讲的病机意思比较接近，所以我们习惯上用 pathogenesis 来翻译中医的病机。

诊法，就是诊断的方法。这个比较简单，诊断是 diagnosis，诊断学是 diagnostics，诊断的形容词是 diagnostic，诊断的动词是 diagnose，诊断法就是 diagnostic method。

治则就是治疗原则，一般就是 treatment principle，当然也有用 therapeutic principle 来翻译。

针灸，大家可能比较熟悉，针就是针刺法，acupuncture。灸就是灸法，艾灸疗法，moxibustion。这两个词的翻译，在这里我做个背景知识的介绍。针灸这个概念的翻译，大概是中医学中最早国际标准化的一个译语。

因为这两个概念的英文翻译距今有两百多年的历史，在18世纪的时候，亚洲的传教士到印度，到中国，到日本。他们接触到了咱们的中医药，也把中医药的一些信息传递到了欧洲，后来随着西方殖民者的东来，西方的一些植物学家和医学家也来到了亚洲。比如，当时在印度有个臭名昭著的荷兰东印度公司，荷兰东印度公司对我们中国犯下了滔天罪行，他们贩卖鸦片到中国，使中国大量白银外流,最终诱发了鸦片战争,使中国从一个封建社会沦为一个半殖民地半封建社会。在荷兰东印度公司,有几个西方植物学家和医学家,他们大概在印度时就了解了一些中医药学的知识,后来他们到了日本。当时日本闭关自守比我们中国还厉害,当时日本只有一个岛,叫做出岛,允许外国人包括中国人在那里活动,其他地方都不准去。

后来,荷兰的医药学家和植物学家在日本发现用这个针刺来治疗疾病,在治疗疾病时在皮肤上放些不知名的材料点着来进行治疗。这几个荷兰人,把这个**针刺疗法**用了一词,造了这个词,把它叫做 acupuncture。puncture 在我们医学上叫穿刺,acu-就是锐利的意思,acupuncture 就是用锐利的针来刺。这个 moxibustion 有意思了,这个荷兰人问这个日本人,给这个病人皮肤上放的是什么东西呢?这个日本人回答说 moxa。moxa 应该是日语对这个艾绒的称呼。所以,这个荷兰人按照这个拼法写成 moxa,所以今天英语中表示艾绒 moxa 就是这么来的。那么,燃烧这个moxa,他造了个词,前面是个 moxa,后面是个燃烧 bustion。bustion 是燃烧的意思,他把它拼在一起就成了 moxibustion,燃烧艾绒,就是我们说的灸法。

这两个词,从他们传播到西方以后到现在,在这个国际间流行了两百多年,已经广为人知,成为了中医上第一个规范化的术语,国际标准化的术语。尽管这两个汉字翻译成英文单词后也是两个英文单词,但是这两个英文单词有些太长了,针灸就占了两个 space,那么 acupuncture and moxibustion 一长串,特别是出现在文章标题时就显得比较冗长。所以为了简洁,后来有的学者把这两个词语进行了缩合,比如,以前我把它缩写成 acumoxi。但是后来我注意到,西方也有人把它缩成 acumoxa,这样的话使用起来就比较便捷。

在英语中,有不少的词就是采用了这种缩合的形式来使比较复杂的词语变得比较简单些。比如像大家现在西方旅游中用的motel,它是把 motor hotel 合成一个词 motel。那么像这样的缩合词在我们中医翻译中间还不是很多,而且还可以说是极个别的,针灸是其中之一,而且现在把它缩合成 acumoxi,在使用当中还不是特别普遍。这仅仅是给大家提供一个思路,未必大家一定要简化成这样。这是针灸的两种译法。

另外我们来看汤液的译法,汤液是我们中医中特有的一种剂型。我们一般把它翻译成 decoction,它的动词是 decoct,decoct这个词的意思就是我们汉语讲的煎药,to decoct herbs。那么这个药煎了之后,通过纱巾过滤下来的这种液体我们就把它叫做decoction。我们中医学中什么什么汤,如白虎汤、乌龙汤、桂枝汤,这个汤,都习惯把它译成 decoction。所以不了解的人看到这个汤就把它翻译成 soup,这个就有点误解了。因为这个 soup 是我们吃饭的时候饮用的汤,和我们治病时饮用的这个汤是不一样的。当然在中国这个汤药和我们的烹饪是有一些关联性的。据说,我们这个汤液是伊尹于商代的那位宰相人名发明的。以前,伊尹过去就是位厨师,他就是在做饭煮菜的时候产生灵感,各种各样的药,当然这些是配合在一起的,通过砂锅来进行炖煮,使其能够进行一种新的剂型,这就是我们后来中医中使用最为普遍、最为经典的剂型。当然,这种剂型在现代人使用起来是非常不便的,一个是煮起来不便,一个是不可口,很苦涩,而且量比较多。现代人脾胃比较娇嫩,受不了汤药这样的刺激,所以改变我们中医的剂型也是我们中医现代化的一个课题。

好,我们把这句话中的一些相关概念作了介绍,现在,我们来看看这句话是怎么翻译:《黄帝内经》我们刚才讲过,那么这个"内容"是什么呢,就是 content,包括 include,也可以用 cover 涵盖了。对于这句话我们可以这样组织:

The content of Yellow Emperor's Canon of Medicine covers

the following aspects.

包括下面这样一些方面。藏象 visceral manifestations，经络 meridians，病机 pathogenesis，诊法 diagnostic methods，治则 therapeutic principles 或者 treatment principles，针灸 acupuncture and moxibustion，汤液 decoction，奠定了中医学的理论基础 laying a theoretical foundation for traditional Chinese medicine。把这句话完整地组合在一起就是：

The content of Yellow Emperor's Canon of Medicine covers the aspects of the visceral manifestations，meridians，pathogenesis，diagnostic methods，therapeutic principles，acupuncture，moxibustion and decoction，laying a theoretical foundation for traditional Chinese medicine.

当然这个 content 可以去掉，直接说 Yellow Emperor's Canon of Medicine covers the aspects of…

所以，一句话翻译完了以后，我们可以对它进行一些审读、推敲，把一些可有可无的词删掉，使我们的译文显得更加简洁明快。

对于我的这些分析，同学们能理解吧。能理解，很好！中医翻译总是和中华文化密不可分。中医一些基本概念的翻译，就像中华文化中的"君子"的翻译一样，表面上中英文似乎是对应的，实际上却是比较偏差的。

据《黄帝内经》记载，上古时代有四等圣贤，第一等是真人，第二等是至人，第三等是圣人，第四等是贤人。在孔子的时代，由于礼崩乐坏，不但真人和至人成了历史，就是圣人和贤人也难觅其踪了。面对严酷的现实，孔子也只能求次之又次之的所谓"君子"了。这，就是文明与道德悖而行之的历史观。

关于"君子"的翻译，译界向来有辩有论，有争有议。尽管如此，比较常见的译法，还多为 gentleman，令人困惑不已。此外，还有人将其译作 superior person，挺与时俱进。虽然符合现今的时代潮流,但却不一定符合孔子的思想和古人的理念。菲律宾人丘文明、丘文郊、丘文星、丘文祁(以下简称"丘氏昆仲")不赞同如此之译,而主张将其译作 noble person。在英语中,noble 与贵族有一定的渊源。而在中文里,"君子"与"君王"也有一定的关联。可见,将"君子"译作 noble person,还是有些依据的。在其所英译的《论语》前言中,丘氏昆仲对此作了颇有卓见的论述,甚至对"君子"一词的来源,也作了意趣别具的考据:

Considering that Confucius lived in the age of feudalism when the king or prince or ruler was or should have been the embodiment of everything perfect, the use of the terms *noble leader and noble person*(君子) was as much for the inspiration of his listeners as for the benefit of the rulers who were possibly his real targets. If he could get the rulers to behave virtuously, and set the correct example from the top, then the rest of the people would follow (See ANA 12:19). Even today, the term "*noble*" may be obsolescent, but what it stands for is still much desired.

将"君子"和"君王"联系在一起,从历史和文化的角度来看,是颇有道理的。学界早就有人认为,所谓的"君子",最早指的就是"君王之子"。此说虽然缺少文献支撑,但将"君子"与"君王"相互关联,却并非完全空谈。远古时期的统治者,古人颂之为"圣王",即将其视为道德的化身,至人的楷模。后世的"君子",也负有同样的职责,也发挥着同样的作用。这就是为什么孔子如此看重"君子"的原因。而将孔子如此看重的"君子"译作 gentleman,显然信之不够,达之不尽,雅之不足。丘氏昆仲反对将"君子"译作 gentleman。但其反对的理由,却似乎有些不够充分:

The term "*Gentleman*" in an age of disorder and disarray would be entirely inappropriate and would not be understood by the listeners of the day. Gentlemen existed mainly in an age of stability and relative affluence, such as the English Victorian era, when people had luxury of exercising their virtues. And if a gentleman calls those not of his class "petty men", then he is not gentleman.

照此说来,既然礼崩乐坏的时代里连 gentleman 都不可能有,那"君子"就更无从谈起了。但事实上,在《论语》中,孔子总是反反复复地谈"君子",总是将"君子"与"小人"比而较之。为什么这样做呢? 当然是为了引领时代潮流,为了"克己复礼"。所谓的"郁郁乎文哉,吾从周",所表达的就是这样的心愿。更何况孔子本人就是一位名副其实的"君子",而他的三千弟子、七十二贤人,更是后世"君子"的模板。

大家能理解我的解释吗? 好像还是有些困惑的,课后我提供给大家一些材料,供大家参考参考。今天的课程就讲到这里,下课。

作业
一、术语翻译
1. 清[泄]热燥[化]湿解毒
2. 利水消肿
3. 清利肝胆(湿热)
4. 清利肠道(湿热)
5. 清利膀胱(湿热)
6. 清利下焦(湿热)
7. 清宣上焦湿热
8. 清热化湿行滞
9. 清热化湿解毒
10. 清热化湿通络

二、语句翻译

1. 五行相生的次序是：木生火，火生土，土生金，金生水，水生木。

2. 五行相克的次序是：木克土，土克水，水克火，火克金，金克木。

3. 五行以次相生，以次相克，如环无端，生化不息，维持着事物之间的动态平衡。

4. 造化之机，不可无生，亦不可无制。

5. 无生则发育无由，无制则亢而为害。

6. 由于五行之间存在着相生和相克的联系，所以从五行中的任何"一行"来说，都存在着"生我"、"我生"和"克我"、"我克"四个方面的联系。

7. "生我"和"我生"，在《难经》中比喻为"母"和"子"的关系。

8. "生我"者为"母"，"我生"者为"子"，所以五行中的相生关系又可称作"母子"关系。

9. 以火为例，由于木生火，故"生我"者为木；由于火生土，故"我生"者为土。

10. 木为火之"母"，土为火之"子"；也就是木和火是"母子"，而火和土又是"母子"。

三、学习总结

第49课　从几个经典例句的翻译谈起

同学们，下午好！

我们继续来学习中医翻译。在前面的几次课中，我们结合中医理论学说的发展的历史轨迹，回顾了在不同历史时期，中医学理论体系的发展以及一些相关经典著作的出现，探讨了相关概念以及一些经典名称的翻译问题。

那么这节课，我们从探讨中医学中的唯物论和辩证法的思想来分析相关概念的英语翻译问题。

我们提到中医学的理论基础就是中国的古典哲学以及其他相关的诸子百家学说，而且中医理论深受中国古代唯物论和辩证法思想的影响。唯物论在英语中间有一个对应的词语叫materialism，中国古典的唯物论和西方的唯物论虽然都是materialism，但是它的内涵还是有很大的不同。

中医或中国古典哲学的唯物论有它自身的独到的一些见解。对于自然，对宇宙的发生、演化，它有自己一些独到的解释。那么，根据中国古典哲学，唯物论，辩证法的这种观点，我们认为世界是物质的，是阴阳二气相互作用的结果。**世界是物质的**，这个好翻译。

The world is material.

这个世界我们也可以理解成宇宙。

This universe is material.

世界是阴阳二气相互作用的结果，这个就反映了我们中国人的世界观,中国人对宇宙、对自然世界生成演化的这样一种中国式的唯物主义的解释。

中国哲学认为整个宇宙间,万事万物间都是由阴阳二气相互作用而诱发的各种事物的产生,直到整个宇宙的形成。所以**阴阳,我们知道是用拼音,阴阳二气相互作用的结果**,那么就是说:

This material world is produced or results from the interaction between Yin and Yang.

我们也可以说:

The interaction between Yin and Yang has brought forth the whole universe or has produced all the things in the natural world.

用中医经典的话来说,人也是宇宙间的一部分,也是阴阳二气相互作用的结果。所以中医学上讲的**"人秉天地之气而生"**,也就是说:

The interaction between the Qi from the heavens and the earth has produced or has brought forth human beings.

所以在我们的《**素问·阴阳应象大论**》有这么一句话,"清阳为天,浊阴为地",就是用阴阳来解释宇宙的形成。那么宇宙是怎么形成的呢? 这阴阳二气,阳气比较轻,那么它就浮而向上,flow up。阴是比较重浊的,它就沉降,形成了地。所以**"清阳为天,浊阴为地"**是对天地形成的一种唯物主义的解释。那么这句话我们用英语来说应该怎么翻译呢?

大家想想看。这个"清阳"呢,这个"清",它既表示它的质量是轻的,light,另外也表示它的质地是 clear,transparent,我们也常用英语中的一个词 lucid 来表示清阳。比如说 lucid Yang 或 clear Yang flows up to form the sky。这个轻阳上升而形成了天。那么浊阴为地,就是重浊的阴气,下沉积淀然后形成了大地。那么这个浊,一般我们用 turbid 这个词来翻译。那么浊阴就是

turbid Yin，浊阴为地，从汉语上来讲，就是浊阴形成了地。实际上我们推论下逻辑关系，实际上它说的浊阴，它下降然后凝集，凝固形成了大地。**所以我们在翻译时这个逻辑关系也要表达出来**，就像清阳为天，是因为清阳它上升然后弥散形成了天空这样一个穹庐。所以浊阴降为地，浊阴为地，我们可以这样翻译：

The turbid Yin descends，下降，to constitute the earth。constitute 形成了大地。这是我们中国古典哲学用阴阳二气的运动变化解释天地的形成。

今天我们对这样一个解释，我们会感觉到有一些 naive，primitive，但是大家要知道这是两三千年以前古人对宇宙形成的一种认识，在当时已经是非常的 advanced。在我们今天看来，它还是有它一定的合理性。

我们在学习中国古典哲学，学习中医的时候，气这个概念是非常重要的，无处不在的。所以对气的运动变化以及它与事物演化的关系，我们应该有个清楚的认识。所以我们说**气是运动中的物质实体。**

Qi reflects the substance，the materials that are in motion.

那么，中医上讲气凝聚就形成了我们看得见、摸得着的这样一种 substance，这样一种 object。它散开以后我们就看不见了，它变成 invisible。所以说气**"其细无内，其大无外"**。**"细无内"**，就是说这个气，it is so minute that you couldn't find or you couldn't see the internal or the inside of it.

"其大无外"，就是说 but it is also so big，so large，so extensive that you couldn't find the surface of it，or the external part of it.

气的外延是大得摸不着，找不着它的边际的。所以，中国古典哲学认为**一切事物都是气运动的结果**，即：All things are the outcome of the movement of Qi。或者我们也可以说，The movement of Qi has brought forth all the things in the world。

那么从这个意义上说，**气是万物之母**，即 Qi is the mother of all the things in the natural world。

所以在《**素问·至真要大论**》上有这么一句话，"本乎天者，天之气也"，就是说来源于天的这样一种气就叫做天气。那么**今天我们的天气把它作为一个气象学的概念**。

今天天气很好。

It's fine today.

今天天气不好，今天多风。

It's windy today.

今天天气很冷。

It's cold today.

在这里这个天气，它是根据气的不同来源给它的一个称谓。

来自于天的叫天气，来自于地的叫地气。在这句话中，天气，地气，实际上它含有解释宇宙本源的哲学的理念在里面。所以这里的天气，一般我们看到有人把它翻译成"Heavens Qi"，有的用了一个天体的一个形容词，"Celestial Qi"。地气，有时候我们直接就把它翻译成"Earth Qi"，有时候也用大地的形容词"Terrestrial Qi"来翻译地气。所以"**本乎天者，天之气也**"就是：

The Qi that is derived from the heavens is known as Celestial Qi or Heavens Qi.

那么"**本乎地者，地之气也**"，就是：

The Qi that is derived from the earth.

或者是：

The Qi that comes from the earth is known as Terrestrial Qi or Earth Qi.

这句话我们可以把它看作是一个经典用语，**经典著作中的话可以这样做一个直白的翻译**。《素问·至真要大论》里面还说"天地合气,六节分而万物化生矣"。"天地合气"就是说天气和地气,他们的交融,他们的交合就使得六节分,这个指运气学说上的概念,就是气的六步,six steps of Qi in motion。"万物化生矣"就是万事万物都由此而化生出来了。由于天地之气的交融,交合,相互的 interaction,相互作用,就衍化了万事万物。所以"**天地合气**",我们可以把"合"翻译成 integration or interaction。

Integration of the Celestial Qi and the Terrestrial Qi 或者 interaction between the Celestial Qi and the Terrestrial Qi。

"**六节分而万物化生矣**"就造就了气在运化过程中的这六个阶段以及万事万物的出现。所以这句话我们可以把它完整地做这样的一个翻译:

Interaction between the Celestial Qi and the Terrestrial Qi has brought forth the six steps of Qi in **governing transformation** of all things in the natural world.

这个都指自然界的万物的演化。这个万物里面当然也包括人,所以《素问》里面的《宝命全形论》这个 chapter 里面就有这么一句话论述人与天地之间的关系,"**人生于地,命悬于天,天地合气,命之曰人**"。人虽然出生,生活在大地上,但是他的生命和宇宙,和天空的各种自然变化以及它的各种状态有着密切的关系。比如说,月光,阳光,风雨,雷电,这些都会影响到人的生存。所以说,**人是生于地**,即 human beings are born on the earth and live on the earth。

但**命悬于天**,可译为 but their life is closely related to the conditions and changes of the heavens。

"**天地合气,命之曰人**"实际上解释的是人是自然的产物。天地合气,六节分了,万物也化生了,人是万物之一。既然万物化生了,人也就出现了,也就说人是自然地产物。所以这句话我们可以做这样的翻译:

The interaction or the integration of the Qi from the heavens and the Qi from the earth has ensured or has guaranteed the normal life activities of human beings.

那么这个是带有解释性的翻译，就是说天地之气的交合，融合保证了我们人类正常的生命活动。"命之曰人"还有一层意思就是指造就了人。所以这句话我们还可以翻译成：

The interaction between the Qi from the heavens and the Qi from the earth has made it possible for the existence of human beings.

为人类的出现创造了条件。大家刚才可能也注意到了，这里的天气和地气我没有采用刚才我翻译这种 Earth Qi 或者 Terrestrial Qi，Heavens Qi 或者 Celestial Qi 来翻译，而用了 Qi from the earth 和 Qi from the heavens。这是一种比较折中的处理方式。你翻译成 Heavens Qi，可能有人有不同的看法。你翻译成 Celestial Qi，可能也有不同的意见。我们干脆避免使用这两个词语，干脆把它做一个中性处理。**Qi from the heavens，Qi from the earth 是带有一种解释性的翻译。如果放在一个句子中间，我们可以用这样一种比较灵活的手法来处理**，不一定见了天气就一定翻译成 Heavens Qi，一定翻译成 Celestial Qi。

大家可能对我的这个建议有想法。没问题，非常值得大家好好想一想。这也是我今天给大家布置的作业。课后大家好好分析分析。下课。

作业

一、术语翻译

1. 清[泄]热燥[化]湿解毒

2. 渗湿利水[尿]

3. 健[温]脾利[制]水

4. 温肾利［化］［行］水

5. 宣［泻］肺利［行］水

6. 利水消肿

7. 疏［祛］风利水

8. 散寒利水

9. 化气利［行］水

10. 除［化］湿通络

二、语句翻译

1. "克我"和"我克"，在《内经》中称作"所不胜"和"所胜"。

2. "克我"者是"所不胜"，"我克"者是"所胜"。

3. 以火为例，由于火克金，故"我克"者为金；由于水克火，故"克我"者为水。

4. "生我"、"我生"虽是五行中的相生，但生中有制，如木的"生我"为水，木的"我生"为火；而水又能制火。

5. "克我"和"我克"虽是五行中的相克，但克中有生，如木的"克我"为金，木的"我克"为土；而土又生金。

6. 五行学说就是以五行之间错综复杂的联系，来说明任何一个事物是受到整体的调节，防止其太过或不及，维持着相对的平衡。

7. 用五行之间的联系来阐释自然，即能说明自然气候的正常变迁和自然界的生态平衡。

8. 用五行之间的联系来阐释人体，即能说明机体的生理平衡。

9. 五行之间的相乘、相侮，其基本概念首见于《内经》，是指五行之间的生克制化遭到破坏后出现的不正常相克现象。

10. 五行中的相乘，是指五行中某"一行"对被克的"一行"克制太过，从而引起一系列的异常相克反应。

三、学习总结

第50课 经典例句翻译的比较分析

各位同学,早上好!

中医是中国文化不可分割的一个重要的部分。学习中医,不仅仅是保健人,更主要的是了解人。在中国古典哲学中,**在中医学中,把人看成是物质世界的一部分,这实际上肯定了生命的物质性。**把人看成是物质世界的一部分,肯定了生命的物质性。这个是带有点哲学味道的一句话。我们把它翻译成英语也比较简单。我们可以把它翻译成两句话。比如说中医学把人看作是物质世界的一部分,即 In traditional Chinese medicine, human beings are taken or regarded as part of the material world or the natural world,肯定了生命的物质性。Such an idea indicates that life is material。这句话我们也可以把它合起来翻译成一个比较复杂的英文句子。我们把这两个句子结合在一起大概是这样的: The idea that human being is part of the material world advocated by traditional Chinese medicine has actually emphasized the fact that life is material。把两个简单句合成到一起,合成一个简单句。生命实际上是整个自然演化的结果,自然发展到一定阶段的必然的产物。

用英文我们可以这样表述: Being the result of the evolution of nature, life signifies the inevitable outcome of the natural world which has developed to a certain stage。自然的结果就是, the result of the natural world 或者 the outcome of the natural world。中国古典哲学和中医学对于生命产生的认识和现代哲

学,现代自然科学对生命产生的解释也是比较一致的。在生命的产生的过程中,天地发挥了很重要的作用。所以天地是生命起源的一个基地,一个基础。有了天地,生命才有了依托。所以在《素问》中,有这么一句话说,"天覆地载,万物方生。"所谓"天覆地载",字面上看就是天覆盖着,地承载着万物。有天的覆盖,有大地的承载,万物才有可能出现。这句话如果翻译成英文,我们可以这样处理。刚才我提到我们可以把前面的这句话结合到一起,说天地是生命起源的基地,有了天地,然后天覆地载,万物方生。The heavens and the earth,这里我们可以用个插入语,逗号,the solid foundation of their origination of life, shelter and support all the things in the natural world, and therefore guarantee the conception, growth and development of them.

大家对照看一下英文和中文。中文说天地是生命起源的基地,那么我们在这句话中把天地作为主语,the heavens and the earth。把生命的基地作为一个插入语,作为同位语,放在天地的后面,the heavens and the earth,逗号,然后后面是 the solid foundation of their origination of life,生命起源的基地。那么天覆地载,我们把覆载作为谓语动词,翻译成 shelter, support。all the things in the natural world,万物方生,这样就保证了。方生,汉语就用了一个动词生,实际上它含有万物的孕育,它的滋生以及它的发展,所以在英语翻译中,我们把生作了一个解释性的,深化性的翻译。把它翻译成 conception,孕育,growth,滋生,development,发展。用了一个伴随状语,把这一部分放在后面,整个句子就显得比较平稳了。

在《素问》中,提到在自然界万物中间,人是最重要的。这个好像是我们自古以来的认识,认为人为万物之尊,万物之灵。所以在《素问》中,可以看到有这么一句话,蛮经典的,说,"**天覆地载,万物悉备,莫贵于人。**""**天覆地载**"我们刚才已经讨论过它的翻译，就是说天对万物的覆盖，保护的作用，大地对万物的承载的作用。由于有了天的 shelter，有了地的 support，那么万物悉备，all the things，all the creatures began to come into existence。但是在万物之间，人是最尊贵的，莫贵于人，就是 human beings are the most superior ones。这句话如果我们把它翻译成英语，我们可以做这样的处理：Among all the creatures and things sheltered by the heavens and supported by the earth，human beings are the most superior ones。

大家看看英文的翻译，实际上把"天覆地载，万物悉备"做了一个状语成分的处理。Among all the creatures and things，在所有的生物事物中，那么这些事物处于一种什么状态呢？sheltered by the heavens，是在天的覆盖下，supported by the earth，在大地的承载下，在这些事物中，人是最尊贵的，human beings are the most important or the most superior ones。就人体本身而言，我们前面讲到，人体是一个有机的整体，人体是一个 organic whole。人的生存和天地，和四时是有密切的关系。所以《内经》中有这么一句话说，**"人以天地之气生，四时之法成"**。就是说人类的生存和出现要依靠天地之气的交融，并且要遵循四季，气候的变化来规范计划自己的日常居息劳作。所以**"人以天地之气生，四时之法成"**翻译成英语应该做这样的处理，the existence of human beings depend on the integration of Qi from the heavens and the earth and the law that controls the changes in the four seasons。

人是需要依靠天地之气的交融和四时，气候变化的规律来生存。中医学对生命的朴素的唯物主义的认识，虽然不能像现在科学那样解决生命的起源问题，但在数千年前有这样的认识已经是难能可贵的了。这句话经常是我们用来归纳总结中医学对生命的朴素的认识以及它的局限性。用英语来翻译这句话其实不是很难的。比如说朴素的唯物主义，朴素的就是 simple，或者

primitive 或者 naive。但我们一般用 simple。难能可贵实际上是说它们仍然是值得我们今天去研究学习的。所以可以把它翻译成 worth studying。生命的起源就是 origin of life。这些相关的几个概念，我已经做了解释。我们大家来一块试试把这句话翻译成英文。这句话看起来比较长，实际上它的内容比较简单，我们很好理解。中医对生命朴素的唯物论的认识，这个认识怎么翻译呢？

认识，其实我们可以简单地用一个词，idea，the idea about life in traditional Chinese medicine。对生命朴素的唯物主义的认识，the materialistic idea about life in traditional Chinese medicine。说它是朴素的，就说它是 simple。the materialistic ideas about life in traditional Chinese medicine are simple。但是它是属于物质的，simple but material 或者 materialistic。它虽然不能也不可能像现代科学那样解决生命的起源，这是一个让步的状语从句。Although such ideas about life can't thoroughly explain the origin of life as those in modern science，像现代科学所做的那样。但是由于这种认识是数千年以前做出来的，所有确实是难能可贵的。They are still worth studying because they were developed thousands of years ago. 我们把这句话总结到一起，把它翻译成完整的一个句子，大概应该是这样的：

The ideas about life in traditional Chinese medicine are simple but materialistic, though such ideas about life can't thoroughly explain the origin of life as those in modern science, they are still worth studying because they were developed thousands of years ago.

这是唯物论中间的一些概念和《内经》中关于这一部分的一些经典的论述，给大家做了个介绍。并且我们也简单地把它翻译成英语。尽管我们的翻译带有一定的口译的味道，所以一些句法方面还不是那么的精到,但是基本的意思,基本概念的内容,我们也都比较完整地把它翻译成了英文。

下面再给大家谈几句经典著作中的例句的翻译,请大家看看。

《难经》二十四难说:"手少阴气绝,则脉不通,脉不通则血不流,血不流则色泽去,故面黑如梨,则血先死。"

一位西方学者将其翻译如下:

When the hand-minor-yin〔conduits〕are cut off from the 〔movement of the〕influences, the〔blood〕vessels are blocked. When these vessels are blocked, the blood and glossiness fade away. Hence, when the color of one's face has turned black, resembling a pear,〔this is an indication that〕the blood has died already.

大家可能感到此译文有些拗口,与现行译法多有不同。的确,此文译者在翻译《难经》时基本上未采用通行译法。按照世界卫生组织颁布的针灸经穴名称国际标准化方案,"少阴"应为 Shaoyin,而不是 minor-yin;"经脉"应是 meridian(或 channel),而不是 conduit;"气"应该是 Qi,而不是 influence。以"手少阴心经"为例,其规范的英语译法应为:the Heart Meridian/Channel of Hand-Shaoyin。但这些问题均属译者个人的尝试,并非是这里需要说明的主要问题。

在此译文中,译者将"梨"按其字面之意译为 pear,显然有些不确之处。其实此处之"梨"实为"鑗"之异体,如《古本难经阐注》即改"梨"为"鑗"。"鑗"者,色黑而黄之谓也。中医本有"面色鑗黑"之说,"鑗黑"亦作"黎黑",其义无异。"面黑如梨"即"面色鑗黑",译为 black complexion 即可。"梨"虽有乌色之品,但常见之色为黄。硬照字面译为 pear 不但费解,也不合原文之意。荆浩在谈到山与树的关系时说:"山籍树而为衣,树籍山而为骨。"略通山水画技者,无不以为然。译事也是如此,"山"即译事之本旨,"树"即译事之"风骨"。本旨以风骨为外饰,风骨以本旨为内涵,二者相辅相成,相得益彰。但说到底,本旨是第一位的,风骨是第二位的,不可本末倒置。

经过分析,我们将其翻译作了这样的调整:

Exhaustion of [the Heart Channel of] Hand-Shaoyin will cause stagnation of the Channels. Stagnation of the Channels will prevent the blood from flowing. [If] the blood cannot flow, the skin will become lusterless. That is why the face [of the patient] turns black. [It shows that] the blood is dead already.

大家看看怎么样? 似乎还有些道理吧。

《难经》五十六难说:"肺病传于肝,肝当传于脾,脾季夏适王,王者不受邪,肝复欲还肺,肺不肯受,故留结为积,故知肥气以季夏戊己日得之。"

同一西方学者将其翻译如下:

When the lung is ill, it will transmit [evil influences] to the liver, and the liver should transmit them to the spleen. In the last month of summer, however, the spleen acts as king. A king does not accept evil. Therefore, the liver wishes to return [the evil influences] to the lung, but the lung is unwilling to accept them. Hence [the evil influences] stay [in the liver] and conglomerate, causing accumulations. Hence one knows that "fat influences" are acquired in late summer on a wuchi Day.

这段经文与二十四难的经文为同一译者所译,这里不再赘述其译风。译文中值得注意的有两处:一为"脾季夏适王,王者不受邪"的翻译,一为"肝复欲还肺,肺不肯受"的翻译。译者将"脾季夏适王,王者不受邪"之"王"译为 king,显属望文生义。其实这里的"王",音意俱同于"旺",即旺盛之意。"适王",即恰逢旺盛之时

（"适"：正好、恰好）。

经过仔细分析，我们将这一译文作了调整：

[Because] the lung disease [will be] transmitted to the liver and the liver [disease will be] transmitted to the spleen. In the late summer the spleen is vigorous and will not be affected by Xie (Evil) [transmitted from the liver]. The liver then desires to transmit it again to the lung, [but] the lung refuses to accept. Hence [the pathogenic factor] stays [in the liver] and builds up into accumulation. That is why it can be known that Feiqi (Fat-Qi) is caused on the days of Wu and Ji in late summer.

在这个译文中，将"王"译为 vigorous，意思较为接近原文。"肝复欲还肺，肺不肯受"译为：The liver then desires to transmit it again to the lung, [but] the lung refuses to accept。保持了原文的拟人表述手法，意思较为明确。

请同学们将这些例句前后结合起来，感受感受中医典籍翻译的本末终始。今天先讲到这里，下次继续，下课。

作业

一、术语翻译

1. 祛[燥]湿除[散]满[痞]

2. 除[祛]湿止痛

3. 除[祛][燥]湿止痒

4. 除[祛]湿止带

5. 祛[渗][化]湿止泻

6. 祛湿止痢

7. 祛湿消肿

8. 轻宣润[外]燥

9. 疏表润燥

10. 祛［疏］风润燥

二、语句翻译

1. 五行中的某"一行"本身过于强盛，因而造成对被克制的"一行"克制太过，促使被克的"一行"虚弱，从而引起五行之间的生克制化异常。

2. 木过于强盛，则克土太过，造成土的不足，即称为"木乘土"。

3. 五行中的某"一行"本身的虚弱，因而对它"克我""一行"的相克就显得相对的增强，而其本身就更衰弱。

4. 由于土本身的不足，因而形成了木克土的力量相对增强，使土更加不足，即称为"土虚木乘"。

5. 五行中的相侮，是指由于五行中的某"一行"过于强盛，对原来"克我"的"一行"进行反侮，所以反侮亦称反克。

6. 木本受金克，但在木特别强盛时，仅不受金的克制，反而对金进行反侮（即反克），称作"木侮金"。

7. 另一方面，由于由于金本身的十分虚弱，不仅不能对木进行克制，反而受到木的反侮，称作"金虚木侮"。

8. 相乘和相侮，都是不正常的相克现象，两者之间是既有区别又有联系的。

9. 相乘是按五行的相克次序发生过强的克制，而形成五行间的生克制化异常。

10. 相侮是与五行相克次序发生相反方向的克制现象，而形成五行间的生克制化异常。

三、学习总结

第51课　精气魂魄的翻译

同学们,早上好!

上次我和大家谈到了中医与我们中华文化的密切关系。下面我们看一看中医另外一方面很重要的内容,就是精气学说。前面我们讲到精气神的时候已经讲到过精和气。

精气学说的理论基础,它要解决的问题还是关于生命起源的。中医学认为精气是生命的本源物质,也就是说精气是 the substance that is responsible for the origination of life。精我们一般翻译成 essence,精气一般把它翻译成 essential Qi。但是在有些情况下人们也把精气笼统地翻译成 essence。这种孕育生命的精气是先天而生,具有遗传性。精气先天而生,也就是说在我们的身体没有孕育成形之前,这个精气就存在了,而且它具有遗传性。也就是说 the essential Qi exists before the formation of human body or before the conception of human body and is hereditary,具有遗传性。

所以《素问》中说,"夫精者,生之本也"。精者,生之本也,就是说 the essence is the physiological foundation of the human body,生命是人体的一个基础。精气也是构成人体和维持生命活动的一个物质基础:The essence is the basic substance that forms and maintains life activity。Forms 即构成,形成。Maintains 即维持生命活动。所以说,"生之来,谓之精。两精相抟,谓之神"。"生之来,谓之精"就是说 the origin of life is essence 或者 essence is responsible for the origination of life。"两精相抟,谓之神",相

抟实际上指的是父母之间的一种交合,of parental essence。这里的神的内涵也是比较丰富的。如果我们简单地把它翻译成spirit,也未尝不可。但是我们知道这里的 spirit 实际上指的是孕育生命的过程以及结果。父母之间的交合意味着什么呢?意味着一个生命的诞生,一个生命的孕育。所以这里的神实际上是意味着孕育生命。

所以这里的"两精相抟,谓之神"我们也可以把它译作 the combination of parental essence brings forth life。我们这里谈到的精气,"两精相抟,谓之神"的精,实际上指的是秉受于父母的精气,就是指的 the essence that comes from the parents 或者我们可以简单地说 the parental essence,父母之精。所以父母之精,我们把它称为先天之精。这里的先天我们一般可以把它翻译成 prenatal,就是出生之前的。比如我们说先天之本,a prenatal base of life。先天之本指的是我们的肾,kidney is the prenatal base of life。脾胃是后天之本,the spleen and the stomach are the postnatal base of life。但是这里的先天之精因为指的是父母之精,所以我们可以按照它的实际内涵把它翻译成 parental essence。

当然如果我们在做解释的时候,比如说像这句话,秉出于父母的精气称为先天之精,那么这里的先天之精我们也可以翻译成 prenatal essence,因为它前面有一个条件,就是说来自于父母,继承于父母的。秉受的意思就是从父母那里继承来的。所以这句话我们可以做这样的一个翻译,the essence that is inherited from the parents is called prenatal essence。我们个人的先天之精都是从父母那遗传下来或继承下来的。所以我们在解释生命孕育的时候,我们有一句话,"父母精气相合,是形成胚胎发育的原始物质"。

父母精气相合实际上就是 the combination of parental essence。这里的 essence 有一点点的抽象,实际上我们说父母的精气是比较具体的,指一些 sexual substance 或者我们叫

reproductive substance,生殖的一些物质。但是我们习惯上把它称为精气,那么在这我们也可以把它翻译成 essence。这种胚胎就是 foetus。那么这句话中间的原始物质就是 original substance。那么这句话我们可以做这样的翻译:the combination of parental essence forms the original substance or foetus or is the original substance to conceive a foetus,是孕育一个胎儿的原始物质。所以没有精气就没有生命,without essence, without essential Qi, there will be no life。

《灵枢·经脉》里有这么一句话,"人始生,先成精"。这里的"成精"可不是成了妖精。这里的成精就是首先是需要父母之精,父母的精气。一个生命要孕育出来,首要条件是需要父母之精,也就是先天之精。那么这个精,父母之精会给生命的形成提供什么条件呢?它接下来说,"精成而脑髓生",父母之精交合为生命形成提供了一个条件,那么接下来就会发育成我们的脑髓。所以这句话我们如果用英语来讲大概是这样的:At the beginning of life,人始生,在生命刚开始形成的阶段,the embryo is conceived first by parental essence。这个 embryo 就是胚胎。这个胚胎是通过什么形成的呢? Conceived 就是孕育,first by parental essence,由父母之精而孕育而成的。先成精,就是先有父母的精来孕育。

"精成而脑髓生",父母之精的交合,之后就会怎么样呢? Develops into the brains,就会发育成为脑髓。所以这句话把它连贯起来大概是这样的:At the beginning of life the embryo is conceived first by parental essence which then develops into the brains。大家注意,brain 是大脑,如果 brain 用作复数就是脑髓。《内经》接着说,人始生先成精了,然后精成脑髓生了,接下来是什么呢?"**骨为干,脉为营,筋为纲,肉为墙,皮肤坚而毛发长**"。"骨为干"就形成了人体的骨骼,骨骼就是人体的主干,主干就是

trunk。"脉为营",人体就会形成经脉。经脉为营,什么叫营呢? 这里的营是营运的意思,意味着经脉成为气血运行的一个通道, the pass ways for Qi and blood to flow。"筋为纲",这人体的 "筋"从英文里面可以翻译成 tendons 或者 sinews。我们人的关节 之所以能够活动,我们能够运动,我们能够行走,有我们的四肢, 关节,但更重要的是需要有筋,tendons 或者 sinews。如果没有筋 的屈伸的作用,那么我们人体的关节四肢是没办法运动。所以 "筋为纲",这个纲是什么意思呢? 就是形成了人体的一个网络体 系,即:The tendons serve as a network of the body。

"肉为墙",这个墙是什么意思呢? 就是一个屏障。人体的肌 肉成为保护我们人体以及我们人体内脏的一个屏障,即:The muscles serve as the defence of the body or the protection of the body。骨、脉、筋、肉都形成之后,那么接下来胎儿发育的是什么 呢?"皮肤坚而毛发长",那么接下来就是长皮肤了。皮肤刚长出 来是比较娇嫩的,经过一段时间的发育以后,皮肤就比较坚固了。 When the skin grows sturdy, hair begins to grow。然后头发就 开始长了。

这句话把人从父母之精的交合,孕育开始到脑髓生,骨干的 形成,经脉的形成,筋骨的形成,肌肉的形成到皮肤的形成一直到 毛发的形成,整个发育的过程作了一个描述,还是蛮经典的。刚 才我们概要地将这里面的各个成分之间的关系以及相关概念的 翻译作了一个解释,现在我们把这句话联系在一起,做一个完整 的翻译,供大家参考。那么这个译文,我们可以这样来组织:

At the beginning of life the embryo is conceived first by parental essence which then develops into the brains. In the human body, the bones serve as the trunk, the meridians as the pass ways of blood and Qi, the tendons as the network of the body, the muscles as the defence or protection of the body.

When the skin grows sturdy, hair begins to grow.

这是这一句话的一个比较简单的翻译。通过这句话的描述，我们可以了解到胎儿的发育已经到了一个比较完备的阶段。但是这个胎儿要完全发育成人还要几个条件。所以接着说，"**血气已和，营卫已通，五脏已成，神气舍心，魂魄毕具，乃成为人。**"要完全成为人，还要这样几个条件。一是血气要合，就是 blood and Qi should be balanced。

营卫以通，就是营气和卫气要 flow smoothly。Nutrient Qi，营气和 defensive Qi，卫气 should flow smoothly。"**五脏已成**"，这个已成，就是五脏的发育要很完善，很完备。也就是说 the five zang-organs should be well developed。神气指的是 spirit。我们说心藏神，那么神的机制形成之后应该 store in the heart。The spirit should be stored in the heart，although the spirit controls the activities of life，but it should be stored in the heart。"**魂魄毕具**"，这个毕具，就是说都要具备的意思。在我们现代汉语中间，魂魄是一个概念。我们翻译魂魄的时候，我们就用英语 soul 这个词语。可是在我们古代，在我们中医中间，这个魂和魄是两个不同的概念，当然是两个相关的概念，但是各有侧重，不完全相同。魂和魄都是我们精神意识活动的一部分，但是它的生理功能是不尽相同。魂按照《内经》本神的说法，魂是随神往来谓之魂，魂 moves along with the spirit。

所以魂实际上指我们的精神思维意识活动的。所以魂属于肝所主，肝主魂，the liver controls Hun。"**魄**"按照解释，是"**并精而出入者谓之魄**"，也就是说魄是随"精"而入的。It comes together with the essence。《类经》说"**魄之为用，能动能作**"，实际上魄是一种感觉，它可以 enable people to feel，to have a sense of pain or aching。这说明魄属于本能一种感觉和动作，它属于一种 instinct。像我们的听觉 listening，视觉 vision，冷热痛觉 senses about cold，heat，pain and aching，以及我们的躯干运动 the activities of our limbs。像新生儿可以吸奶,啼哭,这些都是不用教他们都会的。这个就属于人的本能,那么也属于魄的范围。所以魄是和精密切相关的,魂是和神密切相关的。我们在翻译魂魄的时候就遇到一个麻烦了。英语中间只有一个 soul,但是在我们汉语中间有两个既相互关联又相互区别的一对概念。我们在翻译的时候应该怎样来翻译呢？都用 soul 就没有区分意义了。所以后来译者就想了一个办法,对他们进行区分。这个区分看起来有点勉强,但是好歹使两者有了一定的区分,不至于都用 soul 来左右逢源。

因为魂是神相关联的,所以把魂翻译成 ethereal soul。这个 ethereal 英语中间是轻飘的,飘渺的,精微的,优雅的,微妙的。因为魂和神是相往来,所以它给人是有一种幽微的,飘渺的,虚无的感觉。所以早期的译者用了一个 ethereal 来修饰这个 soul,用来表示这个魂。那么把魄翻译成 corporal soul,corporal 指肉体的,身体的。刚才我们已经介绍了,魄主要和精神有关系,比魂稍微要具体点,所以人们用 corporal 修饰 soul,来翻译魄。刚才我们也说了,这个译法是有点勉强,但好歹把两者区分开来了,现在人们把这个译法看作是没有办法的办法,就用 ethereal soul 翻译魂,用 corporal soul 翻译魄。这是这一句话中间几个概念的翻译问题,给大家做了个解释。

现在我们把它串起来,把它翻译成一个完整的英文句子。实际上我们可以把这几个词翻译成几个小句子,比如说"血气已和",把它翻译成 when the blood and Qi in the body are balanced,"营卫已通"when the nutrient Qi and defensive Qi flow smoothly,"五藏已成"when the five zang — organs are well developed,"神气舍心"when the spirit is stored in the heart,"魂魄毕具"when the ethereal soul and corporal soul are well developed，"乃成为人"the formation of the body will be completed。当然我们也可以把它联合在一起，把它翻译成一个句子，可以省略掉前面的那么多的 when，我们用一个 when 就可以了：When the blood and Qi in the body are balanced，the nutrient Qi and defensive Qi flow smoothly，the five zang-organs are well developed，the spirit is stored in the heart，the ethereal soul and corporal soul are well developed，the formation of the body will then be completed。身体的发育就完成了。

这节课，我们讨论了中医学中唯物观的一些相关问题，以及一些相关经典用语的翻译，一些概念的翻译问题。那么下一节课我们继续谈谈一些相关概念和用语的翻译。今天我们就到这里，下课。

作业

一、术语翻译

1. 轻宣凉燥

2. 清宣润燥

3. 清热润燥

4. 清肺润燥

5. 滋[养]阴润燥

6. 生津润燥

7. 生津止渴

8. 增液润肺

9. 养[补]血润燥

10. 养血润肤

二、语句翻译

1. 相乘和相侮之间的联系是：在发生相乘时，也可同时发生相侮；发生相侮时，也可同时发生相乘。

2. 木过强时，既可以乘土，又可以侮金；金虚时，既可受到木的反侮，又可受到火乘，因而相乘与相侮之间存在着密切的联系。

3. 五行学说也可用以确定治疗原则和制定治疗方法。

4. 五行学说在中医学中的应用，主要是以五行的特性来分析研究机体的脏腑、经络等组织器官的五行属性；以五行之间的生克制化来分析研究机体的脏腑、经络之间和各个生理功能之间的相互关系；以五行之间乘侮来阐释病理情况下的相互影响。

5. 五行学说在中医学中不仅被用作理论上的阐释，而且亦具有指导临床的实际意义。

6. 五行学说，将人体的内脏分别归属于五行，以五行的特性来说明五脏的生理功能。

7. 木性可曲可直，枝叶条达，有生发的特性。肝喜条达而恶抑郁，有疏泄的功能，故以肝属木。

8. 火性温热，其性炎上。心阳有温煦之功，故以心属火。

9. 土性敦厚，有生化万物的特性。脾有运化水谷，输送精微，营养五脏六腑、四肢百骸之功，为气血生化之源，故以脾属土。

10. 金性清肃、收敛。肺具清肃之性，肺气以肃降为顺，故以肺属金。

三、学习总结

第 52 课　常见概念和术语翻译的问题

同学们,早上好!

前面我们讨论了中医核心概念、术语和文句的翻译问题。从今天开始我们讨论讨论中医学科名称的翻译问题。这些学科大家本科时期基本都学过了。前些天有些同学问一些学科名称如何翻译,我觉得这些问题问得很好,很有意义。所以我想安排一些时间和大家谈谈这些学科名称的翻译问题,对大家有一定的实际意义。

通过对一些中医主要学科名称翻译的分析,有助于我们探讨中医理论体系中几个基本概念的理解和翻译。大家知道,中医基础学科和临床学科名称的翻译,目前虽然基本形成了较为统一的译法,但仍存在着一定的分歧,具体体现在对一些中医基本概念的理解和表达方面。今天我们将从分析这些概念的基本内涵入手,说明其表里关系和翻译要求,以便于解决各学科名称的翻译问题。

要探讨中医学科名称的翻译,我们得先看看"中医"这个概念的翻译。此前我们已经讨论了这一问题,但大家对此还有这样那样的看法。前几次我们在讨论的时候,有的同学同意译作 TCM,也有的同意译作 CM。对于 TM 的翻译,大家也有不同的看法。有些同学因为上次参加大学英语竞赛活动,没能来听我讲中医翻译课。今天我再谈谈"中医"、"中西医结合"等术语的翻译,让大家了解得更深入一些。

"中医"的翻译,似乎已经不成问题,但依然还存在着问题。比如在国内外,中医一般翻译作 traditional Chinese medicine 或 Chinese Medicine。规范化的角度来看,国家中医药管理局确定中医英译时,将"中医"统一译作 traditional Chinese medicine,从这个角度来讲,国内应该将中医都译作 traditional Chinese Medicine,但将其译作 Chinese Medicine 的还是比较常见的。比如有些中医院校翻译自己的名称时,就将"中医"译作 Chinese Medicine,似乎没有规范化的意识。但更值得注意的是,对"传统"的误解。很多国内的学者居然将 traditional 视为古老的、落后的,所以不愿将"中医"译作 traditional Chinese Medicine。这不仅仅是误解,更重要的是没有民族的文化意识。

　　在发达的西方国家,人人都知道 traditional 是最有意义的,最有文化的。只有落后的国家才将 traditional 视为落后,视为陈旧。关于这一点,以后我再和大家好好讨论讨论,也希望大家能有一个文化的意识和传统的意识。好啦,闲话不说了,继续探讨翻译问题吧。

　　"中医"有两层含义,一是指中医这门传统医学体系,即 traditional Chinese medicine 二是指中医师,即 traditional Chinese physician。一般认为,中医是起源和发展于中国的医学体系,它以整体观念和辨证论治为诊疗特点,是在古代的唯物论和辩证法思想的影响和指导下,通过长期的医疗实践,逐步形成和发展起来的一门独特的医学理论体系。用英语来表达这层意思,基本上可以这样说:

This Chinese term means two things in China: one is traditional Chinese medicine and the other is the practitioner of this traditional medical system. Traditional Chinese medicine, under the guidance and influence of classic Chinese materialism and dialectics, through long-term clinical practice, has gradually evolved and developed into a complete system of medicine with unique theory.

据我所知,首先将"中医"翻译为 traditional Chinese Medicine 的,是中国著名学者马堪温教授。他是中国中医研究院的一名资深研究员,退休后移居英国。当中国中医研究院在 60 年代成立的时候,马教授受该院院长鲁之俊之命将该院的中文名称翻译成英文。经过深思熟虑,他将该院名称中的"中医"二字译为 traditional Chinese medicine。因为当时在中国主要流行着两种医学体系,一个是中医,一个是西医。西医实际上代表着现代的医学,而中医则代表着从古代流传至今的中国传统医学。从历史与现实的角度出发,马教授在翻译"中医"一名时,在 Chinese 之前增加了 traditional 这个修饰语。应该说这个词加得很客观,也很科学。马教授的这个译法现在是"中医"最为流行的译法,几乎可以看成是一个业已国际标准化了的译法。所以我经常将马教授称为 traditional Chinese medicine 之父,就是因为他是将"中医"译作 traditional Chinese medicine 的第一人。

"中医学"也可译作 traditional Chinese medicine,还可简称为 TCM。"中医学"的定义一般为"中医学是以中医药理论为指导,研究人的生命、健康及疾病的预防、诊断、治疗、康复的一门医学科学"。用英语来说,"中医学"的这个定义可以表达为:

Traditional Chinese medicine, usually abbreviated as TCM, is a medical system that studies, under the guidance of traditional Chinese medical theory, the life and health of human beings as well as the prevention, diagnosis, treatment and rehabilitation of diseases.

我再强调强调将"中医"和"中医学"译作 traditional Chinese medicine 的实际意义。在中国政府与众多外国政府所签订的各种有关中医药的合作协议中,均使用 traditional Chinese medicine

这一名称,如中国国家中医药管理局的官方英文名称就是 State Administration of Traditional Chinese Medicine。作为学术问题,我们当然还可以继续进行讨论"中医"和"中医学"的翻译问题。但在翻译实践中,却必须严格遵守国家的法定标准。

目前在中国国内,的确存在着对中医的一些其他译法,如有些研究机构和中医院校在其名称中将"中医"译为 Chinese medicine,而不是 traditional Chinese medicine。这种做法,其实是颇值商榷的。特别是在中国参与 WHO/ICD－11 和 ISO/TC249 后,是否使用 TCM 关乎中国的文化主权和知识产权,已经不仅仅是学术问题了。关于这个问题,我在《中医英语翻译研究》这样的文集、《月落闲阁》这样的杂文集和《结合医学学报》(Journal of Integrative Medicine)发表的一些论文中有过详细的介绍和论述,请大家课后看看,我就不再重复了。

谈了"中医"和"中医学"的翻译,再谈谈"中医药学"的翻译吧。"中医药学"是中医学和中药学的合成,说明中医学和中药学密不可分,可以译作 Chinese medicine and pharmacy。用英语来表达,即:

Chinese medicine and pharmacy is a term actually used to refer to both traditional Chinese medicine and traditional Chinese pharmacy, indicating close relationship between the two specialties.

在翻译中医药学时,目前有两种译法。一种是将其直接译作 traditional Chinese medicine,即将其视为中医学的一种较为完整的表述方式。另一种是将其中的药这一概念在译文中表达出来,即译作 traditional Chinese medicine and pharmacy。那么,究竟那种译法更为贴切呢?

和中医学比较起来,中医药学(有时也称作中国医药学)这个概念中出现了药这个汉字,是否在翻译时一定要将药体现出来呢？其实，从某种意义上说，中医、中医学就是中医药学的简称。也就是说中医或中医学即包括医和药两个方面。如没有升格为中医药大学以前的中医高等教育机构都统一称为中医学院，而这些中医学院其实都包括医和药两个方面。目前升格为中医药大学的中医高等教育机构的英文名称中，也只是将 college 改为 university 而已。当然，如果一定要加上 pharmacy 似乎也未尝不可。

需要明确的是，中医、中医药学及中国医药学其实是一个概念。有时人们也将其称为祖国医学或国医，翻译成英文时仍然是 traditional Chinese medicine，而不是 motherland medicine。

与"中医"或"中医学"或"中医药学"相关的有两大概念，即理论与临床。今天先说说理论吧。"中医基础理论"就是中医领域的一个重要学科，用英语来说，即 basic theory of traditional Chinese medicine。中医基础理论指的是研究和阐发中医学基本概念、基本理论和基本规律的学科。用英语来说，基本上可以这样表达，即：

The basic theory of traditional Chinese medicine studies and explores the essential concepts, theory and principles of TCM.

中医基础理论是中医学的一门主干课程。这一名称并不难理解和翻译。但在翻译时，有时还是有一些细微的差异，如有的译者将基础译作 basic，有的译者则将其译作 essential。

严格地讲，basic 和 essential 之间并没有实质的区别。另外，大部分译者将"理论"译作 theory，但也有一些译者将其译作 doctrine。一般来讲，英语中的 doctrine 一词似乎有宗教之意。但实际上在目前的英语之中，以 theory 和 doctrine 表示中文中的"理论"一意，似乎并无实质区别。从这个意义上讲，无论将"中医基础理论"译作 basic theory of traditional Chinese medicine 还是译作 essential doctrine of traditional Chinese medicine，都基本表达了原概念的实际内涵。

此外，在西方，也有译者和研究人员将"中医基础理论"译作essentials of traditional Chinese medicine 或 essentials of Chinese medicine。将 essential 名词化并以其复数形式翻译"中医基础理论"之"理论"，还是较为贴切的。而且这一译法比较简洁明快，从翻译经济学方面来看，也有其积极的一面。今天我们先讲到这里，大家在研究中医翻译问题时，可将今天所谈到的一些问题予以分析。今天给大家再次介绍了"中医"等概念的翻译问题，希望大家能有所了解，并能在今后的翻译实践中能予以重视。下课。

作业

一、术语翻译

1. 润肤〔燥〕止痒

2. 养营润燥

3. 润燥止渴

4. 润燥〔肺〕止咳

5. 润燥解毒

6. （扶正）补〔益〕气

7. 补气祛痰

8. 补〔益〕气生血

9. 补〔益〕气活血〔祛瘀〕〔行瘀〕

10. 补〔益〕气生津

二、语句翻译

1. 水性润下，有寒润、下行、闭藏特性。肾有藏精、主水等功能，故以肾属水。

2. 五行学说，将人体的脏腑组织结构，分别配属五行，同时又将自然界的五方、五时、五气、五味、五色等与人体的五脏、六腑、五体、五官等联系起来。这样就把人与自然环境统一起来了。

3.《素问·阴阳应象大论》说,"东方生风,风生木,木生酸,酸生肝,肝生筋……肝主目",这样把自然界的东方、春季、风、酸等,通过五行的木与人体的肝、筋、目联系起来,表达了天人相应的整体观念。

4. 五脏的功能活动不是孤立的,而是互相联系着的,相互影响的。

5. 五脏的五行归属,不仅阐明了五脏的功能特性,而且还运用五行生克制化的理论,来说明脏腑生理功能的内在联系。

6. 五脏之间既有相互资生的关系,又有相互制约的关系。

7. 五行相生的理论可以用以阐释五脏相互资生的关系。

8. 肝生心就是木生火,如肝藏血以济心。

9. 心生脾就是火生土,如心阳温脾。

10. 脾生肺就是土生金,如"脾气散精,上归于肺"。

三、学习总结

第 53 课　中医核心课程名称的翻译

各位同学,下午好!

上次我们讨论了中医最核心的课程"中医基础理论"的翻译,尤其是其中所涉及到的"中医"的翻译,大家一定有所体验中医翻译的问题与挑战吧。今天我们谈谈其他几个中医学科名称的翻译问题。

首先看看"中药"的翻译吧。"中药"现在比较流行的译法是 Chinese materia medica。其中的 materia medica 是拉丁语,常用以翻译中药学中的传统词语"本草"。中药指在中医理论指导下应用的药物。用英语来说,可以这样表达:

Chinese materia medica refers to medicinals used under the guidance of traditional Chinese medical theory.

中药包括三个方面,即植物药(可英译为 herbs)、动物药(可英译为 animal parts)和矿物药(可英译为 minerals)。由于中药中的主要成分为植物药,所以中药有时也被人们简单地称为 Chinese herbs。Materia medica 是一个拉丁词语,意思是 medical material。因其古色古香,这个拉丁词语常被用以翻译中医中"本草"这一概念还是有意义的。如《神农本草经》即被译作 Agriculture God's Canon of Materia Medica。事实上在目前的中医翻译中,人们习惯上将临床用以治疗疾病的药材称为 herbs 或 Chinese herbs。而将 materia medica 用以翻译"本草"。这一点很有意义,请大家予以关注。

"中药"的学科名称为"中药学",可英译为 traditional Chinese

pharmacy。中药学研究的是中药基本理论和各种药材的来源、采集、性能、功效和临床应用。用英文来说，可以这样表达：

Chinese pharmacy is a science that studies the basic theory of Chinese pharmacy as well as the origin, collection, properties, action and clinical application of Chinese materia medica.

作为一门学科，"中药学"名称的翻译自然要按照学科名称的要求来进行。在英语语言中，表示学科名称的词语，往往以-ology（如 physiology/生理学，pathology/病理学，etiology/病因学，oncology/肿瘤学，等等）或-tics（如 mathematics/数学，diagnostics/诊断学，acoustics/声学，aeronautics/航空学，aesthetics/美学，dietetics/营养学，genetics/遗传学，等等）。在英语中，研究药物的学科称为 pharmacy，而研究药理的学科则称为 pharmacology。中药学既然是研究理论和各种药材的来源、采集、性能、功效和临床应用的一门学科，其相应的英语名称自然应该是 Chinese pharmacy。若译作 Chinese pharmacology，则过于现代化和数理化，不符合传统中药学的研究领域和方法。当然，现代中药学的研究西化程度越来越高，真的有些趋向于 pharmacology 了。

在现行的一些汉英中医词典，甚至在一些国标中，中药学被译作 Chinese materia medica，与中药混为一谈，不利于概念之间在形式和内涵上的区分，似不宜提倡。

接下来我们看看"中西医结合"的翻译吧。这个名称现在一般翻译为 integrated traditional Chinese and Western medicine。对于"中西医结合"的定位，一般是这样的："中西医结合"是以现代医学等现代科学技术和手段来研究中医药学，并以之诊断和治疗疾病的医学体系，从而使中西医学互相补充，取长补短，充分发挥了各自的优势。用英语来说，可以这样表达：Integrated traditional Chinese and Western medicine is a medical system that studies traditional Chinese medicine with the knowledge and technology of modern medicine and other modern sciences, and treats diseases by drawing from both traditional Chinese medicine and Western medicine.

中西医结合是中国特有的一种医学体系,曾经被视为咱们国家的第三医学,其他两种医学分别为中医学和西医学。关于中西医结合名称的英语翻译问题,中国中西医结合学会一直将其译作 integrated traditional and western medicine。我曾撰文指出,在这个译文中,traditional 一词之后一定要加上 Chinese 一词,不然 traditional 就没有限定了,因为世界上大多数民族和国家都有自己的传统医学。后来世界卫生组织西太区在主持制定传统医学名词术语国际标准时,采用了我的建议,将中西医结合译为 integration of traditional Chinese and western medicine。应该说这个译法是比较客观准确的。西太区所谓的"传统医学",实际上就是我们的中医药学,特别给大家做个说明。

中西医结合中的"结合"一词,到底是译作 integrated 好还是译成 combined 好? 一直存有争议。有的学者认为,现在的中西医结合仅仅是西医诊断、中医治疗,因此这里的"结合"只能是 combined,而不能是 integrated。对此,我曾经写了些文字,进行了比较详细的讨论,以为对这个问题的解决还是要尊重历史事实和学科发展的实际来进行。因为当初提出和构建中西医结合这门学科的时候,学界和医界均是将其作为中国的第三医学来研究、实践和推广的。根据当初有关领导和学者对中西医结合的定义,该学科是吸取了中医和西医的精华而创建的一门新医学。根据当初的这一认识和论述,将中西医结合中的结合译作 integrated 无疑是客观实际的。至于说目前中西医结合仍然停留在西医诊断、中医治疗的水平上,那又是另外一个医学发展的问题,还不能完全据此界定呢。这一点大家能理解吧？下面我概要地谈谈一些学科名称的英译。

"中医诊断学"一般可翻译为 diagnostics of traditional Chinese medicine。"中医诊断学"是根据中医学的基本理论和实践研究诊断病情、判断病种、辨别证候的基础理论、基本知识和基本技能的学科。这是一般的定位,可以用英语将其译为:

Diagnostics of traditional Chinese medicine is a science that, based on the theory and practice of traditional Chinese medicine, studies the essentials for diagnosing, classifying and identifying diseases.

"中医诊断学"名称的英语翻译一般比较统一,很难得,差异只在对"中医"一词的具体翻译方面。西方译者常常简单地使用 Chinese medicine 来对译"中医",这其实是不太准确的。"中医"准确而统一的译法应该是 traditional Chinese medicine。我刚才已经强调了这一点,希望大家注意。

"中医方剂学"一般可译作 science of traditional Chinese formulae。这是一门研究治法与方剂配伍规律及其临床应用的学科。用英语来说,就是:Science of traditional Chinese formulae is a subject that studies the therapeutic methods and rules of the concerned compatibility of herbs as well as their clinical application。对于"中医方剂学"这门学科名称的翻译,目前还不是非常统一,主要问题是"方剂"一词的翻译目前还不太一致。有的译者将"方剂"译作 prescription,有的译作 formula。

就方剂的语义来看,无论是 prescription 还是 formula 都在一定程度上揭示了该术语的基本内涵。从长期的翻译实践来看,用 prescription 和 formula 翻译中医的方剂,都是比较流行的做法,且都能较好地再现原语的内涵。所以在不少汉英英汉中医词典中,均将 prescription 和 formula 作为方剂并行的两个对应语。但在 WPRO 和世界中联分别主持研制和发布的两个有关中医药名词术语的国际标准中,均采用了 formula 一词来翻译方剂。

为了顺应中医名词术语国际标准化发展的趋势,我们在翻译实践中似乎应该逐步将 formula 作为"方剂"的首选译语,而将 prescription 作为"方剂"的补充译语。这一点请大家在翻译实践中予以注意。

"中医内科学"一般译作 internal medicine of traditional Chinese medicine。这门学科是研究外感温病、内伤杂病等内科疾病的诊治与预防的一门临床医学。用英语来说,就是:Internal medicine of traditional Chinese medicine is a clinical specialty that studies the diagnosis, treatment and prevention of warm diseases with external contraction and miscellaneous diseases with internal damage。

"中医内科学"名称的译法因"内科学"的固有英文名称和"中医"名称日渐统一的翻译而逐渐趋同,成为争议较少的中医译名之一。但其定义中所涉及的一些具体疾病名称和治疗方法的翻译,还有待于进一步的统一和规范。以后我们讨论中医名词术语英译的国家标准和国际标准的时候再和大家好好谈谈。

"中医外科学"一般译作 external medicine of traditional Chinese medicine。这门学科是研究疮疡、瘿、瘤、岩(癌)、乳房病及外科杂病的诊治与预防的临床学科,应用英语来说,就是:External medicine of traditional Chinese medicine is a specialty that studies the diagnosis, treatment and prevention of carbuncles, goiter, cancer, breast disease and other miscellaneous diseases in external medicine。其中所涉及到的这几个病名的含义和翻译方式,请大家下课后好好看看,掌握好它们的表达法。

"中医外科学"名称的翻译目前不是很统一,主要问题是对

"外科学"的理解问题。在现行的翻译实践中,也有不少人将中医的"外科学"译作 surgery。如全国名词委颁布的《中医药学名词 Chinese Terms in Traditional Chinese Medicine and Pharmacy》,就将"中医外科学"译作 surgery of traditional Chinese medicine。但这种译法往往引起一些歧义。

中医的内科学译作 internal medicine,自然是极为贴切和实际的,而外科学译作 surgery,就会使人产生种种疑虑。Surgery 虽然是一个与 internal medicine 相对的概念,但因其是一个西医概念,因此总是和 operation 联系在一起。这可能就是为什么人们有时不大喜欢用 surgery 翻译中医外科学的一个主要原因吧。在现代医学上,和 internal medicine 相对应的,就是 surgery。为了和现代医学的 surgery 加以区分,人们便将中医的"外科学"硬译作 external medicine。而且这一用法在目前的中医名词术语国际标准化研究中,还有一定的体现。如世界中联所颁布的中医基本名词术语中英对照国际标准中,"中医外科学"的首选译语便是 Chinese external medicine。这一译法目前已经成为国际通用译法了。

"中医皮肤病学"一般译作 dermatology of traditional Chinese medicine。"中医皮肤病"是研究皮肤病的诊治与预防的一门临床学科,这一释义可以译作:Dermatology of traditional Chinese medicine is a clinical specialty that studies the diagnosis, treatment and prevention of dermatosis。"中医皮肤病学"名称的两个组成成分(中医和皮肤病)的含义都比较具体,且其翻译业已统一,没有太大的争议,其中借用了西医术语 dermatosis。

"中医肛肠病学"一般译作 proctology of traditional Chinese medicine。这是一门是研究肛肠疾病诊治与预防的临床学科,即:Proctology of traditional Chinese medicine is a clinical specialty that studies the diagnosis, treatment and prevention of anal and intestinal diseases。"中医肛肠学"名称的内涵具体明了,所以其翻译一般也比较统一。

"中医妇科学"一般译作 gynecology of traditional Chinese medicine,这是一门研究妇女生理、病理特点和经、带、胎、产等疾病的诊治与预防的临床学科,即:Gynecology of traditional Chinese medicine is a clinical specialty that studies the physiological and pathological features of women as well as the diagnosis,treatment and prevention of women diseases related to menstruation,leucorrhea,pregnancy and labor。"中医妇科学"名称的内涵具体,在英语中有相应的对应语,所以其翻译亦较为统一。

"中医儿科学"一般译作 pediatrics of traditional Chinese medicine,这是一门研究小儿发育和麻、痘、惊、疳等疾病的诊治与预防的一门临床学科,即:Pediatrics of traditional Chinese medicine is a clinical specialty that studies the physical development of infants as well as the diagnosis,treatment and prevention of measles,pox,convulsive diseases and infantile malnutrition。"中医儿科学"名称的翻译比较简单,因为现代医学上也有儿科一学,有现成的英语对应语可以借用,所以易于统一。

还有几门学科名称的翻译问题,下次继续谈,下课。

作业
一、术语翻译
1. 益气下胎[催产]
2. 益气退热
3. 补气利水
4. 补[益]气化[祛]湿
5. 补气祛邪

6. 补气清热

7. 补益心气

8. 补益肺气

9. 补益中气

10. 补[健]脾益[补]气

二、语句翻译

1. 肺生肾就是金生水,如肺金清肃下行以助肾水。

2. 肾生肝就是水生木,如肾藏精以滋养肝的阴血。

3. 心之合脉也,其荣色也,其主肾也。

4. 肺之合皮也,其荣毛也,其主心也。

5. 肝之合筋也,其荣爪也,其主肺也。

6. 脾之合肉也,其荣唇也,其主肝也。

7. 肾之合骨也,其荣发也,其主脾也。

8. 《素问集注》说:"心主火,而制于肾水,是肾乃心脏生化之主"。

9. 肺属金,而制于心火,故心为肺之主。

10. 脾属土,而制于肝木,故为脾之主。

三、学习总结

第 54 课　　中医基本课程名称的翻译

同学们,下午好!

上次我们已经讨论了十几门中医课程名称的翻译,今天我们再谈谈另外几门课程名称的英语翻译。通过讨论,大家就能基本掌握中医这些核心课程名称的英语表达法,对大家的学习有一定的实际意义。

"中医眼科学"一般译作 ophthalmology of traditional Chinese medicine。这是一门研究眼与眼的附属器官生理、病理及其相关疾病诊治与预防的一门临床学科,即:Ophthalmology of traditional Chinese medicine is a clinical specialty that studies the physiology and pathology of the eyes and the concerned organs as well as the diagnosis, treatment and prevention of the related diseases。"中医眼科学"名称的翻译目前也较为统一,但关于眼睛的生理和病理认识,特别是关于眼睛解剖部位和功能的术语和概念的阐发,使得其与现代医学的 ophthalmology 有着巨大的差异。如其中的"五轮"和"八廓"等的翻译问题,就一直是困惑译界的问题之一。关于这方面的问题,我在一些文章中有详细阐释,以后将这些文章发给大家看看,今天就不再详细说明了。

"中医耳鼻喉科学"一般译作 otorhinolaryngology of traditional Chinese medicine。这是研究耳、鼻、喉、口齿、唇舌疾病的诊治与预防的一门临床学科,即:Otorhinolaryngology of traditional Chinese medicine is a clinical specialty that studies the diagnosis, treatment and prevention of the diseases related to ears，nose，mouth，tooth，lips and tongue。"中医耳鼻喉科学"译名中所使用的 otorhinolaryngology 一词，是现代医学的相关学科的名称，所以用在这里显得比较前卫，与古老的中医学似乎有点时空反差。所以在时下的翻译实践中，有的译者便将其通俗地译作 science of ears，nose and throat，或 study on ears，nose and throat，以便与古老的中医学体系相互映衬，也有一定的意义。

"中医骨伤科学"一般译作 orthopedics and traumatology of traditional Chinese medicine。这研究的是骨关节伤折，肌肤、筋肉、脏腑、经络损伤疾病的诊治与预防的一门临床学科，即：Orthopedics and traumatology of traditional Chinese medicine studies injury and fracture of bones and joints as well as the diagnosis，treatment and prevention of diseases caused by injury of skin，muscles，sinews，viscera and meridians and collaterals。

"中医骨伤科学"名称的内涵比较具体，但其翻译却不尽统一。将"中医骨伤科学"中的骨伤译作 orthopedics and traumatology 虽然比较流行，但也存在异议。众所周知，orthopedics 在现代医学上是矫形外科学或矫形学，似乎与中医的骨伤学还有一定的差距，因为现代医学的 orthopedics 侧重在矫，而中医的骨伤科却侧重于伤，二者显然不够对等。所以，在全国名词委颁布的《中医药学名词 Chinese Terms in Traditional Chinese Medicine and Pharmacy》中，"中医骨伤科学"的"骨伤科学"便被译作 osteology and traumatology。但这种译法也引起了译界的激烈争论，因为 osteology 是骨骼学，与骨伤存在着明显差异。

既然两种译法均存在瑕疵，那么我们在实际翻译和进行规范化研究时，就应该采用相对较为流行且广为大家所接受的译法。相比较而言，orthopedics and traumatology 的译法较为流行，且在 WPRO 和世界中联所颁布的两个国际标准和国内外较为流行的汉英英汉中医词典中,均采用了 orthopedics and traumatology 这一译法。有鉴于此,我们似乎应该接受这一虽然不够贴切但却较为流行的译法,不必另行其他,以免造成更大的混乱。

"针灸学"一般译作 acupuncture and moxibustion,大家都非常清楚。"针灸学"是研究经络、腧穴、操作技能、治疗法则、作用机制及防治疾病的中医学科,即：Acupuncture and moxibustion is a specialty in Chinese medicine that studies meridians and collaterals, acupuncture points, needling techniques, therapeutic principles and mechanism of action as well as the prevention and treatment of diseases。

针灸学是中医学中率先走出国门,传播世界的一门中医学科。对"针灸"一词的翻译,可以追溯到 17 世纪。那时一些来华或来亚的西方传教士、医学家和博物学家在其传教、旅行和研究过程中,接触到了中医药学,特别是针灸学。于是他们将这一独特的医疗方式介绍到了西方。在针灸西传的过程中,来亚的一些西方医学家们发挥了中药的作用,他们是丹麦人旁特(Dane Jacob Bondt)、荷兰人瑞尼(W. Ten Rhijne)、布绍夫(H. Bushof)和甘弗(E. Kaempfer)等。

17 世纪下半叶,丹麦人旁特在担任荷兰东印度公司驻巴达维亚外科总医师时,曾与当地中国和日本的医生有过接触。在与他们的交往中,他了解到了中医,并观察了中医用银针刺扎人体的一定部位治疗疾病的过程。旁特对于这种闻所未闻的医术颇感惊讶,他在自己 1658 年出版的一本关于印度自然史和医学的书中,介绍了中国的针刺术,并认为这一神奇的治疗方法值得研究。

但是,西方最早、最详细的有关中医针刺术的记载,当推荷兰医生瑞尼。瑞尼曾任荷兰东印度公司的医生。1673 年他从爪哇抵达日本长崎的出岛(Dejima)。该岛是当时闭关锁国的日本唯一一处允许外国人进行贸易的地方。瑞尼看到当地的日本医生经常使用针灸治疗疾病,且疗效显著。这引起了他极大的兴趣。他很想深入了解这种完全不同于他所掌握和了解的医术,但是在当时闭关锁国的日本,他的这一愿望很难实现。经过多方努力,他终于搞到了一些中文和日文资料,甚至还收集到了一些经络挂图。但瑞尼既不识中文,又不谙日语,无法破译这些资料。正在他一筹莫展之际,日本政府派了一位名叫杂户(Iwanango Zoko)的医生来向他了解有关西医的问题。他趁机向对方提出交换条件,要求对方帮他翻译所收集的资料。于是杂户帮他将中文资料翻译成了日文。后来他又请了一个叫双代夫(Mottongi Sodaio)的日本人帮他将日文材料翻译成荷兰文。最后他本人再将翻译成荷兰文的材料翻译成拉丁文,并据此编写了一本名为《针刺术》的专著,该书于1683年出版。

其他几位西方医师也做了类似的工作,出版了各自有关中医针灸的著作。由于他们的努力,中医的一些基本概念被翻译到了西方语言中。如我们现在普遍使用的 acupuncture(针刺),moxibustion(灸法),moxa(艾绒)以及由 moxa 衍生出来的 moxa roll 等词语,都是他们当年在翻译介绍中医时所创造的词语,一直沿用到现在,并且给后来的翻译人员以极大的启迪。他们对中医基本概念翻译的潜意识推敲(因为他们并没有刻意地去研究和探讨中医的翻译问题)深刻地影响了中医西译的发展。

"中医推拿学"一般译作 traditional Chinese tuina。这是研究推拿治疗原理及其应用的临床中医学科,即:Traditional Chinese tuina is a clinical specialty that studies the mechanism of tuina in treating diseases and its clinical application。

"中医推拿学"名称的翻译曾经一度比较混乱。在早期的翻译中,中医的"推拿"常常译作 massage。这种译法不能说不对,但目前看来颇为不妥。的确,在中医的发展过程中,"推拿"亦曾称为"按摩"。但自明代形成为一门完整的治疗体系之后,就以"推拿"命名。就其实质而言,"按摩"可能仅仅是一种放松手段,并不一定具有医疗的效果。而"推拿"却是以治疗疾病为目的的手法疗法。近年来,"按摩"一词被某些娱乐场所所滥用,带上了淫秽色彩,就更不能与"推拿"同日而语了。有鉴于此,自 20 世纪 90 年代以来,人们逐步终止了用 massage 翻译"推拿"的做法,而转而采用音译。经过几十年来的国际交流,音译的 tuina 已逐步为海内外中医界所普遍接受。目前流行的汉英英汉中医词典和国际标准均采用了这一音译法。唯一的区别在于对"推拿学"中"学"字的翻译。

在全国名词委颁布的《中医药学名词 Chinese Terms in Traditional Chinese Medicine and Pharmacy》中,"中医推拿学"被译为 science of tuina of traditional Chinese medicine,结构上显然比较冗长拗口。将"学"译作 science,自然是可以的,但一个学科名称中连用了两个介词 of,就显得不够简洁。其实,这里的"中医"似乎不必一定按常规译出。如在"WPRO"所制定和颁布的标准中,"中医推拿学"被译作 traditional Chinese tuina,没有将"中医"完全译出,而是将其内涵化转在了 traditional Chinese 两词之中,所以就显得比较简洁紧凑。另外,"学"一字也没有直接翻译出来,因为 tuina 本身就是一个学科的名称,traditional Chinese 对其内涵和外延加以限定。在这样的情况下,"学"的意义可谓不言自明。

在世界中联的标准中,"推拿学"只简单地音译作 tuina,未有其他修饰和限定之词,显得有些单薄。相比较而言,世界卫生组织西太区标准中的译法非常值得借鉴。

"中医养生学"一般译作 traditional Chinese life cultivation。这是研究的中国传统保健理论与方法及其应用的学科,即:Traditional Chinese life cultivation is a specialty that studies the theory, methods and application of traditional Chinese ways of life cultivation。

"中医养生学"及其常用方法目前在海内外都很受欢迎。但其名称的翻译，目前还很不统一。如在全国名词委所颁布的中医术语标准中，"养生"译为 health maintenance；在世界中联的标准中，"养生"被译为 health preservation；在 WPRO 的标准中，"养生"则译 life nurturing，具有一定的回译性。之所以有这样一些不同的翻译，主要原因在于人们对中国传统医学中"养生"这一概念的理解不尽相同。其实中国人讲的"养生"是一个动态观念，并非卧病之后才临时抱的佛脚。世界卫生组织西太区的标准中将其译作 life nurturing，还是比较可取的，至少比 health preservation 要深入得多。

在以往的研究中，我曾提出将"养生"译为 life cultivation，这样才可能比较完整地表达了中国人"养生"观念的基本内涵。在英语中，cultivation 的含有"培养、修炼、磨"的意思。据吴伯平教授介绍，目前这一译法在西方也得到很多人的理解和接受。

"中医康复学"一般译作 traditional Chinese rehabilitation。这是研究康复医学基本理论、方法及其应用的一门中医学科，即：Traditional Chinese rehabilitation, a branch of traditional Chinese medicine, studies the basic theory, methods and application of rehabilitation.

"中医康复学"名称中的基本成分的英文翻译均较为便当，只是对于"学"的处理，中西方各有不同。中国译者一般多将"学"翻译为 science，如在全国名词委所颁布的中医术语国家标准中，"中医康复学"被译作 science of rehabilitation of traditional Chinese medicine。这一译法在结构上显然有待推敲。西方译者在翻译这类中医学科名称时，多将"学"略而不译。如世界卫生组织西太区在其所制定的标准中，将"中医康复学"译作 traditional Chinese rehabilitation，"学"没有单独译出，但其意却显然蕴含在译文之中。在世界中联所制定的标准中,则将其译作 rehabilitation of Chinese medicine,以 of 将二者连接在一起,似乎逻辑上仍需推敲。相比较而言,将其译作 traditional Chinese rehabilitation 还是比较可取的。

"温病学"一般译作 warm disease study。"温病学"是研究温病的发生、发展规律及其诊治和预防的一门临床学科,即:Warm disease study is a clinical specialty that studies the occurrence and progress as well as the diagnosis, treatment and prevention of warm diseases。

"温病学"的英语翻译一直不太统一,有较大的差异。早期的译者——尤其是中国译者——往往从解释其实际内涵入手来翻译"温病"。"温病"在中医学上有三层含义,一是指多种外感急性热病的总称,二是指伤寒病五种疾患之一,三是指春季发生的温热病。要想在英语译文中将这三层意思完全纳入其中,显然是不现实的。所以,早期的译者多从"外感热病"释义,将其译作 seasonal febrile disease。这样的翻译,从语义上看似乎是比较准确的,但在形式和结构上和原文有较大的差异,使得译文缺乏回译性。

在国外,中医的"温病"多 warm disease。这种译法初看起来似乎过于通俗,不像一个医学专门术语。但经过多年来的国际交流,这样的通俗译法的使用范围越来越大,远远超出了 seasonal febrile disease 的使用频率。这一现象也引起了翻译界的注意,并在对中医名词术语国际标准化研究中对其有意识地加以借鉴或接受,这也符合约定俗成的语言发展规律。在现有的两个中医名词术语国际标准中,均采用了 warm disease 这一译法来翻译"温病"。对此,我们似乎也应该予以接受。在全国名词委所颁布的中医术语国家标准中,"温病学"被译作 science of epidemic febrile disease of traditional Chinese medicine,与传统的译法也较为相左。从目前国内外的使用情况来看,以 warm disease 翻译"温病"

似乎已经具有了相当坚实的实践基础。但 2010 年 12 月 WHO 在日本召开的传统医学国际分类术语组会议上，"温病"的翻译又被调整为 infectious febrile disease，但尚未形成定论。

"中医各家学说"一般译作 theories of different schools。这是以历代医学家的学术思想为研究对象的中医学科，即：Theories of different schools in traditional Chinese medicine is a specialty that studies the academic ideas of doctors in different dynasties in Chinese history。

"各家学说"是中医药学中独有的一门学科。"各家学说"的翻译，似乎也有些"各家学说"的色彩。如世界中联的标准中将其译作 various schools of traditional Chinese medicine，全国名词委所颁布的国标中则将其译作 theories of schools of traditional Chinese medicine。前者的译文中，其实只译出了"家"（即 schools），而没有译出"学说"（即 theories）。后者似乎将二者都译了出来，但结构上似乎比较累赘，有待精简。需要注意的是，"各家学说"中的"各"一字在两个译文中均没有揭示出来。什么是"各"呢？根据该学科的特点和体系，所谓的"各家"，就是"不同之家"（即 different schools）。这一点在翻译时似乎不宜忽视。由此可见，将"各家学说"译为 theories of different schools 似乎才比较完满地表达了"各家学说"之基本含义。需要说明的是，"各家学说"本是中医特有的一门学科，在其译名中似乎可以将 traditional Chinese medicine 三个单词加以省略，这样不但可以简洁译文，而且也符合中医在西方的传播实际。

"中药炮制学"一般译作 processing of Chinese herbal medicinals。这是研究中药炮制理论、工艺、规格标准的中药学科，即：Processing of Chinese herbal medicinals is a specialty that studies the theory, technology and standards concerning the processing of Chinese herbal medicinals.

"中药炮制学"中的"炮制"二字的意思是加工,所以一般均译作 processing。而所"炮制"的中药,自然是用于临床治疗疾病的药物,且多为草药,所以这里的"中药"也一般译作 Chinese herbs 或 Chinese herbal medicinals。在国内外目前的几个标准中,"中药炮制学"的翻译各有千秋,有同有异。相同的是都将"炮制"译作 processing,不同的是"中药"有的译作 materia medica,有的译作 Chinese medicinals,有的则译作 herbal medicinals。从内涵上看,将此处的"中药"译作 Chinese herbal medicinals 似乎是较为准确的。

通过几次讨论,介绍了中医二十几门课程名称翻译问题,其中当然涉及到一些核心术语的翻译问题,请大家课后予以分析总结,写一篇文章,作为本次作业,谈谈中医课程名称的翻译。如果能发现一些问题,分析一些问题,解决一些问题,意义更大。下课。

作业
一、术语翻译
1. 补脾止泻[泄]
2. 补胃和中
3. 补[益]气升提
4. 补脾养血
5. 补益肝气
6. 补益肾气
7. 补肾扶[培]元
8. 补肾纳气[益肺]
9. 补肾[气]安胎
10. 补益心肺

二、语句翻译

1. 肾属水,而制于脾土,故脾为肾之主。

2. 五脏配五行,把机体各部分联结在一起,形成了中医学的以五脏为中心的生理病理体系,体现了人体的整体观。

3. 五脏配五行,根据五行生克制化规律,阐释机体肝、心、脾、肺、肾五个系统之间相互联系、相互制约的关系,进一步确立了人体是一个完整的有机整体的基本观念。

4. 五脏配五行,以五脏为中心的五行归属,说明了人体与外在环境之间相互联系的统一性。

5. 五行学说应用于生理,就在于说明人体脏腑组织之间,以及人体与外在环境之间相互联系的统一性。

6. 五行学说不仅可用以说明在生理情况下脏腑间互相联系,而且也可用以说明在病理情况下脏腑间的互相影响。

7. 五脏在生理上相互联系,在病理上也必然相互影响,本脏之病可以传至他脏,他脏之病可以传至本脏,这种病理上的相互影响称之为传变。

8. 以五行学说来说明五脏疾病的传变,可以分为相生关系的传变和相克关系的传变。

9. 相生关系的传变包括"母病及及子"和"子病犯母"两个方面。

10. 母病及子,是指疾病的传变从母脏传及子脏。

三、学习总结

第 55 课 "阴阳学说"的翻译

同学们,早上好!

与阴阳学说有关的一些术语,此前我已经跟大家谈过了。前几天有同学向我问了一些问题,不仅涉及到阴阳、五行的翻译,也涉及到阴阳、五行的内容。今天我想跟大家再谈谈阴阳学说及其翻译问题,希望大家不仅懂得如何翻译,更应懂得如何学习。

阴阳是中国古代哲学的一对范畴。阴阳在古代的最初含义是朴素的,具体的,即指日光的向背。向着太阳的一面为阳,背着太阳的一面为阴。阴阳的这种具体的、朴素的含义,今天依然存在。后来随着人们对自然环境和社会环境的不断认识,阴阳的内涵也逐步深化了。于是气候的寒暖,方位的上下、左右、内外等等,也都属于了阴阳的所指。

中国古代思想家们在观察、分析和研究事物的发生、发展和变化的时候,看到一切现象都有正反两个方面。于是,他们就用阴阳这对概念来阐发和解释自然界所存在的两种既对立又统一,相互消长的物质力量。阴阳的对立统一和消长平衡,是一切事物固有的内在运动形式,同时也是宇宙的基本规律。《易传》所谓的"一阴一阳之谓道"讲的就是这个道理,用英语说,就是 yin and yang constitute the law of the universe。

就认识论而言,阴阳是中国古人对自然界相互关联的事物和现象的基本概括。也就是说,阴和阳既可以代表相互对立的事物,又可以表示事物内部既对立又统一的两个方面。所以阴阳学说认为,世界是物质性的,是阴阳二气对立统一的结果。《素问·

阴阳应象大论》说:"清阳为天,浊阴为地;地气上为云,天气下为雨。"翻译成英语,就是: The lucid yang ascends to form the heavens while the turbid yin descends to constitute the earth. The terrestrial qi rises up to form clouds while the celestial qi falls to become rain。

《素问·阴阳应象大论》说:"阴阳者,天地之道也,万物之纲纪,变化之父母,生杀之本始,神明之府也。"翻译成英语,就是: Yin and yang serve as the law of the universe, the rule of all things in the natural world, the causes of changes, the origin of development and decline as well as the house of spirit。

这说明,一切事物的发生、发展和变化,都是阴阳对立统一矛盾运动的结果。阴阳学说后来引入到医学领域,用以解释和阐发人体的生理功能和病理变化,从而成为中医的一个重要的理论基础。作为中国古典哲学理论的一个重要组成部分,阴阳学说的基本概念很早就传入了西方,其音译的形式 yin and yang 已经收入了 Webster Dictionary。也就是说,阴阳这对概念的英语翻译问题目前已经完满地得以解决,成为中医理论和实践中较早实现国际标准化的一对概念。但与其相关的其他概念和术语的翻译,目前还存在这"各家学说"现象。

阴阳是中国古代哲学理论的一对范畴。阴阳学说认为,阴阳的对立统一是天地万物运动变化的根本规律。中医学以阴阳的对立、互根、消长和转化规律来认识和说明生命、健康和疾病。用英语来说,就是: Yin and yang are two concepts in classical Chinese philosophy, the opposition and unity of which demonstrate the essential law of all things and creatures in motion and variation in the whole universe. In TCM, life, health and disease are understood and explained according to the opposition, interrelation, wane and wax as well as the changes and transformation of yin and yang。

对于"阴阳学说"这一概念的翻译,目前还是比较统一的,因为音译形式的阴阳已经为海内外所普遍接受。只是其具体的翻译形式,目前还是不尽相同的。如有人将"阴阳学说"译作 the theory of yin and yang,也有人译作 yin-yang theory。就"理论"的翻译而言,也是不尽相同。如有的人以 theory 翻译"理论",也有的人以 doctrine 翻译"理论",还有的人以 study 翻译"理论"。但总的来看,以 theory 翻译"理论"的较为普遍。而将"阴阳学说"译作 yin-yang theory,也是国内外不同组织和部门主持制定的相关标准的基本选择。

"阴气"在以往的翻译中,多译作 yin energy 或其他类似的译法。随着"气"音译形式的普遍使用,目前人们已经较为普遍地采用了音译的形式翻译阴气。但在具体的拼写上,仍然存在着一定的差异。如有的译者将其音译形式分开拼为 yin qi,有的译者则将其音译形式合二为一拼为 yinqi。从目前的使用情况来看,yin qi 这一译法的使用频率越来越高,可以看作是阴气的一种较为流行、较为规范的译法。"阳气"的翻译也是这样。

阳气与阴气相对。阳气指气之属于阳者,具有温煦、推动、兴奋等作用,即:Yang qi, a concept opposite to yin qi, refers to the kind of qi that pertains to yang and functions to warm, propel and excite。与"阴气"的翻译一样,"阳气"以前也多译作 yang energy。但目前也多采用 yang qi 的形式将其加以音译。其拼写方式也和 yin qi 一样,存在着分开拼写和合并拼写两种不同的形式。但从目前的发展来看,分开拼写的形式的使用似乎更为普遍。

"阳化气"中的"阳"和"气"的翻译没有问题,"化"这一个字的翻译尚需推敲。在中医学理论中,"化"其实是一个非常重要的概念,基本意思是逐步由一种状态向另外一种状态转变。在翻译时,译者需要根据具体的语境从实而译,不可拘泥于形式。如"化痰平喘"的"化",一般可译为 resolve,但也有人直接译作 eliminate。相比较而言,resolve 显然比 eliminate 要恰当一些,因为 resolve 含有逐步转化之意,而 eliminate 则显得过于直接,缺乏逐渐转化这样一个过程。而中药方剂中"化裁"的"化",表示的是根据不同情况做出的不同调整,用中医的专业术语来说,就是"加减",所以可以译作 modify。而脾的功能"运化"中的"化",指的是将饮食物消化吸收变为营养人体的精专成分,即 nutrients,所以可以译为 transform。因此,脾的"运化"功能一般即译作 transportation and transformation。"阳化气"中的"化"和脾主"运化"中的"化"意思相近,即指的是逐渐变化和转化,因此也可以译作 transform。所以"阳化气"可以译为 Yang transforms qi。

"阴成形"指阴气凝聚而形式事物的形态。这里的"形"指的是 form,或 shape,或 substance。而"成"则是形成或构成的意思。在英语中,configure 的意思就是构成形态的意思,与"阴成形"之"成"意思近似。所以,"阴成形"作为一个主谓宾结构,可以译作:Yin configures form。

"阴阳交感"指的是阴阳之间的对立、互根、消长、转化的相互作用,即:Interaction of yin and yang refers to the mutual opposition, interdependence, wane and wax as well as transformation between yin and yang。其中的"交感"是互相感应、相互作用的意思,可以译作 interaction。这个"交感"是阴阳之间的,所以 interaction between 似乎比必 interaction of 要准确一些。也有的译者将"阴阳交感"之"交感"译作 mutual influence,意思似乎有些散漫,不及 interaction 直截了当。也有的译者将"交感"译作 intercourse,似不如 interaction 的意思深刻。

"阴阳对立"指的是阴阳之间相互排斥、相互制约的一种关系,即:Opposition of yin and yang describes the mutual opposing，mutual repelling and mutual inhibiting relationship between yin and yang。了解了阴阳学说，就比较容易理解阴阳对立的概念。在英语中，oppostion 表示的是"对立"的意思，所以常用以翻译阴阳学说中的"对立"。因此"阴阳对立"的翻译，目前也相对比较统一。

"阴阳互根"指的是阴阳之间相互依存、相互为用的关系，即：Mutual rooting of yin and yang means that yin and yang depend on each other for existence and influence each other in action。"阴阳互根"常常被译为 interdependence between yin and yang。还有的甚至将其译作 yin and yang are rooted in each other，或 yin and yang have their roots in each other，或 mutual rooting of yin and yang。这样的译法虽然回译性较强，但在语义上略嫌生硬，似乎不如 interdependence between yin and yang 自然。但在中医名词术语的翻译上，西方译者一般追求的是通俗易懂，具有一定的回译性。在现行的一些汉英英汉中医词典中，"阴阳互根"的翻译很不一致，但在国内外颁布的几个标准中，却都不约而同地选择了 mutual rooting of yin and yang，这似乎反映了目前中医名词术语翻译通俗直白的发展趋势。

"阴阳消长"指的是阴阳之间互为增减盛衰的运动，即：Wax and wane between yin and yang refer to the increasing and decreasing development of yin and yang。"阴阳消长"的译法以往不是十分统一，较为流行的译法有 growth and decline between yin and yang 及 waxing and waning of yin and yang。将"阴阳消长"译作 growth and decline between yin and yang，显属释义性翻译。将"阴阳消长"译作 waxing and waning of yin and yang，是稍后的一种翻译尝试。这种译法属借喻性翻译，即借用表达月相的 wax 和 wane 来翻译阴阳的盛衰变化。英语单词 wax 指月亮的渐圆，引申为增长，借以表达阴阳的转盛；wane 指月亮的亏缺，引申

为衰落、衰退,借以表达阴阳的转衰。由于这一译法比较形象,具有一定的联想意义和关联性,所以逐渐为译界所接受。

"阴阳转化"指的是阴阳之间在一定的条件下,向相反方面的变化,即:When yin or yang has become extremely strong, it may transform into its opposite。"阴阳转化"的英语翻译目前仍然不太统一。在以往的翻译中,人们多将"转化"翻译成 inter-transformation,因为阴阳的转化是双向的,即阴可以转化为阳,阳也可以转化为阴。但在近年来的中医药国际交流中,将"阴阳转化"之"转化"译作 conversion 或 convertibility 的日渐增多。这样发展也纳入到了一些标准的制定之中。

"重阴必阳"指的是阴重复积累至极必转化为阳的规律,即:The so-called extreme yin turning into yang means that when yin has developed to a certain degree, it will transform into yang。其中的"必"是必然转化的意思,所以一般多译作 change into,或 turn into,或 transform into 等,基本意思是一致的。在两个已经颁布的国际标准中,均使用了 turn into 这一译法。其实因 change into, turn into, transform into 的含义基本相同。如果考虑到规范化的发展和要求,应坚持 turn into 这一译法,因为两个国际标准均采用了这一词组。

今天我们先谈到这里,课后大家可认真地总结总结。下课。

作业

一、术语翻译

1. 补脾益肺

2. 补益脾肾

3. [益]气固脱

4. 补[益]气回阳

5. 益气生脉

6. 补血

7. 补血养心

8. 补血养肝

9. 养血平[柔]肝

10. 养血舒[疏]肝

二、语句翻译

1. 肾属水,肝属木,水能生木,故肾为母脏,肝为子脏,肾病及肝,即是母病及子。

2. 临床上常见的"肝肾精血不足"和"水不涵木",都属于母病及子的范围。

3. 由于先有肾精不足,然后累及肝脏,而致肝血不足,从而形成肝肾精血不足。

4. 由于先有肾水不足,不能滋养肝木,形成肝肾阴虚,肝阳上亢,从而引起"水不涵木"。

5. 子病犯母,又可称"子盗母气",是指疾病的传变,从子脏传及母脏。

6. 肝属木,心属火,木能生火,故肝为母脏,心为子脏。

7. 心病及肝,即是子病犯母,或称"子盗母气"。

8. 临床上常见的心肝血虚和心肝火旺,都属于子病犯母的范围。

9. 先有心血不足,然后累及肝脏,致肝血不足,从而形成心肝血虚。

10. 先有心火旺盛,然后累及肝脏,引动肝火,从而形成心肝火旺。

三、学习总结

第 56 课 "阴阳"基本概念 和术语的翻译

同学们,下午好!

今天我们继续谈谈阴阳学说的一些概念和术语的理解和翻译,以便于大家能比较完整地了解和翻译阴阳学说。

"阴平阳秘"指的是阴气平和,阳气固秘,相互为用,协调平衡,即:When yin qi is stable and yang qi is compact, they will maintain a relative balance and promote each other in action. 这一概念出现在《素问·生气通天论》中,原文是,"阴平阳秘,精神乃治",翻译成英语,就是 stable yin and compact yang will ensure harmony of essence and spirit. 对"阴平阳秘"这一概念的翻译,历来不很统一。一般译者均按照其基本含义将其译为 balance between yin and yang 或 equilibrium between yin and yang. 从内涵上讲,这种译法有可取之处,尽管其义不尽完整。但就其形式和结构而言,与原术语的差异就显得比较显著。

在"全国名词委"所颁布的标准中,"阴平阳秘"译为 relative equilibrium of yi-yang. 但在西太区和"世界中联"所颁布的标准中,"阴平阳秘"均未按独立术语处理,而是将"阴平阳秘,精神乃治"看作是一句话,将其译为:Only when yin is at peace and yang is compact can essence-spirit be normal. 但事实上在中医的理论和实践中,"阴平阳秘"一直是作为一个概念或术语使用的。根据其实际含义,"阴平阳秘"可译为 stable yin and compact yang. 这一译法与两个国际标准对"阴平阳秘,精神乃治"的翻译基本是一致的。

"阴阳平衡"指的是阴阳之间和谐、均衡、相对稳定,即：Yin-yang balance indicates that the relationship between yin and yang is harmonious and relatively stable。翻译比较简单,因为"平衡"无非是 balance 或 equilibrium。在现行的汉英英汉中医词典和几个国内国际标准中,"阴阳平衡"的翻译都比较接近,即 balance/equilibrium between/of yin and yang。只是结构上略有差异而已。在现有的两个国际标准中,"阴阳平衡"则译作 yin-yang balance,结构上与原语相近,显得简洁明了。

　　"阴阳自和"指的是通过人体正气的自身调节而使阴阳恢复平衡,即：Spontaneous harmonization of yin and yang means that yin and yang have resumed balance through regulation of healthy qi itself inside the body。这里的"自和",就是自然地恢复平衡的意思,所以常译作 natural harmony。如在"全国名词委"所颁布的标准中,"阴阳自和"即译为 natural harmony of yin and yang。也有的译者根据其实际含义将其译作 reestablishment of equilibrium of yin and yang。应该说这样的翻译意思是准确的,结构也是完整的。在"WPRO"和"世界中联"所颁布的两个国际标准中,"阴阳自和"均被译作 spontaneous harmonization of yin and yang。与以往的翻译比较起来,这一译法似乎不但颇合原文之意,而且结构也比较平衡。而 reestasblishment of equilibrium of yin and yang 虽内涵清楚,但结构似乎不够简洁。

　　"阴阳离决",指的是阴阳之间不相维系而发生分离决裂,即：Separation of yin and yang means that yin and yang fail to maintain each other and become dissociated。"离决"是分离、决裂的意思,所以一直被译作 separation。如欧明教授在 20 世纪 80 年代主编出版的《汉英中医辞典》中,阴阳离决即被译作 separation of yin and yang。事实上,将阴阳离决译作 separation of yin and yang 已成为翻译界的一个普遍做法。在 WPRO 的标

准中,阴阳离决则被译作 dissociation of yin and yang,与通行译法略有出入。考虑到规范化的实践,似乎还是采用 separation of yin and yang 翻译阴阳离决比较妥当。

"孤阳不长"指的是没有阴则阳即无法存在和发展这一事实,即: Solitary yang failing to grow means that yang cannot develop or exist alone without yin, emphasizing the interdependence between yin and yang。"孤阳不生"中的"独"是孤独、独自的意思,所以常译作 solitary 或 isolated;"长"是存在或发展的意思。从结构上讲,"孤阳不长"应该是一个陈述句,可以译为: Solitary yang cannot exist alone。但由于"孤阳不长"这个概念在中医基础理论中一直发挥着名词术语的作用,所以在翻译时常常将其按术语翻译的要求译为 solitary yang failing to grow 或 solitary yang failing to exist。

"孤阴不生"指的是没有阳则阴无法存在和发展这一事实,即: Solitary yin failing to exist means that yin cannot develop or exist alone without yang, emphasizing the interdependence between yin and yang。"孤阴不生"中的"孤"和"生",其意与"独阳不长"中的"独"和"长"的意思是相同的,其用词之所以不同,完全是出于修辞的考虑。所以,"孤阴不生"和"独阳不长"可以结合起来翻译,其结构应该是同一的,除"阴"、"阳"二字外,其他成分也应该是相同或相近的。

"阴中之阴"指的是阴中再分阴阳之属于阴者,因为阴阳之中复有阴阳,即: Yin within yin refers to the yin aspect of the yin category. For example, the night is regarded as yin in relation to daytime, the period from nightfall to midnight is the yin part within yin。在以往的翻译中,"阴中之阴"及其类似术语的翻译,多译作 a component part of yin within yin 或 yin aspect of yin 等等。随着中医名词术语英译通俗化的发展和国际交流的发展,人

们逐渐将其简化为 yin within yin 这样一个形神兼备的译法。这种译法目前在海内外均十分流行，基本成为这类术语翻译的标准范式。

"阴中之阳"指的是阴中再分阴阳之属于阳者，因为阴阳中复有阴阳，即：Yang within yin refers to the yang aspect of the yin category，For example，the night is regarded as yin in relation to daytime，the period between midnight and dawn is the yang part within yin。"阴中之阳"的译法，与"阴中之阴"一致，我就不再解释了。

"阳中之阴"指的是阳中再分阴阳之属于阴者，因为阴阳中复有阴阳，即：Yin within yang refers to the yin aspect of the yang category. For example，the daytime is regarded as yang in relation to night，and the period between midday and nightfall is the yin part of yang。"阳中之阴"的译法与"阴中之阴"一致。

"阳中之阳"，指的是阳中再分阴阳之属于阳者，因为阴阳中复有阴阳，即：Yang within yang refers to the yang aspect of the yang category. For example，the daytime is regarded as yang in relation to night，and the period between dawn and noon is the yang part within yang。"阳中之阳"的译法与"阴中之阴"的译法一致。

"阳生阴长"指的是阴阳相互为用，阳气生化正常，阴气才能不断滋长，即：The term generation of yang and growth of yin describes the fact that yin and yang depend on each other and promote each other，and only when yang qi is transformed and generated normally can yin qi keep growing。在"阳生阴长"这个术语中，"生"和"长"的意思其实是相同的，只是考虑到修辞的需要而使用了不同的字词。对于"阳生阴长"的翻译，目前似乎不太统一。因为"生"和"长"是同义词，所以翻译时在选词和组合方面

便有很大的发挥空间。如在"世界中联"所颁布的标准化方案中，"生"和"长"被译为 yin growing while yang generating，与原文的结构略有出入，因为原文是"阳"在前而"阴"在后。

"阳杀阴藏"指的是阳气肃杀收束，阴气封蛰闭藏，即：The term decline of yang and concealment of yin describes the condition in which yang qi astringes and declines while yin qi conceals and closes。"阳杀阴藏"中的"杀"是肃杀的意思，即 desolation；而"藏"则指的是闭藏的意思，即 concealment。《素问·阴阳应象大论》说，"积阳为天，积阴为地。阴静阳躁，阳生阴长，阳杀阴藏。阳化气，阴成形。"这段叙述既阐发了阴阳各自不同的特性，如"阴静阳躁"，又分析了阴阳之间的相依相扶的关系，如"阳生阴长，阳杀阴藏"。可以看出，"阳杀阴藏"其实也是描述的阴阳相依的这样一种关系，即如果阳气萧杀，阴气必然封藏，二者之间似乎存在着某种因果的关联性。从这个意义上说，decline of yang and concealment of yin 理解成 Decline of yang will inevitably lead to concealment of yin 才比较符合原文的意思。

"少火"指正常的具有生气的火，即维持人体生命活动的阳气，即：Moderate fire refers to fire with vigorous effect，similar to yang qi that maintains life activities。关于"少气"的翻译，目前尚不统一。在欧明教授 1986 年出版的《汉英中医辞典》中，"少气"译作 vigorous fire。在 1987 年人民卫生出版社出版的《汉英医学大词典》中医部分中，则将"少火"译作 junior fire 和 physiological fire 两种形式。在 Nigel Wiseman 的辞典中，则被译作 lesser fire。根据"少火"的实际内涵来看，无疑译作 moderate fire 还是比较合理的。而译作 lesser fire，则有不足的含义。"少火"并非指的是火的不足，而是不高不低的正常水平。

关于阴阳学说及其术语的翻译，已经谈了多次了，以后有机会再深入地谈谈。下课。

作业

一、术语翻译

1. 补血温阳

2. 补血固脱

3. 养血止痒

4. 养血润肠［通便］

5. 养血调经

6. 养血调［和］血

7. 养血安胎

8. 养血止痛

9. 养血生发

10. 养血复［通］脉

二、语句翻译

1. 相克关系的传变包括"相乘"和"相侮"（即"反侮"）两个方面。

2. 相克太过有两种情况：一种是由于一方的力量过强，而致被克的一方受到过分的克伐；另一种是由于被克的一方本身虚弱，不能任受对方的克伐，从而也可现克伐太过的病理现象。

3. 以木和土的相克关系而言，相乘称为"木乘土"，相侮称作"土乘木"，原因虽然不同，但其结果均可导致一方太过和一方不及。

4. 临床上常见的肝气横逆犯胃、犯脾，均属于"相乘"致病的范围。

5. 所谓相侮，即是相克的反向而致病。

6. 相侮的一种情况是由于一方太盛，不仅不受克己的一方所克制，而且对克己的一方进行反克。

7. 相侮的另一种情况是由于一方的虚弱,丧失克制对方的能力,反而受到被克一方的克制,从而也导致反克的病理现象。

8. 导致相侮的两种情况的原因虽然有所不同,但其结果也均是一方的不足和一方的太过。

9. 以金克木的关系而言,肺属金,肝属木,在正常生理情况下,肺金的肃降,有制约肝气、肝火上升的作用,故称金克木。

10. 在肺金不足或肝的气火上逆情况下,即可出现"左升太过,右降不及"的肝气、肝火犯肺的反克病理变化。

三、学习总结

第 57 课　"五行学说"的翻译

同学们,早上好!

前面已经跟大家讨论了有关阴阳学说和五行学说的翻译问题。今天跟大家再谈谈五行学说中一些主要概念和术语的翻译。

所谓五行,实际上指的是木、火、土、金、水五种物质生克乘侮的交互运动。中国古人在长期的生活实践和劳动生产中,逐渐认识到木、火、土、金、水是其生存所不可缺少的五种基本物质。所以在早期的文献记录中,将五行称作"五材"。《左传》中就有这样的记载:"天生五材,民并用之,废一不可。"翻译成英语,就是:The five kinds of materials in the natural world are indispensable to the life of people。

这说明了木、火、土、金、水这五种物质对于人类生存的重要性。《尚书》说:"水火者,百姓之所饮食也;金木者,百姓之所兴作也;土者,万物之所资生,是为人用。"译成英语,就是:Water and fire are used to cook food; metal and wood are used to make tools to do productive work; the earth supports all the things in the natural world for people to use in their life。这段话分别说明了这五种物质在人们生活中所发挥的具体作用,对这一问题的论述更为清楚,更为深入和。

后来人们将"五材"加以推演和抽象,形成了"五行"这一新的学说,用以说明世界万事万物的起源和演变。根据"五行"学说的理论,世界上的一切事物和现象,都是由木、火、土、金、水这五种基本物质的运动变化而生成的。《国语·郑语》所说的"故先王以土与金、木、水、火杂，以成百物"，即：Sages in the past mixed earth with metal，wood，water and fire to produce varioius things。这就是这种观念的具体反映。同时，人们根据五行的特性，采取"取象比类"的方式，即 analogy，将繁杂的事物大致分为五类，即木曰曲直、木曰曲直、土爰稼穑、金曰从革、水曰润下。

"木曰曲直"是古人对木的特性的概括，即：Wood is characterized by free and outward growth and development。用今天的话来说，就是树木的生长都是枝干曲直，向上向外舒展。古人由此出发，将凡是具有生长、升发、条达舒畅等作用或性质的事物都归属于木类。"火曰炎上"是古人对火的特性的概括，即：Fire is characterized by flaming up。用今天的话来说，火的基本特点就是温热、上升。古人由此出发，将凡是具有温热、升腾作用的事物都归属于火类。"土爰稼穑"是古人对土的特性的概括，即：The earth is characterized by cultivating crops。所谓"稼穑"，指的是土有播种和收获农作物的作用。古人由此出发，将一切具有生化、承载、受纳作用的事物的都归属于土类。中国古籍中所谓的"土载四行"、"万物土中生，万物土中灭"和"土为万物之母"之说，都反映的是古人对土生化、承载、受纳作用的认识。

"金曰从革"是古人对金的特性的概括，即 metal is characterized by changeability。所谓"从革"，就是"变革"的意思。古人据此认为，凡是具有清洁、肃降、收敛等作用的事物都归属于金类。"水曰润下"是古人对水的特性的概括，即 water is characterized by running downwards and moistening。用今天的话来说，就是水具有滋润和向下的特性。古人据此认为，凡是具有寒凉、滋润、向下运行的事物都归属于水类。

古人以五行学说为指导，通过这样一个"取象比类"的方式，将世界上复杂的事物原则性地分为五大类，这样就使得繁杂的世界一下子变得清晰而有序起来，非常有利于人们在缺乏现代科技手段和技术的情况下,对自然万物作出一个基本符合客观实际的认识和归结,从而为早期先民认识世界和改造世界开辟了广阔的前景。

如以方位配属五行,则由于日出东方,与木的升发特性相类,故归属于木;南方炎热,与火的炎上特性相类,故归属于火;日落于西,与金的肃降特性相类,故归属于金;北方寒冷,与水的特性相类,故归属于水。再如以五脏配属五行,则由于肝主升而归属于木,心阳主温煦而归属于火,脾主运化而归属于土,肺主降而归属于金,肾主水而归属于水。

需要说明的是,五行的特性虽然来自木、火、土、金、水,但实际上已超越了木、火、土、金、水具体物质的本身,而具有更广泛的涵义。所以根据五行学说对事物的五行属性的划分,其实并不能完全等同于木、火、土、金、水这五种物质本身。我们在研究和应用五行学说的时候,应该清楚地认识到,五行学说所划分的事物的五行属性,其实是将事物的性质和作用与五行的特性相类比而得出的事物的五行属性。

同时,五行学说还以五行之间的生克关系来解释和阐发事物之间的相互关联性。根据五行学说的观点,世界上任何事物都不是孤立的,也不是静止的,而是处在不断的相生、相克的运动之中,并藉此来维持自身的协调和平衡。五行学说也是我国古代唯物辩证观形成和发展的主要理论依据。

中医药学在其理论形成和构建的过程中,受到五行学说的深刻影响。五行学说至今还是中医学独特理论体系的一个重要组成部分,还在指导着中医的理论研究和临床治疗。

所谓五行,指的是木、火、土、金、水五种基本物质及其运动变化。

"五行"的翻译既简单又复杂,简单的是作为中国古典哲学的一个重要组成部分,这一理论及"五行"这一概念很早就出入了西方。早期译者多将"五行"译作 five elements。这一译法一直使用至今,称为"五行"的一个最为普遍的译法。但正如冯友兰先生在自己的《中国哲学史》一书中所谈到的那样,将"五行"译作 five elements 其实是很不准确的。因为 elements 是静态的,而"五行"之"行"却是动态的,指"木、火、土、金、水"五种物质之间生克乘侮的运动变化,其基本意思应该是 motion 或 interaction,而不是 element。尽管如此,five elements 这一译法的还是得到了普遍的应用,称为"五行"最为普遍的一种译法。

也许是为了弥补 five elements 的这一缺憾,有的译者便根据五行运动的动态变化将其译为 five phases。在英语中,phase 用以表示月相的盈亏变化,颇有些类似五行运动的衍化情况。这可能就是为什么这一译法在西方得到了一些人士的认同,以至于在"WPRO"的标准中,这一译法被作为首选译语纳入其中。在时下的翻译实践中,"五行"还有一种译法,就是音译"五行"为 Wuxing,以避免直译或意译所造成的缺憾。这样看来,目前"五行"的翻译至少有三种译法:five elements, five phases, Wuxing。从目前的使用情况来看,five elements 最为流行,且有约定俗成之势,值得采用。"世界中联"搜制定的标准中,即将 five elements 作为首选译语,将 five phases 作为此选译语。这一做法与西太区的标准恰刚好相反。

"五行"中的"木、火、土、金、水"一般直译为 wood,fire,earth,metal and water。有的人认为,英语中的 wood 指木材,即砍倒的树木,而"五行"中的"木"却是指生长中的"树木",所以建议用 tree 来翻译"木"。其实这是一种误解,事实上在英语中 wood 不一定就是指经过加工的木材,也指生长中的树木,如 woods 就是指的树林子。另外,"五行"中的"金"指的是金属,而不是黄金,所以只能译作 metal,而不能译作 gold。下面跟大家谈谈与五行学说有关的一些概念和术语的翻译。

"五时"指春、夏、长夏、秋、冬等五个季节,其中的长夏指的是农历 6 月,即:The five seasons include spring, summer, late summer, autumn and winter, among which the late summer refers to June in the lunanr calendar。"五时"在有的书刊中也译作 fiver periods in a year,属于解释性翻译。"五时"即"五季",是我国五行学说在我国古代气象学和物候学方面的应用。所以严格说来,"五时"还是翻译成 five seasons 比较符合中文的实际内涵。"五时"其实反映了五行学说在中国古代物候学和气象学研究中的具体应用。一年四季本来是人所共知的常识,但当人们借助五行学说来研究物候学和气象学的时候,就需要将季节和五行进行相配。而五行和四季进行匹配,自然有一行是轮空的。为此,古人将夏季分为两个阶段,前一段叫夏,后一段则叫长夏,这样五行的木、火、土、金、水便分别春、夏、长夏、秋、冬等五个季节一一相配了。

　　"五气"指的是风、暑、湿、燥、寒五种气候,即:Five qi refers to five kinds of climatic changes, namely wind, summer-heat, dampness, dryness and cold。"五气"既然指的是五种气候变化,似乎可以意译为 five climatic changes。在以往的翻译实践中,也的确有译者以这种方式翻译"五气"。但随着中医名词术语英译简洁化的发展,人们转而采用直译之法来翻译这样的中医术语。这样翻译的中医术语初看起来比较怪异,似乎意思也不够明朗。但广泛使用之后,便逐步为学界所认可和接受。同时,这样的译语又具有一定的回译性,故而值得借鉴。

　　"五化"指的是事物发展的五个阶段,即生、长、化、收、藏,即:Five transformations refer to the five stages of things in development, including germination, growth, transformation, astringency and storage。在现行的翻译实践中,有的译者将"五化"译作 five changes。的确,"生、长、化、收、藏"这五个阶段反映

的是事物的五种变化,但原术语所用的却是"化"字,强调了事物演变中的自然运动过程。所以"五化"还是译作 five transformations 比较恰当,而 change 可以用以翻译中医上的"变"字。这样,内涵相近的概念在翻译上变有了一定的区分行。

"五色"指的是青、赤、黄、白、黑五种颜色,即:Five colors include blue, red, yellow, white and black colors. 其实自然界的颜色不止青、赤、黄、白、黑五种,我们常说的赤、橙、黄、绿、青、蓝、紫就有七种呢。但当人们利用五行学说研究色彩时,便将其大致归纳为五类。这种归类在中医学中有着重要的生理和病理意义。如在中医学中,青、赤、黄、白、黑五色分别和肝、心、脾、肺、肾相配,是望诊中的一个重要方面。

"五味"指的是酸、苦、甘、辛、咸五种滋味,即:Five flavors include sour, bitter, sweet, pungent and salty tastes. "五味"之"味"除了译作 flavor 之外,也常常译作 taste。果蔬米黍等的味道,自然也不仅仅只有五种。当人们利用五行学说对其进行研究时,便将其按照五行学说的理论大致分为五类。在中医学中,酸、苦、甘、辛、咸五味又分别与肝、心、脾、肺、肾五脏相配,对于五脏的生理和病理研究具有重要的理论与临床意义。和"五味"相关的病理概念也有很多,如:

"五味所入"的意思是说,由于五味与五脏之间存在着一定的配属关系,所以不同的药味对不同的脏腑有一定的选择性作用,如酸入肝,酸味的药物可以对肝病发挥治疗或药引的作用,即:Since the five flavors are attributive to the five zang-organs, medicinals exert therapeutic effects selectively upon certain organs. For instance, medicinals with sour taste can be used to treat liver diseases or as a guide to the liver in treatment。将"五味所入"之"入"译作 attribute,即喻五味的归属之意。若直接将"五味所入"之"入"译作 entrance,似乎显得有些僵硬。

"五味所伤"指由于过分偏嗜五味而导致的对人体皮、肉、筋、骨、脉等的损害,即:Damage by five flavors indicates that excessive taking of any of the five flavors may damage the skin, muscles, sinews, bones and vessels of the body。这里的"伤"也有的译作 impairment 或 injury,但通常都译作 damage。

"五味所合"指的是五味与五脏相配属的关系,即心与苦味、肺与辛味、肝与酸味、脾与甘味、肾与咸味之相合,即:Compatibility of five flavors means that the five flavors match with the five zang-organs respectively, i. e. the heart matching with bitter flavor, the liver with sour flavor, the spleen with sweet flavor, the lung with pungent flavor and the kidney with salty flavor。

由于"五味所合"之"合"是配属之意,所以译作 compatibility。此外在中医英语翻译上,compatibility 还用以翻译方剂学中的"配伍"这一概念。所谓"配伍",就是不同药物之间按照一定的规律进行配合使用,以便收到良好的治疗效果,所以译作 compatibility。

与五行相关的概念和术语比较多,今天先讲到这里,下次继续谈。下课。

作业

一、术语翻译

1. 养血舒筋

2. 养血清〔退〕热

3. 养血清肝

4. 养血和络

5. 养血宣痹

6. 养血祛痰

7. 养血祛风

8. 养血生津

9. 养血祛邪

10. 养血止血

二、语句翻译

1. 五行学说认为五脏病变时的相互传变,均可以五行间的生克乘侮规律来阐明。

2. 按相生规律传变时,母病及子的病情较轻浅,子病犯母时的病情较深重。

3. 按相克规律传变时,相乘时的病情较深重,相侮时的病情较轻浅。

4. 五脏之间的相互联系,是以它们之间的生理功能上的相互影响、相互作用、相互配合,以达到协调平衡,因此五脏之间的相互联系并不能完全用五行之间的生克规律来阐释。

5. 在疾病的情况下,由于受邪的性质不同、患者禀赋的强弱,以及各个疾病本身的发生发展规律的差异,所以疾病时的五脏传变,也并不完全按照五行的生克乘侮的规律以次相传。

6. 在《内经》的时代,人们已认识到对于疾病的传变,不能受五行的生克乘侮规律所束缚,从实际情况出发,才能真正把握住疾病的传变规律,有效地为防病治病服务。

7. 汉·张仲景在《伤寒论》中所阐释的六经传变,清·叶天士在《温热论》中所阐释的卫气营血传变,都是从临床实际出发,从广泛的临床实践中总结出来的传变规律。

8. 人体是一个有机整体,内脏有病可以反映到体表,"有诸内者,必形诸外"。

9.《灵枢·本脏》说:"视其外应,以知其内脏,则知所病矣"。

10. 当内脏有病时,人体内脏功能活动及其相互关系的异常变化,可以反映到体表相应的组织器官,出现色泽、声音、形态、脉象等诸方面的异常变化,由于五脏与五色、五音、五味等都属于五行,这即是五行学说在诊断中的应用。

三、学习总结

第 58 课　与传统"五"字相关
概念和术语的翻译

同学们,下午好!

今天我们继续谈谈与五行学说相关的一些概念和术语的理解和翻译。

"五味所禁"指的是五脏发生病变时对五味的禁忌,如肝病禁酸辛味等,即：Contraindications of five flavors indicate that the five flavors are contraindicated to certain diseases of the viscera. For instance，acrid flavor is contraindicated to liver disease。"五味所禁"之"禁"是病人治疗期间饮食禁忌之意,所以常译作 contraindication。

"五味偏嗜",指长期偏嗜五味或某类食物,则可能使之称为致病因素之一,即：Food preference means to be partial to a particular kind of food or a special taste of food，which may gradually develop into a pathogenic factor。"五味偏嗜"中的"五味",其实具体指的就是饮食,所以译作 food;而"偏嗜"则指的是偏食,所以译作 preference,因为"偏食"在现代医学上就叫 food preference。也有的词典将"偏食"译作 food partiality,意思似乎也是清楚的,只是常用的是 food preference。

"五音"指的是角、徵、宫、商、羽五个音阶,即 The so-called five notes refer to the notes of the ancient Chinese five-tone scale, including zi, zheng, gong, shang and yu。因"五音"指的是古代的五个音阶,而不是平常意义上的发音,故而不译作 five sounds，而译作 five notes。至于 five sounds，则常用以翻译中医学上的"五声"。

"五声"指的是呼、笑、歌、哭、呻五种声音，即：The five sounds refer to shouting, laughing, singing, crying and moaning。

"五官"指的是目、舌、口（唇）、鼻、耳五个器官，即：Five sense organs refer to the eyes, tongue, mouth（lips）, nose and ears。中国古人对人体的认识，是按照天人相应的原则而进行的。人与天相应，也与社会相应。所以，古人往往按照社会结构来分析人体不同部位的生理功能。《黄帝内经·素问》"灵兰秘典论"中谈到了很多，我引用几句话给大家看看：

"心者，君主之官也，神明出焉"，译成英语，即：The heart is the organ similar to the monarch and is responsible for spirit and mental activity。"肺者，相傅之官，治节出焉"，译成英语，即：The lung is the organ similar to the prime minister and is responsible for management and regulation。"肝者，将军之官，谋虑出焉"，译成英语，即：The liver is the organ similar to a general in the army and is responsible for making strategy。"胆者，中正之官，决断出焉"，译成英语，即：The gallbladder is the organ similar to an official of justice and is responsible for making decision。"膻中者，臣使之官，喜乐出焉"，译成英语，即：The pericardium is the organ similar to the envoy and controls happiness and joy。"脾胃者，仓廪之官，五味出焉"，译成英语，即：The spleen and stomach are the organs similar to the granary and are responsible for digestion, absorption and transportation of the five flavors。"大肠者，传道之官，变化出焉"，译成英语，即：The large intestine is the organ similar to the official in charge of transportation and is responsible for change and transformation。"小肠者，受盛之

官,化物出焉",译成英语,即：The small intestine is the organ similar to the official in charge of reception and is responsible for further digestion of foods。"肾者,作强之官,伎巧出焉",译成英语,即：The kidney is the organ similar to the official with great power and is responsible for developing methods and skills。"三焦者,决渎之官,水道出焉",译成英语,即：The triple energizer is the organ similar to the official in charge of dredging and is responsible for regulating water passage。"膀胱者,州都之官,津液藏焉,气化则能出矣",译成英语,即：The bladder is the organ similar to the official in charge of reservoir and is responsible for accumulation and discharge of fluid and humor through qi transformation。

《黄帝内经》中所说的"官",其实都是主管的意思,即表示某一器官的主要功能。西方人不懂得中国古人的这种认知方法,将这些概念中的"官"皆译作 officer,"五官"也就想当然地译作 five officers。其实这里的"五官",就是现代医学上的 five sense organs。

"五方",指的是东、南、中、西、北五个方位,即：Five directions include the east, south, middle, west and north。"五方"有时也译作 five orientations,偶尔亦可见到 five locations 之译,但似乎太过具体。在"运气学说"中,"五方"也称为"五宫"。不过为了对应其间,"五宫"亦可译作 five palaces,以体现"运气学说"的独特理论。

"五行相生"指的是木、火、土、金、水之间的递相资生、助长和促进的关系,即：Generation among five elements refers to the the relationship in which each element promotes another sequential one。"五行相克"中的"生",是资生、促进的意思,所以常译作 promote, generate,也有的西方学者将其译作 engender。

从中医药英语翻译的长期实践来看,将"相生"之"生"译作 promote 和 generate 似乎已经成为习惯,为大家所普遍接受。但在"WPRO"的标准中,则采用了 engener 来翻译"相生"之"生"。严格说来,generate 和 engender 的意思是相近的。从翻译的实际来看,generate 的使用似乎更为普遍和广泛。

需要说明的是,"相生"中的"相"从字面上看,似乎是"相互"的意思,所以常常被译为 mutual。其实在五行中,相生的关系永远都是单向的,而不是双向的。如在"木生火"这一"相生"关系中,永远是"木"生"火"这一单向趋势,而不可能出现"火生木"这一反向的相生情况。因此,"相生"中的"相"是就五行的整体运动而言的,而不是就其中的某一具体关系而言的。所以"五行相生"之"相生"只可翻译成 generation 或 engendering,而不要译成 mutual generation 或 mutual engendering。

在五行中,"相生"关系共有五类,即木生火、火生土、土生金、金生水、水生木。

"木生火"指的是在五行相生中,木资生、助长火的作用。在中医学中用以说明肝对心的资助作用,即:Wood generating fire means that, among the five elements, wood promotes and generates fire. In traditional Chinese medicine, such a concept implies that the liver, which pertains to wood, promotes and invigorates the heart, which pertains to fire in terms of the five elements。

"火生土",指的是在五行相生中,火资生、助长土的作用。在中医学上用以说明心对脾的资助作用,即:Fire generating earth means that, among the five elements, fire promotes and generates earth. In traditional Chinese medicine, such a concept implies that the heart, which pertains to fire, promotes and invigorates the spleen, which pertains to earth in terms of the five elements。

　　"土生金"指的是在五行相生中,土资生、助长金的作用,在中医学中用以说明脾对肺的资助作用,即：Earth generating earth means that, among the five elements, earth promotes and generates metal. In traditional Chinese medicine, such a concept implies that the spleen, which pertains to earth, promotes and invigorates the lung, which pertains to metal in terms of the five elements。

　　"金生水"指的是在五行相生中,金资生、助长水的作用,在中医学中用以说明肺对肾的资助作用,即：Metal generating earth means that, among the five elements, metal promotes and generates water. In traditional Chinese medicine, such a concept implies that the lung, which pertains to metal, promotes and invigorates the kidney, which pertains to water in terms of the five elements。

　　"水生木"指的是在五行相生中,水资生、助长木的作用,在中医学中用以说明肾对肝的资助作用,即：Water generating earth means that, among the five elements, water promotes and generates wood. In traditional Chinese medicine, such a concept implies that the kidney, which pertains to water, promotes and invigorates the liver, which pertains to wood in terms of the five elements。

　　"母气"指的是五行相生中的生我之气,即：Mother qi refers to qi of the element that promotes in the pronmoting sequential relationship of the five elements. 在五行存在"相生"关系的两"行"之间,"生"者谓之"母",被"生"者谓之"子"。如在"木生火"这一对存在"相生"关系的两"行"中,"木"生"火","火"由"木"生,故而"木"为"火"之"母","火"为"木"之"子"。所谓的"母气",就

是对另外一"行"有资生和促进功能的一"行"之"气"。这里的"气",有 function 或 action 的意思。在"木生火"这一对存在"相生"关系的两"行"中,"母气"就是"木"之"气"。那么"火"之"气",就自然是"子气"了。对于"母气"和"子气"的翻译,以往多译为 mother-organ qi 和 child-organ qi。近年来,随着中医用语英译简洁化和通俗化的发展,这两个术语的英译形式已逐渐简化为 mother qi 和 child qi。"子气",指的是五行相生中的我生之气,即:Child qi refers to the qi of the element that is promoted or generated in the generating sequential relationship of the five elements。"子气"的翻译与"母气"的翻译一致。

"五行相克",指的是木、火、土、金、水之间的递相制胜,即:Restriction among five elements refers to the the relationship in which each element restricts another sequential one。

"五行相克"中的"克",是克制、抑制的意思,所以常译作 restriction,restraint 或 inhibition。从中医药英语翻译的长期实践来看,将"相克"之"克"译作 restriction 和 restraint 似乎已经成为习惯,为大家所普遍接受。在西太区和"世界中联"所制定的标准中,即采取了 restraint 或 restriction 来翻译"相克"之"克"。

严格说来,restrict 和 restrain 的意思是相近的,没有实质的区别,可以看作是"相克"的两个并行的对应语。从翻译的实际来看,二者的使用都较为为普遍和广泛。需要说明的是,"相克"中的"相"从字面上看,是"相互"的意思,实际上也有"相互"的意味体现其中。这一点与"相生"之"相"略有不同。

在五行中,相生的关系永远都是单向的,而不是双向的。但"相克"的关系在一定情况下却可能是双向的,即出现反克的情况。如在"金克木"这一"相克"关系中,理论上说"金"是永远克"木"的。但当由于某种原因"木"突然变得超常的强盛,或"金"自身变得虚弱的时候,"木"就会反过来克"金",即对"金"形成反克。

在五行学说中,这种反克的情况称为"相乘"。

在五行中,"相克"关系共有五类,即木克土、土克水、水克火、火克金、金克木。"木克土"指的是在五行相克中,木制约土的作用,在中医学中用以说明肝对脾的制约作用,译成英语,即:Wood restricing earth means that, among the five elements, wood restricts or restrains wood. In traditional Chinese medicine, such a concept implies that the liver, which pertains to wood, restricts or restrains the spleen, which pertains to earth in terms of the five elements。

"土克水"指的是在五行相克中,土制约水的作用,在中医学中用以说明脾对肾的制约作用,译成英语,即:Earth restricing water means that, among the five elements, earth restricts or restrains water. In traditional Chinese medicine, such a concept implies that the spleen, which pertains to earth, restricts or restrains the kidney, which pertains to water in terms of the five elements。

"水克火"指的是在五行相克中,水制约火的作用,在中医学中用以说明肾对心的制约作用,译成英语,即:Water restricing earth means fire, among the five elements, water restricts or restrains fire. In traditional Chinese medicine, such a concept implies that the kidney, which pertains to water, restricts or restrains the heart, which pertains to fire in terms of the five elements。

"火克金"指的是在五行相克中,火制约金的作用,在中医学中用以说明心对肺的制约作用,译成英语,即:Fire restricing metal means that, among the five elements, fire restricts or restrains metal. In traditional Chinese medicine, such a concept implies that the heart, which pertains to fire, restricts or restrains the lung, which pertains to metal in terms of the five elements。

“金克木”指的是在五行相克中,金制约木的作用,在中医学中用以说明肺对肝的制约作用,译成英语,即：Metal restricing wood means that, among the five elements, metal restricts or restrains wood. In traditional Chinese medicine, such a concept implies that the lung, which pertains to metal, restricts or restrains the liver, which pertains to wood in terms of the five elements。

今天先谈到这里,下次我们继续讨论其他一些术语的翻译问题。下课。

作业

一、术语翻译

1. 滋(补)阴(液)

2. 补血[心]养[安]神

3. 滋补[养]心阴

4. 滋补[养]肺阴

5. 润肺生津

6. 滋[养]阴清肺

7. 滋[养]阴益[和]胃

8. 滋补[养]脾阴

9. 滋补[养]肝阴

10. 滋[养]阴柔肝

二、语句翻译

1. 在临床诊断疾病时,就可以综合望、闻、问、切四诊所得的,根据五行的归属及其生克乘侮的变化规律,来推断病情。

2.《难经·六十一难》说："望而知之者,望见其五色,以知其病。闻而知之者,闻其五音,以别其病。问而知之者,问其所欲五味,以知其病所起所在也。切脉而知之者,诊其寸口,视其虚实,以知其病,病在何脏腑也。"

3. 面见青色,喜食酸味,脉见弦象,可以诊断为肝病。

4. 面见赤色,口味苦,脉象洪,可以诊断为心火亢盛。

5. 脾虚的病人,面见青色,为木来乘土。

6. 心脏病人,面见黑色,为水来克火。

7. 由于内脏精气的华彩外现于颜面,所以古人很重视面部的色诊。

8. 天有五气,食人入鼻,藏于五脏,上华面颊。

9. 肝青心赤,脾脏色黄,肺白肾黑,五脏之常。

10. 如果色诊与脉诊结合起来应用,从客观上能够大致反映出疾病的状况。

三、学习总结

第 59 课 "五行学说"基本概念和术语的翻译

同学们,早上好!

今天我们继续讨论五行学说一些概念和术语的翻译。

"所胜"指的是五行相克中之我所克制的一方,即:Element being restricted refers to the one that is restricted by another among the five elements。在五行相克关系中,"我克"者为"我所胜"。如"金克木","金"为"我","金"之"所胜"为"木"。所以将"所胜"译作 element being restricted。这一译法也为"世界中联"所制定之标准所采用。

"所不胜"指的是五行相克中之克制于我的一方,即:Element being un-restricted refers to the one that is not restricted by another among the five elements。在五行相克关系中,"克我"者为"我所不胜"。如"金克木","木"为"我","木"之"所不胜"为"金"。所以将"所不胜"译作 element being un-restricted。这一译法也为"世界中联"所制定之标准所采用。

"五行相乘"指的是在五行相克中,一行对其所胜一行的过度制约,其顺序与五行相克相同,即:Over-restriction among five elements means that one element excessively restricts the one inferior to it in the same sequence as normal restriction。"五行相乘"中的"乘",是过度克制或抑制的意思,所以常译作 over-restriction,有时也译 subjugation。在"WPRO"的标准中,"相乘"则被译作 overwhelming,亦有可取之处。只是 over-restriction 的

译法使用得最为普遍,且业已成俗。

在五行中,"相乘"关系共有五类,即木乘土、土乘水、水乘火、火乘金、金乘木。"木乘土"指的是在五行相乘中,木过度克土的作用,在中医药学中用以说明肝对脾的过度制约作用,译成英语,即:Wood over-restricting earth means that, among the five elements, wood restricts earth to a degree much greater than usual. In traditional Chinese medicine, such a concept implies that the liver pertaining to wood excessively restricts the spleen, which pertains to earth in terms of the five elements。

"土乘水"指的是在五行相乘中,土过度克水的作用。在中医药学中用以说明脾对肾的过度制约关系,译成英语,即:Earth over-restricting water means that, among the five elements, earth restricts water to a degree much greater than usual. In traditional Chinese medicine, such a concept implies that the spleen pertaining to earth excessively restricts the kidney, which pertains to water in terms of the five elements。

"水乘火"指的是在五行相乘中,水过度克火的作用。在中医药学中用以说明肾对心的过度制约作用,译成英语,即:Water over-restriciting fire means that, among the five elements, water restricts fire to a degree much greater than usual. In traditional Chinese medicine, such a concept implies that the kidney pertaining to water excessively restricts the heart, which pertains to fire in terms of the five elements。

"火乘金"指的是在五行相乘中,火过度克金的作用。在中医药学中用以说明心对肺的过度制约作用,译成英语,即:Fire over-restricting metal means that, among the five elements, fire restricts metal to a degree much greater than usual. In traditional Chinese medicine, such a concept implies that the heart pertaining to fire excessively restricts the lung, which pertains to metal in terms of the five elements。

"金乘木"指的是在五行相乘中,金过度克木的作用。在中医药学中用以说明肺对肝的过度制约作用,译成英语,即:Metal over-restricting wood means that, among the five elements, metal restricts wood to a degree much greater than usual. In traditional Chinese medicine, such a concept implies that the lung pertaining to metal excessively restricts the liver, which pertains to wood in terms of the five elements。

"五行相侮"指的是在五行相克中,一行对其所不胜一行的反向克制,其顺序与五行相克反向,即:Counter-restriction among five elements means that one element restricts the one that it is usually inferior to in the opposite sequence as normal restriction. "五行相侮"中的"侮",字面之意是"侮辱"。五行中的一行,因为某种原因而变得异常强盛,或由于对其施行克制的一方自身虚弱而使其变得相对强盛,因此对本来克制自己的一方进行反克,即counter-restriction,或 reverse restriction。

在海外,也有译者将其按字面意思译作 bully,即欺侮。也有的译者按其态势将其译为 rebellion,即造反。西太区的标准中,即采用了 rebellion 这一译法。但从五行的克、乘和侮的三种循环关系来看,虽然分别用了三个汉字来描述,但其运动的形式和性质却是相同的,即都是对另一方进行正常的克制、过度的克制或反方向的克制。也就是说,其运动的形式和性质都是克制,所不同的只是在于克制的程度和方向而已。从这个意义上说,这三个汉字所表达的概念的内涵是相同的,即都是 restriction 或 restraint,至于其程度和方向的差异,可以通过修饰词来解决,即在 restriction 前加以 over 表示"乘",加以 counter 或 reverse 表示"侮"。

从长期以来的翻译实践来看,一般译者也的确是遵循着这样一个思路来进行翻译的。这一做法实际上已为中医翻译界所普遍接受。对于这样一些业已成俗的翻译方法,我们在进行标准化研究时似应予以接受,而不必另行其他。

在五行中,"相乘"的关系共有五类,即木侮金、金侮火、火侮水、水侮土、土侮木。所谓"木侮金",指在五行相侮中,木对金的反克,在中医药学中用以说明肝对肺的克制作用,译成英语,即:Wood counter-restriciting metal means that, among the five elements, wood, which, normally being restricted by metal, suddenly becomes abnormally strong due to certain reasons and therefore takes the reverse action to restrict metal that is normally superior to it. In traditional Chinese medicine, such a concept implies that the liver pertaining to wood reversely restricts the lung, which pertains to metal in terms of the five elements。

所谓"金侮火",指的是在五行相侮中,金对火的反克,在中医药学中用以说明肺对心的克制作用,译成英语,即:Metal counter-restriciting fire means that, among the five elements, metal which, normally being restricted by fire, suddenly becomes abnormally strong due to certain reasons and therefore takes the reverse action to restrict fire that is normally superior to it. In traditional Chinese medicine, such a concept implies that the lung pertaining to metal reversely restricts the heart, which pertains to fire in terms of the five elements。

所谓"火侮水",指的是在五行相侮中,火对水的反克,在中医药学中用以说明心对肾的克制作用,译成英语,即:Fire counter-restriciting water means that, among the five elements, fire, which, normally being restricted by water, suddenly becomes abnormally strong due to certain reasons and therefore takes the reverse action to restrict water that is normally superior to it. In traditional Chinese medicine, such a concept implies that the heart pertaining to fire reversely restricts the kidney, which pertains to water in terms of the five elements。

所谓"水侮土",指的是在五行相侮中,水对土的反克,在中医药学中用以说明肾对脾的克制作用,译成英语,即: Water counter-restricting earth means that, among the five elements, water, which, normally being restricted by earth, suddenly becomes abnormally strong due to certain reasons and therefore takes the reverse action to restrict earth that is normally superior to it. In traditional Chinese medicine, such a concept implies that the kidney pertaining to water reversely restricts the spleen, which pertains to earth in terms of the five elements。

所谓"土侮木",指的是在五行相侮中,土对木的反克,在中医药学中用以说明脾对肝的克制作用,译成英语,即: Earth counter-restricting wood means that, among the five elements, earth, which, normally being restricted by wood suddenly becomes abnormally strong due to certain reasons and therefore takes the reverse action to restrict wood that is normally superior to it. In traditional Chinese medicine, such a concept implies that the spleen pertaining to earth reversely restricts the liver, which pertains to wood in terms of the five elements。

"五行制化"指五行之间相互制约,相互化生,相互为用,生中有克,克中有生,化中有制,制中有化,二者相辅相成,维持正常的平衡协调关系,即: Inhibition and transformation among the five elements indicate that the five elements depend on each other and transform into each other, and that generation is embodied in restriction, restriction in generation, transformation in inhibition and inhibition in transformation，both of which supplement each other and assist each other to maintain a normal balance。

关于"五行制化"中的"制化"一词的翻译，国内外略有差异。国内一般将"制化"译作 restriction and generation，即将"制"译作 restriction，与"相克"之"克"相同。当然"制化"之"制"在内涵上的确与"相克"之"克"相近，但毕竟是两个概念，且在汉语中也是两个不同的字，所以在翻译时最好对其加以区分，这样便于再现不同概念的实际内涵，且有利于保持中医理论体系的完整性。

西太区在其标准中，将"制化"之"制"译作 inhibition，这一译法是值得提倡的。至于"制化"中的"化"，自然应该根据中医理论中的"化生"之说译作 transformation，以便保持概念的同一性。但在国内外的一些汉英中医辞典和标准中，均将"制化"之"化"译作 generation，即与"相生"中的"生"的译法一致。从"五行制化"的实际内涵和中医名词术语翻译的基本要求出发，这里的"化"还是译作 transformation 比较合乎实际。

"五行胜复"指的是五行相胜相制中的克制与反克制。其一般规律是：凡先有胜，后必有复，以报其胜。译成英语，即：Alternate preponderance among the five elements refers to restriction and counter-restriction in the sequential interactions of the five elements. The general rule is that retaliation inevitably follows when one preponderates over another. "五行胜复"中的"胜"，指的超越、胜过，所以常译作 preponderance，或 predominance，其义无异。其中的"复"既含有循环的意思，也含有报复的意思，一般译作 alternate，即取其循环往复之意。这是因为其循环往复之意显见，而报复钳制之意则属隐含。

由于时间关系，今天先给大家谈到这里，下次再谈一些其他概念和术语的翻译问题。下课。

作业

一、术语翻译

1. 滋[养]阴疏[舒]肝

2. 滋[养]阴平肝

3. 滋补[养]肾阴

4. 大[填]补真阴

5. 滋补[养]心肺

6. 滋补[养]肝胃

7. 滋补[养]脾胃

8. 滋肺清肠

9. 滋补[养]肝肾

10. 滋补[养]心肾

二、语句翻译

1. 《素问·五脏生成篇》说:"能合脉色,可以万全"。

2. 肝病色青见弦脉,为色脉相符,如果不得弦脉反见浮脉则属相胜之脉,即克色之脉(金克木),为逆。

3. 肝病色青见得沉脉则属相生之脉,即生色之脉(水生木),为顺。

4. 疾病的传变,多见一脏受病,波及他脏而致疾病发生传变。

5. 在治疗时,除对所病本脏进行处理外,还应根据五行的生克乘侮规律,来调整各脏之间的相互关系。

6. 太过者泻之,不及者补之,以控制其传变,有利于恢复正常的功能活动。

7. 肝脏有病,可通过生克乘侮规律影响到心、脾、肺、肾,又可由心、脾、肺、肾的疾病影响至肝而得病。

8. 若肝气太过,木旺必克土,此时应先健脾胃以防其传变,脾胃不伤,则病不传,易于痊愈。

9. 木旺克土,肝病传脾,必须补脾以防传变。

10. 五行生克乘侮理论可以用以阐述疾病传变规律和确定预防性治疗措施。

三、学习总结

第 60 课　理法方药等概念的翻译

同学们,下午好!

今天我再跟大家谈谈一些比较常见的,与五行有一定关系的概念和术语的翻译问题。

"亢害承制"指五行之间的盛极必制。一行相胜至极,另一行必从而制之,以维持其平衡。译成英语,即:Harmful hyperactivity requiring inhibition indicates that excessive preponderance of one element among the five elmeents must be restricted and inhibited. In fact in the five elements, when one element has developed to the extreme, another element must take action to inhibit it so as to restore the normal balance.

在"亢害承制"这个概念中,"亢害"的意思是一行的亢进必然引起损害。在这样的情况下,就需要对亢进的一行加以钳制,这就是"承制"的意思。"承"指的是采取行动。从这个分析来看,"亢害"和"承制"之间并不完全是并列的关系。欧明教授在其1986 年出版的《汉英中医辞典》中,将"亢害承制"译作:Hyperactivity of the five elements causing damages should be suppressed。欧明教授的这一翻译,应该说是准确而完整的。从五行的运动关系来看,其不但有相互促进的一面,也有制约的一面。如果只有促进而无制约,就会造成亢盛,从而引起损害。因此,只有抑制亢盛,使其克制,才能维持五行的正常运行。

在"全国名词委"颁布的标准中,"亢害承制"被译作 restraining excessiveness to acquire harmony,意思似乎接近原文,但结构上却颇值推敲。在西太区和"世界中联"所颁布的方案中,"亢害承制"均被译作 harmful hyperactivity and responding inhibition,将二者并列起来,似有不妥。若将其调整为 harmful hyperactivity requiring inhibition,似乎语义才较为完整。

"整体观念"指的是中医学认识人体自身以及人与环境之间联系性和统一性的学术思想。译成英语,即:The concept of holism, also known as the concept of organic wholeness, refers to the way that TCM understands the structure of human body as well as the relationship and unity between man and environment。

中医学非常重视人体本身的统一性、完整性及其与自然界的相互关系。中医学认为人体是一个有机整体,构成人体的各个组成部分之间,在结构上是不可分割的,在功能上是相互协调、相互为用的,在病理上是相互影响着的。同时,中医学还认识到人体与自然环境有密切关系,人类在能动地适应自然和改造自然的斗争中,维持着机体的正常生命活动。这种内外环境的统一性,机体自身整体性的思想,称之为整体观念。整体观念是古代唯物论和辩证法思想在中医学中的体现,它贯串到中医生理、病理、诊法、辨证、治疗等各个方面。

对于"整体观念"这个中医特有的概念的翻译,以往不是非常统一。早期的翻译比较复杂,如欧明教授在其《汉英中医辞典》中将其译作 concept regarding the human body as a whole,属于解释性翻译。以后,这一译法又被其他译者调整为 concept of organic wholenss 并逐步为译界所接受。但从形式上看,这一译法仍然显得有些冗长。随着中医名词术语英译通俗化和简洁化的发展,一些译者开始使用英语中的 holism 一词来翻译"整体观念"。由于 holism 既简洁又明了,所以逐步为译界所逐步接受。但 concept of organic wholeness 的使用并没有因此而终止。事实上，holism 和 concept of organic wholenss 均在译界广泛使用，成为"整体观念"并行的两个对应译语。

"天人相应"，又称天人相参，指人与自然密切关联的学术思想。译成英语，即：Correspondence between man and nature implies that there is a close relationship between man and nature。

五行学说运用到中医学领域之后，将人体的脏腑组织结构分别配属五行，同时又将自然界的五方、五时、五气、五味、五色等与人体的五脏、六腑、五体、五官等联系起来。这样就把人与自然环境统一起来了。以肝为例，《素问·阴阳应大论》有这样一段描述："东方生风，风生木，木生酸，酸生肝，肝生筋……肝主目。"这样就把自然界的东方、春季、风、酸等，通过五行的木与人体的肝、筋、目联系起来。这就是天人相应观念的具体反映。

明确了"天人相应"的内涵之后，对其进行翻译便可有的放矢了。当然，对其翻译的实践探索和规范化研究，也经过了一个相当长的发展过程。在欧明教授1986年出版的《汉英中医辞典》中，"天人相应"被译为 the relationship between human body and environment，并对其作了这样的解释：referring to the corresponding relation between the human body（bodily structure, physiological phenomena, pathological changes, etc.）and the nature。

应该说欧明教授的这个译文基本揭示了原文的实际内涵。通过解释，比较完整地在译文中再现了原文的主旨思想。后来，随着翻译实践的不断深入，人们对"天人相应"的翻译进行了简洁化和通俗化的调整，将其译为 correspondence between man and nature。目前，这一译法已经较为普遍地得到了中医翻译界的接受和应用。其实在欧明教授的这个译文中，已经使用了 corresponding、between、human body 和 environment 这样一些单词，为后来的简洁化翻译奠定了实践基础。

"辨证论治"是中医学诊治疾病的基本理论与思维方法。根据中医理论分析四诊获得的临床资料,明确病变的本质,拟定治则治法。译成英语,即：Syndrome differentiation and treatment, also known as pattern identification and treatment, refers to the basic theory and thinking of TCM in diagnosing and treating diseases, during which the nature of pathological changes is differentiated, the therapeutic principles are decided and the methods of treatment are chosen according to clinical data collected through the four physical examinations.

　　在以往的翻译实践中,"辨证论治"的翻译比较繁琐,如有人将其译为 differential diagnosis in accordance with the eight principal syndromes, 有的人则将其译作 analyzing and differentiating pathological conditions in accordance with the eight principal syndromes 等等。随着中西方在中医领域的交流不断深入开展,中医翻译的实践也得到深入的发展,名词术语的翻译已由早期的词典解释性翻译逐步转化为用词自然、解释简洁和表达明快的交流应用型翻译。通过一些技术手法,一些早期较为复杂冗长的译法逐步得到了简化。"辨证论治"的翻译就是典型一例,目前已逐渐简化为 treatment based on syndrome differentiation,比原来的译文简洁了不少。在临床实践中,还将其进一步简化为 syndrome differentiation and treatment,更为简单明了。还有人从中英文对比和信息重组出发,将"辨证论治"译为 differentiating syndrome to decide treatment,此法也颇有新意。

　　需要说明的是,对于"辨证论治"的翻译,国内外一直存在一些分歧。国内以及国际的译者一般都将"辨证论治"中的"治"译作 treatment,这是没有什么异议的。但对其他成分的翻译,却存在着一定的争议。如对其中的"论"一字的翻译,基本上都采取了 based on 或 according to 这样一些意思相同或相近的短语来翻译。而对于

"辨"和"证"的翻译,则分歧比较大。大部分译者都将其中的"辨"译作 differentiation,将"证"译作 syndrome,但也有一些译者将"辨"译作 identification,将"证"译作 pattern。其实,无论将"证"译作 syndrome 或 pattern,与其在中医上的内涵都有着较大的差距。

在中医上,"证"指的是疾病发展到一定阶段在病性、病位、病因、治则、治法和预后等方面表现的综合性概括。所以,同一种疾病在不同的阶段可以表现出不同的"证",而不同的疾病在发展过程中,可以表现出相同的"证"。而 syndrome 在现代医学上则表示的是,一系列原因不明的症状和证候。这和中医的"证"就存在着本质的不同。不过,由于 syndrome 在中医翻译上的广泛使用,使得其已经在一定意义上成为了"证"在英语语言中的认为的对应语。再看看 pattern,其在英语中的基本含义是典型、模型和式样等,与中医的"证"也似乎缺乏对应关系。

在中医名词术语英译国际标准化的发展过程中,中国的学者和译者本着约定俗成的原则,多坚持以 syndrome 对译中医的"证",这似乎已经成为中国中医翻译界的一个共识。但在世界卫生组织开展 ICD-11 的研制并决定将传统医学纳入其中以后,在经过多次国际会议的讨论和协商之后,参加世界卫生组织 ICD-11 传统医学部分研制工作的中国专家组鉴于 syndrome 的使用可能和 ICD-11 中的现代医学的有关内容发生冲突以及其他一些相关因素,决定接受以 pattern 对译"证"的这一选项。但这并不是说 syndrome 就不可以用以翻译"证"。比如在西太区所制定的标准中,虽然 pattern identification 被列为中医的"辨证"的首选译语,但 syndrome differentiation 也同时并列其中。而在"世界中联"的标准中,syndrome differentiation 作为"辨证"的首选译语,pattern identification 则作为其次选译语。

"理法方药"指的是诊治疾病过程的基本步骤,即根据中医学理论,明确病因病机,确定治则治法,进行组方遣药。译成英语,即：The so-called theory，methods，formulas and medicinals refer to the steps of TCM practitioners in diagnosing and treating diseases according to the theory of TCM in order to reveal the cause and pathogenesis of disease，decide the therapeutic principles and treatments as well as the ways to compose formula and administrate medicinals。

"理法方药"中的"理"指的是理论，所以应当译作 theory；"法"指的治疗方法，因此可以译作 therapeutic method；"方"指的是方剂，故而可以译作 prescription 或 formula；"药"指的是药物，自然可以译作 herbs 或 medicinals。

作为临床使用的"中药"，因主要为草药，所以习惯上译作 herbs，或 Chinese herbs，或 Chinese medicinal herbs。近年来，由于西方一些译者将 medicinal 名词化来翻译中医临床所用的"中药"，可能是考虑到"中药"含有草药、动物药和矿物药三种来源的关系吧。从目前的使用及中医名词术语英译国际标准化的发展来看，接受 medicinal 对译临床所用"中药"的这一做法，似乎也有一定的积极意义。

在西太区所颁布的标准化方案中，"理法方药"被译作 principles，methods，formulas and medicinals。将"理"译作 principles，好像不如 theory 准确明了。

今天先讲到这里，下课后大家将这些术语的翻译好好整理整理，以便于大家进行翻译实践。下课。

作业

一、术语翻译

1. 滋补〔养〕肺肾

2. 滋补〔养〕肺胃

3. 滋阴清热

4. 滋阴凉营

5. 滋阴凉血

6. 滋［养］阴生津

7. 滋阴止渴

8. 滋阴降火

9. 滋［育］阴潜阳

10. 滋阴通脉

二、语句翻译

1. 疾病的传变与否，取决于脏腑机能状态，即五脏虚则传，实则不传。

2.《金匮要略》说"见肝之病，知肝传脾，当先实脾"。

3. 在临床工作中，既要掌握疾病在发展传变过程中的生克乘侮关系，借以根据这种规律及早控制传变和指导治疗，防患于未然，又要根据具体病情而辨证施治，切勿把它当作刻板的公式，而机械地套用。

4. 临床上运用相生规律来治疗疾病，其基本治疗原则是补母和泻子，即所谓虚则补其母，实则泻其子。

5. 所谓补母，主要用于母子关系的虚证。

6. 肾阴不足，不能滋养肝木，而致肝阴不足者，称为水不生木或水不涵木。

7. 治疗水不生木或水不涵木，一般不直接治肝，而补肾之虚。

8. 肾为肝母，肾水生肝木，所以补肾水可以生肝木。

9. 肺气虚弱发展到一定程度，可影响脾之健运而导致脾虚。

10. 脾土为母，肺金为子，脾土生肺金，所以可用补脾气以益肺气的方法治疗脾虚。

三、学习总结

第 61 课 "藏象学说"的翻译

同学们,早上好!

今天我跟大家谈谈脏象学说的翻译。脏象,又作藏象,是中医特有的理论和学说。"藏象"二字,最早出现于《黄帝内经·素问》"六节藏象论"一章中。从"藏象"二字的构成及其内涵来看。所谓"藏",指的是藏伏于体内的内脏。而"象",则是指内脏外在的生理和病理表现。对于这个问题,明代医家张景岳在《类经》中明确指出:"象,形象也。藏居于内,形见于外,故曰藏象。"这段论述,可谓是对"藏象"二字最早和最为明确的定义。

所谓的藏象学说,就是通过对人体生理和病理外在表现的观察,借以研究人体内部各脏腑器官的生理功能、病理变化及其相互关系的一门学说,是中医学独有的一门融生理学和解剖学于一体的学说,对于阐明人体的生理和病理以及指导临床治疗,都具有重要的意义。藏象学说的创立和发展,对中医学理论体系的构建和临床实践的完善,发挥了不可替代的作用,所以在中医学理论体系中占有极其重要的地位。

"藏象"二字的基本含义是内在的脏腑及其外在的表现。也就是,"藏象"包含两层意思,一是内脏,二是外象。其英译形式自然需包含这两方面的含义。所以以前在翻译"藏象"二字的时候,我曾主张将其译作 viscera and manifestations。但在后来的翻译实践中,visceral manifestation 逐步成为大家所普遍接受的一种译法。在 visceral manifestation 这一译法中,虽然 visceral 是一个仅发挥修饰作用的形容词,但到底还是展现了"藏"的基本要义。

况且这一译法比 viscera and manifestations 要简明扼要,故而广为流传。

在早期的翻译实践中,"藏象"也有其他一些不同的译法。如欧明教授在其 1986 年出版的《汉英中医辞典》中,将"藏象"译作 state of viscera,语义似不如 visceral manifestation 明晰。

"脏腑"是中医对人体内脏器官的一个总称。对于这个概念的翻译,可分为两种情况来处理。如果把人体内脏作为一个整体来看待,那么"脏腑"可以笼统地译作 viscera,因为 viscera 在英语中就是表示内脏器官的意思。如果强调中医对人体的独特分类和认识,那么则可以采用音义结合的方式将其译作 zang-fu organs。如"世界中联"所制定的标准中,"脏腑"就译作 zang-fu organs。也有的译者将其译作 zang-fu viscera,如"全国名词委"所颁布的标准中,"脏腑"即译为 zang-fu viscera。在目前的翻译实践中,zang-fu organs 的使用比 zang-fu viscera 的使用要普遍一些。

在西太区所制定的标准中,"脏腑"被译作 viscera and bowels。把"脏"译为 viscera,语义似乎太过宽泛。中医上的"脏"包括心、肺、脾、肝、肾,合称为"五脏",而 viscera 则还包括中医上称之为"腑"的器官。将"腑"译作 bowels,不但语义狭窄,而且极不准确。中医上的"腑"包括胆、胃、小肠、大肠、膀胱、三焦,合称为"六腑"。而 bowel(肠)只是"腑"之一,自然不能涵盖"腑"的全部。

"形脏"指内脏有形之物脏器,是胃、小肠、大肠和膀胱四个内脏的总称。"形脏"虽然名"脏",其实指的是"腑",因为胃、小肠、大肠和膀胱四个内脏都属于"腑"的范畴。所以"形脏"中的"脏"不宜译为 zang-organ。"形脏"中的"形",是有形的意思,即胃、小肠、大肠和膀胱四个内脏所储存的是有形的物质,即饮食物、食糜、饮食残渣和尿液。所以"形脏"一般译作 substantial organs,

字面上和原文较为对应,但内涵上似乎还有所欠缺。这其实是中医及中国古典文化对外翻译中普遍存在的一个问题,对其的有效解决恐怕还有待于中西文化交流的进一步深化和拓展。

"神脏",指的是与人体的精神思维活动密切相关的五个脏器,包括肝、心、脾、肺、肾五脏。根据中医理论,人体五脏分别与人体的五志密切相关。所谓的肝藏魂、心藏神、脾藏意、肺藏魄、神藏志,讲的就是这个道理。由此可见,所谓的"神脏",就是分别藏有五志的五脏,只是特别强调了其与五志的关系,所以称其为"神脏"。"神脏"这个概念的内涵容易理解,但翻译却不太容易操作。直译似乎意思不明,而意译又会使译语显得冗长。在欧明教授 1986 年主编的《汉英中医辞典》中,"神脏"被译为 organ of mind,似乎语义不太明确。直译作 spirit organs,虽然亦非上乘之作,但相比较而言还是有一定的可取之处,至少表明这些 organs 也是和 spirit 有关联的。

"孤脏",指的是脾脏。中医上的所谓"孤脏",一般指的是脾脏,有时也指肾脏。"孤脏"以往被译作 solitary zang-organ。也有的译者将其译作 unique zang-organ 或 unique zang-viscera。相比较而言,似乎还是 solitary zang-organ 之译比较可取,而且也比较流行。

"孤腑"指的是三焦。三焦是六腑之一,其与五脏无相合关系。根据中医理论,五脏中的每一脏都与六腑中的某一腑相关联。这种关联性中医称之为相为"表里",即 internally and externally related to each other。如心与小肠相表里(the heart is internally and externally related to the small intestine),肝与胆相表里(the liver is internally and externally reatled to the gallbladder),脾与胃相表里(the spleen is internally and externally related to the stomach),肺与大肠相表里(the lung is internally and externally related to the large intestine),肾与膀胱

相表里（the kidney is internally and externally related to the urinary bladder）。由于三焦（triple energizer）与五脏没有这种表里关系，显得孤立，所以称之为"孤腑"。其翻译与"孤脏"之译相同

"五脏"，指的是肝、心、脾、肺、肾五个内脏。"五脏"的共同生理特点是化生和贮藏精气，且不直接与饮食物接触。对于"五脏"的翻译，至今不是非常统一。早期将其译作 five solid organs，这种译法自然是从其形态学基础出发而释义的。和"六腑"比较起来，"五脏"的确相对比较厚实，但也并不完全是 solid，如心脏就有心室和心房。所以在以后的翻译实践中，不少译者便采用音义结合的方式将"五脏"译作 five zang-organs 或 five zang-viscera。相比较而言，five zang-organs 的使用更为普遍和广泛一些。在"WPRO"的标准中，"五脏"被译作 five viscera。这种译法有些含混，没有将"脏"和"腑"加以区别。而在中医学中，"脏"和"腑"是完全不同的两种内脏器官，从形态、功能到传变都有着实质的差异。

"五脏所藏"，指的是五脏藏五志，即心藏神，肺藏魄，肝藏魂，脾藏意，肾藏志的总称。译成英语，即：Storage in the five zang-organs refers to the fact that the five emotions are respectively stored in the five zang-organs, namely the heart storing spirit, the lung storing corporeal soul, the liver storing etereal soul, the spleen storing consciousness and the kidney storing will。"五脏所藏"的道理，说明了人的精神活动是以五脏精气为物质基础的，五脏功能紊乱则会影响人的精神状态。所以，"五脏所藏"的是精神因素，而不是物质因素。在 20 世纪 80 年代出版的汉英中医辞典中，"五脏所藏"被译为 what the five solid organs store，意思似乎不甚明确，且结构上也不像是一个术语。在"世界中联"所颁布的方案中，"五脏所藏"则被译作 substance stored in five zang-organs。显然,"五脏"所"藏"的是 emotions,而不是 substance。按照"五脏所藏"的内涵,当然可以译作 emotions stored in five zang-organs。但考虑到原术语本身的宏观喻示,"五脏所藏"似乎笼统地译作 storage in five zang-organs 比较妥当一些。

所谓"五脏所主",指五脏所分别主宰的组织器官,即心主脉,肺主皮,脾主肉,肝主筋,肾主骨。译成英语,即:Dominations of five zang-organs imply that the five zang-organs physiologically dominate over different ograns or tissues in the body respectively,i. e. the heart dominating over vessels,the lung dominating over skin,the spleen dominating over muscles,the liver dominating over sinews and the kidney dominating over bones。

在早期的翻译实践中,"五脏所主"被译作 what the five solid organs control,不太符合术语翻译的要求。这里译作 dominations of five zang-organs,虽是按照其结构和内涵统而译之,但基本意思还是清楚的,结构上也还比较简洁。

"五脏化液",指的是人体所化生的液体与五脏之间的关系,即心为汗,肺为涕,脾为涎,肝为泪,肾为唾。译成英语,即:In traditional Chinese medicine,the secretions from the body are attributed to the five zang-otgans,i. e.,attributing sweat to the heart,snivel to the lung,saliva to the spleen,tear to the liver and spit to the kidney。

今天看来,"五液"的化生的确另有其途。但根据中医的理论"五液"应该是由"五脏"所化生的,故而有"五脏化液"之说。所以这里将其译作 secretions from five zang-organs。在英语中,secretion 是分泌液的意思。也有的译者将"五脏化液"中的"液"直接译作 liquid,但似过笼统,不如 secretion 准确。

"五脏外华",指的是五脏功能外在的表现,即心华在面,肺华在毛,脾华在唇,肝华在爪,肾华在发。译成英语,即:Five lusters refer to the external manifestations of the five zang-organs, indicating the functional states of the five zang-organs. According to the theory of traditional Chinese medicine, luster of the heart is manifested upon the complexion, luster of the lung is manifested upon body hair, luster of the spleen is manifested upon the lips, luster of the liver is manifested upon the nails and luster of the kidney is manifested upon hair。

"五华"之"华",就是光华的意思,即五脏功能正常,人体某个相应部位就光泽明润。所以这里的"华"可以译作 luster,即光泽之意。也有的译者将"华"译作 splendor,似乎有些太过浪漫。在"世界中联"所制定的标准中,"五华"被译作 five outward manifestations,似乎结构上不如 five lusters 简洁,语义上似乎不如 five lusters 明快。

"五脏所恶"指的是五脏各自所厌恶的五种气候变化,即心恶热,肺恶寒,脾恶湿,肝恶风,肾恶燥。译成英语,即:Aversions of the five zang-organs refer to the fact that the five zang-organs respectively detest five kinds of climatic changes. To be exact, the heart dislikes heat, the lung dislikes cold, the spleen dislikes dampness, the liver dislikes wind and the kidney dislikes dryness。

"五脏所恶"之"恶"是厌恶的意思,所以读音为 wù,而不读 è。中医上的"恶"(wù)字常译作 aversion,如恶热、恶寒、恶湿、恶风、恶燥即可分别译作 aversion to heat, aversion to cold, aversion to dampness, aversion to wind, aversion to dryness。如果在句中,"恶"(wù)当然可以译作 dislike 或 detest。

"藏精气而不泻",描述的是五脏的生理特点。五脏贮藏精气,而不使之妄泄。译成英语,即:The term storing essential qi without discharing is a descrption about the physiological function of the five zang-organs that store essential qi and never discharge it。

"藏精气而不泻"在中医上也称为"藏而不泻",这是五脏的基本生理特点。这里的"泻"是排泄的意思,故而译作 discharge。也有的译者将其译作 leak,即泄露的意思,似与原文不大相合。"藏精气而不泻"若简称为"藏而不泻",则可简单地译作 storage without discharge,与原文在结构和语义上都较为吻合。

关于脏象学说相关概念和术语的翻译,今天就介绍到这里,课后请大家好好总结总结。下课。

作业
一、术语翻译
1. 滋阴(清热)解毒

2. 滋阴止血

3. 坚[养][育]阴止痢

4. 滋阴止呕

5. 滋阴止咳

6. 滋阴止汗

7. 滋阴利水

8. 滋阴化[利]湿

9. 滋阴通淋

10. 滋阴通便[润肠]

二、语句翻译
1. 在针灸治疗中,凡是虚证,可补其所属的母经或母穴,如肝虚证取用肾经合穴(水穴)阴谷,或本经合穴(水穴)曲泉来治疗。

2. 对于虚证，可以利用母子关系治疗，即所谓"虚则补其母"。

3. 肝火炽盛，有升无降，出现肝实证时，肝木是母，心火是子。

4. 肝之实火的治疗，可采用泻心法，泻心火有助于泻肝火。

5. 在针灸治疗中，凡是实证，可泻其所属的子经或子穴。

6. 肝实证可取心经荥穴（火穴）少府，或本经荥穴（火穴）行间治疗，这就是"实则泻其子"的意思。

7. 临床上母子关系可用以治疗各种疾病，除母病及子、子盗母气外，还有单纯子病。

8. 相生的治法，主要是掌握母子关系，它的原则是"虚则补其母"，"实则泻子"。

9. 母病及子、子病犯母、单纯一脏的疾病，均可按照"补母泻子"的原则来论治。

10. 滋水涵木法是滋养肾阴以养肝阴的方法，又称滋肾养肝法，滋补肝肾法。

三、学习总结

第62课 "名异实同"与"名同实异"等概念和术语的翻译

同学们,早上好!

今天我跟大家谈谈咱们中医生理方面的一些概念和术语的翻译问题。中医生理学方面的基本概念和用语主要体现在藏象学说、气血津液和经络俞穴等方面,是我们中国人对人体结构、脏器功能及其相互关系的独特认识。我将中医的生理学方面的概念和术语概括为三大类,第一是名异实同,第二是名同实异,第三是独有概念。先和大家谈谈这三大类的特点和翻译问题。

所谓名异实同,指这类术语的名称虽然不同,但其实际内涵还是相互对应的。比如中医对人体肌肤、肢体和孔窍的认识和命名,就是名异实同。"眼"或"目"就是一个这样,翻译成英语时自然可以简单地译作 eye。与之相关的"白睛"和"黑睛"也可以通俗地译作 the white of eye 和 the black of eye。但其他与之相关的概念,比如气轮、血轮、风轮、水轮、肉轮等的翻译,却不那么容易解决,因为这既涉及到对相关概念的解读,也涉及到对相关译法的选择。

对于这样一些概念和用语,翻译时有些需要直译,有些意译,有些则需要酌译。所谓酌译,指的是对一些内涵比较具体但表述却比较独特的中医概念和用语,需要根据语义特点、结构特色和翻译习惯加以规范。比如中医上的"毛孔"和"汗孔",当然可以直接译作 sweat pore。但其同义词"气门"和"玄府"究竟该如何翻译呢? 直接译作 sweat pore,自然是可取的,但原文所包含的文化内涵,却丧失殆尽。但如果按照原文所可能包含的文化特点将其译作 qi gate 和 mysterious mansion,似乎也显得过于玄密了。即便是某些术语的名称和内涵是一样的,翻译成英语时也不尽完全相同。比如"筋",就可以译作 tendon 或 sinew。

我想根据世界卫生组织西太区的标准并结合"世界中联"的标准,跟大家一起就一些术语的理解和翻译分析分析。大家先看看几个与肌肤相关的术语。"形体"译作 body constituent,释义为 a collective term for skin, vessels, flesh, sinews and bones。所谓"形体",实际上指的就是"人体",译作 body 好像就比较符合实际,似乎不必译作 body constituent。如果一定要将"体"译出来,译作 body and constituents 好像才比较合适一些。"皮毛"译作 skin and (body) hair,释义为 a collective term for the skin and its fine hair,皮毛一般经常直接译作 skin and hair。但中文里的皮毛实际上指的是皮肤和体毛,所以译作 skin and body hair 才是比较准确的。在英语中,hair 还指头发。但在汉语中,"发"用以指"头发",而"毛"则指"体毛"。为了笼统地表达"体毛"和"头发"这两个概念,汉语常常使用"毛发"这一词语。

"腠理"译为 interstices,释义为 a term referring to the striae of the skin, muscles and viscera, and also to the tissue between the skin and muscles。"腠理"指的是皮肤、肌肉的纹理及皮肤与肌肉之间的间隙,是气血流通的门户和排泄体液的途径,其翻译不是很统一的。有的词典译作 interstitial space,有的则译作 striae。"世界中联"将其译作 striae and interstice。综合了两种较为流行的译法予以翻译,还是值得可取的。"玄府"译作 mysterious mansion,释义为 another name for sweat pore. It is so named because it is too minute to be visible。"玄府",是汗孔的另外一个说法,可以直接译作 sweat pore,这也是"世界中联"的译法。国人之所以称其为"玄府",是因为 it is too minute to be visible。但若直接译为 sweat pore，感觉又很苍白，原文所蕴涵的神韵气质便无从再现了。从这个意义上说，西太区的译法倒是值得回味的。

"气门"译作 qi gate，释义为 another name for sweat pore。"气门"也是汗孔的一个特别的说法，如果也译作 sweat pore，好像减损了中医丰富的语言表达体系，但如果直译作 qi gate，似乎又缺乏必要的关联性。所以"世界中联"还是将其直白地译作 sweat pore。"赤白肉际"译作 border between the red and white flesh，释义为 the skin boundary between the palm or sole（red in color）and the back of the hand or foot（white in color），respectively。正如注解中所说的那样，"赤白肉际"有明确的所指，所以也常译作 dorsoventral boundary of the hand or foot。从语义上看，西太区的译法显得有些笼统。

再看看与胸腹部相关的术语吧。"胃脘"译作 stomach duct，释义有两个方面，一是 stomach cavity and adjoining section esophagus，二是 epigastrium of the stomach。正如西太区的注解文字所说的那样，"胃脘"实际上指的是胃的空腔，其体表部位相当于上腹部，即 the cavity of the stomach with the superficial position corresponding to the epigastrium，译作 stomach duct 好像有些偏离原文之意了。"胸胁"译作 chest and hypochondrium，释义为 the portion of the body between the neck and the abdomen and the superolateral regions of the abdomen，overlying the costal cartilages。"脐傍"译作 para-umbilical region，释义为 that part of abdomen lateral to the umbilicus。"脐下"译作 infra-umbilical region，释义为 that part of abdomen inferior to the umbilicus。

在一般的翻译中，"脐傍"、"脐下"常简单地译作 beside the navel/umbilicus 和 below the navel/umbilicus。因为"脐傍"、"脐

下"实际上是 common expression，而不是像"五脏"、"六腑"这样的 technical，所以翻译时可以 free 一些。

再看看与骨骼相关的术语的翻译吧。"眉棱骨"译作 eyebrow bone，释义为 the upper ridge of the orbital bone。这个术语在"世界中联"的标准中译作 supraorbital ridge，比 eyebrow bone 更专业一些。但通俗的译法 eyebrow bone 可能更便于一般交流。"腰骨"译作 lumbar vertebrae，释义为 lumbar bone。"辅骨"译作 assisting bone，释义为 the bony prominences on the sides of the knee, namely, the condyles of femur and the condyles of tibia。"高骨"译为 high bone，释义为 any bony process of the body surface, particularly referring to the styloid process of the radius。

在"世界中联"的标准中，"腰骨"译作 lumbar bone。"辅骨"根据其实际含义翻译为 fibula and radius 和 condyles at knee。"高骨"也根据其实际含义翻译为 protruding bone 和 lumbar vertebra。这些译法的含义比较具体。相比较而言，西太区的译法不但通俗，而且与中文字面相应，可能更符合目前中医名词术语翻译通俗化这一基本趋势，也符合中医术语翻译中的回译性原则。这就是西太区和"世界中联"标准的特点吧。比如"泪堂"这个术语西太区译作 lacrimal orifice，释义为 the opening from which tears flow。"世界中联"则译作 lacrimal punctum。punctum 是拉丁语，意思是"点"或"尖"，其复数是 puncta。相比较而言，西太区的译法似乎更为通俗易解一些。

对于一些名称较为玄密，但内涵较为具体的形体概念，WPRO 的标准多采用了意译之法，即按照术语的含义进行翻译。如将"百骸"译作 skeleton，将"太阳"译作 temple，将"泪堂"译作 lacrimal orifice，将"白睛"译作 white of the eye，将"黑睛"译作 dark of the eye，等等。这些译法基本揭示了原语的实际内涵，所以是可取的。但有些术语的翻译还是值得我们考虑的。如"瞳神"译作 pupil，释义为 the opening at the center of the iris，posterior to the cornea，through which light enters the eye。"神水"译作 aqueous humor，释义为 the fluid produced in the eye，occupying the space between the crystalline lens and cornea。"神膏"译作 vitreous humor，释义为 the clear eyeball colorless transparent jelly that fills the。"瞳神"、"神水"、"神膏"这三个术语中都有"神"这个字，这反映了中国古人对这三个概念所指之实的认识。在西太区与"世界中联"的标准中，这三个词的翻译都是按其实际含义而译，而没有按字面之意将"神"译作 spirit 或 magic 或 mysterious，是否合适，是否符合通俗译法的理念，值得探究。

在西太区的标准中，"目上网"译作 sinew mesh above the eyes，释义为 upper palpebral musculature。"目下网"译作 sinew mesh below the eyes，释义为 lower palpebral musculature。"世界中联"将这两个术语分别译作 meridian/channel sinew mesh above eye 和 meridian/channel sinew mesh above eye。这两种译法都有些繁琐。所谓的"目上网"和"目下网"，实际上就是中医上的"目上纲"和"目下纲"，指上下眼睑的意思，也就是 upper eyelid 和 lower eyelid。"纲"是"网维"的意思，有约束之意。所以还是直截了当地翻译比较可取。"喉核"西太区译作 throat node，释义为 faucial or palatine tonsil, a pair of prominent masses that lie one on each side of the throat。"世界中联"将其译作 tonsil，更准确一些，因为"喉核"是一生理之物，译作 throat node 可能会产生误解，因为 node 给人的印象总是"结节"之类的赘生物。

在西太区的标准中，"前阴"译作 anterior yin，释义为 the external genitalia including the external orifice of the urethra。"后阴"译作 posterior yin，释义为 the anus, the posterior opening of the large intestine。这样的译法似乎比译作 external genitalia 和 anus 要婉转许多，但总有些意犹未尽。但从"委婉语"的角度

来看,"前阴"和"后阴"译作 anterior yin 和 posterior yin 还是很有必要的。所以在翻译一个概念的时候,既要考虑其实际内涵,也须考虑其情境和意境。

通过这些例子,大家基本上都能理解"名异实同"的意思了吧,与"名同实异"正好相反。"名同实异"指的是有些中西医概念和术语的名称虽然相同,但实际所指并不相同。中医对五脏六腑的认识,就是最典型的实例。中西医均有心、肝、脾、肺、肾这五脏的概念,虽然名称相同,但实际含义却不尽相同。如在中医学中,心除了"主血脉"之外,还"主神志",具有思维的功能;而在西医学中,心却只有泵血的功能,与思维无关。再如脾,根据中医理论,"脾主运化",即与饮食的消化与营养物质的输布有着直接关系,为人体的"后天之本",缺失不得;而在西医上,脾则只是个淋巴器官,与饮食消化无关,病变后可以切除。所以翻译界一直有人反对采用相应的西医用语翻译这些中医概念。

关于这个问题,我发给了大家一些材料,课后大家好好看看。今天我们先讲到这里,下次专门给大家谈谈中医的独有概念。下课。

作业
一、术语翻译
1. 滋阴行气
2. 滋阴祛痰
3. 滋阴清热化痰
4. 滋阴清热化湿
5. 滋阴解郁清热
6. 滋阴祛邪
7. 滋阴搜邪
8. 补[温]阳益气

9. 补[壮][温]阳

10. 滋阴化瘀

二、语句翻译

1. 昔在黄帝,生而神灵,弱而能言,幼而徇齐,长而敦敏,成而登天。

2. 余闻上古之人。春秋皆度百岁,而动作不衰。今时之人,年半百而动作皆衰者,时世异耶?人将失之耶?

3. 上古之人,其知道者,法于阴阳,和于术数,食饮有节,起居有常,不妄作劳,故能形与神俱,而尽终其天年,度百岁乃去。

4. 今时之人不然也,以酒为浆,以妄为常醉以入房,以欲竭其精,以耗散其真,不知持满,不时御神,务快其心,逆于生乐,起居无节,故半百而衰也。

5. 夫上古圣人之教下也,皆谓之虚邪贼风,避之有时,恬淡虚无,真气从之,精神内守,病安从来。

6. 是以志闲而少欲,心安而不惧,形劳而不倦,气从以顺,各从其欲,皆得所愿。

7. 故美其食,任其服,乐其俗,高下不相慕,其民故曰朴。

8. 是以嗜欲不能劳其目,淫邪不能惑其心,愚智贤不肖不惧于物,故合于道,所以能年皆度百岁而动作不衰者,以其德全不危也。

9. 人年老而无子者,材力尽邪?将天数然也?

10. 女子七岁,肾气盛,齿更发长;二七而天癸至,任脉通,太冲脉盛,月事以时下,故有子;三七,肾气平均,故真牙生而长极;四七筋骨坚,发长极,身体盛壮;五七,阳明脉衰,面始焦,发始堕;六七,三阳脉衰于上,面皆焦,发始白;七七,任脉虚,太冲脉衰少,天癸竭,地道不通,故形坏而无子也;丈夫八岁,骨气实,发长齿更。

三、学习总结

第 63 课　与体质相关的概念
和术语的翻译

同学们,下午好!

上次我们谈了"名异实同"和"名同实异",今天和大家谈谈中医的独有概念。对于人体生理结构的认识,中西基本一致。但在长期的发展中,中医也形成了一些独具特色的理论和见解,"三焦"、"命门"、"经脉"、"气血"等即是如此。这些概念为中医理论所独有,在西医中缺乏对应之语。对这部分概念的翻译,有的采用直译,如将"命门"译作 life gate,但很有歧义;有的采用意译,如将经脉译作 meridians,虽然有些瑕疵,但也较为流行;有的采用音译,如将气译作 qi,虽然拗口,却已约定成俗了。

在这些概念的翻译上,争议最大的是第三类。因其内涵丰富、外延宽泛,所以直译意译都难以完整地表达其实际含义。如"三焦"曾被译作 three burners, three heaters, three warmers 等等,很不符合原文之意。在世界卫生组织西太区制定的针灸经穴名称国际标准化方案中,又被译作 triple energizer,含义更不准确。根据"语言国情学"的理论,此类概念最好音译,以免引起不必要的混乱。今天我还是根据西太区的标准,参照"世界中联"的标准,谈谈一些相关术语的理解和翻译,看看中医特有术语究竟该如何翻译。

"宗筋"译作 ancestral sinew,释义为 a collective term for sinews/male external genitalia。"宗筋"在中医上有两层含义,一指阴部(the external genitals),二指阴茎(penis)。所以早期曾将

其音译为 zongjin。这里直译作 ancestral sinew,仔细推敲,也蛮有意思的。在"世界中联"的标准中,"宗筋"按其含义翻译为 all tendons 和 penis and testes,比较具体化。

"溪谷"译作 muscle interspace,释义为 the gap junction or depression between two muscles。"溪谷"指肢体肌肉之间相互接触的缝隙或凹陷部位。大的缝隙处称"谷",小的凹陷处称"溪"。正如《素问·气穴论》所说的那样:"肉之大会为谷,肉之小会为溪"。所以这里将"溪谷"译作 muscle interspace,是比较笼统的。如果加以区分的话,那么"溪"应该是 small muscle interspace,而"谷"则应是 large muscle interspace。另外,"溪谷"也泛指经络俞穴。"谷"相当于十二经脉循行的部位;而"溪"则相当于三百余个经穴的部位。正如《素问·五脏生成篇》所说的那样:"人有大谷十二分,小溪三百五十四,少十二俞"。

"精室"译作 essence chamber,释义为 the part of the body where the semen is stored in a male。"精窍"译为 essence orifice,释义为 the external orifice of the male urethra, from which the semen is discharged。"精室"和"精窍",前者译作 essence chamber,后者译作 essence orifice,都不太确切。"精室"指的既然是 the part of the body where the semen is stored in a male,其"精"自然不是 essence,而是 semen。"精窍"指的既然是 the external orifice of the male urethra, from which the semen is discharged,其"精"显然也不是 essence,而是 semen。

"藏象学说"译作 visceral manifestation theory。"藏象"的"藏"指藏于人体内部的内脏,"象"指表现于外的生理和病理现象。"藏象"在 20 世纪 80 年代出版的汉英中医辞典中译为 state of viscera,也有的译作 phase of viscera 或 picture of viscera,似乎没有明确"象"的实际内涵。所以翻译界逐步将其译作 visceral manifestation,这一译法基本揭示了"藏"与"象"的实际内涵,所以逐渐为大家所普遍接受。

　　"脏腑"译作 viscera and bowels，需要认真分析。"脏腑"的翻译一直不是很统一，从最初的 solid organs and hollow organs 到 zang-organs and fu-organs/zang-viscera and fu-viscera，再到目前西太区标准中所使用的 viscera and bowels，其发展可谓一波三折。"三焦"译作 triple energizer。"三焦"的译法曾一度比较混乱，常见的译法有 three warmers，three heaters，three burners，tri-jiao 等等。西太区在 1991 年颁布的针灸经穴名称的国际标准化方案中，将"三焦"译为 triple energizer。虽不准确，但已基本为大家所接受。

　　"奇恒之腑"译作 extraordinary organs。"奇恒之腑"包括脑、髓、骨、脉、胆和女子胞，翻译不是很统一，一般译作 extraordinary fu-organs 或 extraordinary fu-viscera，也有的译作 peculiar hollow organs 或 extraordinary organs。这些译法虽各有不同，但用 extraordinary 对译"奇恒之腑"中的"奇恒"却基本一致。"髓海"的译法是 sea of marrow。"髓海"指大脑，中医认为脑为诸髓之海，所以称其为"髓海"。正因为如此，在实际翻译中，有的译者就将其简单地译作 brain。这种译法看似正确，其实疏漏很大。因为"髓海"所反映的是中医对脑本质的一种认识，而 brain 却不承载有这方面的信息。比较恰当的译文也许就是 sea of marrow，这也是目前比较流行的译法。

　　"血室"译作 blood chamber。"血室"的翻译与"髓海"的翻译一样，虽然指的是 uterus，但若直白地译作 uterus，则中医关于 uterus 的基本认识便无从再现。需要说明的是"血海"在中医学上有三层含义：一指冲脉，二指肝脏，三指一足太阴脾经上的一个穴位。"膻中"译作 chest center，释义为 the center of the chest between the nipples。"膻中"有两层含义，一指左右两乳的正中部位，即 the center of the chest between the nipples；二是指穴位。如果指的是前第一层意思,译作 chest center 也算达意。

"膜原"译作 membrane source,释义为二,即 pleurodiaphrag-matic interspace 和 interior-exterior interspace where the patho-gens of epidemic febrile disease tends to settle。把"膜原"译作 pleurodiaphragmatic interspace,倒是很具体。早期译者将"膜原"多音译为 moyuan,因为这个概念其实并不非常具体。在《素问·举痛论》中,有这样的记载:"寒气客于肠胃之间,膜原之下",首次提出了"膜原"这个概念,但并未明确其具体位置。唐人王冰在注解时说,"膜,谓膈间之膜;原,谓膈肓之原"。日本人丹波元简在《医剩附录·膜原考》中认为,"盖膈幕(膜)之系,附着脊之第七椎,即是膜原也",说得非常具体。《中医辞典》综合各家之论,将"膜原"定位于"胸膜与膈肌之间"。西太区和"世界中联"对"膜原"的翻译,大概是按此说法而释义的吧。

"膏肓"译作 cardiodiaphragmatic interspace,释义为 the space inferior to the heart and superior to the diaphragm。"膏肓"一般多采用音译,因为其含义并不十分确切。按照中医的说法,"膏"指心下之部,"肓"指心下膈上之部,主要用来说明病位的隐深,形容病情深重。译作 cardiodiapharagmatic interspace,自然十分具体。但太过具体就有些"水清无鱼"之感了。

"小腹"和"少腹"统一译作 lower abdomen,释义为 the part of abdomen between the umbilicus and the upper margin of pubic bone。"小腹"和"少腹"是中医上的一对独特概念,在很多词典中也都视为同义词,一概译作 lower abdomen。根据《中华人民共和国国家标准中医基础理论术语》(Basic theory nomenclature of traditional Chinese medicine),"小腹"和"少腹"是不同的两个概念,前者指脐以下至趾骨联合毛际处,少腹指小腹的两侧。所以我将前者译为 lower abdomen,将后者译作 lateral sides of the lower abdomen,比较完满地表达了这两个概念的基本内涵,且使其在结构上有了明确的区分。

"丹田"译作 cinnabar field，释义为 three regions of the body to which one's mind is focused while practicing qigong; the lower cinnabar field — the region located in the upper 2/3 of the line joining the umbilicus and symphysis pubis; the middle cinnabar field — the xiphoid area; and the upper cinnabar field — the region between the eyebrows。"丹田"的含义比较复杂，所以一般多将其加以音译。按照中医学的理论，"丹田"有三层含义。一为穴名，即石门穴的别称，但阴交、气海、关元穴也有称为丹田的，而通常关元穴则多称丹田。二为气功意守部位的名称，共分三处，脐下部称下丹田，心窝部称中丹田，两眉之间称上丹田。三为道家用语，道家称人身脐下三寸为丹田，是男子精室和女子胞宫所在之处。由此看来，无论如何翻译"丹田"，都很难达意。倒是西方译者将其想当然地译作 cinnadar field，给人们的理解留下了很大的想象空间，值得品味。

"精明之府"译作 house of bright essence，释义为 an expression referring to the head。"精明之府"指的是头部，所以有时人们就将其简单地译作 head。这样的译法实际上没有揭示出"精明之府"丰富的文化内涵。《素问·脉要精微论》说："头者，精明之府"。《医部全录·头门》对此的注解是："诸阳之神气，上会于头，诸髓之精，上聚于脑，故头为精髓神明之府"。根据这一解释，"精"指"精髓"，即 essence of marrow，"明"指"神明"，即 mentality 或 mind。这里将"明"译作 bright，显属字面释义，内涵不够。在"世界中联"的标准中，"精明"按其含义翻译为（1）eye；（2）vision；（3）Jingming（BL 1）。但作为穴位，Jingming（BL 1）指的是"睛明"，而不是"精明"。

"苗窍"译作 sprout orifices，释义为 the sense organs that reflect the change of qi, blood, yin and yang, also known as signaling orifices/sense organs。所谓"苗窍",就是指五官。因五官是五脏的外候,就像从内向外发出的枝苗一样,所以称为"苗窍",一般常简单地译作 sense organs。这里按字面译为 sprout orifices,倒也别具一义。从内涵上讲,将"苗窍"译作 sprout orifices 比译作 sense organs 更具关联性和对应性。"世界中联"将"苗窍"译作 signal orifices,也有新意。

"五轮"译作 five wheels,释义为 five regions of the eye from the outer to the inner: the flesh wheel, blood wheel, qi wheel, wind wheel and water wheel, also the same as five orbiculi。"五轮"首次出现于《秘传眼科龙术论》,是肉轮、血轮、气轮、风轮和水轮的合称。肉轮指上下眼皮部位,属脾;血轮指两眦血络,属心;气轮指白睛,属肺;风轮指黑睛,属肝;水轮指瞳孔,属肾。Five wheels 是"五轮"比较常见的直观译法,在 20 世纪 80 年代出版的《汉英中医辞典》中,即采用了这样的直译之法。"世界中联"将"五轮"译作,five orbiculi,也不失为一种更为专业化的尝试。

"八廓"译作 eight belts,释义为 a collective term of the eight external ocular regions。"八廓"见于葆光道人《眼科龙术集》,指外眼划分的八个部位或方位,历代命名繁多,一般多用自然界八种物质现象或八卦名称来命名。由于历代医家对于"八廓"的位置、内应脏腑以及临床意义认识不一,它在临床上的应用远不如五轮普遍。"世界中联"则将"八廓"译作 eight regions。就释义的明晰度而言,无论将"八廓"之"廓"译作 belts 或 regions,如果不用ocular 予以修饰,则意义便不太明确了。

"天癸"译作 heavenly tenth。"天癸"来源于肾精,是调节人体生长、生殖机能,维持妇女月经和胎孕所必需的物质,长期以来多采用音译之法译之,意译是近些年的尝试,但还不太流行。如有的译作 sex-stimulating essence,很不确切。西太区标准中将其按"天干"译作 heavenly tenth,有些费解。"天癸"之"癸"与"天干"的"癸"确属同一个字,但却未必是同一个义。"世界中联"将其译作 reproduction-stimulating essence,倒有些可取之处。不过,像这样具有典型中国文化特质的中医概念,最好按阴、阳、气的翻译方法,还是加以音译为妥。

"开窍"译作 open into。这里的"开窍"不是指治疗学上的"开窍"疗法,而是指内脏的生理和病理状况在体表某个特定部位的反映,如心开窍于舌。用"开窍"来比喻内脏与外官之间的联系,实在是中国医学的一大发明。但翻译为英语时,却难得统一。早期将"开窍"译作 the orifice of,如将"心开窍于舌"译作 the tongue is the orifice of the heart。但也有人不赞同这一译法,因为 tongue 显然不是一个 orifice。以后"开窍"又逐渐译作 open into,如将"心开窍于舌"译作 The heart opens into the tongue,将"肝开窍于目"译作 The liver opens into the eyes,等等。相比较而言,这种译法比较直观,在一定意义上表达了中医的"开窍"之意,所以这一译法渐渐流行开来了。但也有人觉得将"开窍"译作 open into 太直。于是建议将其译作 as the window of, as the orifice of, specific body opening to 等等,但从使用情况来看,这些不同的译法均不如 open into 应用得广泛深入。

"经络"译作 meridian and collateral。传统上"经脉"译为 channel 或 meridian,"络脉"译作 collateral。当然还有其他一些译法,例如德国慕尼黑大学的 Paul U. Unschuld 教授将"经脉"译作 conduits,将"络脉"译为 network-vessels。不过这些译法都仅仅是个人的实践,不代表中医翻译发展的大趋势。在西太区 1991 年所颁布的针灸经穴名称国际标准化方案中,"经脉"译作 meridian,但事实上 meridian 和 channel 这两种译法都很流行。从规范化的发展来看,我们似应逐步终止使用 channel 而改用 meridian。但从实际运用情况来看,这两种译法并驾齐驱,很难说孰优孰劣。因此从长远的发展来看,这两个译语很可能成为"经脉"的两个并行的对应语。

　　"奇经"译作 extra meridian。"奇经"是"奇经八脉"的简称，一般译作 extra meridian。但这里的 meridian 最好用复数，因为"奇经"有八条之多。"奇经八脉"常译作 eight extra meridians，包括督脉、任脉、冲脉、带脉、阴跷脉、阳跷脉、阴维脉、阳维脉，依次分别被译作 governor vessel，conception vessel，thoroughfare vessel，belt vessel，yin heel vessel，yang heel vessel，yin link vessel，yang link vessel。按照西太区在 1991 年颁布的针灸经穴国际标准化方案，"奇经八脉"之"脉"译为 vessel。这一做法一直存有争议，因为"奇经八脉"虽称为"脉"，其实还是"经"。"世界中联"的标准沿用了西太区的做法，只是增加了其他六脉的代码，冲脉为 TV，带脉为 BV，阴跷脉为 Yin HV，阳跷脉为 Yang HV，阴维脉为 Yin LV，阳维脉为 Yang LV。

　　"络脉"译作 collateral vessel。每条正经皆有一个络脉，此外脾经尚有一个大络，总共为十五络脉（a collective term referring to the main collaterals derived from the fourteen meridians and together with the great collateral of the spleen，fifteen in all），一般译作 fifteen collaterals 即可，似不必一定加上 vessel。"脾之大络"起于大包穴（SP21），散于胸胁（the major collateral of the spleen emerges from the Dabao point and spreads over the thoracic and hypochondriac regions），有时也译作 the major spleen collateral。

　　"孙络"译作 tertiary collateral vessel。"孙络"指经脉的细小分支，所以也译作 minute collaterals 或 fine collaterals，国外还有的直接译作 grandchild collateral vessel。西太区和"世界中联"标准中的 tertiary collateral vessel，是从分级的角度对其进行翻译的，因为 tertiary 是第三级的意思。这样处理似乎也有一定的道理。"浮络"译作 superficial collateral vessel。"浮络"指浮现于体

表的络脉(collateral/network vessels in the superficial layers of the body),直接译作 superficial collateral 即可,vessel 可略去不用。

中医独特术语大致给大家作以简要的介绍,请大家在学习的时候予以关注。下课。

作业

一、术语翻译

1. 温补心阳

2. 温补肺阳

3. 温肺止咳

4. 温肺平喘

5. 温补[运]脾阳

6. 温补胃阳

7. 温补肝阳

8. 温补肾阳[气]

9. 温补命火

10. 温补纳气

二、语句翻译

1. 肾者主水,受五脏六府之精而藏之,故五脏盛乃能泻。

2. 今五脏皆衰,筋骨解堕,天癸尽矣,故发鬓白,身体重,行步不正,而无子耳。

3. 帝曰:"有其年已老而有子者何也?"歧伯曰:"此其天寿过度,气脉常通,而肾气有余也。此虽有子,男不过尽八八,女不过尽七七,而天地之精气皆竭矣。"

4. 帝曰:"夫道者,年皆百数,能有子乎?"歧伯曰:"夫道者,能却老而全形,身年虽寿,能生子也。"

5. 余闻上古有真人者,提挈天地,把握阴阳,呼吸精气,独立守神,肌肉若一,故能寿敝天地,无有终时,此其道生。

6. 中古之时有至人者,淳德全道,和于阴阳,调于四时,去世离俗,积精全神,游行天地之间,视听八达之外,此盖益其寿命而强者也,亦归于真人。

7. 其次有圣人者,处天地之和,从八风之理,适嗜欲于世俗之间,无恚嗔之心。

8. 行不欲离于世,被服章,举不欲现于俗,外不劳形于事,内无思想之患,以恬愉为务,以自得为功,形体不敝,精神不散,亦可以百数。

9. 其次有贤人者,法则天地,象似日月,辩列星辰,逆从阴阳,分别四时,将从上古合同于道,亦可使益寿而有极时。

10. 丈夫八岁,骨气实,发长齿更。二八,肾气盛,天癸至,精气溢泻,阴阳和,故能有子;三八,肾气平均,筋骨劲强,故真牙生而长极;四八,筋骨隆盛,肌肉满壮;五八,肾气衰,发堕齿槁;六八,阳气衰竭于上,面焦,发鬓颁白;七八,肝气衰,筋不能动;八八,天癸竭,精少,肾脏衰,形体皆极,则齿发去。

三、学习总结

第64课 "名同实异"与"名异实同"等概念和术语的翻译

同学们,早上好!

今天给大家谈谈临床诊疗术语的翻译。这方面的情况在以前的讲课中,我已经给大家有所介绍,今天再作个特别介绍,以便大家能更好地了解这方面的发展。

中医对疾病的发生、发展与预后,形成了独具特色的理论和观点。与之相关的概念和用语在西方语言中虽然也有一些形式上相同的词语,但含义上却基本不同,"虚实"、"寒热"、"风火"这些中医术语就很能说明问题。英语中有"虚"(empty or weak)、"实"(solid or fact)、"风"(wind)、"火"(fire)等词语,但却没有"肾虚"、"胃实"、"心火"、"肝风"等等说法。

如何翻译这些中医特有的概念,曾困惑了中医翻译界很长时间。早期将"心火"译作 heart fire 时,西方读者很难理解,不知heart 之中怎么会有 fire。中医在西方传播了几十年后,西方读者基本上理解了"心火"、"肝风"等概念的实际含义,也接受了 heart fire,liver wind,kidney deficiency 这样一些不同寻常的概念。于是直译中医的这些概念和术语,逐渐在海内外普及起来。

中医临床用语很多,大致可分三类,即疾病名称、诊疗手段和治疗方法。先谈谈疾病名称的翻译。我曾将中医的疾病名称与西医疾病名称进行了比较分析,将其分为四类,即名实俱同、名异实同、名同实异和名实俱异的。大家听起来可能有些模糊吧,具体看看就很清楚了。

　　所谓"名实俱同",指的是有些中西医疾病的名称相同,实际所指也一致。这几个例子就很能说明问题:感冒(common cold)、麻疹(measles)、痛经(dysmenorrhea)、腰痛(lumbago)、胃痛(stomachache)、牙痛(toothache)、水痘(variola)、痢疾(dysentery)、疟疾(malaria)、夜盲(night blindness)、脚气(beriberi)、心悸(palpitation)、腹痛(abdominal pain)、黄疸(jaundice)、水肿(edema)、遗尿(enuresis)、发热(fever)、骨折(fracture)、鼻衄(epistaxis)、呕吐(vomiting)、尿血(hematuria)。

　　对于这样一些中医疾病名称,翻译时就可借用相应的西医疾病名称来翻译,如将"水肿"译作 edema。当然这种译法也存有争议,特别是对一些西医色彩过浓的疾病名称,翻译时还是谨慎借用西语术语为好。如将中风译作 apoplexy 还不如译作 wind stroke 更具传统色彩。

　　所谓"名异实同",指的是有些疾病的名称在中西医上虽然不尽相同,但其具体所指基本一致,如时行感冒(influenza)、瘰疬(scrofula)、瘿(goiter)、噎膈(dysphagia)、疠风(leprosy)、痄腮(mumps)、痉症(convulsion)、产后痉(puerperal tetanus)、劳瘵(pulmonary tuberculosis)、缠腰火丹(herpes zoster)、脏躁(hysteria)、瘾疹(pruritus)、桃花癣(pityriasis simplex)、阴蚀(ulcus vulvae)、鼻渊(sinusitis)、乳蛾(tonsillitis)、白喉(diphtheria)、雪口(thrush/aphtha)。

　　对于这类与西医相关疾病名称不同但含义却基本相同的中医疾病名称,以往的翻译常常采取两种方法;即借用相应的西医疾病名称,或按照中医疾病名称的含义予以直译或意译。相比较而言,国内译者一般习惯借用相应的西医疾病名称翻译这类中医疾病名称。但西方的一些译者,却不大赞同借用西医疾病名称翻译中医疾病名称的做法。如"缠喉风"相当于急性喉部感染,所以国内译者多译作 acute laryngeal infection，而西方一些译者则将其译作 throat-entwining with wind。再如"风瘾疹"相当于荨麻疹，所以国内译者多译作 urticaria，而西方一些译者却更愿意将其按字面之意译作 wind dormant papules。从现在的发展来看，还是西方的通俗译法比较可取。

所谓"名同实异"，指的是有些中西医疾病的名称虽然相同，但实际含义却并不相同。对于这类疾病名称，应该按照实际含义进行翻译，不要对号入座。如中医上的"伤寒"与西医学的"伤寒"名称虽然相同，但实际含义却大相径庭。中医上的"伤寒"有三层含义，一为多种外感热病的总称，二为感受寒气而引发的病症，三指冬季受寒。而西医学上的"伤寒"（typhoid），则指的是因伤寒杆菌而引起的病症。所以，中医上的"伤寒"不可译作 typhoid。以前中医的"伤寒"多译作 seasonal febrile disease，即季节性温热病，这种译法在形式上与中文的"伤寒"相去甚远，逐步为更简洁的译法 cold attack 或 cold damage 所取代。

所谓"名实俱异"，指的是有些中医疾病的名称和实际含义与西医术语完全不同。这类中医上的疾病，反映的是中医特有的病理观念，直译很难达意，以前多予以意译。如"肾咳"指的是由肾脏病变影响到肺而引起的咳嗽，过去常意译为 cough due to disorder of the kidney。但因过于冗长，现在多直译为 kidney cough，体现了中医用语英译简洁化的发展趋势。

中西医病名的异同大致就是这样，大家基本能理解了吧。现在谈谈与诊疗手段相关术语的翻译。中医诊断疾病的传统手段，无非望、闻、问、切"四诊"而已，外加按、压、抚、扣等辅助手法。这些方法一般都比较具体直观，并不难译，但要完全统一，却非常不易。因为这些诊疗手段的名称都属于普通用语，在英语中一般都有两个以上的对应语。

"四诊"在国内常译作 four diagnostic methods，但在西方则

多译作 four examinations。从语义上看,两种译法均较为清晰地表达了中文的意思。但从结构上看,西方的译法显然较中方的译法更简洁一些。所以在世界卫生组织西太区所制定的国际标准中,就将采用了西方的译法。中医的临床诊断,是在"八纲"的指导下进行的。所谓"八纲",指的是辨证的八个纲领,即阴阳、表里、寒热、虚实,用英语来说,就是 guiding principles of pattern identification/syndrome differentiation,that is,yin and yang,exterior and interior,cold and heat,deficiency and excess。"八纲"的译法以前不是很统一,有译作 eight principal syndromes,也有译作 eight parameters。随着中医名词术语英译简洁化的发展,eight principles 逐步取代了其他一些译法。

就"四诊"的具体内容而言,"望诊"可译作 observation 或 inspection,医生和病人交流中甚至可以直接译作 look。从近年来的国际交流来看,inspection 的使用频率渐高于 observation。"问诊"曾译作 interrogation,使用得也较为普遍。但由于 interrogation 含有审问、质问的意思,与"问诊"的"问"不尽相同。所以"问诊"现在一般多译作 inquiry。"闻诊"的翻译比较复杂。在汉语中,"闻"含有"听"和"嗅"两层意思,也就是说医生通过听病人说话的声音和嗅病人所散发的气味来辨别疾病。所以翻译"闻诊"时,两层意思都需要表达。以前曾经将"问诊"译作 auscultation and olfaction,但由于过度"西化",现在基本上为 listening and smelling 这样的通俗译法所取代。通俗化也是目前中医英语翻译的一个发展趋势。"切诊"也有两层含义,即"切脉"和"触诊"。"切脉"一般多译作 take the pulse 或 feel the pulse,而"触诊"一般则译作 palpation。

和"四诊"相关的,还有一个重要的概念,就是"四诊合参",即 comprehensive consideration of the data obtained from the four examinations(inspection,listening and smelling,inquiry,and palpation) for making the diagnosis。中医对疾病的诊断,往往是多种手法并用。所谓"四诊合参",就是将通过望、闻、问、切四种方法所获得的有关病人基本情况的信息加以综合分析,从而保证诊断的准确性。在其他一些辞典中,这一概念则被译作comprehensive analysis by four methods of examination 或comprehensive diagnosis by four methods。辞典解释性译法则将其译作 synthetic analysis of the data collected through the four diagnostic methods。

就语义而言,"四诊合参"的含义当然是清楚的、明确的。但在具体翻译时,不同译者往往有不同的译法。即便在现行的国际标准中,这一概念的翻译也是如此。如在西太区的标准中,"四诊合参"被译作 correlation of all four examinations。而在"世界中联"的国际标准中,则被译作 comprehensive analysis of four examinations。相比较而言,将"合参"译作 correlation 倒是别出心裁的。

关于诊疗手段,还有其他一些相关的术语,这里也一并加以论述。这些术语包括"诊籍"、"揆度奇恒"、"司外揣内"等。

所谓"诊籍",指的是中医传统使用的医案,即 case record traditionally used。而"揆度奇恒"则是源自《黄帝内经》的一个古典概念。在西太区的标准中,这一概念被译作 assessment of the normal and abnormal。关于"揆度奇恒"的基本含义,我在英译《黄帝内经·素问》时,根据历代注家的阐释,对这一概念作了这样的注解:There are different explanations about Kuiduo(揆度 measure) and Qiheng(奇恒 extraordinary); One explanation is that Kuiduo(揆度 measure) and Qiheng(奇恒 extraordinary) are the names of two ancient books; The other explanation is that Kuiduo(揆度 measure) means to measure or to consider and Qiheng(奇恒 extraordinary) means to be different from the normal。

　　所谓"司外揣内"，也是源自《黄帝内经》的一个经典概念，意思是根据外在的表现推断内脏的变化，即 to understand the internal changes of the body according to the external manifestations 或 making judgment on the condition inside the body based on the signs observed from the outside。这是中医的一个传统的重要诊法。在西太区的标准中，这一概念被译作 judging the inside from observation of the outside。而在"世界中联"的标准中，这一概念则被译作 inspecting exterior to predict interior。相比较而言，"世界中联"的译法似乎更为可取一些，但结构上仍有进一步调整的必要。如在 exterior 和 interior 前加上定冠词，可能结构上会更完整一些。

　　诊疗法相关术语的翻译问题，今天就谈到这里。由于时间关系，其他一些术语就不再介绍了。请同学们课后查看查看我提供给大家的资料，将相关的术语整理整理，如有问题请发给我，我另外安排时间和大家再讨论讨论。下课。

作业

一、术语翻译

1. 温补心肺

2. 温补脾胃

3. 温补脾肾

4. 温补心肾

5. 温中〔脾〕涩肠〔止泄〕

6. 温中〔脾〕止血

7. 温阳行〔理〕气

8. 温阳固经

9. 温补下元〔元阳〕

10. 补[温]肾止泻

二、语句翻译

1. 春三月,此谓发陈,天地俱生,万物以荣,夜卧早起,广步于庭,被发缓形,以使志生,生而勿杀,予而勿夺,赏而勿罚,此春气之应,养生之道也。逆之则伤肝,夏为寒变,奉长者少。

2. 夏三月,此谓蕃秀,天地气交,万物华实,夜卧早起,无厌于日,使志无怒,使华英成秀,使气得泄,若所爱在外,此夏气之应,养长之道也。逆之则伤心,秋为痎疟,奉收者少,冬至重病。

3. 秋三月,此谓容平,天气以急,地气以明,早卧早起,与鸡俱兴,使志安宁,以缓秋刑,收敛神气,使秋气平,无外其志,使肺气清,此秋气之应,养收之道也。逆之则伤肺,冬为飧泄,奉藏者少。

4. 冬三月,此谓闭脏,水冰地坼,无扰乎阳,早卧晚起,必待日光,使志若伏若匿,若有私意,若已有得,去寒就温,无泄皮肤,使气亟夺;此冬气之应,养藏之道也。逆之则伤肾,春为痿厥,奉生者少。

5. 天气,清净光明者也,藏德不止,故不下也。

6. 天明则日月不明,邪害空窍,阳气者闭塞,地气者冒明,云雾不精,则上应白露不下,交通不表,万物命故不施,不施则名木多死。

7. 恶气发,风雨不节,白露不下,则菀槁不荣。

8. 贼风数至,暴雨数起,天地四时不相保,与道相失,则未央绝灭。

9. 唯圣人从之,故身无奇病,万物不失,生气不竭。

10. 逆春气,则少阳不生,肝气内变;逆夏气,则太阳不长,心气内洞;逆秋气,则太阴不收,肺气焦满;逆冬气,则少阴不藏,肾气独沉。

三、学习总结

第 65 课　治则和治法术语的翻译

同学们,下午好!

今天跟大家谈谈与治则和治法相关的中医术语的翻译。

所谓治则,指的是治疗疾病的法则。中医治疗的方法疾病灵活多样,其治则自然也颇为众多,概括起来大致有治病求本(to focus treatment on the primary aspect of diseases)、扶正祛邪(to reinforce healthy qi to dispel pathogenic factors)、调整阴阳(to adjust yin and yang)、调整脏腑功能(to adjust the functional states of the viscera)、调整气血关系(to adjust the relationship between qi and blood)、因时因地因人制宜(to decide treatment according to seasonal,regional and individual factors)等几个大类。今天和大家谈谈与治则相关的一些概念和术语的翻译问题。

"治则"常直译作 therapeutic principle,也有的译作 treatment principle。世界卫生组织西太区和"世界中联"的标准即采用了 treatment principle 这一译法。"标本"指的是疾病的主要矛盾和次要矛盾。也就是说,"本"指的是疾病的主要矛盾或内在原因,常译作 primary aspect 或 root aspect;"标"指的是疾病的次要矛盾或外在表现,常译作 secondary aspect 或 tip/branch aspect。在西太区的标准中,"治本"和"治标"被分别译作 treat the root 和 treat the tip,显然是直译。直译已逐渐成为中医术语英译的基本方法了。

"正治"指的是常规治疗方法,所以常译作 routine treatment。中医的"正治"法包括"寒者热之"(to treat disease cold in nature with herbs heat in nature)、"热者寒之"(to treat disease heat in nature with herbs cold in nature)、"虚则补之"(to treat disease marked by deficiency with tonifying methods)、"实则泻之"(to treat disease marked by excess with purging methods)。在西太区的标准中,这四个术语分别被译作 treat cold with heat,treat heat with cold,treat deficiency by tonification,treat excess by purgation,显然比现行译法更简洁,更直观一些。

除此之外,中医上还有其他"正治"之法。如"留者攻之""微者逆之""坚者削之""客者除之""盛者泻之""结者散之""燥者濡之""急者缓之""散者收之""损者温之""逸者行之""惊者平之""劳者温之"等等。在"世界中联"的标准中,这十几个术语分别被译作 treating retention with purgation,treating mild syndrome with counteraction,hardness should be whittled,exogenous pathogen should be expelled,treating excess with purgataion,treating pathogenic accumulation with dissipation,treating dryness with moistening,treating spasm with relaxation,treating dispersion with astringent,treating impairment with warming,treating stagnation by moving,treating fright by calming,treating overstrain with warming。从结构上看,这些术语有的译为短语,有的译为句子,似乎不够统一。虽然这些中医术语在汉语里都是主谓结构,译为句子似乎更为自然一些,而译为名词短语,则显得不够完整。

"反治"指的是与常规治疗方法相反的治法,是疾病出现假象且对正治法产生抵抗时所采用的一种治疗方法,所以常译作 contrary treatment。比如,热性病的常规治法是使用寒凉之法。如其本质属寒却表现为热,则可采用温热方法治疗。这一治疗方法就属于反治之法。在西太区的标准中,"反治"被译作 paradoxical treatment,好像不如 contrary treatment 那么直观,那么明确。"反治"包括"寒因寒用"、"热因热用"、"通因通用"、"塞因塞用"等几个方面。在以往的翻译中,"寒因寒用"常被译作 treating false cold syndrome with herbs cold in nature 或 using herbs of cold nature to treat pseudocold syndrome。"热因热用"常被译作 treating false heat syndrome with herbs heat in nature 或 using herbs of heat nature to treat pseudoheat syndrome。"通因通用"常被译作 treating diarrhea with catharicsh 或 treating incontinent syndrome with dredging method。"塞因塞用"常被译作 treating the obstruction-syndrome with tonics 或 treating obstructive diseases by tonification 等。这些译法在揭示原文含义方面,可谓各有千秋。在西太区的标准中,这四个反治之法被分别译作 treating cold with cold, treating heat with heat, treating the unstopped by unstopping, treating the stopped by stopping。"寒因寒用"与"热因热用"的翻译可以理解,但"通因通用"与"塞因塞用"的翻译,就有些费解了。

在"世界中联"的标准中,"寒因寒用"与"热因热用"的译法与西太区标准的译法相同,但"通因通用"与"塞因塞用"的译法却不同。所谓"通因通用",指的是对某些本质属实的疾病,即便有泄泻等通利症状,仍使用通利之法进行治疗的方法。所谓"塞因塞用",指的是对某些本质属虚的疾病,即便有闭塞不通的症状,仍使用补法进行治疗的方法。在"世界中联"的标准中,这两个反治之法分别译作和 treating obstructive syndrome with tonics。相比较而言,"世界中联"对"通因通用"与"塞因塞用"的翻译,似乎更为可取。

"病治异同",指的是"同病异治"和"异病同治"的方法。这两种治疗方法常被译作 treating different diseases with the same method 和 treating the same diseases with different methods。在西太区的标准中,这两个术语分别被译作 same treatment for different diseases 和 different treatments for the same disease,语义上好像不如现行译法清晰明确。

中医治法方面的术语很多。概括起来不外乎"汗"（sweating）、"吐"（vomiting）、"下"（purgation）、"和"（harmonizing）、"温"（warming）、"清"（clearing）、"消"（resolving）、"补"（tonifying）等八种方法，这就是众所周知的八法（eight therapeutic methods）。这八法其实是指导中医临床治疗的八个纲要。

对这八个基本治法的翻译，目前基本采用直译之法。其中"温"、"清"、"和"、"吐"、"下"等五法的翻译目前比较统一，一般多译作 warming，clearing，harmonizing，vomiting 和 purgation。其他三法的翻译却不很统一，如"汗"法有 sweating 和 diaphoresis 之译，"消"法有 resolving 和 dispelling 之译，"补"法有 nourishing 和 tonifying 之译。这些译法在揭示原文的实际内涵方面，各有侧重。在对这些术语的翻译进行标准化时，需从实际出发，既要考虑其语义的明确性，也要注意其应用性。

在长期的临床实践中，在"八法"的指导下，中医发展了许多颇具特色的治疗方法。这些疗法因其直接由"八法"发展而来，从结构到内含都比较明晰具体，常可直译为英文。我想根据西太区和"世界中联"标准中所收录的与八法相关的术语及其翻译，以"清"、"温"和"补"法为例，给大家介绍介绍与之相关的一些常见疗法及其现行译法。西太区和"世界中联"的译法基本上与现行译法一致。

在以往的翻译实践中，"清"多译作 clear away，如"清心火"习惯上译作 clear away heart fire，"清热"习惯上译作 clear away heat。但在近来的翻译实践中，人们逐渐省略了 away，但用 clear 对译"清"。西太区和"世界中联"的标准中就可采用了这种简化的译法。如"清气凉营"译作 clear the qi aspect and cool the nutrient aspect,"气营两清"译作 clear and cool both the qi aspect and the nutrient aspect,"清营凉血"译作 clear the nutrient aspect and cool the blood aspect,"清营透疹"译作 clear the nutrient aspect and promote eruption,"清热凉血"译作 clear heat to cool the blood,"清营祛瘀"译作 clear the nutrient aspect and eliminate stasis,"清热生津"译作 clear heat and engender fluid,其中的"清"都统一的译为 clear。在"世界中联"的标准中,"清营祛瘀"译作 clearing nutrient aspect and dispelling stasis,将"清热生津"译作 clearing heat and promoting fluid production,与西太区的译法略有出入。

与"清"的译法相比,"温"的译法就比较统一一些,从过去到现在,"温"法基本上都直译作 warm。如在西太区的标准中,"温里散寒"译作 warm the interior to dissipate cold,"温里祛寒"译作 warm the interior to dispel cold,"温中散寒"译作 warm the middle and dissipate cold,"温中祛寒"译作 warm the middle and dispel cold,"温中和胃"译作 warm the middle to harmonize the stomach,"温中止呕"译作 warm the middle to check vomiting,"温肺散寒"译作 warm the lung and dissipate cold,"温阳行水"译作 warm yang to move water,"温经止痛"译作 warm the meridian to relieve pain,"温经散寒"译作 warm the meridian to dissipate cold,"温经回阳"译作 warm the meridian to restore yang,"温经扶阳"译作 warm the meridian to support yang,"温经行滞"译作 warm the meridian to remove stagnation,"温经养血"译作 warm the meridian to nourish blood,其中的"温"均统一译作 warm。

和"清"和"温"比较起来,"补"的翻译就比较复杂一些。这是因为在汉语中,和"补"的同义或近义的字词比较多。如中医上使用的"滋"、"养"、"育"等,都含有"补"的意思。所以,英语中的

nourish 常用来翻译"补"、"滋"、"养"。这些字词在汉语中其实是有细微差异的,但统一翻译成英语的 nourish 后,其差异便消失殆尽了。西太区在制定标准时,对这些意义相同或相近的汉字,专门进行了区分性地翻译。如对于"滋"、"养"、"补"、"益"、"壮"、"健"等语义较为近似的字词,区分性地分别译作 enrich, nourish, tonify, replenish, invigorate, fortify,前后基本保持一致。这一做法对于中医名词术语英译的翻译实践和标准化发展,均有指导意义,值得借鉴和推广。

在中医的治则和治法中,还有一些以典故命名,或以比喻命名的治法。如"釜底抽薪","逆流挽舟"。这些治法的名称因使用了比喻的方法,所以从字面上很难明确其实际含义的。如"釜底抽薪",字面上似乎与"釜"和"薪"有关,其实指的是用性寒而且具有泻下作用的药物清泻大便以消除实热的治疗方法。如果采用意译法,当然不具有回译性,很难将其与原术语联系在一起,不利于中外交流。而直译作 taking away firewood from under the cauldron,又显得过于直白,不像一个医学术语。经过中文多年的交流和实践,这一庸俗的直译竟然渐渐为译界所接受,使用频率也愈来愈高。"逆流挽舟"也是这样,字面上似乎与"流"和"舟"有关系,实际上指的是用解表、清热、利湿和消滞药物治疗痢疾初起的方法,意译不但冗长,而且缺乏回译性,现在多采用直译法译作 saving a boat in adverse current 或 hauling the boat upstream。与原文相比,这样的译文显然雅致不够,但已逐步为译界所接受。

在中医治法中,还有一部分与五行学说有着密切的关系,如"培土生金"、"滋水涵木"、"泻南补北"等等。这些治疗方法的名称看起来有些怪异,很难理解,其实不然。只要明白了其与五行学说的关联性,便不难理解其实际含义。

所谓"培土生金",指的是通过补脾达到补肺的方法,而脾在五行属土,肺在五行属金,可意译作 tonifying the spleen to nourish the lung, 也可直译意译结合起来将其译作 banking up earth to generate metal, 以使其具有回译性。所谓"滋水涵木", 指的是通过养肾达到补肝的方法, 肾在五行属水, 肝在五行属木, 可意译作 nourishing the kidney to tonify the liver, 也可直译意译结合将其作 enrich water to nourish wood, 以使其具有回译性。所谓"泻南补北", 指的是通过泻心火达到补肾水的方法, 心在五行属火, 南在五行配五方中亦属火, 肾在五行水, 北在五方配五行中亦属水, 可意译作 reducing heart fire to tonify kidney water, 也可直译意译结合将其作 reducing the south to tonify the north, 以使其具有回译性。

与治则和治法相关的主要术语的翻译问题, 今天大致给大家介绍到这里, 其他术语大家可以通过翻译来了解和掌握。下课。

作业

一、术语翻译

1. 温阳止血

2. 温阳化斑

3. 温阳消肿

4. 温阳调经

5. 温阳宣［通］痹

6. 温阳［通］散结

7. 温阳活血［化瘀］

8. 温阳止痛

9. 温阳止汗

10. 温阳止渴

二、语句翻译

1. 夫四时阴阳者, 万物之根本也, 所以圣人春夏养阳, 秋冬养阴,以从其根,故与万物沉浮于生长之门。

2. 逆其根,则伐其本,坏其也矣,万物之始终也,死生之本也;逆之则灾害生,从之则苛疾不起,是谓得道。

3. 从阴阳则生,逆之则死,从之则治,逆之则乱,反顺为逆,是谓内格。是故圣人不治已病治未病,不治已乱治未乱,此之谓也。

4. 夫病已成而后药之,乱已成而后治之,譬犹渴而穿并,斗而铸锥,不亦晚乎!

5. 夫自古通天者,生之本,本于阴阳。天地之间,六合之内,其气九州、九窍、五脏、十二节,皆通乎天气。

6. 其生五,其气三。数犯此者,则邪气伤人,此寿命之本也。

7. 苍天之气,清净则志意治,顺之则阳气固,虽有贼邪弗能害也,此因时之序。

8. 故圣人专精神,服天气,而通神明。失之则内闭九窍,外塞肌肉,卫气散解,此谓自伤,气之削也。

9. 阳气者,若天与日,失其所,则折寿而不彰。故天运当以日光明,是故阳因而上,卫外者也。

10. 因于寒,欲如运枢,起居如惊,神气乃浮。因于暑,汗,烦则喘喝,静则多言,体着燔炭,汗出而散。

三、学习总结

第 66 课　中药名称和术语的翻译

同学们,下午好!

今天跟大家讨论讨论中药和方剂术语的翻译问题。中药和方剂是中医学中的两门基础学科,与这两门学科相关的概念和术语比较多。和中医基础学科的概念和术语比较起来,中药和方剂的概念和术语一般含义都比较具体,易于翻译。但在实际翻译中,由于不同方法的采用和不同理念的影响,还是存在着一定的差异,仍有待统一和规范。

中药一般包括三个方面,即草物药(medicinal herbs),如甘草(Radix Glycyrrhizae)等;矿物药(medicinal minerals),如芒硝(Natrii Sulfas)等;动物药(animal parts),如蛇胆(Fel Sperpentis)等。在中医学中,植物、矿物和动物药有万余种之多,历代医家所研制的方剂更多。我国明代医药学家李时珍(1518—1593 年)所撰之《本草纲目》约有 200 多万言,中药 1892 种(新增 374 种),方剂 11000 余首。中药名称和方剂名称的翻译,曾经是一个很棘手的问题。但经过国内外翻译界长期的努力,目前已日渐统一。在过去很长一段时间,中药名称采用拉丁语翻译。植物药的拉丁语名称来源于植物学名,是由学名中的属名或种名(有时也用全称)附以根花、叶实、茎块等药用部分所组成,如天麻 Rhizoma Gastrodiae(用属名),枳壳 Fructus Aurantii(用种名),秦艽 Radix Gentianae Macrophyllae(用全称名)。

中药名称的翻译不同于其他自然科学名称的翻译,因为中药名称在翻译时必须按照药源和入药部分名称来进行。在生药方面,应体现同物异名与同名异物的译名区别,如 Radix Isatidis(板蓝根)与 Folium Isatidis(大青叶)属于同物异名,如 Bulbus Frityllaviae Cirrhosae(川贝母)与 Bulbus Frityllariae Thunbergii(浙贝母)属于同名异物。对入药部分比较笼统的名称翻译时应予以具体化。例如,"二花"其实是"忍冬"的花蕾入药,所以只有译成 Gemma Lonicerae 方能体现其原意,而不能译成 Flos Lonicerae。对于临床上常用的一些炮制或加工了的中药,在原有名称的基础上还需予以界定,如麦芽 Fructus Hordei Germinatus,阿胶 Gelatina Corii Asini,神曲 Massa Medicata Fermentata,焦三仙 Massa Trimedicata Usta,饴糖 Oryzanosum Cum Malto,鸡黄 Ovum Centracithale Galli 等。

　　从这些例子中可以看出,用拉丁语翻译中药名称结构复杂,难写难认。用拉丁语翻译中药名称虽然易于规范、易于区别,但却难以辨认、难以上口。拉丁语是一种死亡了的语言,就是在西方也很少有人能熟练地应用拉丁语。所以,虽然过去人们多采用拉丁语翻译中药名称,但在实际交流中却阻力重重。于是人们开始尝试使用英语翻译中药名称,即采用英语植物名称对译中药名称,如将大黄译作 rhubarb,将代代花译作 bitter orange flower,将鸡冠花译作 cockscomb flower,将蒲公英译作 dandelion herb,将贯众译作 basket fern。

　　其实,英语中很多植物名称源自拉丁语。也就是说,很多英语植物名称其实就是其拉丁名称的英语化,如栝楼的英语名称是 trichosanthes fruit,其拉丁语名称为 Fructus Trichosanthis;黄芩的英文名称是 scutellaria root,其拉丁语名称为 Radix Scutellariae;黄芪的英文名称是 astragalus root,其拉丁语名称为 Radix Astragali seu Hedysari;黄连的英文名称是 coptis root,其拉丁语名称为 Rhizoma Coptis。这几个常见中药的英文名称,其实同其拉丁语名称一样,仍然存在着难读、难认、难记的问题。另外,英语中一个植物的名称可能包括中医上的几种药物,因此容易造成混乱。

由于这些原因,学界和译界近年来逐步开始推广音译中药名称的做法。这一译法目前已为海内外所普遍接受,为其翻译的国际标准化开辟了一条新的途径。为了使中药名称由拉丁语和英语翻译转为汉语拼音音译的,现在一般采用汉语拼音加拉丁语或英语的办法进行过渡,如厚朴译作 Houpo(magnolia bark;Cortex Magnoliae Officinalis),甘草译作 Gancao(licorice root;Radix Glycyrrhizae Uralensis),半夏译作 Banxia(pinella rhizome;Rhizoma Pinelliae Ternatae),当归译作 Danggui(Chinese angelica root;Radix Angelicae Sinensis)。

在西方,为了保证中药名称翻译的准确性,不但在音译的名称之后以括号形式附上其英语和拉丁名称,而且还附上汉字,这就是所谓的"四保险"译法。作为中药名称国际标准化过渡时期的举措,这一做法自然是值得提倡的。

中医方剂数量十分庞大,仅《本草纲目》就收录了万余种。一则方剂无论含有多少味药物,总不外乎有四大类,即君、臣、佐、使。方剂名称的来源各种各样,其构成也较为复杂,概括起来,大约有十种。

一是由所含药物的名称所构成。如"麻杏石甘汤"即是由该方所含的麻黄(Herba Ephedrae)、杏仁(Semen Armeniacae Amarum)、石膏(Gypsum Fibrosum)、甘草(Radix Glycyrrhizae)等四味药物的名称组合而成。二是以方中君药的名称命名。如"桂枝汤"就是以该方中的君药桂枝(Ramulus Cinnamoni)所命名。三是以所含诸药的数量所命名。如"四物汤"之所以如此命名,就是因为该方含有当归(Radix Angelicae Sinensis)、川芎(Rhizoma Ligustici Chuanxiong)、白芍(Radix Paeoniae Alba)和地黄(Rhizoma Rehmanniae Praeparatae)等四味药物。四是以功效所命名。如"温脾汤"（Decoction for warming the spleen）即以"温补脾阳，攻下冷积"（warm and tonify spleen yang and purge cold accumulation）之功效而命名。五是以君药加其余诸药数目命名。如"当归六黄汤"之所以如此命名，是因为该方中当归（Radix Angelicae Sinensis）为君药，其他六味药分别为生地黄（Rhizoma Rehmanniae）、熟地黄（Rhizoma Rehmanniae Praeparatae）、黄柏（Cortex Phellodendri）、黄连（Rhizoma Coptidis）、黄芩（Radix Scutellariae）、黄芪（Radix Astragali seu Hedysari）。六是以方中所含诸药数目加炮制法所命名。如"十灰散"之所以如此命名，是因为该方含有大蓟（Herba seu Radix Cirsii Japonici）、小蓟（Herba Cephalanoploris）、厕柏叶（Cacumen Biotae）、茜根（Radix Rubiae）、大黄（Radix et Rhizoma Rhei）、栀子（Fructus Gardeniae）、棕榈（Petiolus Trachycarpi）、丹皮（Cortex Moutan Radicis）、荷叶（Folium Nelumbinis）、茅根（Rhizoma Imperatae）等十味药组成。七是以使药所命名。如"十枣汤"之所以如此命名，是因为该方在使用时，需加十枚大枣作为使药。八是以比喻法所命名。如"舟车丸"以"舟车"命名，喻其行气逐水之功效。九是以《易·卦》所命名。如"交泰丸"取义于地天泰卦，"资生丸"取义于坤象卦辞"至哉坤元，万物资生，乃承顺天"等。还有些方剂是以方中所含药数加功效命名，如"三物备急汤"，或以方中所含药数加君药命名的，如"六味地黄丸"。

在以往的翻译实践中，方剂名称多采用直译或意译法加以翻译。如"麻杏石甘汤"以前译作 Decoction of Herba Ephedrae, Semen Armeniacae Amarum, Radix Glycyrrhizae and Gypsum Fibrosum，除 decoction 和 and 两个英语单词外，其他均为拉丁语，既冗长又难念。后来又逐渐将其英译为 Decoction of Ephedra, Apricot Kernel, Gypsum and Licorice，虽有所简化，但仍然拗口。因为除杏仁外，其他三味药物的英文名称，其实都是英语化的拉丁语。

从目前的翻译实践和标准化的发展趋势来看,音译已经成为方剂名称翻译的基本形式,且已为译界所广泛接受。如"麻黄汤"可译为 Mahuang Decoction,"桂枝汤"可译为 Guizhi Decoction。从目前的发展来看,方剂的剂型(如汤、散、煎、丸、丹等)也可以音译。采用音译的方式翻译方剂名称,不但有利于统一,而且还能保持中国文化的风貌,可谓一举两得。总的来说,方剂名称的翻译,大致经历了一个由拉丁语翻译到英语翻译,再到音译这样一个变化过程。

与中药方剂相关的术语较多,大致可以分为以下六类。一是"性",即 property of herbs。"性"指的是中药的药性,一般分为寒(cold)、热(heat)、温(warm)、凉(cool)四种,通称为"四气",即 four properties。"四气"的"气"指的是药物的性质,即 nature 或 property,与"气血"之"气"不同。西方译者常将"四气"译作 four Qi,显然是不对的。

二是"味",即 taste。"味"指的是中药的气味。中药的气味一般分为辛、甘、酸、涩、苦、咸、淡七类。大概受五行学说的影响,中医习惯上将中药的气味归纳为五类,即所谓的"五味",英译为 five tastes 或 five flavors。就翻译而言,甘、酸、苦、咸、淡四味的翻译目前还是比较一致的,一般分别译为 sweet, sour, bitter, salty, bland。但"辛"和"涩"的翻译则不是很统一。有的译者将"辛"译作 acrid,但也有的译作 pungent。有的译者将"涩"译作 astringent,但也有的译作 puckery。相比较而言,用 puckery 翻译"涩"还是比较可取的,因为 puckery 表示的就是口感的涩滞。而 astringent 的意思是"收涩",不是口感之味。

三是"用",即 action。所谓"用",指的是中药升、降、浮、沉的四种作用。"浮"、"沉"一般较为统一地译作 floating 和 sinking。但"升"和"降"的翻译则比较多样,有的译作 lifting 和 lowering,

有的译作 ascending 和 descending，Nigel Wiseman 则将其译作 upbearing 和 downbearing。

四是"制"，即 processing。所谓"制"，指的是中药的炮制之一法，包括"修制"（purified processing）、"水制"（water processing）、"火制"（fire processing）、"水火之制"（water and fire processing）和"他制"（other processing methods）等。

五是"配伍"，即 compatibility）。所谓"配伍"，指的是中药的配合使用，包括相须（mutual reinforcement）、相使（mutual assistance）、相畏（mutual restraint）、相杀（mutual suppression）、相恶（mutual inhibition）、相反（incompatibility）等。

六是"剂型"，即 forms of drugs。中医的药物剂型既有与西医相同的丸（pill）、散（powder）、膏（ointment）、片（tablet）等，更有独特的机型，如汤（decoction,）、饮（beverage）、丹（bolus）、露（syrup）、霜（frost）等。中药剂型比较多，除了刚才提到的几种外，还有很多其他形式的剂型，如酒剂（Vinum）、茶剂（Medicinal Tea）、锭剂（Lozenge, Pastille, Troche）、糖浆剂（Syrup）、冲服剂（Granule）、针剂（Injection）、栓剂（Suppository）、胶囊剂（Capsule）。此外，有的剂型还可再加细分。如丸剂还可分为蜜丸（Honeyed Bolus）、水丸（Water Pellet）、糊丸（Paste Pill）、浓缩丸（Condensed Pellet）；膏剂还可分为流浸膏（Liquid Extract）、浸膏（Extract）、煎膏（Decocted Paste）、软膏（Ointment, Paste）、硬膏（Plaster）等。

中药方剂概念和术语的翻译问题，今天大致给大家介绍到这里。虽然讲完了，大家肯定还有很多困惑，以后我们就某些具体概念和术语的翻译再与大家商谈。下课。

作业
一、术语翻译
1. 温阳［中］止痢

2. 温阳利[化][行]水

3. 温阳止遗

4. 温阳止泻

5. 温阳止带

6. 温阳祛湿

7. 温阳祛痰

8. 温阳祛邪

9. 补益气血

10. 调补[养]气血

二、语句翻译

1. 因于湿,首如裹,湿热不攘,大筋緛短,小筋弛长,緛短为拘,弛长为痿。因于气,为肿,四维相代,阳气乃竭。

2. 阳气者,烦劳则张,精绝,辟积于夏;使人煎厥。目盲不可以视,耳闭不可以听,溃溃乎若坏都,汩汩乎不可止。

3. 阳气者,大怒则形气绝,而血菀于上,使人薄厥。有伤于筋,纵,其若不容。汗出偏沮,使人偏枯;汗出见湿,乃生痤痱。高梁之变,足生大丁。受如持虚。劳汗当风,寒薄为皶,郁乃痤。

4. 阳气者,精则养神,柔则养筋。开阖不得,寒气从之,乃生大偻。陷脉为瘘,留连肉腠俞气化薄,传为善畏,及为惊骇。

5. 营气不从,逆于肉理,乃生痈肿。魄汗未尽,形弱而气烁,穴俞以闭,发为风疟。

6. 故风者,百病之始也,清静则肉腠闭拒,虽有大风苛毒,弗之能害,此因时之序也。

7. 故病久则传化,上下不并。良医弗为。故阳畜积病死,而阳气当隔,隔者当泻,不亟正治,粗乃败之。

8. 故阳气者,一日而主外,平旦人气生,月中而阳气隆,日西而阳气已虚。气门乃闭。

9. 是故暮而收拒,无忧筋骨,无见雾露。反此三时,形乃困薄。反此三时,形乃困薄。

10. 阴者,藏精而起亟也;阳者,卫外而为固也。阴不胜其阳,则脉流薄疾,并乃狂。阳不胜其阴;则五脏气争,九窍不通。

三、学习总结

参考答案

第 1 课

一、术语翻译

1. yang within yin

2. yin within yin

3. yang within yang

4. yin within yang

5. opposition of yin and yang

6. mutual rooting of yin and yang

7. waxing and waning of yin and yang

8. yin-yang balance

9. yin-yang harmony

10. yin-yang conversion

二、语句翻译

1. Traditional Chinese medicine has a history of thousands of years.

2. Traditional Chinese medicine is the crystallization of the experience accumulated by Chinese people in fighting against diseases.

3. Traditional Chinese medicine is an important part of Chinese culture.

4. Under the guidance and influence of classic Chinese materialism and dialectics, traditional Chinese medicine has, through long-term clinical practice, gradually evolved and developed into a complete system of medicine with unique theory.

5. Traditional Chinese medicine is unique in theory and rich in clinical practice.

6. The theory of traditional Chinese medicine has been deeply influenced by classical Chinese materialism and dialectics.

7. Traditional Chinese medicine has made great contribution to healthcare of Chinese people and the prosperity of the Chinese nation.

8. Traditional Chinese medicine is a science focusing on the study of the physiology and pathology of the human body as well as the diagnosis, prevention and treatment of diseases.

9. Traditional Chinese medicine is a medical system characterized by the concept of organic wholeness as its principal theory, the viscera and channels as its physiological and pathological basis, and treatment based on syndrome differentiation as its diagnostic and therapeutic features.

10. During the Spring and Autumn Period (770 – 476 B. C) and the Warring States, (475B. C. – 221 B. C.), great and rapid social changes took place in China, paving the way for significant development of politics, economy and culture as well as active exchange of academic ideas, and laying the foundation for establishment of the theoretical system and improvement of the clinical practice of traditional Chinese medicine.

第 2 课
一、术语翻译

1. life cultivation

2. natural life span

3. senescence

4. prevention

5. preventive treatment

6. prevention prior to treatment

7. prevention of progress after onset of disease

8. no contraction of disease

9. pathogenesis

10. healthy qi

二、语句翻译

1. *Huangdi Neijing*, or *Yellow Emperor's Canon of Medicine*, has summarized the medical achievements made and clinical experiences accumulated by doctors before the Spring-Autumn Period and the Warring States, and thus establishing the unique theoretical system and laying the academic foundation for the development of traditional Chinese medicine.

2. *Yellow Emperor's Canon of Medicine* has explained physiology and pathology of human body as well as the diagnosis, treatment and prevention of diseases.

3. The content of the *Yellow Emperor's Canon of Medicine* covers the following aspects: the visceral manifestations, meridians and collaterals, pathogenesis, diagnostic methods, therapeutic principles, acupuncture and moxibustion as well as decoction, laying a solid theoretical foundation for traditional Chinese medicine.

4. In expounding the theories of traditional Chinese medicine, *Yellow Emperor's Canon of Medicine*, has extended its discussion to such philosophical issues as Yin and Yang, five elements, Qi, correspondence between man and nature as well as the interaction between body and spirit.

5. By applying philosophical ideas to medical studies and clinical practice, *Yellow Emperor's Canon of Medicine* has greatly promoted the development of medical sciences.

6. In expounding medical sciences, *Yellow Emperor's Canon of Medicine* has also enriched and developed Chinese philosophy, significiantly improving the ideas of materialistic philosophy conceived before the Qing Dynasty (221B. C. – 206 B. C.).

7. Much of the theory and practice analyzed in *Yellow Emperor's Canon of Medicine* has exceeded that of the world level at that time.

8. In morphology, the records in *Yellow Emperor's Canon of Medicine* about human skeleton, length of vessels and size and capacity of viscera are basically correct.

9. In terms of blood circulation, *Yellow Emperor's Canon of Medicine* has put forward the idea that "the heart governs the blood and vessels".

10. *Yellow Emperor's Canon of Medicine* has revealed the fact that the blood "is circulating ceaselessly in cycles" in the body.

第 3 课
一、术语翻译

1. onset of disease

2. new contraction

3. latent pathogen

4. sudden onset

5. gradual onset

6. relapse

7. relapse due to improper diet

8. overfatigue relapse

9. dual contraction

10. direct attack

二、语句翻译

1. *Yellow Emperor's Canon of Medicine* has revealed the fact that blood is circulating ceaselessly inside the vessels, such a understanding was about one thousand years earlier than that made by Harvey (1578 – 1657), a British physiologist, in the West.

2. *Nanjing*, or *Canon of Difficult Issues*, is another ancient Chinese medical classic which, according to legendary story, was written by Qin Yueren, who was a great doctor in the Spring and Autumn Period (770B. C. – 476 B. C.), and published before the Han Dynasty (206 B. C. – 220 A. D.).

3. *Canon of Difficult Issues* is quite rich in content, covering the aspects of physiology, pathology, diagnostics and therapeutics.

4. *Nanjing*, or *Canon of Difficult Issues*, has supplemented what *Yellow Emperor's Canon of Medicine* lacks, laying the theoretical basis for clinical practice of later generations as that of the *Yellow Emperor's Canon of Medicine*.

5. During the Han Dynasty, traditional Chinese medicine developed significantly and made great achievements in both theoretical study and clinical practice.

6. In the Han Dynasty (3rd century A. D.), Zhang Zhongjing (150 A. D. –219 A. D.), an outstanding physician, wrote *Shanghan Zabing Lun*, or *Treatise on Exogenous Febrile and Miscellaneous Diseases*, by futher summarizing the medical achievements made by doctors before him and incorporating with his own clinical practice according to the theories discussed in the *Yellow Emperor's Canon of Medicine* and *Canon of Difficult Issues*.

7. *Treatise on Exogenous Febrile and Miscellaneous Diseases* was later on divided into two separate books respectively known as *Shang Han Lu*, or *Treatise on Exogenous Febrile Diseases* or *On Cold Damage*, and *Jingui Yaolue*, or *Synopsis of Golden Chamber* or *Essentials of the Golden Cabinet*.

8. *Treatise on Exogenous Febrile Diseases* or *On Cold Damage* was the first monograph that successfully made application of treatment based on syndrome differentiation in the history of traditional Chinese medicine, and therefore laying the foundation for such an important approach.

9. Based on the ideas suggested in *Discussion on Heat Diseases*, a chapter in *Suwen* or *Plain Conversation*, *On Cold Damage* has established the principle for syndrome differentiation in light of the six meridians (including Taiyang, Yangming, Shaoyang, Taiyin, Shaoyin and Jueyin meridians) and the principle for treatment based on differentiation of syndromes and meridians.

10. *Synopsis of Golden Chamber* has categorized syndromes according to the theory on the pathogenesis of visceral diseases and recorded 262 prescriptions for treatment of 40 kinds of diseases.

第 4 课
一、术语翻译
1. struggle between healthy qi and pathogenic factors
2. exuberance and debilitation of healthy qi and pathogenic factors
3. Exuberance of pathogenic factors leads to excess
4. deficiency and excess
5. Loss of essential qi causes deficiency
6. deficiency and excess complex
7. deficiency complicated by excess
8. excess complicated by deficiency
9. true or false excess and deficiency
10. true deficiency with false excess

二、语句翻译

1. *Synopsis of Golden Chamber* has further developed etiology established in *Yellow Emperor's Canon of Meidcine*, thereby laying a foundation for the development of clinical medicine and greatly influencing

the so-called triple etiology established later on.

2. Diseases are various, but the causes are no more than three, namely invasion of pathogenic factors into the meridians, which is the first cause; stagnation of the blood vessels connected with the four limbs and nine orifices due to invasion of pathogenic factors into the skin, which is the second cause; and injury due to excessive sexual intercourse, incision of metals and bite of insects and animals, which is the third cause.

3. *Treatise on Exogenous Febrile Diseases* and *Synopsis of Golden Chamber* have studied the treatment of exogenous diseases and internal miscellaneous diseases with the therapeutic methods based on syndrome differentiation of the six meridians and the viscera, eventually establishing the theoretical system of treatment based on syndrome differentiation and laying the foundation for the development of clinical medicine.

4. Inspired by the theories expounded in *Yellow Emperor's Canon of Medicine* and *Treatise on Exogenous Febrile and Miscellaneous Diseases*, doctors in different dynasities further developed the theories of traditional Chinese medicine in different aspects.

5. *Zhubing Yuanhou Lun* (*General Treatise on Etiology and Symptomology of Various Diseases*), compiled by Chao Yuanfan in the Sui Dynasty, is the first monograph in TCM about the etiology and symptoms of various diseases.

6. *San Yin Fang* (*Discussion on Three Causes of Diseases and Relevant Prescriptions*), compiled by Chen Yan in the Song Dynasty, put forward the theory of three causes of diseases, i. e. internal cause, external cause and non-external-internal cause.

7. *Xiao Er Yao Zheng Zhi Jue* (*Monograph on Infantile Syndromes and the Relevant Prescriptions*) symbolizes the first trial of syndrome treatment based on theory of viscera.

8. During the Jin and Yuan Period (1115 - 1368 A. D), various shools of medicine appeared, and the representatives of which include Liu Wansu, Zhang Congzheng, Li Gao and Zhu Danxi who were known as the Four Great Schools in the Jin and Yuan Period.

9. Liu Wansu discussed the theory of medicine on the basis of fire and heat, suggesting that the six kinds of Qi all can be transformed from excessive changes of fire, and that extreme changes of the five emotions will inevitably lead to fire.

10. Liu Wansu often used herbs cold and cool in nature to treat diseases. That was why the school represented by him was known as Cold and Cool School of Medicine.

第 5 课

一、术语翻译

1. true excess with false deficiency

2. conversion of deficiency and excess

3. conversion from excess to deficiency

4. excess converted from deficiency

5. yin-yang disharmony

6. abnormal exuberance of yin or yang

7. yang exuberance

8. Yang predominance leads to yin disorder

9. Yang predominance leads to heat

10. yin exuberance

二、语句翻译

1. Removal of pathogenic factors ensures the peace/harmony/normal function of Healthy-Qi/body resistance.

2. Zhang Congzheng mainly treated diseases with three therapeutic methods, i. e. sweating (diaphoresis), vomiting (emesis) and purgation. That was why the school represented by him was known as Purgation School of Medicine.

3. Li Gao put forward the idea that "internal impairment of the spleen and stomach causes various diseases".

4. Li Gao treated diseases through nourishing and invigorating the spleen and stomach. That was why the school represented by him was known as Earth-Supplementing (Spleen and Stomach Supplementing) School.

5. Zhu Danxi discussed the theory on the basis of ministerial fire, suggesting that Yang is frequently in excess while Yin is often in deficiency.

6. Zhu Danxi treated diseases by means of nourishing Yin and reducing fire. That was why the school respresented by him was known as Yin-Nourishing School.

7. The four major schools of medicine in the Jin and Yuan Period (1115 - 1368 A. D), though differing in doctrines and clinical treatment, further enriched the content and promoted the development of traditional Chinese medicine in theory and practice.

8. The theory of Mingmen (Life-Gate) has further enriched the doctrine of viscera and their manifestations in traditional Chinese medicine.

9. Warm disease, also known as seasonal febrile disease, is a clinical science of medicine that studys the occurrence, progress, diagnosis and treatment of febrile diseases that occur in the four seasons, which is a summery of the Chinese people's long-term experience in dealing with exogenous febrile diseases.

10. The theory of warm disease originated from *Yellow Emperor's Canon of Medicine*, *Canon of Difficult Issues* and *Treatise on Exogenous Febrile and Miscellaneous Diseases*, eventually evolving into a unique specialty with the careful studies made by doctors in different dynasties since the Han Dynasty (206 B. C - 220 A. D).

第 6 课

一、术语翻译

1. Yin predominance leads to yang disorder

2. Yin predominance leads to cold

3. abnormal debilitation of yin or yang

4. yang debilitation

5. Yang deficiency leads to cold

6. yin debilitation

7. Yin deficiency leads to heat

8. yin deficiency with yang hyperactivity

9. yin deficiency with effulgent fire

10. Deficiency fire flames upward

二、语句翻译

1. Wu Youke, a great doctor in the Ming Dynasty (1368 - 1644), said in his monograph entitled *Discussion on Pestilence* that the cause of pestilence "is neither wind, nor cold, neihter summer-heat, nor dampness. It is a special pathogenic factor in the heavens and earth".

2. In *Discussion on Pestilence*, it points out that pestilence is transferred through the mouth and nose, not from the skin, which is a great progress in studying the etiology of warm disease, especially pestilence.

3. In the Qing Dynasty (1616 - 1911), the theory of warm disease was significantly improved with the unique studies made by Ye Tianshi and Wu Jutong who developed the theory and methods for treatment of warm disease according to syndrome differentiation on the basis of defensive Qi, Qi, nutrient Qi, blood and triple energizer.

4. The theory and methods developed for treatment of warm disease according to syndrome differentiation by doctors specialized in warm disease in the Qing Dynasty (1616 - 1911) paved the way for establishment of the theoretical system of warm disease in terms of the cause, syndrome, pulse condition and treatment.

5. Wang Qingren, a renowned doctor in the Qing Dynasty (1616 - 1911), compiled a medical book entitled *Corrections of Medicine* in which he tried to rectify the errors made in anatomy in ancient medical books.

6. The book entitled *Corrections of Medicine*, compiled by Wang Qingren, a renowned doctor in the late Qing Dynasty (1616 - 1911), has rectified some of the anatomical concepts in the classics of traditional Chinese medicine and has developed the theory that blood stagnation is responsible for various diseases.

7. Since 1949 when the People's Republic of China was founded, the Chinese government has pursued the policy to develop both traditional Chinese medicine and Western medicine, encouraging Western medical doctors to study traditional Chinese medicine and advocating the practice of integrating traditional Chinese medicine with Western medicine.

8. In systematizing and studying medical literature accumulated in different dynasties, doctors in traditional Chinese medicine and Western medicine fields have applied modern science and technology to academic study of the basic theory of traditional Chinese medicine, already making certain progress in revealing the nature of meridians and viscera.

9. Traditional Chinese medicine holds that the universe is material and that it is the result of the interaction between Yin and Yang.

10. The lucid Yang ascends to form the heavens while the turbid Yin descends to constitute the earth.

第 7 课

一、术语翻译

1. mutual detriment of yin and yang

2. Yang detriment affects yin

3. Yin detriment affects yang

4. dual deficiency of yin and yang

5. yin-yang repulsion

6. Exuberant yin repels yang

7. Deficiency yang floats upward

8. Exuberant yang repels yin

9. loss of yin and yang

10. yin damage

二、语句翻译

1. Qi reflects the function of substances through its movement and all things are the result of Qi movement.

2. The Qi that is derived from the heavens is known as celestial Qi while the Qi that is derived from the earth is known as terrestrial Qi.

3. Integration of the celestial Qi and the terrestrial Qi has brought forth the six steps of Qi in governance and transformation and growth of all things.

4. Human beings are born on the earth, but their life is closely related to the conditions and changes of the heavens. Combination of Qi from the heavens and the Qi from the earth ensures the normal life activities of human beings.

5. The idea that human being is part of the material world advocated by traditional Chinese medicine has actually emphasized the fact that life is material.

6. Being the result of the evolution of nature, life signifies the inevitable outcome of the natural world when it has developed to a certain stage.

7. The heavens and the earth, the solid foundation for the origination of life, shelter and support all the things in the natural world, therefore guaranteeing the conception, growth and development of them.

8. Among all the creatures and things sheltered by the heavens and supported by the earth, human being is the most superior one.

9. Human body is an organic whole.

10. The existence of human beings depends on the integration of Qi from the heavens and the earth and the law that controls the changes of the four seasons.

第 8 课

一、术语翻译

1. yin exhaustion and yang collapse

2. separation of yin and yang

3. imbalance between cold and heat

4. excess cold

5. deficiency cold

6. excess heat

7. excess fire

8. deficiency heat

9. deficiency fire

10. cold and heat complex

二、语句翻译

1. The ideas about life in traditional Chinese medicine are simple, but material. Though such ideas about life cannot thoroughly explain the origin of life as done in modern sciences, they are still worthy of study because they were developed thousands of years ago.

2. Traditional Chinese medicine believes that Jing Qi (Essentce-Qi) is the origin of life.

3. Jing Qi (Essence-Qi) exists before the formation of human body and is hereditary.

4. Jing Qi (Essence-Qi) is the basic substance that forms and maintains life activity.

5. Jing (Essence) is the foundation of life.

6. The origin of life is Jing (Essence) and the combination of parental Essence forms what is known as Shen (Spirit).

7. The Jing Qi (Essence-Qi) that is inherited from the parents is called prenatal Essence.

8. The combination of the parental Essence forms the original substance of fetus.

9. Without Jing Qi (Essence-Qi), there will be no life.

10. At the beginning of life, the embryo is conceived first by parental Essence which develops into the brains.

第 9 课

一、术语翻译

1. upper cold and lower heat

2. upper heat and lower cold

3. true or false cold and heat

4. true heat with false cold

5. true cold with false heat

6. exterior and interior pathogenesis

7. exterior-interior and cold-heat

8. exterior and interior deficiency and excess

9. disease involving both the exterior and interior

10. exterior cold and interior heat

二、语句翻译

1. In the human body, the bones serve as the trunk, the meridians as the pathways of Qi and blood, the tendons as network of the body and the muscles as the protective screen. When the skin grows sturdy, hair begins to grow.

2. After food has entered the stomach after being taken, its nutrients are transformed and transported to the whole body, making it possible for blood and Qi to flow smoothly in the vessels and meridians.

3. When the blood and Qi in the body are balanced, nutrient Qi and defensive Qi will be able to flow smoothly, and the five Zang-organs will be well developed, the spirit that controls the activity of life will be produced and stored in the heart, the ethereal soul and corporeal soul will gradually be formed. After all these aspects have been accomplished, the formation of the body will be completed.

4. After birth, the prenatal Essence depends on the postnatal Essence for cultivation and enrichment so as to maintain life activities.

5. Qi is the basic substance that forms and maintains life activity.

6. The phenomenon of movement and changes of Qi as well as the process of energy transformation during such activities is known as Qi transformation.

7. Qi transformation reflects the basic feature of life. Without Qi transformation, there will be no life.

8. The motive of Qi transformation is the waxing and waning movement of Yin and Yang within the organism.

9. Nothing in the natural world can exist without the activities of ascending, descending, entering and exiting.

10. The activities of ascending, descending, exiting and entering are the basic ways of Qi movement. Without such a movment of Qi, there will be no life activities.

第 10 课

一、术语翻译

1. exterior heat and interior cold

2. cold in both the exterior and interior

3. heat in both the exterior and interior

4. exterior excess and interior deficiency

5. exterior deficiency and interior excess

6. excess in both the exterior and interior

7. deficiency in both the exterior and interior

8. disharmony of qi and blood

9. disorder of qi

10. qi deficiency with abdominal fullness

二、语句翻译

1. Without the activities of exiting and entering, there will be no such activities as birth, growth, maturity, senility and death.

2. Without the activities of ascent and descent, there will be no such activities as germination, growth, transformation, reaping and storage.

3. If the activities of exiting and entering stop, the transforming mechanism of spirit will be damaged.

4. If the activities of ascending and descending stop, Qi will be immediately isolated and endangered.

5. The activities of ascending, descending, exiting and entering are the basic styles of Qi movement that are responsible for the phenomena of life and death.

6. Traditional Chinese medicine holds that life is material and, based on the primitive materialism, takes life as an oppoisitional and unitifed movement of Yin and Yang that develops and moves ceaselessly in cycles.

7. The theory of body and spirit is one of the basic doctrines in traditional Chinese medicine developed on the basis of materialism.

8. In a broad sense, "spirit" is a generalization of the external manifestations of life activities, including the signs of both physiological functions and pathological changes.

9. In a narrow sense, Shen (spirit) refers to mental activities of man.

10. In the theory of traditional Chinese medicine, the concept of "spirit" covers three aspects, namely variation and functions of substances in the natural world, all life activities of the human body and mental activities of man.

第 11 课

一、术语翻译

1. Overstrain consumes qi

2. qi collapse

3. qi block

4. qi counterflow

5. qi sinking

6. sinking of middle qi

7. inhibited qi movement

8. qi depression

9. Stagnant qi transforms into fire

10. qi stagnation

二、语句翻译

1. In the natural world, harmony is prerequisite to the growth and proper nourishment is key to the development of all things. The mechanism that is responsible for the growth and development of things but is invisible is called "spirit".

2. The changes of the heavens and earth have produced all things in the natural world. Such a phenomenon is the manifestation of the "spirit". Only when the heavens and earth have taken their shape can the manifestations of the "spirit" be made.

3. Traditional Chinese medicine holds that the human body is a unity of opposites of Yin and Yang. For this reason, the activities of life itself are also taken as the manifestations of the "spirit".

4. The movement and changes of Yin Qi and Yang Qi have promoted the movement and changes of life.

5. Loss of "spirit" will lead to stoppage of Qi transformation and consequently the end of life.

6. The "spirit" is the root of human life. Thus only when the "essence" is sufficiently accumulated and the "spirit" is fully preserved can people keep their mentality confidently inside and prevent attack of any disease.

7. The highest level of thinking is the activity of spirit. That is why it is said in *Yellow Emperor's Canon of Medicine* that "the heart is the organ similar to a monarch from whom mentality and wisdom are conceived".

8. The heart is an organ that is responsible for thinking. That is why it is said in *Yellow Emperor's Canon of Medicine* that "only when the spirit is preserved in the heart can a person understand the past and the present".

9. The heart is the organ responsible for the cognition of things; the reflection in the heart produces consciousness; the maintenance of consciousness is known as will; the changes to be made according to the will is termed as thinking; prospects made based on thinking is called strategy and the management of things in the light of strategy is what wisdom means.

10. Shen (Spirit) is the material base of Qi and blood.

第 12 课

一、术语翻译

1. disorder of blood

2. blood deficiency

3. blood stasis

4. blood cold

5. blood heat

6. blood collapse

7. Blood fails to flow in the meridians

8. failure of blood to nourish sinews

9. dual deficiency of Qi and blood

10. Qi stagnation and blood stasis

二、语句翻译

1. Shen (Spirit) governs the functional activities of viscera and tissues as well as the ciriculation of Qi and blood.

2. The idea that the body and the Shen (Spirit) exist simultaneously means that the body and the Shen (Spirit) depend on each other and cannot be separated.

3. The body houses Shen (Spirit) while the Shen (Spirit) controls the body.

4. Without the Shen (Spirit), the body cannot remain alive; without the body, the Shen (Spirit) cannot exist alone.

5. The unity between the body and the Shen (Spirit) ensures the existence of life.

6. The relationship between the body and the Shen (Spirit) in traditional Chinese medicine is, in fact, the same as the relationship between substance and spirit.

7. In terms of the relationship between the body and the shen(Spirit), the body is principal while the spirit is secondary.

8. The body is the foundation of life while the shen (Spirit) is the demonstration of the activities and functions of life.

9. Eixstence of the body is prerequisite to the existence of life. And existence of life makes it possible for the presence of mental activities and physiological functions. However, the body depends on nutrients absorbed from the natural world to exist.

10. The blood and Qi serve as the sprit in the human body.

第 13 课

一、术语翻译

1. qi deficiency and blood stasis

2. Qi fails to control the blood

3. Qi collapse following bleeding

4. bleeding following Qi counterflow

5. damage of fluid

6. fluid collapse

7. humor collapse

8. Qi collapse following humor depletion

9. failure in Qi transformation

10. failure of water to transform Qi

二、语句翻译

1. The so-called "spirit" also demonstrates the function of the cereal nutrients that are used to nourish the whole body.

2. The material base of the "spirit" is Qi and blood which are the basic elements in constituting the body.

3. The physiological activities of the viscera and tissues as well as the flow of Qi and blood inside the body are all controlled by the "spirit".

4. The idea of unity between the body and the spirit in traditional Chinese medicine serves as a theoretic guide for cultivating health, preventing disease and prolonging life as well as diagnosing and treating diseases.

5. If Jing Qi (Essence-Qi) does not disperse, the Shen (Spirit) will surely remain inside the body.

6. That is why they could integrate their body with their spirit and therefore enjoy a natural and ideal life span.

7. They could always maintain themselves, keep their spirit inside and integrate their muscles. That is why they could live a life as long as that of the heavens and the earth.

8. Traditional Chinese medicine believes that invasion of pathogenic factors first breaks the balance between Yin and Yang, eventually leading to occurrence of diseases.

9. In expounding the occurrence of diseases, traditional Chinese medicine not only tries to find the causes from the natural world, but also tries to find the causes from the interior of the body in order to make a comprehensive explanation about pathological changes.

10. By means of studying the internal and external pathogenic factors, traditional Chinese medicine has made a materialistic explanation about the intrinsic relationship between life, disease and health.

第 14 课

一、术语翻译

1. fluid exhaustion with blood dryness

2. dual deficiency of Qi and Yin

3. internal wind

4. Liver Yang transforms wind

5. Yin deficiency stirs wind

6. Blood deficiency generates wind

7. Blood dryness causes wind

8. Extreme heat produces wind

9. Phlegm stasis produces wind

10. internal cold

二、语句翻译

1. Though diseases may be caused by pathogenic factors of Yin or of Yang in nature, the key factor responsible for diseases lies in the condition of the healthy Qi inside the body.

2. Pathogenic factors are either of Yin or of Yang in nature. Those of Yang in nature include wind, rain, cold and summer-heat; while those of Yin in nature include improper diet, living condition, sexual intercourse and emotional changes.

3. Sufficient Healthy Qi inside the body will prevent invasion of pathogenic factors.

4. The region where pathogenic factors invade must be deficient in Qi.

5. Traditional Chinese medicine believes that diseases are understandable, preventable and curable. And therefore it emphasizes the importance of prevention in dealing with diseases.

6. Diseases are understandable, preventable and curable. Those who regard a disease as incurable are actually unaware of therapeutic methods.

7. Before the occurrence of diseases, traditional Chinese medicine pays much attention to physical and mental cultivation, abidance by the changes of the four seasons, active adapation to cold and heat, harmony of emotional changes and peaceful living.

8. Traditional Chinese medicine advocates the idea of life cultivation knonw as temperance of sexual intercourse and moderation of emotions for the purpose of strengthening the healthy Qi to resist pathogenic factors.

9. Attack of pathogenic wind is as severe as attack of storm. Excellent doctors concentrate the treatment first on superficies and hair, then on muscles and skin, then on tendons and vessels, then on the six Fu-organs and then on the five Zang-organs.

10. When diseases have already occurred, traditional Chinese medicine advocates the practice of early diagnosis and early treatment to prevent further progress and change.

第 15 课
一、术语翻译

1. internal dampness

2. soggy diarrhea

3. Predominant dampness weakens yang

4. internal dryness

5. The heart stores spirit

6. The heart governs joy

7. The heart governs the blood and vessels

8. The heart governs the blood

9. The heart governs the vessels

10. The heart lusters complexion

二、语句翻译

1. Traditional Chinese medicine believes that all things share the same material origin and tend to change.

2. All things are mutually related to each other and mutually restrict each other.

3. The theory of traditional Chinese medicine not only contains the ideas of materialism，but also the ideas of dialectics.

4. Human body is an organic wholeness that moves constantly.

5. Traditional Chinese medicine believes that the movement of all things in the natural world is the manifestation of the contradictory unity of Yin and Yang.

6. Yin and Yang are the factors responsible for the changes and transformation as well as the growth and decline of of things.

7. Life is always maintained in the process of Qi transformation. Life will be lost if there is no Qi transformation.

8. The process of life activity is the process of unity that Yin and Yang in the human body achieve during their contradictory movement.

9. Human being is part of the natural world and maintains a close relationship with the natural world.

10. The tissues and organs that constitute the human body are，both physiologically and pathologically，related to each other and influence each other.

第 16 课

一、术语翻译

1. treat the tip first in acute disease

2. treat the root first in chronic disease

3. treat both the tip and root

4. treatment in accordance with seasons

5. treatment in accordance with local conditions

6. treatment in accordance with individuality

7. reinforce healthy Qi and eliminate [remove] pathogenic factors

8. reinforce healthy Qi and secure [consolidate] root

9. eliminate pathogenic factors and reinforce [pacify] healthy Qi

10. treat with both elimination and reinforcement

二、语句翻译

1. The constituents of the human body are inseparable in structure, interpromoting in function and mutually affecting each other in pathology.

2. Traditional Chinese medicine holds that human being is a part of the nutural world and keeps a close relationship with the natural world.

3. Through long-term practice, traditional Chinese medicine has come to see the intrinsic relationship between mental and physiological activities.

4. Inside the human body, there are five Zang-organs responsible for the transformation of the five kinds of Qi and the production of the five kinds of emotions including joy, anger, contemplation, anxiety and terror.

5. Excessive anger impairs the liver, excessive joy impairs the heart, excessive contemplation impairs the spleen, excessive anxiety impairs the lung and excessive terror impairs the kidney.

6. The relationship between mental activities and phyisoloigcal activities is not mechanical. However, the reaction of the mental activities upon health is obviously certain.

7. The Biao (secondary aspect) and Ben (primary aspect) reveal the contradictory relationship between the nature and phenomena, the cause and result and the primary and secondary aspects of diseases.

8. The theory about "the secondary aspect, primary aspect, mildness and urgency of diseases" in TCM has already revealed the relationship between essential contradiction, primary contradiction and and secondary contradiction.

9. Ben (primary aspect) refers to the main contradiction of diseases while Biao (secondary aspect) refers to the contradiction that is confined and influenced by the major contradiction.

10. Treatment of diseases must concentrate on the root cause. That is the treatment principle suggested by *Yellow Emperor's Canon of Medicine*.

第 17 课

一、术语翻译

1. application of elimination prior to reinforcement
2. reinforcement containing elimination
3. elimination containing reinforcement
4. routine [contrary] therapy
5. treat cold with heat
6. treat heat with cold
7. treat deficiency with tonification
8. treat excess with purgation
9. application of reinforcement prior to elimination
10. paradoxical treatment

二、语句翻译

1. When the primary and secondary causes of disease and the principal approach and supplementary approach of treatment are decided, measures can be taken to treat the disease to restore equilibrium of Yin and Yang.

2. The general therapeutic principle in traditional Chinese medicine is tit-for-tat. To be specific, cold disease should be treated by warm therapy; warm disease should be treated by cold therapy; deficiency syndrome should be treated by tonifying therapy; and excess syndrome should be treated by purgation therapy.

3. In therapeutics, traditional Chinese medicine usually uses medicinal herbs contrary to disease in nature to treat the disease. Such a way of treatment is in fact an application of the unity of opposites in dialectics.

4. Routine treatment and contrary treatment used in traditional Chinese medicine reflect not only the opposition of contradiction, but also the unity of contradiction.

5. Traditional Chinese medicine believes that the categories of diseases and the conditions of patients are complicated and various.

6. The same kind of disease can be treated differently due to difference in regions, climate, seasons, living condition, environment, profession and physique.

7. Treatment of diseases requires the full consideration of both

universality and specialty of contradictions.

8. The error frequently made by doctors is to simply apply herbs without differentiating variations of weather and climate and conditions of food and living in different places.

9. The treatment principle known as application of appropriate therapeutic methods to treatment of different diseases reflects the dialectic idea of combining generality with specificity.

10. Different therapies for different diseases implies that the same disease can be treated with different methods and different diseases can be treated with the same method, reflecting flexibility in traditional Chinese medical therapeutics.

第18课

一、术语翻译

1. treat cold with cold

2. treat heat with heat

3. treat block with block

4. treat dredging with dredging

5. regulate [balance] [adjust] yin and yang

6. release the external [sweating] with pungent-warm medicinals

7. promote sweating to release the external

8. disperse wind and dissipate cold

9. dissipate cold and clear the lung

10. release [outthrust] the external with pungent-cool medicinals

二、语句翻译

1. Treatment of the same disease with different therapeutic methods suggests that a single disease may be treated differently due to regional, seasonal, climatic and constitutional factors as well as the difference in pathological progress, changes in pathogenesis and the contradiction between Healthy-Qi and pathogenic factors.

2. The so-called treatment of different diseases with the same therapeutic method suggests that different diseases may have the same changes in pathogenesis in the course of their progress. That is why the same therapeutic method can be used to treat them.

3. No matter to treat the same disease with different methods or to treat different diseases with the same method, one must abide by the principle of "dominating the principal part and revealing the main cause".

4. Traditional Chinese medicine studies diseases and their progress dynamically rather than statically, associatively rather than isolatedly.

5. To take the phases of progress into consideration in dealing with diseases reflects the idea of organic wholeness.

6. The so-called organic wholeness indicates integrity and holism.

7. The theory of traditional Chinese medicine was established through long-term clinical practice under the guidance of classic Chinese materialism and dialectics.

8. The theory of traditional Chinese medicine comes from practice and in turn guides practice.

9. The theoretic system of traditional Chinese medicine is characterized by the concept of organic wholeness and treatment based on syndrome differentiation.

10. Traditional Chinese medicine pays great attention to the intrinsic unity and integrity of human body as well as its harmonic relationship with the natural world.

第 19 课

一、术语翻译

1. clear heat with acrid-cool medicinals

2. disperse wind and clear [purge] heat

3. outthrust the external and clear heat

4. release the flesh and clear heat

5. release the external [disperse wind] and clear the lung

6. disperse pathogenic factors and release [outthrust] the external

7. disperse wind and release the external

8. disperse wind and diffuse the lung

9. disperse wind and harmonize the nutrient

10. release the flesh and effuse the external

1. The constituents of human body are inseparable in structure, coordinate in functions and affect each other in pathology.

2. The human body and the natural environment are closely related to each other. In actively adapting to and remoulding the natural world, man manages to maintain his normal life activities.

3. The so-called organic wholeness or holism refers to unity between the internal and external environments and integrity of the body.

4. The concept of organic wholeness, an application of ancient Chinese materialism and dialectics to traditional Chinese medicine, permeates through the physiology, pathology, diagnostics, syndrome differentiation and treatment.

5. Though the functions of the viscera, tissues or organs inside the body vary, they are the indispensable part of the activities of the whole body.

6. Physiologically the constituents of the body are associated with each other and pathologically they influence each other.

7. The unity of the body is realized through the dominant function of the heart with the assistance of the six Fu-organs and the meridians that "pertain to the viscera in the interior and connect with the limbs and joints in the exterior".

8. The five Zang-organs represent five systems which contain all the organs inside the body.

9. Centering around the five Zang-organs, the body, through the system of meridians and collaterals and the actions of the essence, Qi, blood and body fluid, organize different parts of the body into an organic whole, including the six Fu-organs, five constituents, five sensory organs, nine orifices, four limbs and skeleton.

10. Unity of the five Zang-organs indicates that the internal organs inside the body are associated with each other, not isolated from each other.

第 20 课

一、术语翻译

1. disperse wind [release the external] and outthrust rashes

2. release the flesh and outthrust rashes

3. remove toxin and outthrust rashes

4. disperse the external and unblock the meridians

5. release the external and diffuse the lung

6. regulate and harmonize the nutrient and defense

7. dispel dampness and release the external

8. regulate qi and release the external

9. reinforce healthy qi and release the external

10. replenish qi and release the external

二、语句翻译

1. Normal physiological activities of the body depend on the normal functions of the viscera and tissues. Only when the functions of the viscera are normal and their supplementary and interactive relationships are brought into full play can normal physiological harmony be maintained.

2. The unity of the parts with the wholeness in traditional Chinese medicine indicates that the internal organs, though different from one another in function, work together to perform the functions of the body and the activities of life as a whole.

3. The system of meridians and collaterals connects different parts of the body into an organic whole, including the viscera, meridians, limbs, five sensory organs and nine orifices.

4. The theory about Qi, blood and body fluid as well as the theory about the unity between body and spirit demonstrate the integrity of body.

5. Mutual restriction, promotion, reduction and transformation of Yin and Yang inside the body maintain a dynamic equilibrium of the body.

6. Promotion and restriction among the five elements are the basic conditions for normal physiological activities of the body.

7. The theory that restriction ensures promotion reveals the opposition and unity between the Zang-organs and Fu-organs, playing a significant role in maintaining constant transformation and dynamic equilibrium of the body.

8. In exploring the rules of life activity, traditional Chinese medicine not only analyzes it from the perspective of holism, but also takes both the regional pathological changes and general pathological changes into consideration in revealing pathogenesis of diseases and syndromes.

9. In studying the physiology and pathology of the human body, traditional Chinese medicine not only emphasizes the regional pathological changes and the related viscera and meridians, but also pays great attention to the influence of the affected viscera and meridians upon other viscera and meridians.

10. The pathological changes in a certain area of the human body are often related to the condition of the viscera, Qi, blood, Yin and Yang in the whole body.

第 21 课

一、术语翻译

1. nourish the blood and release the external

2. enrich yin and release the external [promote sweating]

3. assist yang and release the external [promote sweating]

4. induce vomiting of phlegm and drool

5. induce vomiting of wind-phlegm

6. induce vomiting of phlegm and food

7. induce vomiting of retained food

8. resuscitation through vomiting

9. clear heat [purge fire] and attack the lower [unblock the fu-organs] [relax bowels]

10. purge bind and remove stagnation

二、语句翻译

1. Since different viscera, tissues and organs are closely related to each other in physiology and pathology, diseases can be correctly diagnosed and treated according to analysis of visceral pathological changes made in light of the external changes of the five sensory organs, physical build, complexion and pulse.

2. The tongue is directly or indirectly associated with the five Zang-organs through meridians and collaterals.

3. The condition of the tongue can tell whether the internal organs are functionally normal or abnormal, whether Qi and blood are sufficient or insufficient, whether the body fluid is abundant or deficient and whether the disease in question is light or severe. Thus observation of the tongue can reveal the functional state of the internal organs.

4. The human body is an organic whole. Only when the whole body is taken into consideration can local disorders be effectively treated.

5. The heart and the small intestine are internally and externally related to each other. That is why the therapeutic methods for clearing the heart to reduce fire in the small intestine can be used to treat ulceration of the mouth and tongue.

6. Yang can be drawn from the Yin aspect and Yin can be drawn from the Yang aspect.

7. The Acupoints located on the right side can be needled to treat disorders located in the left side and the Acupoints located on the left side can be needled to treat disorders located in the right side.

8. Diseases located on the upper part of the body can be treated by needling the Acupoints located on the lower part of the body, and vice versa.

9. In traditional Chinese medicine, the idea that "the human body is an organic whole" permeates through the elucidation of the physiological functions and pathological changes of the human body as well as diagnosis and treatment of diseases.

10. Human beings are living in the natural world and the natural world provides them with the necessary conditions for existence.

第 22 课

一、术语翻译

1. warm purgation of excess-cold

2. warm yang and relax the bowels

3. purgation of cold accumulation

4. moisten dryness [intestines] and relax the bowels

5. replenish qi to relax the bowels

6. moisten the intestines and purge heat

7. soften hardness and moisten dryness

8. purge [attack] the lower to expel water

9. purge heat and expel water

10. break accumulation and expel water

二、语句翻译

1. The changes in the natural world can directly or indirectly influence the human body，and at the same time the human body reacts upon such a influence from the natural world accordingly.

2. Reactions within the range of physiology are physiological adaptive responses while reactions beyond the range of physiology are pathological changes.

3. The human body corresponds to the heavens and the earth.

4. The human body is closely related to the heavens and earth and corresponds to the sun and the moon.

5. Spring pertains to wood in the five elements and that is why it is warm in this season.

6. Summer pertains to fire in the five elements and that is why it is hot in this season.

7. Late summer pertains to earth in the five elements and that is why it is damp in this season.

8. Autumn pertains to metal in the five elements and that is why it is dry in this season.

9. Winter pertains to water in the five elements and that is why it is cold in this season.

10. Warmth in spring，hotness in summer，dampness in late summer，dryness in autumn and coldness in winter demonstrate the normal changes of weather in a year.

第 23 课

一、术语翻译

1. method for releasing both the external and internal

2. release both the external and internal

3. release [effuse] the external and attack the internal [lower]

4. release the external and clear the internal

5. release the external [promote sweating] and warm the internal

6. harmonize and release the external and internal

7. harmonize and release shaoyang

8. harmonize，release and outthrust the external [dispel pathogenic

factors]
    9. open [outthrust] the membrane source
    10. expel pathogenic factors to interrupt malaria

二、语句翻译

1. Things and creatures in the natural world make corresponding changes to adapt themselves to the changes of resuscitation in spring, growth in summer, transformation in late summer, astringency in autumn and storage in winter.

2. In spring and summer, Yangqi elevates and disperses. For this reason Qi and blood in the body tend to flow in the superficial regions of the body. And that is why the skin becomes flaccid and there appears excessive sweating in these two seasons.

3. In autumn and winter, Yangqi goes into hiding. For this reason Qi and blood tend to flow in the deep regions of the body. And that is why the skin becomes dense and there is less sweating but more urine in these two seasons.

4. The pulse appears as floating as fish surging in water in spring.

5. The pulse appears as flourishing as the growth of things in summer.

6. The pulse is located deep underneath the skin as if the insects about to hibernate.

7. The pulse is deeply sunken to the bone in winter as insects in hibernation.

8. In spring and summer, the pulse often appears floating and large; while in autumn and winter, the pulse frequently appears deep and small.

9. The fluctuation of pulse corresponds to the changes of weather in the four season, demonstrating adaptive reactions of Qi and blood.

10. The flow of Qi and blood in the human body is associated with the changes of weather.

第 24 课
一、术语翻译

1. regulate and harmonize the liver and spleen
2. soothe the liver and regulate [harmonize] the spleen

3. soothe the liver and fortify [tonify] the spleen

4. suppress the liver and reinforce the spleen

5. soothe the liver and harmonize the stomach

6. release stagnation and harmonize the stomach

7. suppress the liver and harmonize the stomach

8. purge the liver and harmonize the stomach

9. regulate [harmonize] the intestines and stomach

10. fortify [tonify] the spleen [middle] and harmonize [calm] the stomach

二、语句翻译

1. When it is warm and fine, the blood will appear abundant and the defensive Qi will become floating. That is why the blood is easy to circulate and Qi is easy to flow.

2. When it is cold and cloudy, the blood inside the vessels tends to stagnate and the defensive Qi is subject to desent.

3. The south regions are characterized by excessive dampness and heat. That is why the muscular interstices of the people living in the south are often loose.

4. The north regions are characterized by dryness and cold. That is why the muscular interstices of the people living in the north are usually dense.

5. Human beings not only actively adapt to the conditions and changes of the natural world, but also actively take measures to remould it so as to improve their health and prevent diseases.

6. The phenomenon of climatic changes in the four seasons is one of the important conditions for the sprouting, growth, transformation, ripening and storage of plants.

7. If the changes of weather have exceeded the limitation of the body to adapt and regulate, it will lead to occurrence of diseases.

8. If the body fails to adjust itself to adapt to the changes of the natural world, it will cause diseases.

9. Spring is marked by frequent occurrence of epistaxis, middle summer by frequent occurrence of chest and hypochondriac problems, long summer by diarrhea due to invasion of cold into the abdomen, autum by wind-malaria and winter by obstruction and pain ailments.

10. Generally speaking, diseases appear alleviated in the daytime and worsened at night.

第 25 课
一、术语翻译
1. nourish the stomach and harmonize the middle

2. regulate the middle and harmonize the stomach

3. harmonize the middle and relax convulsion

4. regulate and harmonize qi and blood

5. regulate qi and harmonize the nutrient

6. mild regulation of cold and heat

7. application of both warming and clearing [cold and warm] therapies

8. clear the upper and warm the middle

9. warm the middle and clear the intestines

10. separate elimination through urination and defecation

二、语句翻译
1. The physiological activities and pathological changes vary with the changes in the four seasons.

2. The idea about the unity between the internal and external environments and the integrity of the body itself is known as the concept of organic wholeness.

3. The concept of organic wholeness reflects the application of classic Chinese materialism and dialectics in the theory of traditional Chinese medicine.

4. The concept of organic wholeness has permeated through all aspects of traditional Chinese medicine, such as physiology, pathology, diagnostics, syndrome differentiation and treatment.

5. Treatment based on syndrome differentiation, the basic principle in traditional Chinese medicine for understanding and treating diseases, is a special method used in traditional Chinese medicine to study and treat diseases.

6. Syndrome is a generalization of a disease at a certain stage during its progress, including aspects of the location, cause and nature of the disease as well as the conditions of the healthy-Qi and pathogenic factors.

7. Syndrome reflects the nature of the pathological changes of a disease at a certain stage, and therefore it, compared with symptoms, can reveal the nature of the disease more practically, explicitly and accurately.

8. The so-called syndrome differentiation means to generalize the data, symptoms and signs collected by means of the four diagnostic methods into a certain kind of syndrome.

9. Therapeutic principles are used to decide corresponding therapeutic methods according to the differentiation of syndromes.

10. Syndrome differentiation is prerequisite to the evidence for treatment while decision of treatment means to choose necessary measures and methods to deal with the disease in question.

第 26 课
一、术语翻译

1. separate elimination from the upper and lower

2. separate elimination from the external and internal

3. regulate [control] the thoroughfare vessel and conception vessel

4. clear heat and purge [downbear] fire

5. clear heat [qi] with pungent-cold medicinals

6. clear heat and outthrust pathogenic factors

7. clear heat and dispel pathogenic factors

8. clear heat [purge fire] and nourish [enrich] yin

9. clear heat [purge fire] and quench thirst

10. clear [purge] heat and release [destroy] toxin

二、语句翻译

1. The result of treatment based on syndrome differentiation can tell whether such a way to deal with diseases is correct or not.

2. The process of treatment based on syndrome differentiation is, in fact, the process of understanding and treating diseases.

3. Syndrome differentiation and treatment decision are two inseparable aspects in diagnosing and treating diseases, reflecting the idea of emphasizing both the theory and practice.

4. The way that traditional Chinese medicine understands and treats diseases actually emphasizes differentiation of both diseases and syndromes.

5. To differentiate syndromes means to make clear the nature of a certain syndrome first. Only when the nature of a syndrome is clearly differentiated can correct treatment be resorted to.

6. Treatment based on syndrome differentiation is not only different from local expectant treatment, but also different from the way that one prescription or one drug is used to deal with one specific disease.

7. Different kinds of diseases may demonstrate the same kind of syndrome during their course of progress.

8. The same kind of disease may show different syndromes at different stages of its progress.

9. Diseases with different syndromes are certainly treated with different therapeutic methods.

10. Yin and Yang are a couple of concepts in classic Chinese philosophy.

第 27 课

一、术语翻译

1. clear heat [qi] and cool the blood

2. clear heat [qi] and cool the nutrient

3. clear heat [purge fire] and stop bleeding

4. clear heat and regulate menstruation

5. clear heat to stop leukorrhagia

6. remove toxin to calm fetus

7. clear heat [cool the nutrient] to outthrust rashes

8. clear heat and resolve macula

9. clear heat [purge fire] and disperse swelling

10. clear heat and move stagnation

二、语句翻译

1. The primitive meaning of Yin and Yang simply referred to the orientations of sunshine, the side facing the sun being yang and the reverse side being Yin.

2. Yin and Yang have been, by extension, used to express the concepts of upper and lower position, left and right sides and internal and external environments in orientations as well as restlessness and quietness in movement.

3. Thinkers in ancient times used the concepts of Yin and Yang to explain two kinds of substantial powers that are opposed to each other, but at the same time, promoted and restricted each other.

4. The mutual opposing, restricting and promoting relationship between Yin and Yang reflects the intrinsic mechanism of all things.

5. The mutual opposing, restricting and promoting relationship between Yin and Yang reflects the basic law of the universe.

6. The theory of Yin and Yang is a generalization of the things in the natural world that are related to each other and opposed to each other.

7. Yin and Yang can, on the one hand, stand for things that oppose to each other, and can, on the other, be used to analyze the two aspects of one thing that oppose to each other.

8. The theory of Yin and Yang holds that the natural world is a substantial integrity and the result of the opposition and unity between Yin and Yang.

9. All things in the universe contain two opposite sides, i. e. Yin and Yang.

10. The existence, development and changes of all things in the universe are the result of the contradictory movement of Yin and Yang that oppose to each other but also unite with each other.

第 28 课

一、术语翻译

1. clear heat [purge fire] and stop bleeding

2. clear heat and regulate menstruation

3. clear heat to stop leukorrhagia

4. remove toxin to calm fetus

5. clear heat [cool the nutrient] to outthrust rashes

6. clear heat and resolve macula

7. clear heat [purge fire] and disperse swelling

8. clear heat and move stagnation

9. clear heat [purge fire] to relieve pain

10. clear heat and dissipate bind to relieve pain

二、语句翻译

1. Yin and Yang symbolize the attributes of things that oppose to each other and, at the same time, are related to each other.

2. The things that are moving, extroverted, rising, warm and bright all pertain to Yang.

3. The things that relatively appear static, introverted, descending, cold and dim pertain to Yin.

4. Qi from the heavens appears light and lucid, and therefore it pertains to Yang; while Qi from the earth appears heavy and turbid, and therefore it pertains to Yin.

5. Water, by nature, is cold, moistens things and runs downwards, and therefore it pertains to Yin; fire, by nature, is hot and flames upwards, and therefore it pertains to Yang.

6. Yin is quiet and inactive. So things static in nature pertain to Yin.

7. Yang is active, so things dynamic in nature pertain to Yang.

8. In the human body, the substances and functions that are characterized by promoting, warming and exciting all pertain to Yang in nature.

9. In the human body, the substances and functions that are characterized by coagulating, moistening and inhibiting all pertain to Yin in nature.

10. Whether a certain thing pertains to Yin or Yang in nature is but relative, not absolute.

第 29 课

一、术语翻译

1. remove toxin and resolve macula

2. clear the nutrient and outthrust heat

3. clear heat to diffuse impediment

4. clear [cool] the nutrient and purge heat

5. clear the nutrient and cool the blood

6. cool the blood and clear heat [purge fire]

7. cool the blood [nutrient] and resolve macula

8. clear the nutrient and remove toxin

9. cool the blood and remove toxin

10. cool the blood and stop bleeding

二、语句翻译

1. Under certain conditions，Yin may transform into Yang and Yang may change into Yin.

2. Yin and Yang are not only opposite to each other in nature，but also unite with each other in function.

3. The interactions between Yin and Yang include mutual restriction, promotion and reduction.

4. The process of mutual restriction between Yin and Yang reflects the relationship of wax and wane between them.

5. Yang is characterized by sturdiness and excitation while Yin is marked by softness and quietness.

6. Yang is responsible for germination while Yin is in charge of growth.

7. Yang is responsible for sprouting and development while Yin is in charge of astringency and storage.

8. Yang transforms Qi while Yin manages configuration.

9. Without mutual restriction and unity between Yin and Yang，the interaction of opposites between them will cease，consequently leading to disappearance of things.

10. Impairment of the dynamic equilibrium between Yin and Yang indicates occurrence of diseases.

第 30 课

一、术语翻译

1. subdue and downbear deficiency-fire

2. clear and purge deficiency-heat [fire]

3. clear and diffuse [purge] stagnant heat [fire]

4. cool the blood and moisten dryness

5. cool the blood and stop dysentery

6. clear heat with salty-cold medicinals

7. clear and discharge internal heat [viscera]

8. clear the heart and purge fire [heat]

9. clear the heart and direct heat

10. clear the heart and remove toxin

二、语句翻译

1. Predominance of Yang leads to disorder of Yin and vice versa.

2. Yin and Yang are both opposite to each other and interdependent on each other, and no one can exist without the other.

3. Yang depends on Yin and Yin relies on Yang, and the existence of the one is prerequisite to the existence of the other.

4. Without Yang, Yin cannot maintain its activity of growth; without Yin, Yang cannot continue its process of transformation.

5. The interdependent relationship between Yin and Yang indicates that Yin and Yang root in each other in nature and depend on each other in function.

6. The interdependence between Yin and Yang not only reflects the mutual reliance between different substances, but also demonstrates the mutual dependence between functions of different organs and tissues.

7. Qi pertains to Yang while blood pertains to Yin.

8. Qi acts as the commander of the blood while the blood serves as a house for Qi, both of which depend on each other for existence.

9. Excitement pertains to Yang while inhibition to Yin, both of which interdepend on each other. Without excitement, there will be no inhition; without inhibition, there will be no excitement.

10. Substance pertains to Yin while function to Yang, both of which also interdepend on each other for existence.

第 31 课

一、术语翻译

1. clear the heart and nourish yin

2. clear the heart and cool the blood

3. clear the heart and cool the nutrient

4. clear the heart and tranquilize the spirit

5. clear the lung and stop bleeding

6. clear heat and purge the lung

7. clear heat and diffuse the lung

8. clear [diffuse] the lung and remove toxin

9. clear the lung [heat] and calm panting

10. clear the lung [heat] and suppress cough

二、语句翻译

1. Yin maintains inside to preserve Yang while Yang flows outside to protect Yin.

2. Yang depends on Yin to exist and vice versa. That is to say one is indispensable to the existence of the other.

3. If Yin is isolated, it will be hard to exist; if Yang is solitary, it will be difficult to develop.

4. Separation of Yin from Yang will inevitably lead to depletion of essence and Qi.

5. Interdependence between Yin and Yang is prerequisite to the mutual transformation of Yin and Yang.

6. Under certain conditions, Yin and Yang may transform and develop to their opposite sides.

7. The mutual restriction and interdependence between Yin and Yang are dynamic, not static.

8. Motion is absolute while staticness is relative; fluctuation is absolute while balance is relative.

9. Within absolute motion, there exists the factors of relative staticness; within relative staticness, there exists the elements of absolute motion.

10. Relative balance is maintained within the fluctuation of absolute motion; absolute fluctuation is conceived within relative balance.

第32课

一、术语翻译

1. clear the stomach and enrich [nourish] yin

2. clear the stomach and remove toxin

3. clear the stomach and purge [downbear] heat [fire]

4. clear the lung and resolve stasis

5. clear the lung and purge the intestines

6. clear heat and harmonize the stomach [middle]

7. clear the stomach and stop [cool] bleeding

8. clear the stomach and move stagnation

9. clear the stomach and downbear counterflow

10. clear the spleen and purge heat [fire]

二、语句翻译

1. All the things in the natural world are developing ceaselessly in absolute motion with relative staticness and absolute fluctuation with relative balance.

2. From winter solstice to spring and summer, it gradually turns from coldness to warmth and hotness, indicating that Yin is receding while Yang is increasing.

3. From summer solstice to autumn to winter, it gradually turns from hotness to coolness and coldness, indicating that Yang is receding while Yin is increasing.

4. Changes of weather in the four seasons and transformation from coldness to hotness signify the process of the fluctuative changes of Yin and Yang.

5. In the daytime, Yang is superabundant and the physiological functions of the body tend to be excited.

6. At night, Yin is superabundant and the physiologicaq functions of the body tend to be inhibited.

7. Only when Yin and Yang maintain a state of constant variation and balance can they promote the normal development of things and ensure normal activities of life.

8. When the relative balance between Yin and Yang is damaged, it will lead to relative predominance or relative decline of Yin or Yang, consequently

causing disorders of them in fluctuating development.

9. Predominance of Yang causes heat while predominance of Yin causes cold.

10. Yin and Yang，contrary to each other in nature，may turn to their opposite sides under certain conditions.

第 33 课
一、术语翻译
1. clear the liver and resolve stasis
2. soothe the liver and clear [purge] heat
3. clear the liver and purge fire [heat]
4. clear [purge] the liver and remove toxin
5. clear the liver and regulate qi
6. clear the liver and nourish yin
7. clear gallbladder heat [fire]
8. clear and purge the liver and gallbladder
9. clear the heart and purge the spleen
10. clear the heart and purge the liver

二、语句翻译
1. Under certain conditions，Yin may turn into Yang and Yang may change into Yin.

2. If the fluctuative change of Yin and Yang is taken as a process of quantitive change，then the mutual transformation of Yin and Yang is undoubtedly a process of qualitative change.

3. When new things are being produced，factors responsible for their future decline are also already being conceived.

4. The movement when old things are declining，the factors responsible for creation of new things are already being conceived.

5. Extreme development of Yin turns into Yang while extreme Yang changes into Yin.

6. Extreme coldness eventually turns into hotness and extreme hotness consequently changes into coldness.

7. When it develops from warmth in spring to hotness in summer，it

signifies a gradual transformation from hotness to coolness and coldness.

8. When it develops from coolness in autumn to coldness in winter, it signifies a gradual change from coolness and coldness to warmth and hotness.

9. Phenomena of transformation from Yin to Yang and from Yang to Yin can be found in the process of disease progress.

10. High fever in acute warm and febrile disease may lead to sudden drop of body temperature, pale complexion, coldness of limb and indistinct pulse, indicating fulminant prolapse of Yang and change of Yang syndrome into Yin syndrome.

第 34 课

一、术语翻译

1. clear the heart and purge the lung

2. purge the liver and clear the lung

3. purge the liver and clear the stomach

4. clear the lung and stomach

5. clear and purge diaphragm heat

6. clear and purge intestinal heat

7. clear the intestine and remove toxin

8. clear the intestine and stop bleeding

9. clear the heart and purge the kidney

10. clear the intestine [heat] to stop diarrhea

二、语句翻译

1. Yin syndrome caused by internal stagnation of cold fluid may change into Yang syndrome due to heat transformation triggered by certain factors.

2. Yin and Yang signify the relative properties of things and thus are indivisible.

3. The relationship between Yin and Yang is not solitary or static. In fact Yin and Yang are interrelated, influencing each other, contrary to each other and supplementing each other.

4. The theory of Yin and Yang permeates through the theoretical system of traditional Chinese medicine.

5. The theory of Yin and Yang is used to explain the structure and physiological functions of the body, analyze the occurrence and progress of diseases and guide clinical diagnosis and treatment.

6. The human body is an organic whole which is significantly under the influence of opposition and unity between Yin and Yang.

7. Man is born with a substantial shape which cannot exist without interaction between Yin and Yang.

8. In terms of Yin and Yang in the human body, the external pertains to Yang and the internal pertains to Yin.

9. In terms of Yin and Yang in the human body, the back pertains to Yang while the abdomen pertains to Yin.

10. In terms of Yin and Yang related to the viscera, the Zang-organs pertain to Yin while the Fu-organs pertain to Yang.

第 35 课

一、术语翻译

1. regulate qi and move [remove] stagnation

2. clear the intestine [heat] to stop dysentery

3. clear and purge ministerial fire

4. clear heat [purge fire] to relieve stranguria

5. clear heat to calm fetus

6. clear [purge] heat and produce [preserve] fluid

7. clear heat and eliminate steaming

8. diffuse and unblock [free] qi movement

9. disinhibit qi and disperse stagnation

10. regulate [move][normalize] qi and resolve [expel] depression

二、语句翻译

1. The liver, heart, spleen, lung and kidney in the five Zang-organs all pertain to Yin while the gallbladder, stomach, large intestine, small intestine, bladder and triple energizer in the six Fu-organs all pertain to Yang.

2. In terms ot the structure of the human body, the upper part pertains to Yang while the lower part pertains to Yin, the external part belongs to Yang while the internal part belongs to Yin.

3. In terms of the four limbs, the lateral side pertains to Yang while the medial side pertains to Yin.

4. Since the five Zang-organs pertain to the concept of the internal and store essence without discharging it, they belong to the category of Yin in nature.

5. Since the six Fu-organs pertain to the concept of the external, transport and transform chyme without storing it up, they belong to the category of Yang in nature.

6. Since the heart and the lung are located in the upper portion of the body, they pertain to the category of Yang in nature; since the liver, spleen and kidney are located in the lower portion of the body, they belong to the category of Yin in nature.

7. Each of the viscera can be divided into two parts, namely Yin and Yang. That is why there are such concepts as heart Yin and heart Yang, kidney Yin and kidney Yang, etc. in traditional Chinese medicine.

8. In terms of the internal part, the five Zang-organs pertain to Yin while the six Fu-organs pertain to Yang; in terms of the external part, tendons and bones belong to Yin while skin belongs to Yang.

9. The normal activities of life are the result of harmonious relationship between Yin and Yang that are both in opposition and unity.

10. In terms of functions and substances, functions pertain to Yang while substances pertain to Yin.

第 36 课

一、术语翻译

1. open stagnation and downbear qi

2. outthrust pathogenic factors and release stagnation

3. soothe the liver and regulate qi〔resolve depression〕

4. soothe the liver〔resolve depression〕〔regulate qi〕to dissipate binding

5. soothe〔relax〕the liver and nourish the blood

6. soothe the liver and unblock the collaterals

7. soothe the liver and resolve stasis

8. soothe the liver and disinhibit the gallbladder

9. diffuse the lung and unblock qi

10. diffuse the lung and downbear qi

二、语句翻译

1. The foundation of the physiological activities of the human body is substance and therefore no physiological functions can be made possible without the required substance.

2. The result of physiological activities of the human body promotes metabolism of substances.

3. The relationship between the functions and substance concerning the human body reflects the interdependence and interaction between Yin and Yang.

4. If Yin and Yang fail to interdepend on each other and thus become separated from each other, it indicates the end of life.

5. Only when Yin is balanced and Yang is compact can essence and spirit function normally.

6. Relative balance between Yin and Yang is a symbol of health.

7. The occurrence and pathological process of diseases are caused by disorder of or imbalance between Yin and Yang due to certain factors.

8. The occurrence and progress of diseases are related to the conditions of both healthy Qi and pathogenic factors.

9. Healthy Qi refers to the structure and functions of the whole body, including body resistance against diseases.

10. The so-called pathogenic factors, or evil Qi in Chinese, refer to various factors that cause diseases.

第 37 课

一、术语翻译

1. move〔regulate〕qi to harmonize〔fortify〕the stomach

2. diffuse the lung and calm panting

3. purge the lung and calm panting

4. downbear counterflow〔downbear qi〕to calm panting

5. diffuse the lung〔normalize qi〕〔downbear counterflow〕to suppress cough

6. diffuse the lung and relieve stagnation

7. regulate qi and fortify the spleen

8. move〔normalize〕qi and downbear counterflow

9. diffuse the lung to downbear counterflow

10. calm rush and downbear counterflow

二、语句翻译

1. Health Qi is composed of Yin part and Yang part, including Yin fluid and Yang Qi.

2. Pathogenic factors, or evil Qi in Chinese, are also composed of two parts, Yin part and Yang part. For instance, in the six excesses, or six evils in Chinese, pathogenic cold and dampness are of Yin in nature while pathogenic wind, summer-heat, hotness and dryness are of Yang in nature.

3. The process of disease progress is in fact the process of the combat between healthy Qi and pathogenic factors, the result of which causes relative predominance or relative decline of Yin and Yang in the body.

4. No matter how complicated pathological changes are, they can be generalized as relative predominance or relative decline.

5. The so-called relative predominance of Yin or Yang means that the development of Yin or Yang is higher than usual.

6. The so-called relative predominance of Yin or Yang means that the development of Yin or Yang is lower than usual.

7. Deficiency of Yang causes external cold while deficiency of Yin causes internal heat.

8. Deficiency of Yin or Yang will inevitably lead to relative hyperactivity of its counterpart.

9. When deficiency of Yin or Yang has developed to a certain degree, it will inevitably lead to insufficiency of its counterpart.

10. When deficiency of Yang has developed to a certain degree, it will cause deficiency of Yin known as "impairment of Yang involving Yin" due to failure of Yang to transform Yin fluid due to deficiency.

第 38 课

一、术语翻译

1. harmonize the stomach to downbear counterflow

2. downbear counterflow [harmonize the stomach] to stop vomiting

3. downbear counterflow to stop hiccup

4. downbear counterflow and resolve stuffiness

5. regulate [move] qi and resolve stuffiness [dissipate bind]

6. regulate [move] qi and break [resolve] accumulation

7. regulate [move] qi to relieve pain

8. regulate [move] qi and unblock [harmonize] the collaterals

9. regulate [move] qi and resolve [dispel] stasis

10. move qi and break the blood

二、语句翻译

1. When deficiency of Yin has developed to a certain degree, it will cause deficiency of Yang known as "impairment of Yin involving Yang" due to failure of Yin to transform Yang Qi due to deficiency.

2. Although pathological changes of diseases are changeable and complicated, they can be generalized as disorder of or imbalance between Yin and Yang.

3. Impairment of Yang involving Yin or impairment of Yin involving Yang will inevitably lead to deficiency of both Yin and Yang.

4. Under certain conditions, pathological changes due to disorder of Yin and Yang will eventually transform to their opposite side.

5. Under certain conditions, Yang syndrome can change into Yin syndrome and vice versa.

6. Extreme coldness will turn into hotness and extreme hotness will change into coldness.

7. Those who are experienced in diagnosing diseases will examine the complexion and take the pulse of the patient to differentiate Yin and Yang first.

8. In clinical syndrome differentiation, only when Yin and Yang are clearly differentiated can the nature of disease be correctly revealed.

9. Lustrous and bright complexion indicates that the disease in question is of Yang in nature while gloomy and sallow complexion indicates that the disease concerned is of Yin in nature.

10. Clinical manifestations of sonorous voice, excessive speech and restlessness indicate that the concerned disease is of excess and heat in nature, pertaining to Yang in pathogenesis.

一、术语翻译

1. activate the blood and resolve [dispel][dissipate] stasis
2. regulate [adjust] qi to calm fetus
3. regulate [move] qi and disperse swelling
4. move qi and loosen the intestines
5. regulate [move] qi to adjust menstruation
6. move the blood and dispel [expel] stasis
7. break the blood to move [expel] stasis
8. purge the lower and expel stasis
9. harmonize the nutrient and move stasis [activate the blood]
10. resolve stasis and clear heat

二、语句翻译

1. Clinical manifestations of weak voice, no desire to speak and quietness indicate tha the concerned disease is of deficiency and cold in nature, pertaining to Yin in pathogenesis.

2. Disease marked by weak breath is usually of Yin syndrome in nature while disease characterized by strong breath and sonorous voice is often of Yang syndrome in nature.

3. In terms of regions in dividing Yin and Yang, the Cun region pertains to Yang while the Chi region pertains to Yin.

4. In terms of the process of pulsation analyzed according to Yin and Yang, it pertains to Yang when it beats and Yin when it recedes.

5. In terms of the frequency of pulse analyzed according to Yin and Yang, it pertains to Yang when it beats rapidly and to Yin when it beats slowly.

6. In terms of the morphology of pulse analyzed according to Yin and Yang, floating, large, floody and slippery pulses pertain to Yang in nature while deep, small, thin and unsmooth pulses pertain to Yin in nature.

7. So subtle is the pulse that has to be carefully examined according to the principles of Yin and Yang.

8. The basic treatment principles are to adjust Yin and Yang,

supplement deficiency and reduce excess in order to restore the relative balance between Yin and Yang.

9. In treating diseases，one must concentrate on regulation to restore balance according to the principles of Yin and Yang.

10. Syndrome with predominance of Yang is of heat in nature because predominance of Yang produces heat and can be treated by herbs cold and cool in nature for reducing Yang. Such a treatment is known as "treatment of heat syndrome with cold therapy".

第 40 课

一、术语翻译

1. activate the blood [resolve stasis] to dissipate bind

2. resolve stasis and clear heat

3. cool the blood and resolve [dissipate][break] stasis

4. clear heat and resolve stasis to unblock the collaterals

5. activate the blood and move stagnation [qi]

6. activate the blood to resolve accumulation [mass]

7. resolve [break] stasis to disperse accumulation [mass]

8. break [dispel] stasis to dissipate bind [soften hardness]

9. dispel [resolve] stasis to promote regeneration

10. activate [harmonize] the blood and nourish the blood

二、语句翻译

1. Syndrome with predominance of Yin is of cold in nature because predominance of Yin produces cold and can be treated by herbs warm and heat in nature for reducing Yin. Such a treatment is known as "treatment of cold syndrome with heat therapy".

2. The syndrome caused by hyperactivity of Yang due to failure of deficiency Yin to control Yang is known as deficiency heat syndrome which can be treated by nourishing Yin and strengthening water to inhibit hyperactivity of yang and fire.

3. The syndrome caused by superabundance of Yin due to failure of deficiency Yang to control Yin is known as deficiency cold syndrome which can be treated by strengthening Yang and invigorating fire to reduce superabundance of Yin.

4. Zhang Jingyue put forward the therapeutic methods of obtaining Yang from Yin and obtaining Yin from Yang according to the interdependence of Yin and Yang.

5. The theory of Yin and Yang is used not only to decide treatment principles, but also to generalize the properties, tastes and actions of medicinal herbs.

6. To treat diseases, doctors not only have to make correct diagnosis and decide proper therapeutic methods, but also get familiar with the properties and actions of medicinal herbs.

7. Only when appropriate therapeutic methods and medicinal herbs are selected can significant therapeutic effects be achieved.

8. The actions of medicinal herbs are decided according to their tastes as well as ascending, descending, floating and sinking properties.

9. The tastes and ascending, descending, floating and sinking properties of medicinal herbs can be generalized and analyzed according to the principles of Yin and Yang.

10. The properties are usually generalized into four kinds, namely cold, heat, warm and cool, and among which cold and cool properties pertain to Yin while warm and heat properties pertain to Yang.

第 41 课

一、术语翻译

1. resolve [dispel][dissipate][break] stasis and disperse swelling

2. resolve stasis and disinhibit water

3. resolve and dissipate blood stasis

4. disperse swelling and harmonize the collaterals

5. activate the blood [dispel stasis] and relax the sinews

6. activate the blood and dispel [exorcise] wind

7. activate the blood (unblock the collaterals) to relieve

8. resolve [dispel][dissipate] stasis to relieve pain

9. unblock the meridians to relieve pain

10. resolve mass and relieve pain

二、语句翻译

1. The medicinal herbs that can be used to alleviate or eliminate heat syndromes are usually cold or cool in nature.

2. The medicinal herbs that can be used to alleviate or eliminate cold syndromes are usually warm or heat in nature.

3. The tastes of medicinal herbs are usually classified into five kinds, namely acrid, sweet, sour, bitter and salty, among which acrid and sweet ones pertain to Yang while sour, bitter and salty ones pertain to Yin.

4. The medicinal herbs that are effective for elevating Yang, relieving superficies, eliminating wind, dispersing cold, inducing vomiting and dredging orifices are of Yang in nature because they tend to ascend and float in action.

5. The medicinal herbs that are effective for purgation, clearing away heat, promoting urination, tranquility, calming mind, suppressing Yang, eliminating wind, removing stagnation, inhibiting adverse flow of Qi and astringency are of Yin in nature because they tend to move downwards and descend in action.

6. The so-called five elements originally refer to five kinds of materials, namely wood, fire, earth, metal and water.

7. In their daily life and productive work, Chinese people in ancient times gradually came to understand that wood, fire, earth, metal and water were the materials indispensable to their existence. That is why five elements were originally called five materials.

8. Five elements is a basic concept in ancient Chinese philosophy and reflects Chinese academic ideas developed in ancient times.

9. The five materials in the natural world are indispensable to the daily life of human beings. Man cannot exist without any of them.

10. Water and fire are used by human beings to cook food.

第 42 课
一、术语翻译

1. relax the sinews to relieve pain

2. diffuse impediment to relieve pain

3. harmonize nutrient-blood to relieve pain

4. resolve [dispel] stasis to stop bleeding

5. harmonize the collaterals to stop bleeding

6. stop bleeding and relieve pain

7. unblock the collaterals to promote lactation

8. harmonize [unblock][activate] the collaterals

9. harmonize the nutrient to unblock the collaterals

10. diffuse [unblock] impediment and harmonize the collaterals

二、语句翻译

1. Metal and wood are used by human beings to do productive work.

2. Earth supports all things to grow and is thus carefully used by people.

3. The theory of five elements is a primitive materialstic concept in classical Chinese philosophy.

4. The theory of five elements holds that all things in the universe are composed of the elements of wood, fire, earth, metal and water.

5. The theory of five elements holds that the development and changes of all things and phenomena in the natural world are the results of the constant movement and interaction of the five kinds of materials.

6. The theory of five elements holds that the movement and order of all the things in the natural world are under the domination of the mutual interactions among the five elements known as promotion, restriction, control and transformation.

7. The theory of five elements tries to explain the origin, diversity and unity of all the things in the natural world according to the properties of wood, fire, earth, metal and water.

8. All the things and phenomena in the natural world can be generalized into five systems according to the properties and characteristics of wood, fire, earth, metal and water.

9. Intrinsic relationship exists among the five systems or even all the things and phenomena in these five systems decided according to the theory of five elements.

10. The theory of five elements holds that the natural world is under constant change and the universe is dynamic.

第 43 课

一、术语翻译

1. relax the sinews and harmonize [unblock] the collaterals
2. unblock the meridians to stop itching
3. activate [harmonize] the blood to regulate menstruation
4. harmonize the blood to calm fetus
5. dispel [resolve] stasis to induce [expedite] childbirth
6. resolve stasis to unblock the brain
7. resolve stasis to diffuse the lung
8. resolve stasis to loosen the chest
9. resolve stasis to loosen the heart
10. resolve stasis to harmonize the stomach

二、语句翻译

1. The theory of five elements holds that the natural world is composed of five kinds of basic materials, including wood, fire, earth, metal and water, correctly revealing the origin of the natural.

2. The theory of five elements holds that nothing is static and solitary. In fact all the things in the natural world are in constant mutual promotion and restriction, and therefore maintaining a relative balance among them.

3. The theory of five elements not only contains the ideas of materialism, but also views of dialectics.

4. The theory of five elements was used in ancient times to understand the universe itself and explain mutual relationships involved in the conception and progress of things in the universe.

5. The theory of five elements is used in traditional Chinese medicine to observe human body and explain organic relationships between human body and external environment, between one region and another as well as between regions and wholeness.

6. Based on their long-term living experience and productive practice, people in ancient times gradually developed the properties of the five elements into theoretical concepts according to their primary comprehension of wood, fire, earth, metal and water.

7. The theoretical concepts of the five elements have become the basic

principles used to analyze the properties of different things and the interrelationships among them according to the properties of the five elements.

8. Though the properties of the five elements were derived from wood, fire, earth, metal and water, they have obviously exceeded what wood, fire, earth, metal and water themselves demonstrate and extended to cover more complicated aspects of things.

9. The property of wood was described by people in ancient times as free and outward growth and development.

10. The idea that wood is marked by free and outward growth describes the morphological condition of wood characterized by free, outward and peripheral development of the trunk, branches and twigs.

第 44 课

一、术语翻译

1. resolve stasis and nourish the stomach

2. resolve stasis to regulate the spleen

3. resolve stasis and nourish the liver

4. repel filth and resolve [drain] turbidity [with aroma]

5. dispel dampness and remove toxin

6. separate lucidity and downbear [drain][filtrate] turbidity

7. diffuse and resolve with clear [aromatic] medicinals

8. resolve stasis to soothe the liver

9. disinhibit [dispel] dampness and resolve turbidity

10. clear heat and disinhibit dampness-turbidity

二、语句翻译

1. Anything that is marked by growth, advance, elevation, development, extension and freedom pertains to the category of wood.

2. The property of fire was described by people in ancient times as flaming up.

3. The idea that fire tends to flame up describes the property of fire marked by warmth, heat and elevation.

4. Anything that is marked by warmth, heat, elevation and steaming pertains to the category of fire.

5. The property of earth was described by people in ancient times as functioning to cultivate crops.

6. The idea that the earth functions to cultivate crops means that crops are sowed in the earth and harvested from the earth.

7. Anything that is marked by promotion of growth, load-bearing capacity and reception pertains to the category of earth.

8. The earth carries the other four elements, namely wood, fire, metal and water.

9. All things are conceived in the earth and extinct in the earth.

10. The earth is the mother of all things.

第 45 课

一、术语翻译

1. clear heat and resolve dampness-turbidity

2. resolve dampness and downbear turbidity

3. dry dampness and resolve turbidity

4. diffuse and dissipate pathogenic dampness [turbidity]

5. move [regulate] qi and resolve dampness

6. resolve [dry] dampness and harmonize the nutrient

7. resolve dampness to harmonize the middle

8. fortify [reinforce] the spleen to resolve [dispel] dampness

9. fortify the spleen and drain [disinhibit] dampness

10. warm the middle and resolve dampness

二、语句翻译

1. The property of metal was described by people in ancient times as being changeable.

2. Anything that is marked by purification, coolness, descent and astringency pertains to the category of metal.

3. The property of water was described by people in ancient times as flowing downwards and moistening things.

4. Anything that is marked by coldness, coolness, moistening and moving downwards pertains to the category of water.

5. The theory of five elements is used to analyze and categorize things according to the properties of the five elements.

6. Since the properties of things decided according to the theory of five elements are summed up through analogizing the nature and functions of things with that of the five elements, they are not necessarily the same as that of wood, fire, earth, metal and water.

7. Things that are similar to wood in property pertain to the category of wood and things that are similar to fire in property pertain to the category of fire, and the rest may be inferred in the same way.

8. In terms of relationship between the five orientations and the five elements, the east pertains to wood because the sun rises from the east, appearing similar to wood marked by growth and development.

9. In terms of correspondence between orientations and five elements, the south, characterized by hotness and thus similar to the flaming property of fire, pertains to the category of fire.

10. In terms of correspondence between orientations and five elements, the west, characterized by sunset and similar to the depurating and descending property of metal, pertains to the category of metal.

第 46 课

一、术语翻译

1. clear the heart and disinhibit dampness [water]

2. fortify the spleen to stop leukorrhagia

3. dry dampness to activate [fortify] the spleen

4. drain and disinhibit [dispel dampness] with bland medicinals

5. loosen the middle and disinhibit [resolve] dampness

6. clear the gallbladder and disinhibit dampness

7. dry dampness and move qi [stagnation]

8. dry dampness to harmonize the stomach [middle]

9. dispel [disperse] wind and dry [resolve] dampness

10. dissipate cold and eliminate [dispel][dry] dampness

二、语句翻译

1. In terms of correspondence between orientations and five elements, the north, characterized by coldness and similar to moistening and downward flowing property of water, pertains to the category of water.

2. In terms of correspondence between five Zang-organs and five elements, the liver is characterized by ascending activity and thus pertains to the category of wood.

3. In terms of correspondence between five Zang-organs and five elements, the heart is characterized by warmth and thus pertains to the category of fire.

4. In terms of correspondence between five Zang-organs and five elements, the spleen is characterized by transportation and transformation and thus pertains to the category of fire.

5. In terms of correspondence between five Zang-organs and five elements, the lung is characterized by descending activity and thus pertains to the category of metal.

6. Since the liver pertains to wood in the five elements, tendons, which are controlled by the liver, and eyes, into which the liver opens, also pertain to the category of wood.

7. Since the heart pertains to fire in the five elements, vessels, which are controlled by the heart, and tongue, into which the heart opens, also pertain to the category of fire.

8. Since the spleen pertains to earth in the five elements, muscles, which are controlled by the spleen, and mouth, into which the spleen opens, also pertain to the category of earth.

9. Since the lung pertains to metal in the five elements, the skin and body hair, which are controlled by the lung, and the nose, into which the lung pertains, also pertain to the category of metal.

10. Since the kidney pertains to water, bones, which are controlled by the kidney and the ears, genitals and anus, into which the kidney opens, also pertain to the category of water.

第 47 课
一、术语翻译

1. clear and disinhibit the middle energizer (dampness-heat)

2. clear and disinhibit the spleen and stomach (dampness-heat)

3. clear and disinhibit the spleen meridian (dampness-heat)

4. warm and resolve cold and dampness

5. diffuse and resolve cold and dampness

6. clear heat and dispel [eliminate] dampness

7. clear heat and disinhibit dampness

8. clear heat and resolve dampness

9. clear heat and drain dampness

10. clear and disinhibit [resolve] the triple energizer

二、语句翻译

1. The theory of five elements also holds that things belong to the same category must be associated with each other.

2. The theory of five elements tries to expound the foundation based on which man maintains a unity with the natural world and environment.

3. The theory of five elements, by means of analysis, categorization, induction and deduction according to the properties of five elements, has classified myriads of things in the natural world into five systems, namely wood system, fire system, earth system, metal system and water system.

4. To explain the human body with the theory of five elements means to classify the tissues and functions of the human body, centering around the five Zang-organs, into five physiological systems and five pathological systems.

5. The theory of five elements does not statically and solitarily categorize things according to the five elements. In fact, it tries to explore and explain mutual relationship, mutual balance, integrity and unity of things according to the inter-promotion and inter-restriction relationships among the five elements.

6. The theory of five elements also tries to, according to severe restriction and reverse restriction among the five elements, explore and explain mutual influence of things after relative balance between them is damaged.

7. Promotion means one thing promotes, strengthens or supports another thing in its development.

8. Restriction means that one thing inhibits and restricts another thing in its development.

9. The theory of five elements holds that promotion and restriction relationships among things in the natural world are normal phenomena, and so are the same phenomena observed in the human body.

10. The promoting and restricting relationships between things have made it possible for the natural world to maintain a dynamic balance and the human body to keep a physiological harmony. That is why it is said in TCM that "restriction ensures production and transformation".

第 48 课
一、术语翻译
1. clear [drain] heat and dry [resolve] dampness to remove toxin
2. disinhibit water and alleviate edema
3. clear and disinhibit the liver and gallbladder (dampness-heat)
4. clear and disinhibit the intestines (dampness-heat)
5. clear and disinhibit the bladder (dampness-heat)
6. clear and disinhibit the lower energizer (dampness-heat)
7. clear and diffuse dampness-heat from the upper energizer
8. clear heat, resolve dampness and move stagnation
9. clear heat, resolve dampness and remove toxin
10. clear heat, resolve dampness and unblock collaterals

二、语句翻译
1. The following is the order of promotion among the five elements: wood promotes fire, fire promotes earth, earth promotes metal, metal promotes water and water promotes wood.

2. The following is the order of restriction among the five elements: wood restricts earth, earth restricts water, water restricts fire, fire restricts metal and metal restricts wood.

3. Constantly and cyclically the five elements promote and restrict in succession, maintain a dynamic balance among different things.

4. In terms of the mechanism of creation and transformation, both promotion and restriction are indispensable.

5. Without promotion, it is impossible for things to conceive and develop; without restriction, it will lead to hyperactivity and bring harm.

6. Due to promotion and restriction among the five elements, there exist four other specific relationships in each element, i. e. to be promoted and to promote, to be restricted and to restrict.

7. In the canon entitled *Nanjing* (*Canon of Difficult Issues*), compiled by Bian Que who lived in the Spring and Autumn Period, to be promoted and to promote are compared to the relationship between mother and child.

8. The element that promotes another is called "mother" while the element that is promoted by another is called "child". That is why the promotion relationship among the five elements is compared to "mother and child" relationship.

9. Take fire for example. Since wood promotes fire, the element that is "to be promoted" is fire; since fire promotes earth, the element that is "to be promoted" is earth.

10. Since wood is the "mother" of fire and earth is the "child" of fire, the relationship between wood and fire is described as that of between "mother and child" and so is the relationship between fire and earth.

第 49 课
一、术语翻译

1. clear [drain] heat and dry [resolve] dampness to remove toxin

2. drain dampness and disinhibit water [urine]

3. fortify [warm] the spleen and disinhibit [control] water

4. warm the kidney and disinhibit [resolve][move] water

5. diffuse [purge] the lung and disinhibit [move] water

6. disinhibit water and alleviate edema

7. disperse [dispel] wind and disinhibit water

8. dissipate cold and disinhibit water

9. transform qi and disinhibit [move] water

10. eliminate [resolve] dampness and unblock the collaterals

二、语句翻译

1. "To be restricted" and "to restrict" are described as "failure to dominate" and "success to dominate" in *Yellow Emperor's Canon*

of *Medicine*.

2. "To be restricted" means "failure to dominate" while "to restrict" means "success to dominate".

3. Take fire for example. Since fire restricts metal, the element that is "to be restricted" is metal; since water restricts fire, the element that is "to restrict" is water.

4. Though both "to be promoted" and "to promote" belong to the category of promotion relationship among the five elements, restriction still exists between them. Take wood for example, the element that is "to promote (wood)" is water and the element that is "to be promoted (by wood)" is fire. However, at the same time water also restricts fire.

5. Though both "to be restricted" and "to restrict" belong to the category of restriction relationship among the five elements, promotion still exists between them. Take wood for example. The element that is "to restrict (wood)" is metal and the element that is "to be restricted (by wood)" is earth. However, at the same time earth promotes metal.

6. The theory of five elements, in light of the complicated relationships among the five elements, holds that everything must be regulated by its wholeness to prevent any excess or deficiency so as to maintain a relative balance.

7. To explore the natural world with the relationships among the five elements, the normal changes of weather and the biological balance in the natural world will be naturally revealed.

8. To explore the human body with the relationships among the five elements, the physiological balance of the body will be reasonably explained.

9. The concepts of over restriction and reverse restriction among the five elements, mentioned first in the *Yellow Emperor's Canon of Medicine*, refer to abnormal phenomena of restriction due to disorder of promotion, restriction, regulation and transformation among the five elements.

10. The so-called over restriction among the five elements means that one element excessively restricts another, consequently leading to a series of abnormal restriction.

第 50 课

一、术语翻译

1. dispel [dry] dampness to eliminate [dissipate] fullness [stuffiness]

2. eliminate [dispel] dampness to relieve pain

3. eliminate [dispel][dry] dampness to stop itching

4. eliminate [dispel] dampness to stop leukorrhagia

5. dispel [drain][resolve] dampness to stop diarrhea

6. dispel dampness to stop dysentery

7. dispel dampness and alleviate edema

8. diffuse and moisten [external] dryness with light medicinals

9. disperse the external and moisten dryness

10. dispel [disperse] wind and moisten dryness

二、语句翻译

1. If one element in the five elements becomes very strong, it will inevitably and excessively restricts the element that is normally restricted by it, making the element to be restricted weak and therefore leading to abnormal promotion, restriction, regulation and transformation among the five elements.

2. If wood is too strong, it will inevitably restricts earth excessively, consequently leading to insufficiency of earth which is known as "wood subjugating earth" or "wood over restricting earth".

3. If one element in the five elements itself becomes weak, the one that usually is "to restrict" it will therefore appear stronger, eventually further weakening that element.

4. Insufficiency of earth itself will make wood that normally restricts the earth more powerful, consequently further weakening the earth. Such a condition is known as "subjugation of earth by wood due to deficiency".

5. The so-called reverse restriction or insult means that a certain element in the five elements becomes so strong that it, instead of being restricted by the one that is normally "to restrict" itself, begins to restrict that element. That is why such a condition is called reverse restriction or insult.

6. Normally wood is restricted by metal. However if the wood becomes extraordinarily strong, it will restrict the metal instead of being restricted by the metal. Such a condition is called "wood reversely restricting metal" or "wood insulting metal".

7. On the other hand, if metal itself is very weak, it will not only fail to restrict wood, but also be reversely restricted by wood. Such a condition is called "reverse restriction of metal by wood due to deficiency".

8. Over restriction and reverse restriction are all abnormal phenomena of restriction, which are different from each other and associated with each other.

9. The so-called over restriction refers to excessive restriction in the normal order of restriction among the five elements, and therefore causing abnormal changes of promotion, restriction, regulation and transformation among the five elements.

10. The so-called reverse restriction or insult refers to contrary restriction opposite to the order of restriction among the five elements, and therefore causing abnormal changes of promotion, restriction, regulation and transformation among the five elements.

第 51 课

一、术语翻译

1. diffuse coolness and dryness with light medicinals
2. clear and diffuse heat to moisten dryness
3. clear heat and moisten dryness
4. clear the lung and moisten dryness
5. enrich [nourish] yin and moisten dryness
6. produce fluid to moisten dryness
7. produce fluid to quench thirst
8. increase fluid to moisten the lung
9. nourish [tonify] the blood and moisten dryness
10. nourish the blood and moisten the skin

二、语句翻译

1. The relationship between over restriction and reverse restriction is that reverse restriction may also appear in the case of over restriction and vice

versa.

2. If wood is too strong, it will not only over restrict earth, but also reversely restrict metal; if metal is deficient, it will not only be reversely restricted by wood, but also be over restricted by earth. Thus the phenomena of over restriction and reverse restriction are closely associated with each other.

3. The theory of five elements can be used to decide treatment principles and therapeutic methods.

4. The theory of five elements is mainly used in TCM to analyze the viscera, meridians and other related tissues in terms of the properties of the five elements, to demonstrate the relationships among the viscera, meridians and various physiological functions of the body in the light of promotion, restriction, regulation and transformation among the five elements, and to explore mutual influence of them under pathological conditions according to the phenomena of over restriction and reverse restriction among the five elements.

5. The theory of five elements in TCM is not only used to do theoretical explanation, but also to guide clinical practice.

6. The theory of five elements ascribes the categorization of the viscera to the five elements and explains the physiological functions of the viscera according to the properties of the five elements.

7. Wood is characterized by either straight or twisting development and free growth of branches and leaves, indicating growth and development. The liver likes free function and detests depression and suppression. That is why the liver pertains to wood in the five elements.

8. Fire is warm and hot, tending to flame up by nature. Heart yang also function to warm the body. That is why the heart pertains to fire in the five elements.

9. The earth is characterized by thickness and generosity, and thus responsible for growth and transformation of all creatures and things. While the spleen is responsible for transporting and transforming water and food, transmitting nutrients to nourish the five Zang-organs, six Fu-organs, four limbs and all parts of the body, and therefore serving as the source of the production and transformation of Qi and blood. That is why the spleen pertains to earth in the five elements.

10. Metal is characterized by depuration and astringency. While the lung is also marked by depuration and lung Qi is due to depurate and descend. That is why the lung pertains to metal in the five elements.

第 52 课

一、术语翻译

1. moisten the skin [dryness] and relieve itching

2. nourish the nutrient and moisten dryness

3. moisten dryness to quench thirst

4. moisten dryness [the lung] to suppress cough

5. moisten dryness and remove toxin

6. (reinforce healthy qi) tonify [replenish] qi

7. tonify qi and dispel phlegm

8. tonify [replenish] qi and produce blood

9. tonify [replenish] qi and activate the blood [dispel stasis][move stasis]

10. tonify [replenish] qi and produce fluid

二、语句翻译

1. Water is characterized by moisture, running downwards, coolness and storage. While the kidney stores essence and governs water. That is why the kidney pertains to water in the five elements.

2. The theory of five elements ascribes the viscera, tissues and structures of the human body to the five elements. At the same time it associates the five orientations, five seasons, five Qi, five tastes and five colours in the natural world with the five Zang-organs, six Fu-organs, five constituents and five sensory organs in the human body. In such a way, it has united man and the natural environment.

3. In the chapter entitled *Major Discussion on the Manifestations of Yin and Yang* in the *Plain Conversation*, it says that "the east produces wind, wind resuscitates wood, wood produces sourness, sourness nourishes the liver, the liver nourishes tendons···the liver governs the eyes", logically associating the east, spring, wind and sourness in the natural world with the liver, tendons and eyes in the human body through the property of wood in the five elements, comprehensively demonstrating the holistic concept of correspondence between man and nature.

4. The functions of the five Zang-organs are not isolated, but closely related to each other and frequently influencing each other.

5. Categorization of the five Zang-organs according to the five elements has not only revealed the functions and properties of the five Zang-organs, but also explored the intrinsic relationships of the physiological functions of the five Zang-organs in the light of promotion, restriction, regulation and transformation among the five elements.

6. The intrinsic relationships among the five Zang-organs indicate that the five Zang-organs not only promote each other, but also restrict each other.

7. The theory about promotion among the five elements can be used to explore the mutual promoting and invigorating relationships among the five Zang-organs.

8. According to the theory of correspondence between the five elements and the five Zang-organs, the idea that the liver promotes the heart indicates the application of the theory that wood generates fire. The reason that the liver promotes the heart is that the liver stores the blood to support the heart in governing the blood.

9. According to the theory of correspondence between the five elements and the five Zang-organs, the idea that the heart promotes the spleen indicates the application of the theory that fire generates earth. The reason that the heart promotes the spleen is that heart Yang warms the spleen.

10. According to the theory of correspondence between the five elements and the five Zang-organs, the idea that the spleen promotes the lung indicates the application of the theory that earth generates metal. The reason that the spleen promotes the lung is that "spleen Qi distributes essence and transmits it to the lung".

第 53 课

一、术语翻译

1. replenish qi to abort fetus [expedite childbirth]

2. replenish qi and abate fever

3. tonify qi and disinhibit water

4. tonify [replenish] qi and resolve [dispel] dampness

5. tonify qi to dispel pathogenic factors

6. tonify qi to clear heat

7. tonify and replenish heart qi

8. tonify and replenish lung qi

9. tonify and replenish middle qi

10. tonify [fortify] the spleen and replenish [tonify] qi

二、语句翻译

1. According to the theory of correspondence between the five elements and the five Zang-organs, the idea that the lung promotes the kidney indicates the application of the theory that metal generates water. The reason that the lung promotes the kidney is that lung-metal depurates and lung Qi moves downwards to promote kidney-water.

2. According to the theory of correspondence between the five elements and the five Zang-organs, the idea that the kidney promotes the liver indicates the application of the theory that water generates wood. The reason that the kidney promotes the liver is that the liver stores essence to nourish Yin blood stored in the liver.

3. The heart is related to the vessels and its splendor is reflected on the countenance. The heart is restricted by the kidney.

4. The lung is related to the skin and its splendor is reflected on the body hair. The lung is restricted by the heart.

5. The liver is related to the sinews and its splendor is reflected on the nails. The liver is restricted by the lung.

6. The spleen is related to the muscles and its splendor is reflected on the lips. The spleen is restricted by the liver.

7. The kidney is related to the bones and its splendor is reflected on the hair. The kidney is restricted by the spleen.

8. The classic entitled *Collection of the Explanations of Plain Conversation* says, "The heart governs fire but is governed by kidney-water. Thus the kidney serves as the source of the production and transformation of the heart".

9. The lung pertains to metal in the five elements and is governed by heart-fire. That is why the heart serves as the dominator of the lung.

10. The spleen pertains to earth and is governed by liver-wood. That is why the spleen serves as the dominator of the spleen.

第 54 课

一、术语翻译

1. tonify the spleen and purge [discharge] diarrhea

2. tonify the stomach and harmonize the middle

3. tonify [replenish] qi and upraise yang

4. tonify the spleen and nourish the blood

5. tonify and replenish liver qi

6. tonify and replenish kidney qi

7. tonify the kidney to reinforce [cultivate] original qi

8. tonify the kidney to receive qi [replenish the lung]

9. tonify the kidney [qi] to calm fetus

10. tonify and replenish the heart and lung

二、语句翻译

1. The kidney pertains to water and is governed by spleen-earth. That is why the spleen serves as the dominator of the kidney.

2. To match the five Zang-organs with the five elements makes it possible to associate all parts of the body together and eventually develop into the physiological system and pathological system of TCM centering around the five Zang-organs, demonstrating the organic wholeness of the human body.

3. By means of matching the five Zang-organs with the five elements and in the light of the rules of the five elements in promotion, restriction, regulation and transformation, the mechanism responsible for the mutual connection and mutual restriction relationships among the liver, heart, spleen, lung and kidney systems is explored, further ascertaining the basic concept that the human body is an organic wholeness.

4. To match the five Zang-organs with the five elements and to categorize the five Zang-organs according to the properties of the five elements has explored the unity between the human body and the external environment.

5. The purpose of applying the theory of five elements to physiology is to reveal the unity between viscera and tissues as well as the human body and the external environment.

6. The theory of five elements can not only demonstrate the interrelationship among the viscera under physiological condition, but also reveal their mutual influence under pathological condition.

7. The five Zang-organs are physiologically related to each other and pathologically influence each other. That is to say the disorder of a certain viscus may involve the rest viscera and the disorders of the rest viscera may also affect this viscus. Such a transmission under pathological conditions is called transference and change in TCM.

8. The transmission of visceral diseases according to the theory of five elements can be divided into two categories, namely transmission in the order of promotion and transmission in the order of restriction.

9. The transmission of diseases in the order of promotion incudes "disorder of the mother organ involving the child organ" and "the disorder of the child organ involving the mother organ".

10. The so-called disorder of the mother organ involving the child organ refers to the transmission of diseases from the mother organ to the child organ.

第 55 课

一、术语翻译

1. tonify the spleen and replenish the lung

2. tonify and replenish the spleen and kidney

3. tonify [replenish] qi and secure collapse

4. tonify [replenish] qi and restore yang

5. replenish qi and revive pulse

6. tonify the blood

7. tonify the blood and nourish the heart

8. tonify the blood and nourish the liver

9. nourish the blood and pacify [emolliate] the liver

10. nourish the blood and relax [soothe] the liver

二、语句翻译

1. According to the correspondence between the five Zang-organs and the five elements, the kidney pertains to water and the liver pertains to wood. Since water nourishes wood, the kidney promotes the liver. That is why the kidney is called the mother organ while the liver is called the child organ. If the kidney disease affects the liver, it is known as disease of the mother organ involving the child organ.

2. The so-called "insufficiency of essence and blood in the liver and kidney" and "failure of water to nourish wood" frequently encountered in clinical practice all pertain to the category of disease of the mother organ involving the child organ.

3. Insufficiency of essence and blood in the liver and kidney is caused by insufficiency of blood in the liver due to insufficiency of kidney essence that affects the liver.

4. The so-called "failure of water to nourish wood" is caused by hyperactivity of liver Yang due to deficiency of liver and kidney Yin resulting from insufficiency of kidney water that fails to nourish liver wood.

5. The so-called "disorder of the child organ involving the mother organ", also known as "the child organ affecting Qi of the mother organ", which literally means that "the child steals Qi from the mother", referring to the transmission of diseases from the child organ to the mother organ.

6. According to the correspondence between the five Zang-organs and the five elements, the liver pertains to wood and the heart pertains to fire. Since wood produces fire, the liver invigorates the heart. That is why the liver is called the mother organ and the heart is called the child organ.

7. Heart disease involving the liver is known as "disease of the child organ affecting the mother organ", also known as "the child organ affecting Qi of the mother organ".

8. Deficiency of heart and liver blood and exuberance of heart and liver fire frequently encountered in clinical practice all pertain to the category of disease of the child organ involving the mother organ.

9. Deficiency of heart and liver blood is caused by insufficiency of liver blood resulting from insufficiency of heart blood that affects the liver.

10. Exuberance of heart and liver fire is caused by excessive heart fire resulting from exuberance of heart and liver fire that affects the liver.

第 56 课

一、术语翻译

1. tonify the blood and warm yang
2. tonify the blood and secure collapse
3. nourish the blood to stop itching
4. nourish the blood to moisten the intestines [relax the bowels]
5. nourish the blood and regulate menstruation
6. nourish the blood and regulate [harmonize] the blood
7. nourish the blood to calm fetus
8. nourish the blood to relieve pain
9. nourish the blood to promote hair growth
10. nourish the blood to restore [unblock] pulse

二、语句翻译

1. The transmission of diseases in the order of restriction among the viscera includes two aspects, namely over restriction and reverse restriction (or "insult").

2. Over restriction includes two conditions, one is that a certain element is too strong that it excessively restricts another one; the other is that a certain element becomes too weak that it cannot bear the restriction of another one and therefore leads to pathological changes due to excessive restriction.

3. In terms of the restriction relationship between wood and earth, over restriction is called "wood subjugating earth" or "wood over restricting earth" while reverse restriction is known as "earth reversely restricting wood". Though the causes of both cases are different, the results are the same: excess of one aspect and deficiency of another aspect.

4. Invasion of the stomach and the spleen by liver Qi that flows transversely and frequently encountered in clinical practice pertains to the category of diseases caused by "over restriction".

5. The so-called reverse restriction refers to diseases caused by restriction contrary to the normal restricting order.

6. One condition of reverse restriction is caused by excessive predominance of one element that is not only too strong to be restricted by the element that normally restrains it, but also contrarily restricts that element.

7. The other condition of reverse restriction is caused by extreme weakness of one element that not only is too weak to restrict the element that it normally restrains, but also is contrarily restricted by that element, leading to pathological changes due to reverse restriction.

8. Though the causes of two conditions of reverse restriction are different, the results are the same. That is to cause the insufficiency of one aspect and the excess of another.

9. In terms of the relationship of metal restricting wood, the lung pertains to metal and the liver pertains to wood. Under normal physiological conditions, lung-metal can prevent liver Qi and liver fire from rising up. Such an action of lung-metal is known as metal restricting wood.

10. Insffuciency of lung-metal or upward adverse flow of liver Qi or liver fire will lead to invasion of the lung by liver Qi and liver fire, which is pathologically a reverse restriction due to "excessive ascent of the left and insufficient descent of the right".

第 57 课

一、术语翻译

1. nourish the blood to relax sinews

2. nourish the blood and clear [abate] heat

3. nourish the blood and clear the liver

4. nourish the blood and harmonize the collaterals

5. nourish the blood to diffuse impediment

6. nourish the blood and dispel phlegm

7. nourish the blood and dispel wind

8. nourish the blood and produce fluid

9. nourish the blood and dispel pathogenic factors

10. nourish the blood and stop bleeding

1. The theory of five elements holds that the mutual transmissions of the diseases of the five Zang-organs all can be explained according to the rules of promotion, restriction, over restriction and reverse restriction among the five elements.

2. When transmitting in the order of promotion, the disease of the mother organ involving the child organ is mild while the disease of the child organ involving the mother organ is severe.

3. When transmitting in the order of restriction, the disease caused by over restriction is severe while the disease caused by reverse restriction is mild.

4. The mutual relationships among the five Zang-organs physiologically include mutual influence, mutual action and mutual cooperation, with which relative coordination and balance among them can be achieved. Thus the mutual relationships among the five Zang-organs cannot simply and thoroughly explored by means of the rules of promotion and restriction among the five elements.

5. Under pathological conditions, the diseases of the five Zang-organs are in fact not completely to transmit in the order of promotion, restriction, over restriction and reverse restriction among the five elements due to the fact that the nature of pathogenic factors, the constitutions of patients and the mechanism concerning the onset and progress of diseases are all quite different.

6. Even in the time when the *Yellow Emperor's Canon of Medicine* was compiled, people already realized that diseases were not transmitted simply according to the rules of promotion, restriction, over restriction and reverse restriction among the five elements and that only when one took the actual situation into consideration could he grasp the rules of disease transmission and effectively treat diseases.

7. Transmission and change of the six meridians elucidated in the *Treatise on Cold Attack* written by Zhang Zhongjing, a great doctor in the Han Dynasty, and transmission and change concerning the defensive, Qi, nutrient and blood aspects analyzed in *Discussion on Warm and Heat*

Diseases compiled by Ye Tianshi, a well known doctor in the Qing Dynasty, were the rules of disease transmission and change concluded from clinical practice and on the basis of clinical experience.

8. The human body is an organic whole, disorders of the internal organs are often reflected over the surface of the body because "the internal organs must be manifested externally".

9. In the chapter entitled *Viscera Proper*, it says, "If one can understand the conditions of the internal organs by inspecting the external manifestations, he can surely know the location of the concerned disease".

10. Disorders of the internal organs will cause abnormal changes in the functions and interactions of the internal organs which will be manifested over the related external tissues and organs, leading to abnormal changes in complexion, voice, morphological aspect and pulse because the five Zang-organs, five colors, voice sounds and five tastes all correspond to the five elements, which is just the application of the theory of five elements to diagnostics in TCM.

第 58 课
一、术语翻译

1. enrich (tonify) yin [fluid]

2. tonify the blood [heart] and nourish [tranquilize] the spirit

3. enrich and tonify [nourish] heart yin

4. enrich and tonify [nourish] lung yin

5. moisten the lung and produce fluid

6. enrich [nourish] yin and clear the lung

7. enrich [nourish] yin and replenish [harmonize] the stomach

8. enrich and tonify [nourish] spleen yin

9. enrich and tonify [nourish] liver yin

10. enrich [nourish] yin and emolliate the liver

二、语句翻译

1. In clinical diagnosis, diseases can be analyzed according to the data collected through inspection, listening and smelling, inquiry and pulse taking and in the light of the correspondence between the five Zang-organs and the five elements as well as the rules of promotion, restriction, over restriction and reverse restriction among the five elements.

2. *The Sixty-first Issue* in *Canon of Difficult Issues* says, "To diagnose correctly through inspection means to inspect the five colors in order to diagnose disease; to diagnose correctly through listening means to listen to the five sounds in order to diagnose disease; to diagnose correctly through inquiry means to ask what tastes the patient desires in order to diagnose where the disease is located; to diagnose correctly through taking the pulse means to examine the Chi region and the Cun region to distinguish deficiency and excess in order to diagnose disease and know where the disease is located".

3. Patients with blue complexion, preference for sour taste and taut pulse can be diagnosed as suffering from liver disease.

4. Patients with reddish complexion, bitter taste in the mouth and flooding pulse can be diagnosed as suffering from hyperactivity of heart fire.

5. Spleen deficiency with blue complexion is caused by subjugation of earth (spleen) by wood (liver).

6. Heart disease with black complexion indicates restriction of fire (heart) by water (kidney).

7. The essence of the internal organs is externally manifested over the complexion. That is why people in the ancient times paid so much attention to examination of complexion.

8. The heavens produces five kinds of Qi which are inhaled into the human body through the nose, stored in the five Zang-organs and manifested over the face cheeks.

9. The normal colors of the five Zang-organs manifested over the face are like this: blue color is related to the liver, red color to the heart, yellow color to the spleen, white color to the lung and black color to the kidney.

10. Combination of complexion inspection and pulse examination can objectively and basically reveal the condition of diseases.

第 59 课

一、术语翻译

1. enrich [nourish] yin and soothe [relax] the liver

2. enrich [nourish] yin and pacify the liver

3. enrich and tonify [nourish] kidney yin

4. powerfully [fill up] tonify genuine yin

5. enrich and tonify [nourish] the heart and lung

6. enrich and tonify [nourish] the liver and stomach

7. enrich and tonify [nourish] the spleen and stomach

8. enrich the lung and clear the intestines

9. enrich and tonify [nourish] the liver and kidney

10. enrich and tonify [nourish] the heart and kidney

二、语句翻译

1. In the chapter entitled *Formation of the Five Zang-organs* in *Plain Conversation*, it says, "combination of pulse examination and complexion inspection ensures successful diagnosis and treatment".

2. Liver disease with blue complexion and taut pulse shows agreement between the complexion and pulse, indicating favorable prognosis; while liver disease with floating pulse indicates disagreement between the complexion and pulse, indicating metal (lung) restricting wood (liver), a sign of unfavorable prognosis.

3. Liver disease with blue complexion and deep pulse shows that the state of the pulse is favorable, indicating water (kidney) promoting wood (liver), a sign of favorable prognosis.

4. The so-called transmission and change of a disease indicate that disorder of a certain organ may involve other organs and consequently leading to transmission and change of the disease.

5. In treating a disease, one has to, apart from dealing with the disease concerning the viscus proper, try to adjust the conditions of the other viscera according to the rules of promotion, restriction, over restriction and reverse restriction among the five elements.

6. In treating diseases, one has to take meaures to reduce the part that is hyperactive and supplement the part that is deficient so as to prevent any possible transmission and change, which is helpful for restoring the normal functions of the concerned organs.

7. When the liver is in disorder, it may affect the heart, spleen, lung and kidney according to the rules of promotion, restriction, over restriction and reverse restriction. Accordingly, disorders of the heart, spleen, lung and kidney may also affect the liver and cause liver disease.

8. If liver Qi is exuberant, exuberance of wood (liver) must restrict earth (spleen). In this case, measures should be taken to strengthen the spleen and stomach first to prevent transmission and change. If the spleen and stomach are not impaired, the disease is easy to heal and will not be transmitted.

9. When wood is hyperactive, it will restrict earth. Under such a condition, liver disease will be transmitted to the spleen. In this case, measures have to taken to supplement the spleen to prevent tansmittion and changes of the disease.

10. The theory about promotion, restriction, over restriction and reverse restriction can be used to explain the rules of disease transmission and change as well as to decide therapeutic methods to treat diseases.

第 60 课

一、术语翻译

1. enrich and tonify [nourish] the lung and kidney

2. enrich and tonify [nourish] the lung and stomach

3. enrich yin and clear heat

4. enrich yin and cool the nutrient

5. enrich yin and cool the blood

6. enrich [nourish] yin and produce fluid

7. enrich yin to quench thirst

8. enrich yin and downbear fire

9. enrich [foster] yin and subdue yang

10. enrich yin to unblock pulse

二、语句翻译

1. Whether a disease transmits and changes or not depends on the functional condition of the viscera. When the five Zang-organs are functionally weak, the disease will not transmit and change; when the five Zang-organs are functionally strong, the disease will transmit and change.

2. *Essentials of Golden Cabinet* says, "to deal with liver disease, the spleen must be strengthened first because liver disease will transmit to the spleen. "

3. In clinical practice, one has to, on the one hand, thoroughly understand promotion, restriction, over restriction and reverse restriction durng the course of disease progress in order to prevent transmission and change of disease and guide clinical treatment; on the other hand, one has to treat the disease according to syndrome differentiation, not just rigidly sticking to theoretical and mechanical practice.

4. The basic principles for applying the rules of promotion and restriction in disease treatment include the so-called "supplementing the mother organ", which is used in case of deficiency, and "purging the child organ", which is used in case of excess.

5. The treatment principle known as "supplementing the mother organ" is mainly applied to the treatment of deficiency syndrome related to the relationship between the mother organ and the child organ.

6. Insufficiency of liver Yin due to insufficiency of kidney Yin that fails to nourish liver-wood is called failure of water to promote wood or failure of water to nourish wood.

7. To deal with failure of water to promote wood or failure of water to nourish wood, treatment is usually focused on improvement of kidney deficiency, not directly on the liver.

8. The kidney serves as the mother of the liver because kidney-water invigorates liver-wood. Thus to tonify kidney-water is helpful for strengthening liver-wood.

9. When deficiency of lung qi has developed to a certain degree, it will affect the function of the spleen in transportation, eventually leading to spleen deficiency.

10. The spleen-earth serves as the mother of the lung-metal because the spleen-earth promotes the lung-metal. Thus spleen deficiency can be treated by tonifying spleen qi to replenish lung qi.

第 61 课
一、术语翻译
1. enrich yin (clear heat) and remove toxin

2. enrich yin and stop bleeding

3. strengthen [nourish][foster] yin to stop dysentery

4. enrich yin and check vomiting

5. enrich yin to suppress cough

6. enrich yin to check sweating

7. enrich yin and disinhibit water

8. enrich yin andresolve [disinhibit] dampness

9. enrich yin andrelieve stranguria

10. enrich yin torelax the bowels [moisten the intestines]

二、语句翻译

1. In terms of acupuncture treatment, deficiency pattern syndrome can be treated by tonifying the related mother merdian or mother acupoint. For instance, liver deficiency syndrome can be treated by needling Yingu(KI 10), which is the He-sea acupoint (water acupoint) located on the kidney meridian, or Ququan(LR 8), which is the He-sea (water acupoint) acupoint located on the meridian proper.

2. Deficiency syndrome can be treated according to the mother-child relationship, which is known as "tonifying the mother to improve deficiency".

3. In liver excess syndrome caused by intense and exuberant liver fire that constantly ascends but never descends, liver-wood is the mother while heart-fire is the child.

4. Liver excess-fire can be treated by purging the heart because purgation of heart fire is helpful for purging liver fire.

5. In the application of acupuncture treatment, excess syndrome can be treated by purging the related child meridian or child acupoint.

6. Liver excess syndrome can be treated by needling Shaofu(HT 8), which is the Ying-spring acupoint (fire acupoint) located on the heart meridian, or by needling Xingjian (LR 2), which is the Ying-spring acupoint (fireacupoint) located on the meridian proper. Such a way of treatment is just what "to purge the child in dealing with excess syndrome" means.

7. Clinically mother-child relationship among the five elements can be used to treat various diseases, not only including disease of the mother-organ affecting the child-organ and the disease of the child-organ affecting the mother-organ, but also including simple child-organ disease.

8. To use the therapeutic method developed on the basis of the promoting relationship among the five elements, it is very important to be familiar with the mother-child relationship, the principle of which is to tonify the mother-organ in dealing with deficiency and to purge the child-organ in dealing with excess.

9. The disease of the mother-organ affecting the child-organ, the disease of the child-organ affecting the mother-organ and disease just involving just one single organ all can be treated according to the principle of tonifying the mother-organ and purging the child-organ.

10. Enriching water to nourish wood, also known as invigorating the kidney to nourish the liver or invigorating and tonifying the liver and kidney, is a therapeutic method used to nourish liver yin by enriching kidney yin.

第 62 课

一、术语翻译

1. enrich yin and move qi

2. enrich yin and dispel phlegm

3. enrich yin, clear heat and resolve phlegm

4. enrich yin, clear heat and resolve dampness

5. enrich yin, release stagnation and clear heat

6. enrich yin and dispel pathogenic factors

7. enrich yin and exorcise pathogenic factors

8. tonify [warm] yang and replenish qi

9. tonify [invigorate][warm] yang

10. enrich yin and resolve stasis

二、语句翻译

1. Huangdi, or Yellow Emperor, was born intelligent. He was eloquent from childhood and behaved righteously when he was young. In his youth, he was honest, sincere and wise. When growing up, he became the Emperor.

2. I am told that people in ancient times all could live for one hundred years without any signs of senility. But people nowadays begin to become old at the age of fifty. Is it due to the changes of environment or the violation of the way to preserve health?

3. The sages in ancient times who knew the tenets for cultivating health followed the rules of Yin and Yang and adjusted the ways to cultivate health. They were moderate in eating and drinking, regular in working and resting, avoiding any overstrain. That is why they could maintain a desirable harmony between the spirit and the body, enjoying good health and a long life.

4. People nowadays, on the contrary, just behave oppositely. They drink wine as thin rice gruel, regard wrong as right, and seek sexual pleasure after drinking. As a result, their Essence-Qi is exhausted and Genuine-Qi is wasted. They seldom take measures to keep an exuberance of Essence-Qi and do not know how to regulate the spirit, often giving themselves to sensual pleasure. Being irregular in daily life, they begin to become old even at the age of fifty.

5. When the sages in ancient times taught their people, they all emphasized the importance of avoiding pathogenic factors and virulent windin good time and keep the mind free from avarice. In this way the Genuine-Qi in the body will be in harmony, the essence and spirit will remain inside, and diseases will have no way to occur.

6. Thus people in ancient times all lived in peace and contentment without any fear. They worked, but never overstrained themselves, making it smooth for Qi to flow. In this way all of them could achieve what they desired by satisfying their wishes.

7. They all felt satisfied with their life and enjoyed their tasty food, natural clothes and naïve customs. They did not envy each other and lived simply and naturally.

8. That is why improper addiction and avarice could not distract their eyes, obscenity and fallacy could not tempt their heart. Neither the ignorant nor the intelligent and neither the virtuous nor the unworthy feared anything. Such a behavior quite accorded with the the tenets for cultivating health. This is the reason why they all lived over one hundred years without any signs of senility. Having followed the tenets of preserving health, they could enjoy a long life free from any disease.

9. Old people cannot give birth to children. Is it due to the exhaustion of Essence-Qi or the natural development of the body?

10. For a woman, her Kidney Qi becomes prosperous and her teeth begin to change at the age of seven. At the age of fourteen, reproductive substance begins to produce, the Conception Vessel and Thoroughfare Vessel are vigorous in function. Then she begins to have menstruation and is able to conceive a baby. At the age of twenty-one, as Kidney Qi is in vigor, the wisdom teeth begin to grow and the her body has fully developed. At the age of twenty-eight, her musculature and bone become strong, her hair grows long enough. Her body then has reached the summit of development. At the age of thirty-five, Yangming Channel starts to decline, her face begins to wither and her hair starts to lose. At the age of forty-two, as the three Yang Channels are deficient in both blood and Qi, her countenance becomes wane and her hair begins to turn white. At the age of forty-nine, as both the Conception Vessel and Thoroughfare Vessel become deficient and menstruation stops, she becomes physically feeble and is no longer able to conceive a baby.

第 63 课

一、术语翻译

1. warm and tonify heart yang

2. warm and tonify lung yang

3. warm the lung to suppress cough

4. warm the lung to stop panting

5. warm and tonify [activate] spleen yang

6. warm and tonify stomach yang

7. warm and tonify liver yang

8. warm and tonify kidney yang [qi]

9. warm and tonify life fire

10. warm, tonify and receive qi

二、语句翻译

1. The kidney controls water, and receives and stores Essence from the five Zang-organs and six Fu-organs. Thus only when the five Zang-organs and the six Fu-organs are vigorous can the kidney have enough Essence to discharge.

2. Now the five Zang-organs have declined, the bones become weak and the reproductive substance is exhausted, his hair turns white and his body becomes clumsy. As a result, he walks with difficulty and is unable to have a baby.

3. Huangdi asked, "Some very old people still can bear children. What is the reason?"Qibo answered, "This is due to the fact that their natural life span exceeds that of the others, their Qi and blood are always smooth in circulation and their kidney Qi is in excess. Although these old people still can bear children, they lose such an ability at the age of sixty-four in men and forty-nine in women because all the Essence of Yin and Yang have been exhausted at such an age. "

4. Huangdi asked, "Could those who have mastered the art of cultivating health conceive a baby when they are over one hundred years old?" Qibo answered, "Those who have mastered the art of cultivating health can enjoy good health and prevent senility. So they still can have children when they are very old. "

5. Huangdi said, "I am told that there were so-called the immortal being in ancient times who could grasp the law of nature and follow the principles of Yin and Yang, inhaling fresh air, cultivating their spirit to avoid secular influence and keeping their muscles integrated. As a result, their life expectancy was as long as that of the earth and the heavens. This is their art of cultivating health and life. "

6. Huangdi said: "In the middle ancient times, there were so-called perfect persons who possessed supreme morality and the tenets of cultivating health, abiding by the changes of Yin and Yang, adapting themselves to the changes of seasons, abandoning secular desires, avoiding distraction and roaming around on the earth and in the heavens. So they could see and hear things and voices beyond the eight directions. Such a practice and self-cultivation enabled them to keep fit and prolong their life. They were similar to the immortal beings. "

7. Huangdi said: "The third kind of people was known as sages who were capable of living in a harmonic environment between the earth and the heavens and adapting themselves to the wind from the eight different directions. In daily life they could properly tackle their interest and desire and their mind was free from anger and discontentment. "

8. Huangdi said: "They did not try to draw themselves away from secular customs, and also worn luxurious clothes. But they never followed the behaviors of ordinary people. Physically, they tried not to exhaust their body; mentally, they freed themselves from any anxiety, regarding peace and happiness as the target of their life, and taking self-contentment as the symbol of achievement. As a result, their body was seldom susceptible to decline and their spirit was never subject to exhaustion. That was why they could live over one hundred years. "

9. Huangdi said: "The fourth kind of people was known as the virtuous ones who abode by the laws of the earth and the heavens, imitating the changes of the sun and the moon, following the varying order of the stars, adhering to the changes of Yin and Yang, differentiating the four seasons, and acting in accordance with the practice of the immortal beings in ancient times. In this way they also prolonged their life. "

10. For a man, at the age of eight, his Kidney Qi becomes prosperous and his teeth begin to change. At the age of sixteen, as Kidney Qi is abundant and reproductive substance is produced, he begins to experience spermatic emission. If he has copulated with a woman, he can have a baby. At the age of twenty-four, as his Kidney Qi is full, his musculature is sturdy and his bones become strong, the wisdom teeth appear and the whole body is fully developed. At the age of thirty-two, his musculature and bones have well developed and his muscles are very strong. At the age of forty, as Kidney Qi declines, his hair begins to drop and his teeth start to wither. At the age of forty-eight, as Yang qi over the upper part of the body collapses, his face starts to wither and his hair begins to turn white. At the age of fifty-six, as Liver Qi declines, his musculature becomes inflexible. At the age of sixty-six, with the exhaustion of the reproductive substance and the reduction of Kidney Qi, his kidney is weakened and his body becomes very weak, his teeth and hair begin to lose.

第 64 课

一、术语翻译

1. warm and tonify the heart and lung

2. warm and tonify the spleen and stomach

3. warm and tonify the spleen and kidney

4. warm and tonify the heart and kidney

5. warm the middle ［spleen］ and astringe the intestines ［check diarrhea］

6. warm the middle ［spleen］ and stop bleeding

7. warm yang and move ［regulate］ qi

8. warm yang to secure menstruation

9. warm and tonify the lower origin ［original yang］

10. tonify ［warm］ the kidney to check diarrhea

二、语句翻译

1. In the three months of spring, all things on the earth begin to grow. The natural world is resuscitating and all things are flourishing. People may sleep late in the night and get up early in the morning, taking a walk in the courtyard with hair running free to relax the body and enliven the mind. Such a natural resuscitating process should be activated instead of being inhibited, promoted instead of being deprived and encouraged instead of being destroyed. This is what adaptation to Chunqi (Spring-Qi) means and this is the principle for cultivation of health. Any violation of this rule may impair the liver and result in cold diseases in summer due to insufficient supply for growth in summer.

2. The three months of summer is the period of prosperity. Qi from the heavens and the earth has converged and all things are in blossom. People should sleep late in the night and get up early in the morning, avoiding any detestation with longer hot daytime and anxiety in life, trying to delight themselves and enabling Qi to flow smoothly. Such an attitude toward life in summer is just like the outward manifestation of a cheerful state of mind. This is what adaptation to summer Qi means and this is the principle for cultivation of health. Violation of this rule may impair the heart and result in Jienüe (malaria) in autumn and severe disease in winter due to insufficient

supply for astringency in autumn.

3. The three months of autumn is the season of Rongping (ripening). In autumn it is cool, the wind blows fast and the atmosphere is clear. People should sleep early in the night and get up early in the morning just like Ji (hens and roosters). They should keep their mind in peace to alleviate the soughing effect of autumn, moderating mental activity to balance Qi in autumn and preventing outward manifestation of sentiments to harmonize lung Qi. This is what adaptation to Qi in autumn means and this is the principle for cultivation of health and regulation of daily life. Any violation of this rule will impair the lung and leads to Sunxie (diarrhea with undigested food in it) in winter due to insufficient supply for storage in winter.

4. The three months of winter is the season for storage. The water freezes and the earth cracks. Cares must be taken not to disturb Yang. People should sleep early in the night and get up late in the morning when the sun is shining, physically maintaining quiet just like keeping private affairs or as if having obtained what one has desired. They should guard themselves against cold and try to keep warm, avoiding sweating so as to prevent loss of Qi. This is what adaptation to Qi in winter means and this is the principle for cultivating health and promoting the storing functions of the body. Any violation will impair Kidney Qi and reduce the energy for the following season, leads to dysfunction, weakness and coldness of the limbs in spring due to insufficient supply for growth in spring.

5. Qi from the heavens is clear and pure. It always possesses power and therefore never stops moving. That is why it never descends.

6. If the sky is bright, the sun and the moon will become dim. As a result, pathogenic factors will harm the external orifices. If Yangqi in the heavens is blocked, Qi from the earth cannot ascend, clouds and fog will continue to permeate. Consequently dew, which corresponds to Qi from the earth in the sky, will not fall. If this happens, the communication between the upper and the lower (the earth and the heavens) will not take place, making it impossible for all the things in the natural world to continue their development. In this case, even the largest trees will die.

7. If virulent Qi emerges, if wind, rain and dew fail to appear at the right time, grasses and trees will become withered.

8. In addition, frequent attack of pathogenic wind and rainstorm, the disorder of Yin and Yang of the heavens and the earth in the four seasons and the violation of the the law of nature will lead to immature death of everything.

9. Only the sages can follow such natural changes. That is why they do not contract any disease when such disastrous events take place. If all the things in nature do not violate the principles of health cultivation, their vitality will never be exhausted.

10. Violation of Chunqi (Spring-Qi) will prevent Shaoyang from growing, leading to diseases due to stagnation of Liver Qi. Violation of Xiaqi (Summer-Qi) will prevent Taiyang from developing, resulting in deficiency of Heart Qi. Violation of Qiuqi (Autumn-Qi) will prevent Shaoyin from astringing, leading to dryness and of Lung Qi. Violation of Dongqi (Winter-Qi) will prevent Taiyin from hiding, leading to sinking of Kidney Qi.

第 65 课

一、术语翻译

1. warm yang to stop bleeding

2. warm yang to resolve macula

3. warm yang to alleviate edema

4. warm yang to regulate menstruation

5. warm yang to diffuse [unblock] impediment

6. warm yang to [unblock] dissipate binds

7. warm yang and activate the blood [resolve stasis]

8. warm yang to relieve pain

9. warm yang to check sweating

10. warm yang to quench thirst

二、语句翻译

1. The changes of Yin and Yang in the four seasons are the roots of all the things in nature. So the sages cultivate Yang in spring and summer while nourish Yin in autumn and winter in order to follow such roots (the changes of Yin and Yang in different seasons).

2. Violation of these roots means destruction of the Ben (primordial base) and impairment of the body. Thus the changes of Yin and Yang in the four seasons are responsible for the growth, decline and death of all the things. Any violation of it will bring about disasters. While abidance by it prevents the occurrence of diseases. This is what to follow the Dao (law of nature) means.

3. Following the rules of Yin and Yang ensures life while violating it leads to death. Abidance by it brings about peace while violation of it results in disorders. If the violation is taken as abidance, disease known as Neige (inner conflict) will be caused. Therefore the sages usually emphasize less on the treatment of a disease, but more on the prevention of it.

4. To resort to treatment when a disease has already occurred and to resort to regulation when a disorder has already been caused is just like to drill a well when one feels thirsty and to make weapons when a war has already broken out. It is certainly too late!

5. From ancient times it has been thought that the root of life is closely bound up with the heavens and this root is Yin and Yang. All those within the heavens and the earth as well as the Liuhe (six directions) are interrelated with Tianqi (Heavens-Qi), such as things in the Jiuzhou (nine geographical divisions), the Jiuqiao (nine orifices in the human body), the five Zang-organs and the twelve Jie (joints).

6. The Tianqi (Heavens-Qi) evolves into the five elements, while the wax and wane of Yin and Yang can be divided into three stages respectively. Frequent violation of these rules may give rise to the invasion of Xieqi (Evil-Qi) into the body. Abidance by these rules is prerequisite to the prolongation of life.

7. If Tianqi (Heavens-Qi) is fresh and clear, it enables people to maintain a cheerful and peaceful mood. Following the progress of the Tianqi (Heavens-Qi) fortifies Yangqi. In this case even there is Zeixie (Thief-Evil) around, it cannot attack the body. This is the way to adapt to the changes of the seasons to cultivate health.

8. The sages often concentrate their mind on the adaptation to the changes of the seasons, so they can closely follow Tianqi (changes of Yin and Yang). Violation of these changes will internally block the nine orifices, externally stagnate muscles and disperse Weiqi (Defensive-Qi), leading to a

disorder known as self-impairment and inevitably damaging Qi.

9. Yangqi in the human body is just like the sun in the sky. Abnormal flow of it shortens people's life without any obvious signs. Thus the normal movement of the heavens depends on the normal shining of the sun. Similarly, Yangqi in the body must flow upwards to protect the exterior of the body.

10. In cold weather, Yangqi flows in the body just like a door-hinge rotating in the door-mortar. Any rash action in daily life will disperse Shenqi (Spirit-Qi). Attacked by Shu (summer-heat) people will suffer from sweating, dysphoria and asthmatic breath. When calming down, they talk incessantly. If they run a fever, their body may feel as hot as a piece of burning coal. However the fever disappears after sweating.

第 66 课

一、术语翻译

1. warm yang [middle] to check dysentery

2. warm yang and disinhibit [resolve][move] water

3. warm yang to stop seminal emission

4. warm yang to check diarrhea

5. warm yang to check leukorrhagia

6. warm yang to dispel dampness

7. warm yang and dispel phlegm

8. warm yang to dispel pathogenic factors

9. tonify and replenish qi and blood

10. regulate and tonify [nourish] qi and blood

二、语句翻译

1. Attacked by Shi (Dampness or Wetness), people will feel that their heads are as heavy as being bound. If Shire (Damp-Heat) are not removed in time, they will make the large sinew contracted and the small sinew relaxed, causing the contracted spasmodic and the relaxed flaccid. Attacked by Qi, people will suffer from Zhong (edema or dropsy). Alternative edema and pain of the four limbs indicates that Yangqi is on the verge of collapse.

2. Overstrain will make Yangqi hyperactive and exhaust Essence.

Repeated overstrain in summer will make people suffer from Jianjue marked by blurred vision and loss of hearing. This disease occurs suddenly like the overflow of a river that is impossible to be brought under control.

3. Rage disturbs Yangqi and drives Qi and blood to stagnate in the upper part of the body, eventually resulting in Bojue. If the sinew is impaired, it will become flaccid and cannot move voluntarily. Frequent sweating over half of the body will eventually develop into paralysis. If sweating is complicated by invasion of Shi (Dampness), it will cause small furuncle and prickly heat. Besides, rich and greasy food tends to cause big furuncles and other diseases. Such a liability to diseases is just like to hold an empty container to receive things. Sweating complicated by attack of cold and wind during working makes cold accumulate in the skin to cause prickly heat, and the stagnation of which leads to acne.

4. Nourished by Yangqi, Shen (Spirit) becomes refreshed; tonified by Yangqi the sinew appears soft. When sweat pores open and close abnormally, Hanqi (Cold-Qi) will invade the body through the sweat pores, making the body unable to straighten up. If Hanqi (Cold-Qi) deepens into the Channels, it will cause fistulas that linger in the Roucou (muscular interstices). If Hanqi (Cold-Qi) gets into the body through Shu (acupoints), it will make the patient susceptible to fright and fear.

5. If Yingqi (Nutrient-Qi) fails to flow normally and stagnates in the Roucou (muscular interstices), it will result in carbuncle and ulcer. When sweating is not over, both the body and Qi will be weakened. If Xueshu (acupoint) is closed, Fengnüe (Wind-Malaria) will be caused.

6. Wind is the factor responsible for various diseases. However, if people maintain a peaceful mood, Roucou (muscular interstices) will close up to prevent pathogenic factors from invading the body. In this case even Dafeng Kedu (violent-wind and virulent-toxin) cannot impair the body. This is the result of following the changes of the seasons.

7. Prolonged disease is liable to transmission and change. If the upper part of the body cannot communicate with the lower part of the body, even excellent doctors are helpless. Therefore excessive accumulation of Yangqi leads to severe disease or even death. Excessive accumulation of Yangqi stagnates Qi and should be dispersed by Xie (purgation therapy). Delayed treatment or incorrect treatment may make the condition fatal.

8. Yangqi in the human body protects the external of the body in the daytime. In the morning, it becomes active; in the noon, it reaches its peak; in the afternoon, it begins to decline and the sweat pores close up accordingly.

9. When it becomes dark, Yangqi stops moving and stays inside the body. Thus the bones and sinews should not be disturbed and cares should be taken to avoid being exposed to dew. Violation of the movement of Yangqi at these three stages i. e. morning, noon and afternoon will eventually weaken the body.

10. Yin keeps the Essence inside and supplements Yangqi. While Yang protects the exterior to keep it firm. If Yin fails to dominate over Yang, blood in the Channels will flow rapidly, leading to mania if the condition is severe. If Yang fails to dominate over Yin, Qi from the Five Zang-organs will be in disorder, blocking the Jiuqiao (nine orifices).

图书在版编目(CIP)数据

中医英译讲堂实录/李照国著.—上海:上海三联书店,2019.4
ISBN 978-7-5426-6270-5

Ⅰ.①中… Ⅱ.①李… Ⅲ.①中国医药学－英语－翻译－课堂教学－教学研究 Ⅳ.①R2

中国版本图书馆 CIP 数据核字(2018)第 091205 号

中医英译讲堂实录

著　　者／李照国

责任编辑／杜　鹃
装帧设计／一本好书
监　　制／姚　军
责任校对／张大伟

出版发行／上海三联书店
　　　(200030)中国上海市漕溪北路 331 号 A 座 6 楼
邮购电话／021-22895540
印　　刷／上海惠敦印务科技有限公司

版　　次／2019 年 4 月第 1 版
印　　次／2019 年 4 月第 1 次印刷
开　　本／890×1240　1/32
字　　数／600 千字
印　　张／20.375
书　　号／ISBN 978-7-5426-6270-5/R·110
定　　价／89.00 元

敬启读者,如发现本书有印装质量问题,请与印刷厂联系 021-63779028